U0348568

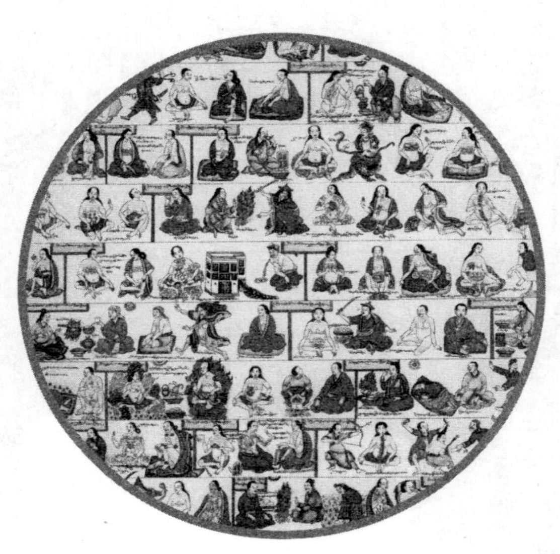

2022 年度青海省“昆仑英才·高端创新创业人才”成果

༄༅། །མོ་ནད་ཞིབ་འཇུག

ཚབས་ནད་གཉིས་ཕལ་བ་བརྒྱད་ཅུ་ནད་བཅུ་དྲུག་གི་ རིགས་དབྱེ་དགར་ཚུལ་ལ་དཔྱད་པ།

སླིང་མོ་ཚེས་བརྩམས།

མི་རིགས་དཔེ་སྐྲུན་ཁང་།

དཀར་ཆག

ཡིག་ཚང་ཞིབ་འཇུག

དཔྱད་ཐོག་ཞིབ་འཇུག

སྤྱི་བཤད།

དང་པོ། ཞིབ་འཇུག་གི་དམིགས་ཡུལ།

ཉེ་བའི་ལོ་འདི་དག་གི་རིང་ལ་བོད་ལུགས་གསོ་བ་རིག་པའི་བྱ་བཞག་གོང་ནས་གོང་དུ་འཕེལ་བ་དང་བསྟུན། མོ་ནད་གསོ་བའི་རིག་ཚན་འདི་འང་ལྡབ་འགྱུར་གྱིས་འཕེལ་རྒྱས་སུ་ཕྱིན་ཏེ་ནད་གཞི་སྔོན་འགོག་དང་ནད་ཐོག་བརྟག་བཅོས་སྐོར་གྱི་ཞིབ་འཇུག་གི་གྲུབ་འབྲས་མིག་མཐོང་ལག་ཟིན་དུ་གྱུར་ཡོད། མེས་པོ་གོང་མ་རྣམས་ཀྱིས་མོ་ནད་ཀྱི་དབྱེ་བར་བཞི་བཅུ་ཞེ་བཞི། ཞེ་གཉིས། སོ་དྲུག ཚབས་བཞི། ཚབས་གསུམ། ཚབས་གཉིས། ངོས་འཛིན་གསུམ་སོགས་རྣམ་གྲངས་འདྲེན་སྟངས་མི་འདྲ་བ་དུ་མ་མཆིས་པ་དང་། མོ་ནད་སྤྱིའི་རྣམ་གྲངས་མི་འདྲ་བ་ལས་ནད་གཞི་བྱེ་བྲག་གི་དབྱེ་བ་དཀར་ལུགས་མི་འདྲ་བ་དང་། སྤྱིའི་རྣམ་གྲངས་འདྲ་ཡང་ནད་གཞི་བྱེ་བྲག་གི་ངོས་འཛིན་སྟངས་མི་འདྲ་བ་བཅས་མཁས་པ་རེ་རེའི་ཕྱག་ལེན་ལས་མོ་ནད་ཀྱི་གསོ་ཐབས་དང་གསོ་ཚུལ། གཉེན་པོ་སྨན་གྱི་སྦྱོར་བ་བཅས་ལའང་རེ་རེའི་ཐུན་མིན་གྱི་ཁྱད་ཆོས་མངོན་ཡོད། འོན་ཀྱང་ད་སྔ་བདག་ལྟ་བུའི་ཕྱི་རབས་རྗེས་འཇུག་པ་དག་གིས་གཞུང་དོན་ཚུལ་བཞིན་དུ་རྟོགས་མ་ཐུབ་པ་དང་། རིགས་དབྱེའི་རིགས་ལམ་དེ་དག་ལ་ཞིབ་འཇུག་གི་གཏིང་མ་དཔོག་པས་ལན་རེར་ནད་ཐོག་ལག་ལེན་ཁྲོད་དུ་ནད་དང་གཉེན་པོ་བྲང་སྦྲོད་འཛོལ་བའི་ཉེས་སྐྱོན་ཡང་འབྱུང་སྲིད་པ་རེད། དེ་བས་མོ་ནད་སྤྱིའི་རིགས་དབྱེའི་རིགས་ལམ་ལ་ཞིབ་འཇུག་བགྱིས་ཏེ་སྤྱི་ཁོག་རྒྱས་པར་བཀོལ་བ་དང་། བྱེ་བྲག་སོ་སོར་རབ་འབྱེད་རྒྱས་གསུམ་དུ་བསྡུས་ཏེ་ནད་དང་གཉེན་པོ་བྲང་སྦྲོད་ཀྱི་རིགས་ལམ་གཅིག་ཤེས་ཀུན་གྲོལ་ལྟར་འགྱུར་བའི་དགོས་པར་དམིགས་ནས་གཞུང་ལུགས་དང་དངོས་ཐོག་ཟུང་འབྲེལ་གྱི་ཐབས་ལམ་བེད་སྤྱད་དེ། གཞུང་སོ་སོར་བསྟན་པའི་མོ་ནད་ཀྱི་དབྱེ་བ་ཕྱོགས་གཅིག་ཏུ་བསྡུས་ཅི་ཐུབ་བྱེད་པ་དང་སྐབས་དེ་དག་ལ་དབྱེ་ཞིབ་བྱས་ཏེ་སྤྱིའི་དབྱེ་བ་དཀར་ལུགས་སྒྲིག་ཤིང་དུ་བཟུང་བ་དང་། དེ་ལས་འཕྲོས་ཏེ་ཚབས་ནད་གཉིས་དང་ཕལ་བ་བརྒྱད། རྩ་ནད་བཅུ་དྲུག་གི་རིགས་ལམ་གྲུབ་ཚུལ་རྒྱས་པར་བཀོལ་ཞིང་གཞུང་ལུགས་ཀྱི་རིགས་ལམ་གྲུབ་

སྣང་དང་ནད་ཐོག་ལག་ལེན་ངོ་འཕྲོད་པར་རྒྱང་གཞི་འདིང་རྒྱུ་ནི་ཐེངས་འདིའི་ཞིབ་འཇུག་གི་དམིགས་ཡུལ་གཙོ་བོ་ཡིན།

གཉིས་པ། ཞིབ་འཇུག་གི་གནས་བབ་དང་རྒྱབ་ལྗོངས།

རྒྱལ་སྤྱིའི་གནས་བབ་ལ་གཞིགས་ན། སུའི་ཅེར་གྱི་PADMAཀུང་ཟིའི་PADMA28གཙོ་བྱས་པའི་ཀླད་སྙིང་ཁྲག་རྩ་དང་མཆིན་ནད་གསོ་བའི་སྨན་གྱི་སྦྱོར་སྡེ་དང་སྦྱོར་བའི་ཕན་ནུས་སོགས་ལ་དེང་རབས་ཀྱི་ཐབས་ལམ་བེད་སྤྱད་དེ་ཕན་སྐྱིད་ལ་ཞིབ་འཇུག་བྱེད་བཞིན་ཡོད་པ་དང་། ཨ་རུ་སུའི་རྒྱལ་ཁབ་ཀྱིས་བོད་ལུགས་གསོ་བ་རིག་པའི་གཞུང་ལུགས་དང་སྨན་སྦྱོར་བཅས་ཕྱོགས་ཡོངས་ནས་ཞིབ་འཇུག་བྱེད་བཞིན་ཡོད་པ་མ་ཟད། དུས་རབས་ཉི་ཤུའི་ལོ་རབས་བརྒྱད་ཅུའི་སྐབས་སུ་བོད་སྨན་ལ་ཞིབ་འཇུག་བགྱིས་པའི་དཔྱད་རྩོམ་སྟོང་ཁ་ལྷག་མཆིས་ཡོད།

དབྱི་སི་རལ་རྒྱལ་ཁབ་ཀྱིས་བོད་སྨན་ཞིབ་འཇུག་སྡེ་ཁག་དང་རང་བྱུང་སྨན་རྫས་ཞིབ་འཇུག་ལྟེ་གནས་སྒྲིག་འཛུགས་བྱས་ཤིང་དེང་རབས་ཚན་རྩལ་གྱི་ཐབས་ལམ་བེད་སྤྱད་དེ་བོད་སྨན་ལ་ཞིབ་འཇུག་བགྱིས་པས་གྲུབ་འབྲས་མི་དམན་པ་ཞིག་ཐོབ་ཡོད། ཡིན་ཡང་བོད་ལུགས་གསོ་རིག་གི་མོ་ནད་ལ་ཞིབ་འཇུག་བགྱིས་པའི་དཔྱད་རྩོམ་དང་ཞིབ་འཇུག་གི་འབྲས་བུ་ད་སྔ་མཐོང་མ་བྱུང་།

རང་རྒྱལ་གྱི་ཞིབ་འཇུག་གི་གནས་བབ་ལ་གཞིགས་ན། ཀྲུང་གོའི་ཤེས་རིག་དྲ་བ་ནས་འཚོལ་ཞིབ་བྱས་པ་ལྟར་ན། མོ་ནད་ལ་ཞིབ་འཇུག་བགྱིས་པའི་ཕྱི་ལུགས་གསོ་རིག་གི་དཔྱད་རྩོམ་372ལྷག་ཡོད་དེ། དེ་དག་ལས་མོ་ནད་ཀྱི་སྐོར་ལ་ཞིབ་འཇུག་བྱས་པའི་དཔྱད་རྩོམ་9.81%ཟིན་པ་དང་། བུ་མི་ཆགས་པའི་ནད་ཀྱི་དཔྱད་རྩོམ་9.69%ཟིན། ནད་ཐོག་ཞིབ་འཇུག་སྐོར་གྱི་དཔྱད་རྩོམ་6.26%ཟིན། ཟླ་མཚན་ནད་སྐོར་གྱི་ཞིབ་འཇུག་5.06%ཟིན་ཡོད།

ཀྲུང་ལུགས་གསོ་རིག་ལས་མོ་ནད་དང་འབྲེལ་བའི་དཔྱད་རྩོམ་3471ལྷག་མཆིས་པ་དང་། དེའི་ནང་དོན་གཙོ་བོ་ནི་མོ་ནད་དང་། ཟླ་མཚན་གྱི་ནད། སྦྲུམ་མ་དང་བཙས་རྗེས་ཀྱི་ནད། དེ་མིན་མོ་ནད་ཀྱི་རིགས་ལམ་གྲུབ་ཚུལ་སྐོར་གྱི་དཔྱད་རྩོམ་60ལྷག་ཡོད་དེ། དེ་དག་ལས་ཟླ་མཚན་གྱི་ནད་ནི་སྙིང་དང་། མཆིན་པ་དང་། མཆེར་བ། མཁལ་མ་དང་འབྲེལ་བ་ཡོད་པར་དཔྱད་ཡོད།

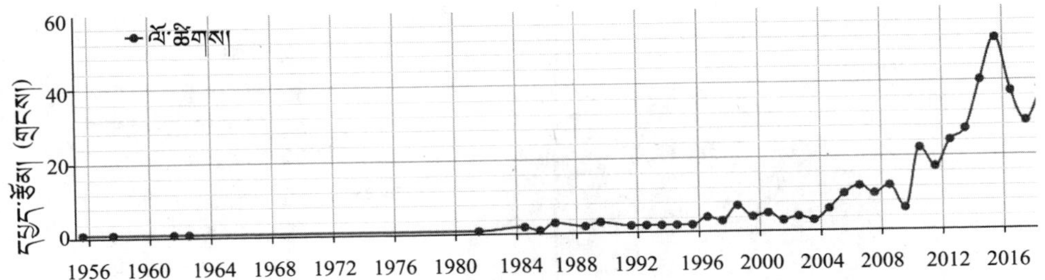
ལོ་ཚིགས།
དཔྱད་རྩོམ། (གྲངས།)
60
40
20
0
1956 1960 1964 1968 1972 1976 1980 1984 1988 1992 1996 2000 2004 2008 2012 2016

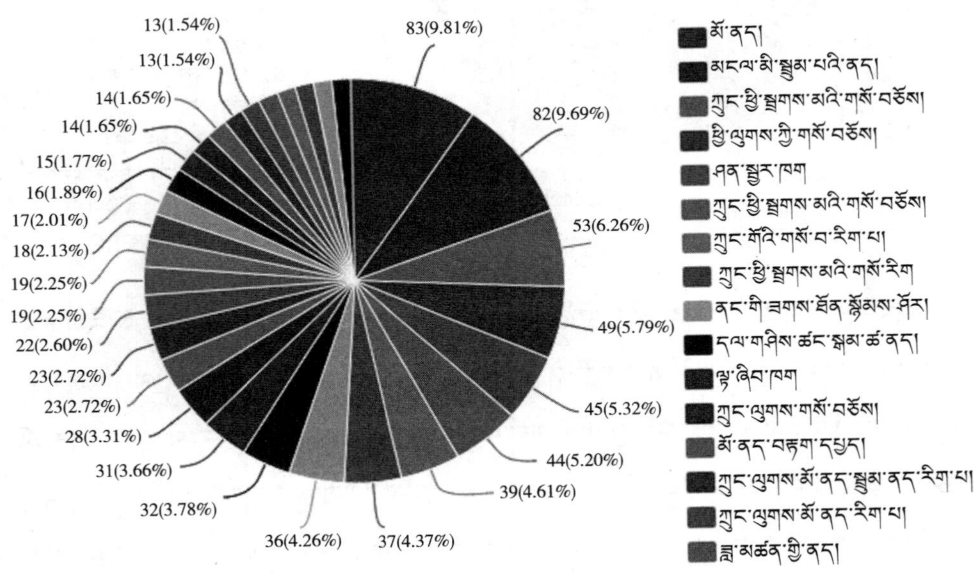
83(9.81%)
82(9.69%)
53(6.26%)
49(5.79%)
45(5.32%)
44(5.20%)
39(4.61%)
37(4.37%)
36(4.26%)
32(3.78%)
31(3.66%)
28(3.31%)
23(2.72%)
23(2.72%)
22(2.60%)
19(2.25%)
19(2.25%)
18(2.13%)
17(2.01%)
16(1.89%)
15(1.77%)
14(1.65%)
14(1.65%)
13(1.54%)
13(1.54%)
མོ་ནད།
མངལ་མི་སྦྲུམ་པའི་ནད།
ཀྲུང་ཕྱི་སྦྲགས་མའི་གསོ་བཅོས།
ཕྱི་ལུགས་ཀྱི་གསོ་བཅོས།
ཤན་སྦྱར་ཁག
ཀྲུང་ཕྱི་སྦྲགས་མའི་གསོ་བཅོས།
ཀྲུང་གོའི་གསོ་བ་རིག་པ།
ཀྲུང་ཕྱི་སྦྲགས་མའི་གསོ་རིག
ནང་གི་ཟགས་ཐོན་སྐྱོམས་ཤོར།
དལ་གཉིས་ཚང་སྐམ་ཚ་ནད།
ལྷ་ཞིབ་ཁག
ཀྲུང་ལུགས་གསོ་བཅོས།
མོ་ནད་བརྟག་དཔྱད།
ཀྲུང་ལུགས་མོ་ནད་སྦྲུམ་ནད་རིག་པ།
ཀྲུང་ལུགས་མོ་ནད་རིག་པ།
ཟླ་མཚན་གྱི་ནད།

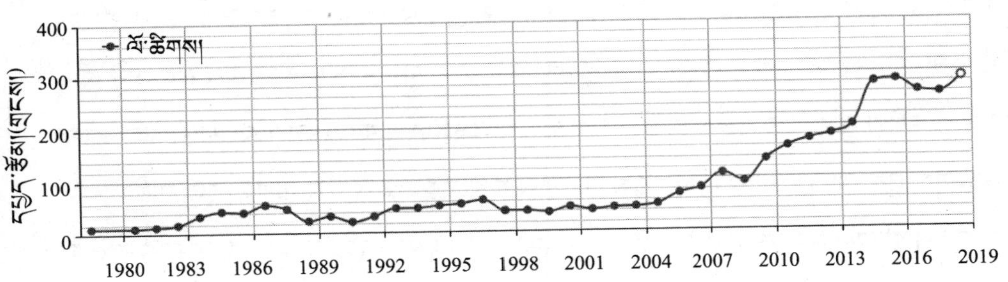
ལོ་ཚིགས།
དཔྱད་རྩོམ།(གྲངས།)
400
300
200
100
0
1980 1983 1986 1989 1992 1995 1998 2001 2004 2007 2010 2013 2016 2019

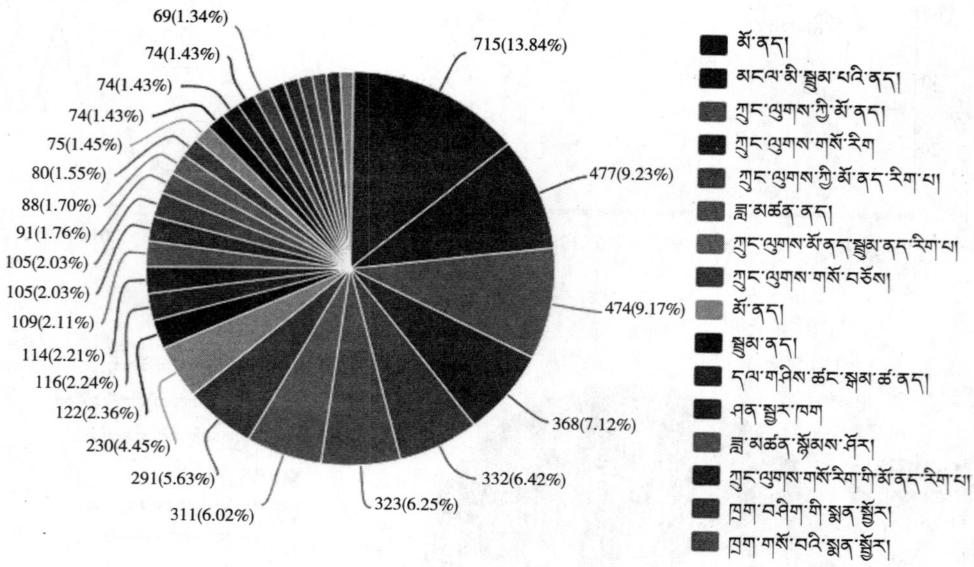

བོད་ལུགས་གསོ་རིག་ལས་མོ་ནད་ཞིབ་འཇུག་གི་གནས་བབ་ལ་གཞིགས་ན། གསོ་རིག་རྒྱུད་བཞི་ལས། ལུས་དང་བྱིས་པ་མོ་ནད་གདོན། །མཚོན་དུག་རྒས་དང་རོ་ཙ་བ། །ཡན་ལག་བརྒྱད་དུ་ཤེས་པར་བྱ། །ཞེས་མོ་ནད་ནི་གསོ་བྱ་ཡན་ལག་བརྒྱད་ཀྱི་སྐབས་སུ་བསྡུས་ཡོད་པ་དང་། དེར་མོ་མཚན་གྱི་ནད་དང་། མོ་ནད་སྤྱི། བྱེ་བྲག ཕལ་བ་བཅས་དམིགས་སུ་དགར་ཏེ་དེའི་རྒྱུ་རྐྱེན་དབྱེ་བ། རྟགས་དང་བཅོས་ཐབས་སོགས་གཞུང་ལུགས་ཀྱི་མ་ལག་ཆ་ཚང་གྲུབ་ཡོད་པ་མ་ཟད། བུད་མེད་ཀྱི་ལུས་ཁམས་སྐྱིའི་གནས་ལུགས་དང་། ཟས་ཚུལ་ཟས་བསྡམས་ཟས་ཚོད་རན་པར་ཟ་བ་དང་རྒྱུན་སྤྱོད་དུས་སྤྱོད་ཚེ་བསྲིང་ཞིང་མི་ན་བར་གནས་པར་བྱེད་པའི་ཐབས་བཅས་རྒྱས་པར་གསུངས་ཡོད་པས། ཞིང་ས་དང་འདྲ་བའི་བུད་མེད་ཀྱི་ལུས་འདི་ན་བ་གསོ་བ་དང་མི་ན་བར་གནས་ཏེ་མིའི་རིགས་ཀྱི་འཕེལ་རྒྱས་ལ་བྱས་རྗེས་ཟླ་ལྷག་བསྐྱུན་པར་མཐུན་རྐྱེན་གང་ལེགས་བསྒྲུབ་བཞིན་པའང་ཤེས་རྟོགས་ཐུབ་ལ། སྤྱི་ཚོགས་འཕེལ་རྒྱས་ཀྱི་འགྲོས་དང་བསྟུན་ནས་བོད་ལུགས་གསོ་བ་རིག་པའི་སྨན་བཅོས་སྡེ་ཁག་དང་ཆེད་གཉེར་སློབ་གྲྭ་སོགས་སུ་མོ་ནད་ཆེད་ཚན་སྒྲིག་འཛུགས་དང་ཞིབ་འཇུག་གི་རིག་ཚན་སྣ་མང་། ཞིབ་འཇུག་བྱེད་མཁན་གྱི་མི་སྣ་ཇེ་མང་། མ་བུ་བདེ་སྲུང་གི་སློབ་གསོ་གཞི་རིམ་གྱི་སྡེ་བ་སོ་སོར་སྤེལ་ཏེ་བུད་མེད་ཀྱི་བདེ་ཐང་ལ་དོ་སྣང་བྱེད་བཞིན་ཡོད་པ་སོགས་ལས་གཞུང་ལུགས་དང་ལག་ལེན་གང་གི་ཐད་ནས་ཀྱང་རིག་ཚན་འདི་སྔར་ལས་གོང་ནས་གོང་དུ་འཕེལ་

བཞིན་ཡོད་པ་ཤེས་ཐུབ། དེ་བས་འདིར་གཞུང་སོ་སོ་དང་། འབུམ་ཤེས་རམས་ཞིབ་འཇུག་སློབ་མའི་མཐར་ཕྱིན་དཔྱད་རྩོམ་དང་དུས་དེབ་དཔྱད་རྩོམ། ནད་ཐོག་ལག་ལེན་སྙིང་གི་གནས་ཚུལ་བཅས་ལ་གཞིགས་ཏེ་མོ་ནད་ཞིབ་འཇུག་གི་གནས་བབ་ལ་དཔྱད་ན།

གཅིག གཞུང་སོ་སོར་བསྟན་པའི་མོ་ནད་ཀྱི་དབྱེ་བ་དགར་ལུགས།

གསོ་རིག་རྒྱུད་བཞིའི་མོ་ནད་སྤྱིའི་དབྱེ་བ་དགར་ལུགས་ནི་བོད་ལུགས་གསོ་བ་རིག་པའི་སྤྱི་འགྲོས་ལྟར་ནད་ཀྱི་ངོ་བོ་ཚ་གྲང་གི་རྣམ་གཞག་གཞིར་བཞག་སྟེང་ནད་གཞིའི་འཕེལ་རིམ་དང་དུས་གསར་རྙིང་ལྟར་དགར་ཡོད་པ་དང་། དེའང་ངོ་བོ་ཚ་བ་དང་གསར་པའི་དུས་སུ་ཁྲག་ཚབས་དང་། ངོ་བོ་གྲང་བ་དང་རྙིང་པའི་དུས་སུ་རླུང་ཚབས་བཅས་ཚབས་ནད་གཉིས་སུ་དགར་ཡོད་པ་ལྟར་མོ་ནད་གཙོ་ཐལ་གང་ཡིན་ཉུང་ཚ་གྲང་གི་རྣམ་གཞག་ལྟར་དགར་རྒྱུ་ནི་ཏ་ཙང་གལ་ཆེ་བ་མ་ཟད། སྔ་རབས་ཀྱི་གཞུང་རྙིང་གྲགས་ཅན་སྨན་དཔྱད་ཟླ་བའི་རྒྱལ་པོ་དང་། ཡན་ལག་བརྒྱད་པའི་སྙིང་པོ། དེ་མིན་ཕྱིས་ཀྱི་ཉམས་ཡིག་མན་ངག་པོ་ཏི་དམར་པོ་དང་གཙང་སྟོད་ཟིན་ཐིག་དང་ཡང་ཐིག་སོགས་སུ་བསྟན་པའི་མོ་ནད་ཀྱི་དབྱེ་བ་དགར་ལུགས་ལ་གཞིགས་ན། ཕོ་མོ་གཉིས་ལ་ཐུན་མོང་དུ་གནས་པའི་བསམ་སེའུ་ནད་དང་བྱེ་བྲག་མོ་ནད་སུམ་ཅུ་སོ་དྲུག་ལ་སྔོད་ཚབས་སྨད་ཚབས་བར་ཚབས་གསུམ་དུ་དགར་ཡོད་པ་དང་། དེ་མིན་མངལ་གྱི་ཉེས་པ་རླུང་མཁྲིས་བད་ཀན་གསུམ་གསོག་ལྡང་འཕེལ་འཁྲུགས་སུ་གྱུར་པས་མངལ་ནད་ལྔ་དང་དེ་དག་གི་བྱེད་ལས་ཀྱི་དབང་གིས་ནད་རྟགས་མངོན་ཚུལ་ལས་མངལ་ནད་ཉི་ཤུ་སྟེ། ཡན་ལག་བརྒྱད་པའི་སྙིང་པོ་བསྡུས་པ་ལས། ཁ་ཟས་གནོད་པ་ཟོས་པ་དང་། །མལ་སྟན་མི་བདེར་ཉལ་བ་དང་། །ཉལ་པོ་བསྟེན་ནི་དྲགས་པ་དང་། །ནང་ན་ནད་ཁྲག་སྨན་གནོད་དང་། །ས་བོན་ཉེས་པ་རྣམ་སྨིན་ལས། །མངལ་གྱི་ནད་ནི་ཉི་ཤུར་འགྱུར། །ཞེས་དང་། ནད་རྐྱ་གཉིས་སམ་གསུམ་ཕན་ཚུན་འཐབ་པ་ལས་ལྡན་འདུས་སྒོ་ནས་དབྱེ་བ་བདུན་དུ་བགྲངས་ཡོད་པ་ལྟར། རྒྱས་པར་བཀྲོལ་ན་ནད་རྒྱུ་དང་ནད་རྐྱེན། ནད་ཀྱི་གནས། མིའི་རང་བཞིན། ནད་གཞི་ཕན་ཚུན་ལྡོག་ཚུལ། ཡུལ་དུས་དང་ན་སོ། ནད་རྟགས་ཀྱི་མངོན་ཚུལ་སོགས་ལས་ནད་ཀྱི་རྣམ་གྲངས་མཐའ་ཡས་པ་དགར་ཆོག་པ་མ་ཟད། ནད་སྟོབས་ཆེ་ཆུང་ཡང་མི་འདྲ་བ་དུ་མ་སྣང་སྲིད། དེ་དག་ཐམས་ཅད་འཇིང་དུ་བསྡུས་ན་ཉེས་པ་གསུམ་གྱི་ཁོངས་སུ་འདུ་བ་དང་། རབ་ཏུ་བསྡུས་ན་མདོ་དོན་ཚ་གྲང་གཉིས་སུ་འདུ་སྟེ།

གཉིས། འབུམ་རམས་དང་ཤེས་རམས་ཀྱི་མཐར་ཕྱིན་དཔྱད་རྩོམ་ལས་མོ་ནད་ཞིབ་འཇུག་གི་གནས་བབ།

སྤྱི་ལོ་2000ལོ་ནས་སྤྱི་ལོ་2019ལོའི་བར་བོད་ལྗོངས་གསོ་རིག་སློབ་གླིང་དང་མཚོ་སྔོན་སློབ་ཆེན་བོད་ལུགས་གསོ་རིག་སློབ་གླིང་གཉིས་ནས་མཐར་ཕྱིན་པའི་འབུམ་རམས་ཞིབ་འཇུག་སློབ་མ་བསྐྱོམས་པས་52ཡོད་པ་དང་། དེ་དག་ལས་བུད་མེད་ཀྱི་བདེ་ཐང་སྐོར་ལ་ཞིབ་འཇུག་བྱས་པའི་དཔྱད་རྩོམ་3ཡོད། ཤེས་རམས་ཞིབ་འཇུག་སློབ་མ་373དང་། དེ་དག་ལས་མོ་ནད་སྐོར་ལ་ཞིབ་འཇུག་བྱས་པའི་དཔྱད་རྩོམ་18ཡོད། རྣམ་པའི་ཐད་ལ་གཞུང་ལུགས་ཞིབ་འཇུག་དང་དངོས་ཐོག་ཞིབ་འཇུག་གཉིས་ཡོད་པ་དང་། སོ་སོས་70%དང་30%ཟིན། ནང་དོན་གྱི་ཐད་ནས་མོ་ནད་ཕལ་བས་45%ཟིན་པ་དང་མོ་ནད་གཙོ་བོས་35%ཟིན། དེ་མིན་སྦྲུམ་ལྡན་མ་ཡིན་པའི་བུད་མེད་ཀྱི་བདེ་སྲུང་སྐོར་20%ཟིན་ཡོད། དེ་ལས་འདས་པའི་ལོ་ངོ་བཅུ་ཕྲག་ལྷག་གི་རིང་ལ་བོད་ལུགས་གསོ་རིག་གི་ཞིབ་འཇུག་གི་ཁ་ཕྱོགས་མོ་ནད་ཕལ་བ་སྐོར་གྱི་གཞུང་ལུགས་དང་བདེ་སྲུང་ནས་རིམ་བཞིན་ནད་ཐོག་ཞིབ་འཇུག་དང་། བུད་མེད་ཀྱི་བདེ་སྲུང་གི་སྐོར་ལ་ཁ་ཕྱོགས་བཞིན་ཡོད་པ་མཚོན་ཐུབ། དཔེར་ན་གཤམ་གྱི་རེའུ་མིག་ལྟར།

རྩོམ་པ་པོ།	སློབ་གྲྭ	བསླབ་གནས།	རྩོམ་བྱང་།
སྨན་སྐྱིད་མཚོ་མོ།	བོད་ལྗོངས།	ཤེས་རམས།	མོ་ནད་ཕལ་བའི་དོན་དྲངས་ངེས་གསལ་བའི་མེ་ལོང་།
ལྷ་མོ་སྐྱིད།	བོད་ལྗོངས།	ཤེས་རམས།	བུད་མེད་ཀྱི་ལུས་དང་ནད་འགའི་རྣམ་པར་དཔྱད་པ་མེས་པོ་དགྱེས་པའི་མཆོད་སྤྲིན།
ཤ་བོ་འབྲུག་མོ།	བོད་ལྗོངས།	ཤེས་རམས།	མོ་ནད་ཚབས་སྨན་དགུའི་ནད་ཐོག་བརྟག་བཅོས་ཀྱི་ཞིབ་འཇུག
ཚེ་དབྱངས།	བོད་ལྗོངས།	ཤེས་རམས།	བོད་ལུགས་གསོ་རིག་ལས་མ་བུའི་བདེ་སྲུང་སྐོར་དཔྱད་པ།
ཐུབ་བསྟན་ཚེ་དབྱངས།	བོད་ལྗོངས།	ཤེས་རམས།	བོད་ལུགས་གསོ་རིག་ལས་མ་ཡི་མངལ་དུ་བུ་ཆགས་པའི་ཚུལ་ལ་དཔྱད་པ་འཚོ་བྱེད་དགྱེས་པའི་གཏམ།
འཚོ་སྐྱིད།	བོད་ལྗོངས།	ཤེས་རམས།	བོད་ལུགས་གསོ་རིག་གི་བྱིས་པ་སྐྱེས་བསུའི་ལག་ལེན།
ཕག་མོ་འཚོ།	བོད་ལྗོངས།	ཤེས་རམས།	བོད་ཀྱི་གསོ་རིག་ལས་མོ་ནད་ཕལ་བ་བརྒྱད་ལ་དཔྱད་པ།
རིན་ཆེན་སྐྱིད།	བོད་ལྗོངས།	ཤེས་རམས།	བོད་ལུགས་གསོ་རིག་གི་མངལ་གནས་སྦྲུམ་བུའི་སྲུང་ཐབས་ཀྱི་ཞིབ་འཇུག

སུའུ་ཡུད་ཧུད།	བོད་ལྗོངས།	ཤེས་རམས།	བོད་ཀྱི་གསོ་རིག་ལས་བཅོས་རྗེས་བདེ་སྲུང་སྐོར་གྱི་ཞིབ་འཇུག
ཉི་མ།	བོད་ལྗོངས།	ཤེས་རམས།	བོད་ཀྱི་གསོ་རིག་གི་སྨྲུམ་ལྷན་རིག་པའི་སྐོར་གླེང་བ།
བློ་མོ་མཚོ།	མཚོ་སྔོན།	ཤེས་རམས།	ཞིན་ཧེ་ས་ཆའི་བོད་རིགས་བུད་མེད་ཀྱི་མངལ་སྲིན་དང་མངལ་སྐྱེ་འབྲུམ་རྫོལ་ནད་ཀྱི་རྒྱུ་རྐྱེན་དང་སྔོན་འགོག་སྐོར་གྱི་ཞིབ་འཇུག
བློ་མོ་ཚེ་རིང་།	མཚོ་སྔོན།	ཤེས་རམས།	བོད་རིགས་བུད་མེད་ཀྱི་རྒྱུན་མཐོང་མོ་ནད་འགའི་སློང་རྐྱེན་དང་གྱུར་ཚུལ་གྱི་གནས་ལུགས་ལ་དཔྱད་པ།
བོད་གཞུག་སྐྱིད།	མཚོ་སྔོན།	ཤེས་རམས།	མཚོ་སྔོན་མགོ་ལོག་ར་རྒྱ་དང་རྨ་སྟོད་ཁུལ་རྫེ་ཁོག་གི་བུད་མེད་ཀྱི་ཟླ་མཚན་དུས་ཀྱི་འཕྲོད་བསྟེན་བདེ་སྲུང་གི་གནས་བབ་ལ་དཔྱད་པ།
ཚེ་དབྱངས།	བོད་ལྗོངས།	འབུམ་རམས།	བོད་ལུགས་གསོ་རིག་ལས་མོ་ནད་ལྷུང་ཚབས་ནད་ཀྱི་བརྟག་བཅོས་སྐོར་གྱི་ཞིབ་འཇུག
འབྲུག་མོ་མཚོ།	མཚོ་སྔོན།	ཤེས་རམས།	གཟེ་ཆང་གིས་མོ་ནད་ལྷུང་ཚབས་གསོ་བཅོས་བྱས་པའི་ནད་ཐོག་ཕན་སྐྱེད་ཞིབ་འཇུག
བློ་མོ་ཚེ་རིང་།	མཚོ་སྔོན།	འབུམ་རམས།	སྐྱེ་འཕེལ་དུས་རིམ་སོ་སོའི་མོ་ནད་བྱུང་ཚུལ་དང་སྔོན་འགོག་ཐབས་ལམ་ཞིབ་འཇུག
ཚེ་རིང་དབང་མོ།	མཚོ་སྔོན།	ཤེས་རམས།	བོད་ལུགས་གསོ་རིག་ལས་ལང་ཚོའི་དུས་ཀྱི་བུ་མོའི་བདེ་སྲུང་གི་ཞིབ་འཇུག་ཐབས་ལམ།
རིན་ཆེན་སྐྱིད།	མཚོ་སྔོན།	ཤེས་རམས།	བོད་ལུགས་གསོ་རིག་གིས་མངལ་སྲིན་ནད་ཀྱི་ངོས་འཛིན་དང་གསོ་བཅོས་བྱེད་ཐབས་ཀྱི་ནད་ཐོག་ཞིབ་འཇུག
གཡུ་དྲིལ་མཚོ།	མཚོ་སྔོན།	ཤེས་རམས།	བོད་རིགས་བུད་མེད་ཀྱི་བཙས་རྗེས་བདེ་སྲུང་གི་ཐབས་ལམ་དང་ལག་ལེན་བྱེད་ཚུལ་ཞིབ་འཇུག
ཤ་བོ་འབྲུག་མོ།	མཚོ་སྔོན།	འབུམ་རམས།	ཚ་སྲིག་སྦྱོར་བས་མོ་ནད་ཚབས་སྨན་གྱི་ནད་ཐོག་ཕན་སྐྱེད་ཞིབ་འཇུག

གསུམ། དུས་རབས་ཁག་ལས་མོ་ནད་ཞིབ་འཇུག་གི་གནས་བབ།

བོད་ལུགས་གསོ་རིག་གི་དུས་རབས་སྙིང་མོ་ནད་དང་འབྲེལ་བའི་དཔྱད་རྩོམ་སྤྱི་བསྡོམས་35ཙམ་སྤེལ་ཡོད་པ་དང་། ཞིབ་འཇུག་གི་ནང་དོན་གཙོ་བོ་མོ་ནད་ཀྱི་རྒྱུ་ཟླ་མཚན་དང་ལྷུང་གི་སྐོར་དང་། ཚབས་སྨན་རྒྱུན་མཐུད་རང་བཞིན་གྱི་དཔྱད་རྩོམ། དེ་མིན་ཉུ་ཚབས་དང་མངལ་སྨན་

སོགས་རྒྱུན་མཐོང་མོ་ནད་ཀྱི་གསོ་བཅོས་དང་སྔོན་འགོག མོ་ནད་ཕལ་བའི་སྐོར་བཅས་ཡིན་པ་དང་། ཕྱོགས་ཡོངས་ནས་མོ་ནད་སྤྱིའི་རིགས་ལམ་གྲུབ་ཚུལ་ལ་ཞིབ་འཇུག་དང་། རིགས་ལམ་དེ་དང་འབྲེལ་ཏེ་ནད་གཞི་གཅིག་དམིགས་སུ་འདེམས་ནས་ལག་ལེན་ར་སྤྲོད་བྱེད་པའི་ཞིབ་འཇུག་གི་དཔྱད་རྩོམ་ཁུངས་ངོ་། །

དུས་དེབ།	དཔྱད་རྩོམ།	ལོ་ཚིགས།
ཀྲུང་གོ་བོད་ཀྱི་གསོ་རིག	30	2007ལོ།—2019ལོ།
བོད་ལྗོངས་ཞིབ་འཇུག	5	མི་གསལ།
གངས་ལྗོངས་སྨན་རྩིས་དུས་དེབ།	6	2016ལོ།-2018ལོ།

ཀྲུང་གོའི་ཤེས་རིག་དྲ་བར(སྤྱི་ལོ་2000—སྤྱི་ལོ་2019ལོ་)རྒྱ་ཡིག་གི་ལམ་ནས་བོད་སྨན་དང་འབྲེལ་བའི་མོ་ནད་ཀྱི་དཔྱད་རྩོམ་50ལྷག་ཡོད་པ་དང་། ནང་དོན་གྱི་ཐད་ནས་སྨན་སྦྱོར་ཁག་དང་དཔྱད་བཅོས་ལག་ལེན་ལས་མོ་ནད་སྤྱི་དང་ཚབས་སྐྲན་བཅས་ལ་གསོ་བཅོས་བྱས་པའི་ཕན་རྐྱེན་ཞིབ་འཇུག་དང་། དེ་དག་ལས་ནད་ཀྱི་མིང་ཕྱི་ལུགས་གསོ་རིག་གི་འདོགས་སྟངས་ལས་བོད་ལུགས་གསོ་རིག་གི་ཐ་སྙད་སྤྱད་མེད། དེ་མིན་ཟླ་མཚན་དང་འབྲེལ་བའི་གཞུང་ལུགས་སྐོར་གྱི་ནང་དོན་ཡིན།

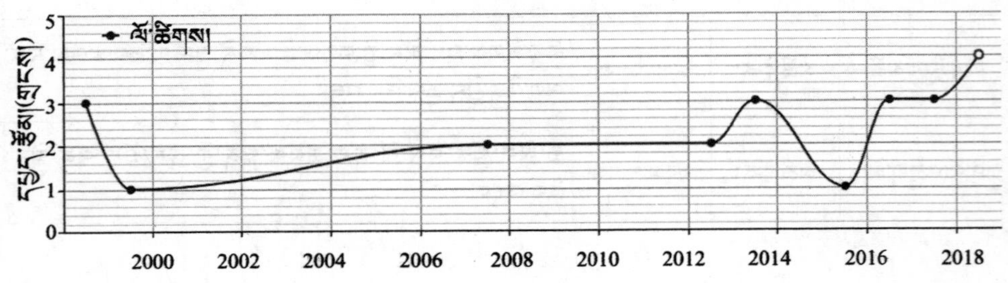

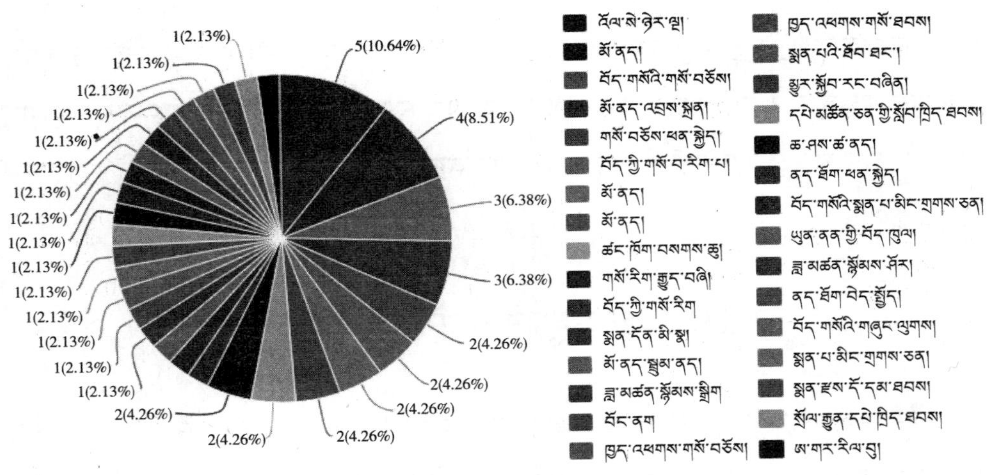

བཞི། དངོས་ཐོག་གི་གནས་བབ།

སྤྱི་ལོ་2016ལོ་ནས་སྤྱི་ལོ་2019ལོར་ལོ་བཞིའི་རིང་མཚོ་སྔོན་ཞིང་ཆེན་བོད་སྨན་ཁང་མོ་ནད་ཚན་ཁག་གི་རྒྱུན་མཐོང་ནད་རིགས་ལ་དབྱེ་ཞིབ་བྱས་པ་ལྟར་ན། ཆེས་འབྱུང་མང་བའི་ནད་རིགས་ལས་དང་པོ་མངལ་ནད་མཁྲིས་གྱུར་དང་། གཉིས་པ་མཁལ་མའི་ཆུ་ཚབས། གསུམ་པ་མངལ་སྐྱེའི་ཚ་ནད་བཅས་ཡིན་པ་གཤམ་གྱི་རེའུ་མིག་ཏུ་གསལ།

ལོ་ཚིགས།	སྤྱིའི་གྲངས།	མོ་ནད་ཚན་ཁག	མངལ་ནད་མཁྲིས་གྱུར།	མངལ་སྐྱེའི་ཚ་ནད།	མཁལ་མའི་ཆུ་ཚབས།
2016ལོ།	4440	419	0	83	82
2017ལོ།	9617	996	274	171	261
2018ལོ།	11070	1141	508	267	209
2019ལོ།	6014	480	164	85	246
སྤྱི་བསྡོམས།	31141	3036	946	606	798

དེའི་ཁྲོད་ནད་དེབ་བརྒྱ་ལྷག་རང་འདེམས་བྱས་ཏེ་དབྱེ་ཞིབ་བྱས་པ་ལྟར་ན། མངལ་ནད་མཁྲིས་གྱུར་དང་མངལ་སྐྱེའི་ཚ་ནད་གཉིས་མཉམ་དུ་ངོས་བཟུང་ཡོད་པ་ཧ་ཅང་མང་ལ། ཟླ་གཉན་གྱི་ནད་མཁྲིས་ཚད། མཁལ་འགྲམས། ལྷང་བའི་ཚད་པ་བཅས་ཡིན། དངོས་ཡོད་གནས་ཚུལ་དེར་

གཞིགས་ནས་མངལ་ནད་མཁྲིས་གྱུར་དམིགས་སུ་འདེམས་ཏེ། མོ་ནད་ཀྱི་རིགས་ལམ་གྲུབ་ཚུལ་ལས་མངལ་ནད་མཁྲིས་གྱུར་གྱི་ངོས་འཛིན་ཁ་རྗེ་གསལ་དུ་གཏོང་རྒྱུ་དང་། དེ་དང་འབྲེལ་ཏེ་རྒྱུད་གཞུང་དུ་བསྟན་པའི་གསོ་ཐབས་དང་གསོ་བཅོས་ཡང་དག་པ་ཞིག་ངེས་ཤིང་གཞུང་དང་ལག་ལེན་ཟུང་འབྲེལ་དུ་བྱས་ཏེ་འགྲོ་བ་ནད་པ་གང་མང་ནད་ཀྱི་སྡུག་བསྔལ་ལས་གྲོལ་བར་དེ་བས་ཀྱང་གལ་ཆེ་སྙམ།

གསུམ་པ། ཞིབ་འཇུག་གི་ནང་དོན་དང་ཐབས་ལམ།

ཞིབ་འཇུག་གི་ནང་དོན་གཙོ་བོ་ནི་གཞུང་དང་ཉམས་ཡིག་ཁག་ཏུ་བསྟན་པའི་མོ་ནད་ཀྱི་དབྱེ་བ་དགར་ལུགས་མི་འདྲ་བར་ཕྱོགས་བསྡོམས་བྱེད་པ་དང་སྦྲགས། མོ་ནད་ཀུན་གྱི་རྒྱུ་རྐྱེན་མཚན་དང་རྟགས། སྨིན་བཅས་ལ་ཅུང་གསལ་ཁ་བརྗོད་པར་ཞིབ་འཇུག་བྱས་ཏེ་གསོ་རིག་རྒྱུད་བཞིའི་ཚབས་ནད་གཉིས་ཕལ་བ་བརྒྱད་དང་རྩ་ནད་བཅུ་དྲུག་གི་རིགས་ལམ་གྲུབ་ཚུལ་མཐའ་དཔྱོད་བྱེད་པ་དང་། སྐོར་སུ་ཚབས་ནད་གཉིས་ཀྱི་རིགས་ལམ་གྲུབ་ཚུལ་དང་འབྲེལ་ཏེ་མོ་ནད་ཕལ་བ་བརྒྱད་དང་། རྩ་ནད་བཅུ་དྲུག་གི་འབྲེལ་བར་དཔྱད་དེ། རིགས་ལམ་དེའི་སྟེང་ནས་བྱེ་བྲག་མངལ་ནད་མཁྲིས་གྱུར་གྱི་གྱུར་ཚུལ་དང་ངོས་འཛིན་དང་། འབྲུལ་སོ་བསལ་ཐབས། གསོ་ཚུལ་དང་གསོ་ཐབས་སོགས་ལ་ནད་ཐོག་ལག་ལེན་སྟེང་ར་སྤྲོད་བྱེད་རྒྱུ་ཡིན།

ཞིབ་འཇུག་གི་ཐབས་ལམ་ནི་ཡིག་ཚང་དང་དངོས་ཐོག་སྦྲེལ་མ་ཟུང་འབྲེལ་སྐོར་གཞུང་དང་ཉམས་ཡིག་ཁག་གི་མོ་ནད་ཀྱི་དབྱེ་བ་དགར་ལུགས་ལས་འཕྲོས་ཏེ་ཕལ་བ་བརྒྱད་དང་རྩ་ནད་བཅུ་དྲུག་སོ་སོའི་ནད་གཞིའི་རིགས་ལམ་གྲུབ་ཚུལ་རྒྱས་པར་བཀྲོལ་ནས་ནད་ཀྱི་རྒྱུ་རྐྱེན་དང་གྱུར་ཚུལ། བརྟེན་པའི་གནས་དང་ནད་གཞིའི་འཕེལ་རིམ། དུས་གསར་ཉིང་དང་ནད་ཀྱི་ངོ་བོ། ནད་རྟགས་ཀྱི་ཁྱབ་ཚུལ་དང་ལྷ་གཉན་ནད་ཀྱི་བྱུང་ཚུལ་བཅས་ལ་ཞིབ་འཇུག་བྱས་ཏེ་ནད་ངོས་མ་འདྲེས་པ་སོ་སོར་ངོས་བཟུང་བར་རྨང་གཞི་འདིང་བ་དང་། ཁྱད་པར་དུ་ནད་ཐོག་ཏུ་རྒྱུན་མཐོང་དུ་གྱུར་པའི་མངལ་ནད་མཁྲིས་གྱུར་བྱེ་བྲག་གནས་དང་སྦྱར་ཏེ་མངལ་སྐོའི་མཁྲིས་གྱུར་ནད་ཀྱི་ངོས་འཛིན་ཚུལ། ནད་གཞིའི་འཕེལ་རིམ། འབྲུལ་སོ་བསལ་ཐབས། གསོ་ཚུལ་གསོ་ཐབས་སོགས་ལས་འཕྲོས་ཏེ། བོད་ལུགས་གསོ་རིག་གི་གཞི་བརྟག་གསོ་གསུམ་གྱི་ཁྱད་ཆོས་རྨང་གཞིའི་སྟེང་ཀྲུང་ཕྱི་གསོ་རིག

གི་སྨན་རྫས་ནད་ཐོག་ཞིབ་འཇུག་གི་དོ་དམ་ཚད་གཞི་དང་། འབྲེལ་ཡོད་སྒྲིག་སྲོལ་དང་ཁྲིམས་སྲོལ། དེ་མིན་ཀྱང་ཕྱི་གསོ་རིག་གི་ནད་གཞིའི་བརྟག་བཅོས་ཚད་གཞི་གཏན་འབེབ་བྱ་ཐབས་བཅས་ཀྱིས་ཟུར་བརྒྱན་ཏེ་མངལ་སྐྱོའི་མཁྲིས་ཁྱུར་གྱི་ནད་ཐོག་ཞིབ་འཇུག་ཐབས་ལམ་དང་། ནད་དེབ་བཅས་ཡང་དག་པར་ཇུས་འགོད་བྱས་ཏེ་ནད་ཐོག་བརྟག་བཅོས་ཞིབ་འཇུག་བྱས་པས་གསོ་བཅོས་སྤྱིའི་ཕན་སྐྱེད་དང་དམན་ལྷག་གི་ཉེས་སྐྱོན། ནད་རྟགས་སོ་སོའི་ཕན་སྐྱེད་དབྱེ་ཞིབ་བྱེད་རྒྱུ། མདོར་ན་གཞུང་དང་ལག་ལེན་གཉིས་ཀྱི་སྟེང་ནས་མོ་ནད་ཐམས་ཅད་བསྡུས་ན་གང་གི་ཁོངས་སུ་བསྡུ་ཐུབ་པ་དང་། རྒྱས་པར་བཀྲོལ་ན་ནད་ཀྱི་རྣམ་གྲངས་རེ་རེ་ནད་ངོས་མ་འདྲེས་པར་ངོས་བཟུང་ཐུབ་པའི་རིགས་ལམ་གང་ཞིག་གྲུབ་པ་ར་སྤྲོད་བྱ་རྒྱུ་དེའོ། །

བཞི་པ། ཞིབ་འཇུག་གི་དཀའ་གནད་དང་མཇུག་འབྲས།

ཞིབ་འཇུག་གི་གོ་རིམ་ཁྲོད་དུ་འཕྲད་པའི་དཀའ་གནད་དོགས་སེལ་ལ་གོང་དགེ་རྒན་རྣམ་པར་བཀའ་འདྲི་དང་། བར་དགེ་གྲོགས་ལ་དྲི་བ་དོགས་སློང་། དེ་ནས་རང་སྟེང་ནས་བོད་ལུགས་གསོ་རིག་གི་གཞུང་དང་ལག་ལེན་གཙོས་ཕྱི་ལུགས་གསོ་རིག་གི་མོ་ནད་སྦྲུམ་ནད་རིག་པ་བཅས་འབྲེལ་ཡོད་ཀྱི་ཡིག་ཆ་དག་ལ་ཟུར་བལྟ་བྱས་པ་སོགས་ཅི་རིགས་སུ་འབད་ཀྱང་། གཞུང་ལུགས་རྒྱ་ཆེ་ཞིང་གཏིང་ཟབ་ལ་རང་ཉིད་བློ་རྟུལ་བས་རིགས་ལམ་གྲུབ་ཚུལ་ལ་ཞིབ་འཇུག་གི་འབྲས་བུ་ཐོད་བརྒལ་རང་བཞིན་ཅན་ཞིག་འབྱུང་མ་ཐུབ་པ་མ་ཟད། མ་རྟོགས་ལོག་རྟོག་དང་། དཔྱད་ཞིབ་གནད་དུ་མ་འཁེལ་བ། སྒྲུབ་བྱེད་ཁུངས་མི་བཙུན་པ། ཚིག་སྦྱོར་བློས་སྐྱོན་སོགས་མཆིས་སྲིད། ཁྱད་པར་དུ་རྩ་ནད་བཅུ་དྲུག་སོ་སོར་དཔྱད་པའི་སྐབས་སུ་ནད་ཐོག་ལག་ལེན་དངོས་དང་སྦྱར་ཏེ་རེ་རེའི་ཁྱུར་ཚུལ་དང་ངོས་འཛིན། གསོ་བཅོས་བཅས་ལ་ཞིབ་འཇུག་གཏིང་ལོན་པ་ཞིག་བྱེད་མ་ཐུབ་པས་རྗེས་མར་མུ་མཐུད་དུ་ཕྱི་ལུགས་གསོ་རིག་དང་ཀྲུང་ལུགས་གསོ་རིག་ལ་བསྟུར་ཏེ་དཔྱད་ན་ཅུང་ཟེ་གསལ་དུ་འགྲོ་ཨེ་ཐུབ་སྙམ།

སྤྱིར་ནད་ཐོག་ཞིབ་འཇུག་བྱེད་ན་ཐོག་མར་ངེས་པར་དུ་མི་ཆོས་ལུགས་མཐུན་ཚོགས་པའི་ཆོག་མཆན་ཐོབ་དགོས་པ་མ་ཟད། ནད་པ་མོས་མཐུན་ཡོད་པ་དང་མོས་མཐུན་ཡི་གེའི་སྟེང་ནད་པ་དང་སྨན་པ་གཉིས་ཀས་མིང་མཚན་ཟླ་ཚེས་སོགས་བཀོད་རྗེས་ཞིབ་འཇུག་དངོས་ལ་ཞུགས་

ཆོག སོས་མཐུན་ཡི་གེའི་ནང་དོན་གྱི་ཐད་ནས་ནད་གཞི་གསོ་བཅོས་དང་ནད་ཐོག་ཞིབ་འཇུག་ལ་ཚང་དགོས་པའི་ཆ་རྐྱེན་ཙུང་མི་འདྲ་མོད། འོན་ཀྱང་ད་རེས་དངོས་ཐོག་ཞིབ་འཇུག་བྱེད་ཞུགས་པའི་ནད་པ་དག་ནི་མངལ་སྐྱོའི་གནས་སུ་ནད་འགྱུར་བྱུང་བའི་ཞག་སྟོད་ནད་པ་ཤ་སྟག་ཡིན་ལ། གསོ་ཐབས་ཀྱི་ལག་ལེན་གསར་པ་བཀོལ་མེད་པས་མི་ཆོས་ལུགས་མཐུན་གྱི་ཆོག་མཚན་མ་ཐོབ་ཀྱང་ཆོག་སྙམ་སྟེ་གསོ་བཅོས་ཀྱི་གོ་རིམ་ཁྲིད་དུ་སྨན་ཁང་གི་ནད་དེབ་མ་ལག་གི་སོས་མཐུན་ཡི་གེའི་སྟེང་མིང་མཚན་བཀོད་ཟིན་ལ། ཆེད་དུ་ཞིབ་འཇུག་གི་སོས་མཐུན་ཡི་གེ་བཀོལ་མེད་པས་ཞིབ་འཇུག་དངོས་ལ་མཚོན་ན་ཆད་སྐྱོན་ཨེ་ཡིན་སྙམ། ལྷག་པར་དུ་ནད་པ་རེ་རེའི་བདེ་སྲུང་གི་འདུ་ཤེས་དང་སྨན་པའི་བསྐྱོ་བར་ཉན་མིན་པཅས་ལས་རྗེས་གཅོད་ཚུལ་བཞིན་དུ་སྲུང་མ་ཤེས་པར་རྨ་རེད་པ་སོགས་ལྣ་གཉན་གྱི་ནད་གཞན་འབྱུང་སྲིད་དོ། །

མཇུག་འབྲས་ནི་གཞུང་ལུགས་དང་ལག་ལེན་ཟུང་འབྲེལ་སྒོས་ཞིབ་འཇུག་བྱས་པ་བརྒྱུད། མོ་ནད་ཀྱི་རྒྱུ་ཟླ་མཚན་ལ་ཁམས་དཀར་དམར་གྱི་འཕབ་ཚུལ་དང་བྱེ་བྲག་གནས་ཀྱི་དབང་གིས་ཕྱི་ནང་གསང་གསུམ་དུ་ངོས་བཟུང་ཡོད་པ་དང་། ནད་རྒྱུ་རླུང་གི་ནད་ཀྱི་འཇུག་ཚུལ་དང་བྱེད་ལས། གནས་ཀྱི་ཁྱད་པར་ལས་ཉེས་པ་གསུམ་ལས་རླུང་དང་། ཁྱད་པར་དུ་ཐུར་སེལ་དང་། མེ་མཉམ། ཁྱབ་བྱེད་ཀྱི་རླུང་ལ་ངོས་བཟུང་བ་དང་། ནད་ཐོག་ལག་ལེན་སྟེང་མངལ་སྐྱོའི་ནད་འགྱུར་གྱི་གནས་ཚུལ་ལ་གཞིགས་ཏེ་ནད་རྒྱུ་སྲིན་གྱི་རང་བཞིན་ངོ་བོ་བྱེད་ལས་སོགས་བཀྲོལ་ཏེ་མདོར་ན་མོ་ནད་ཀྱི་རྒྱུ་ཟླ་མཚན་དང་རླུང་། སྲིན་བཅས་གསུམ་དུ་ངོས་བཟུང་ཡོད།

མོ་ནད་ཀྱི་དབྱེ་བ་དགར་ལུགས་མི་འདྲ་བ་དུ་མ་ཕྱོགས་བསྡོམས་བྱས་པ་བརྒྱུད་ཚབས་ནད་གཉིས་ནི་མོ་ནད་བཞི་བཅུ་སྤྱི་ལ་ཁྱབ་པའི་ནད་གཞི་ཚ་གྲང་གི་ངོ་བོ་དང་། ནད་གཞིའི་འཕེལ་རིམ་དང་དུས་གསར་སྙིང་། ནད་ཀྱི་གནས་སྟོད་སྨད་བར་གསུམ་དང་རང་གནས་གཞན་གནས། ལྣ་གཉན་ནད་བཅས་ཀྱི་སྒོ་ནས་དགར་ཡོད་པས། རྒྱུད་དུ་བསྟན་པའི་མོ་ནད་ཕལ་བ་བརྒྱད་དང་རྩ་ནད་བཅུ་དྲུག མངལ་ནད་ལྔ། སྲིན་བུའི་ནད་རིགས་གཉིས། སྨྲན་ནད་དགུ་སོགས་ནི་བརྒྱད་དང་བཅུ་དྲུག ལྔ། གཉིས། དགུ་སོགས་གྲངས་སུ་བཅད་དེ་རིགས་ལམ་གྱི་བློ་སྒོ་འབྱེད་པའི་ལྡེ་མིག་ལྟ་བུ་ལས་ནད་ཀྱི་རྣམ་གྲངས་རྒྱས་པར་བཀྲོལ་ན་དཔག་ཏུ་མེད་པར་དགར་ཆོག དེ་བས་མོ་ནད་བཞི་བཅུ་ཐམ་པ་འབྲིང་དུ་བསྡུས་ན་ཉེས་པ་གསུམ་དང་རབ་ཏུ་བསྡུས་ན་ཚབས་ནད་གཉིས་སུ་བསྡུས་ཆོག་སྙམ།

ཚབས་ནད་གཉིས་ཀྱི་རིགས་ལམ་གྲུབ་ཚུལ་སྟེང་རྒྱུ་གཉན་སྲིན་HPVལས་བསྐྱེད་པའི་དེང་རབས་གསོ་རིག་གི་མངལ་སྐྱིའི་ཚ་ནད་དུ་ངོས་བཟུང་ཡོད་པའི་ནད་པ་196གི་ནད་ཐོ་བསྡུ་ལེན་བྱས་ཏེ་ནད་གཞི་ཚ་གྲང་གི་ངོ་བོར་གཞི་བཅོལ་ཏེ་དཔྱད་ན། མངལ་སྐྱིའི་ཚ་ནད་ནི་བོད་ལུགས་གསོ་རིག་ལྟར་ན་ནད་གཞིའི་ངོ་བོ་ཚ་གྲང་གི་རྣམ་གཞག་ལྟར་ཁྲག་ཚབས་དང་རླུང་ཚབས་གཉིས་སུ་དགར་ཆོག་ལ། ནད་ཐོག་དང་གཞུང་ལུགས་ལ་གཞི་བཅོལ་ནས་མངལ་སྒོའི་གནས་སུ་ཉེས་པ་མཁྲིས་པ་འཕེལ་འབྲུགས་གང་ཙང་དུ་གྱུར་པ་མངལ་སྒོའི་མཁྲིས་གྱུར་ནད་དུ་ངོས་བཟུང་ཆོག ནད་པ་45སྨན་བཅོས་ཁག་དང་ཤན་སྦྱར་ཁག་གཉིས་སུ་དབྱེ་སྟེ་ཞིབ་འཇུག་བྱས་པ་ལྟར་ན། ཁག་གཉིས་ཀྱི་སྤྱིའི་ཕན་སྐྱེད་100%ཟིན་པ་དང་། ནད་རྟགས་རྒྱུང་བའི་གསོ་བཅོས་ཕན་སྐྱེད་ལ་དབྱེ་ཞིབ་བྱས་པ་ལྟར་ན། གསོ་བཅོས་ཁག་གི་ཕན་སྐྱེད་མངོན་གསལ་ཡིན་པས། མངལ་ནད་མཁྲིས་གྱུར་གྱི་རྒྱུ་རྐྱེན་དང་གྱུར་ཚུལ། བརྟེན་པ་གནས་དང་ནད་གཞིའི་འཕེལ་རིམ། དུས་གསར་ཉིད་དང་ནད་ཀྱི་ངོ་བོ་སོགས་གཞུང་ལུགས་ཀྱི་རིགས་ལམ་གྲུབ་ཚུལ་ལ་ལག་ལེན་གྱི་ཕན་སྐྱེད་སྟེང་ནས་ར་སྤྲོད་ཐུབ་སྙམ་མོ། །

ཡིག་ཚང་ཞིབ་འཇུག

ས་བཅད་དང་པོ། བསྟན་བཅོས་ཁག་ལས་མོ་ནད་ཀྱི་དབྱེ་བ་དགར་ལུགས།

གླེང་སློང་།

བོད་ལུགས་གསོ་རིག་གི་མོ་ནད་གསོ་བ་ནི་གཞུང་ལུགས་ཀྱི་མ་ལག་ཆ་ཚང་ཞིང་ལག་ལེན་གྱི་ལོ་རྒྱུས་ཧ་ཅང་རིང་བའི་རིག་ཚན་ཞིག་ཡིན་ཏེ། ཆོས་རྒྱལ་མེས་ཨག་ཚོམ་གྱི་སྐུ་རིང་ལ་གཡུ་ཐོག་སྙིང་མ་ཡོན་ཏན་མགོན་པོ་དགུང་ལོ་བཅུ་བཞེས་པ་ན་བསམ་ཡས་ལ་སྤྱན་དྲངས་ཏེ་ཉམས་སད་ཕྱིར་བོད་ཀྱི་སྨན་པ་རྣམས་དང་རྩོད་དུ་བཅུག་པས་ཀུན་ལས་རྣམ་པར་རྒྱལ་བ་དང་། སུས་ཀྱང་གསོ་བར་མི་ནུས་པའི་ནད་པ་དག་ལ་སྨན་བཅོས་བྱེད་པའི་ཁྲོད་དུ་ཟླ་གའི་སྲིན་བུ་ཁྲིས་ནས་འཆི་བར་ཐུག་པའི་ནད་པ་དང་འཕྲད་པར་གསུངས་ཡོད་དེ། སྔ་སྲིད་སྨན་གྱི་ཁོག་འབུབས་ལས། སྨན་པ་ཀུན་རྒྱུག་བྱ་བ་གཡུ་ཐོག་པར་འགྲན་སེམས་ཕྲག་དོག་ཤིན་ཏུ་ཆེ་བ་དེའི་བུ་མོ་ཞིག་བོང་བུ་དང་ཕག་ཕོ་མོ་འདོད་པ་སྤྱོད་པ་མཐོང་བས་ཡིད་རྣམ་པར་སྨོས་ཏེ་ལ་ཕུག་སྨིན་པར་ཕོ་དབང་གི་གཟུགས་བཅོས་མོ་རང་གི་མཚན་མར་བཙུག་ནས་བཤུད་པས་ལ་ཕུག་གི་རྩ་བ་ཆད་དེ་ལུས་པ་ལས་ཟླ་གའི་སྲིན་བུ་ཁྲིས་ནས་འཆི་བར་ཐུག ཅེས་དུས་དེར་བུད་མེད་ཀྱི་མཚན་མའི་སྲིན་བུ་ཁྲིས་པའི་ནད་ཀྱི་བརྟག་བཅོས་དང་། ཁོང་གིས་བརྩམས་པའི་གསོ་རིག་རྒྱུད་བཞི་རུ་མོ་ནད་བཞི་བཅུའི་རྒྱུ་རྐྱེན་དབྱེ་བ་རྟགས་བཅོས་སོགས་གསལ་པོར་གསུངས་ཡོད་པ་མ་ཟད། དུས་ཕྱིས་བོད་འགྱུར་གྱི་གཞུང་སློབ་དཔོན་དཔའ་བོས་མཛད་པའི་ཡན་ལག་བརྒྱད་པའི་སྙིང་པོ་བསྡུས་པར་བྱིས་པ་རུམ་དུ་ཆགས་པའི་ནད་ཀྱི་བྱེ་བྲག་དང་གསང་བའི་གནས་ཀྱི་ནད་དམིགས་བརྟག་པ། གསང་བའི་གནས་ཀྱི་ནད་གསོ་བའི་ཚན་པ་བཅས་སུ་སྦྲུམ་ལྡན་དང་བཙས་རྗེས་བུད་མེད་ཀྱི་ནད་གཞི་ཁག་དང་། ཁྱད་པར་མངལ་ནད་ཉེ་ཤུའི་བརྟག་བཅོས་སོགས་ལས་རིག་ཚན་འདིའི་གཞུང་ལུགས་དང་ལག་ལེན་གྱི་མ་ལག་འཁྲུས་ཚང་ཞིག་གྲུབ་ཡོད་པ་མཚོན་ཐུབ།

ཕྱིས་ཀྱི་ཉམས་ཡིག་ཁག་ཏུའང་མོ་ནད་ཀྱི་བརྟག་བཅོས་དང་། དབྱེ་བ་དགར་ལུགས་བཅས་

གསུངས་ཡོད་དེ། མོ་ནད་སྲིའི་རྣམ་གྲངས་ལ་སོ་དྲུག་དང་། བྱེ་བྲག་ན་བ་དགུ་དང་གནོད་པ་བདུན། ཉམས་པ་ལྔ་དང་རྐྱེན་འགྱུར་གསུམ། སྨན་ནད་བཅུ་གཉིས་བཅས་དང་། མདོར་བསྡུས་ཚབས་གཉིས། ཚབས་བཞི། ངོས་འཛིན་གསུམ་སོགས་ཀྱི་དབྱེ་བ་དགར་ཚུལ་ཡོད། འོན་ཀྱང་གསོ་རིག་རྒྱུད་བཞི་ལས། འཕགས་པའི་ཐུགས་རྗེ་ཕྱོགས་རིས་མེད་མོད་ཀྱང་། །གང་ཟག་སོས་པའི་མཐོང་སྣང་སོ་སོར་ཤར། །དཔེར་ན་མཁའ་ལ་ཟླ་བ་གཅིག་ཤར་ན། །ཆུ་ཡི་སྣོད་རྣམས་རེར་ཟླ་བ་རེ་རེ་བཞིན། །གཅིག་ཏུ་གསུངས་ཀྱང་སོ་སོས་དུ་མར་གོ །ཞེས་པ་ལྟར་གང་ཟག་གི་ཁྱད་པར་ལས་གཞུང་ལུགས་ཀྱི་དོན་ལ་གོ་བ་ལེན་སྟངས་ཀྱང་མི་འདྲ་བ་མང་དུ་ཡོད་པ་མ་ཟད། ད་ལྟའི་ནད་ཐོག་ལག་ལེན་གྱི་ཁྲིད་དུའང་ནད་གཞི་བྱེ་བྲག་སོ་སོའི་ངོས་འཛིན་དང་གསོ་བཅོས་གཞུང་བཞིན་རིགས་ལམ་གསལ་པོ་མིན་པས། མོ་ནད་སྲིའི་རིགས་ལམ་གྲུབ་ཚུལ་ལ་ཞིབ་འཇུག་ལེགས་པོ་བྱེད་ཐུབ་ན་བྱེ་བྲག་ནད་གཞི་སོ་སོའི་ངོས་འཛིན་ཡང་གཅིག་ཤེས་ཀུན་གྲོལ་ལྟར་འགྱུར་སྲིད་པ་དང་། ནད་དང་གཉེན་པོ་བྲང་སྦྱོད་ཀྱི་རིགས་ལམ་ཁ་རྗེ་གསལ་དུ་འགྲོ་ཨེ་ཐུབ་སྙམ་པའི་དགོས་པར་དམིགས་ཏེ་འདིར་བསྟན་བཅོས་སོ་སོའི་ནད་ཀྱི་དབྱེ་བ་དགར་ལུགས་ལ་དཔྱད་པར་བྱ་སྟེ།

དང་པོ། སྨན་དཔྱད་ཟླ་བའི་རྒྱལ་པོ་ལས་མོ་ནད་ཀྱི་དབྱེ་བ་དགར་ལུགས།

སྨན་དཔྱད་ཟླ་བའི་རྒྱལ་པོ་ནི་དུས་རབས་བརྒྱད་པའི་སྐབས་བོད་ཀྱི་གསོ་བ་རིག་པའི་གཞུང་རྙིང་གྲགས་ཅན་རིགས་ཡིན་ལ། རྩོམ་པ་པོའི་ཐད་དུ་མཁས་མང་གི་བཞེད་པ་མི་འདྲ་བ་མཆིས་པ་དང་ད་རྟ་མ་དཔེ་བཞི་ལྷག་ལག་སོན་བྱུང་ཡོད་སྐད། སྐབས་བབ་ཀྱི་མ་དཔེ་ནི་མཚོ་སྔོན་ཞིང་ཆེན་བོད་ཀྱི་གསོ་རིག་ཞིབ་འཇུག་གླིང་གིས་དག་བསྒྲིགས་བྱས་པའི་བསྒྲོམས་པས་ལེའུ་བརྒྱ་དང་བཅུ་གསུམ་གྱི་བདག་ཉིད་ཅན་ཏེ། ཐ་མལ་བའི་ལུས་ཀྱི་རྣམ་གཞག་དང་ནད་གཞིའི་གནས་ལུགས། རྩ་ཆུ་ཕྱི་ཡུལ་སོགས་ཀྱི་བརྟག་ཐབས། སྐབས་བཅོ་ལྔ་སོ་སོའི་ནད་ཀྱི་མཚན་ཉིད་དང་བཅོས་ཐབས་སོགས་རྒྱས་པར་གསུངས་ཡོད་པ་དང་། སྒོས་སུ་མོ་ནད་དང་འབྲེལ་བའི་ནང་དོན་ལ་ལེའུ་སོ་བརྒྱད་པ་བསམ་སེའུ་ནད་ཀྱི་མཚན་ཉིད་དང་ལེའུ་རེ་དགུ་པ་བསམ་སེའུ་ནད་བཅོས་པ་བསྟན་པ་ལས། ཕོ་མོར་ཐུན་མོང་གི་བསམ་སེའུ་ནད་ལྔ་སྟེ་རླུང་འཁྲུ་དང་ཆུ་ཚན་ནད། ཆུ་སེར་ནད། གྲང་རྒྱུད་ནད། ཚད་ནད་བཅས་དང་། ཁྱད་པར་བུད་མེད་ཀྱི་ནད་ལ་རྣམ་གྲངས་སོ་དྲུག་ཏུ་བགྲངས

ཡོད་ཀྱང་ཅི་ཐྲག་ནད་གཞི་རེ་རེ་དང་མོ་ནད་གཙོ་ཕལ་གྱི་དབྱེ་བ་མེད་པར་སྟོད་དུ་ནད་ཀྱི་དབྱེ་བ་གཉིས་དང་སྨད་དུ་ནད་ཀྱི་དབྱེ་བ་བཅུ་བཅས་བསྡོམས་པས་རྣམ་གྲངས་བཅུ་གཉིས་སུ་དགར་ཡོད་པ་མ་ཟད། དེ་དག་བསྡུས་ན་སྟོད་ཚབས་དང་སྨད་ཚབས་བར་ཚབས་གསུམ་དུ་དབྱེ་ཡོད། དེ་མིན་ལེའུ་གྱ་བརྒྱད་པ་རྩ་སྦྱོངས་ཀྱི་ལེའུར་མོ་ནད་ཀྱི་བཅོས་ཐབས་གཙོ་བོར་སྟྲོས་ཡོད་པ་ལས། མངལ་སྲིན་གྱི་ནད་དང་ཟུ་ཚབས། སྒྲོ་སྙིང་མཆིན་མཆེར་གྱི་ཚབས་ནད་བཅས་ཀྱི་གྱུར་ཚུལ་དང་གསོ་ཚུལ། གསོ་ཐབས། ནླ་གཉན་ནད་བཅས་བསྡུས་པ་ཞིག་གསུངས་ཡོད། མདོར་ན་གཞུང་འདིའི་མོ་ནད་ཀྱི་དབྱེ་བ་དགར་ཚུལ་ནི་ནད་ཀྱི་གནས་ལུས་སྟོད་སྨད་བར་གསུམ་གཙོ་བོར་བཟུང་སྟེ་གསུངས་ཡོད་པ་མ་ཟད། ཅི་ཐྲག་ཟླ་མཚན་ཆུ་སེར་རླུང་གིས་རྩ་མིག་ཏུ་ཅེར་བའི་གནས་ཟུ་མ་དང་སྒྲོ་སྙིང་མཆིན་མཆེར་སོགས་ལས་ཚབས་ནད་ཀྱང་དེ་ལྟར་དགར་ཡོད་པ་དང་། མངལ་སྲིན་གྱི་ནད་ཀྱང་རགས་ཙམ་གླེང་ཡོད་ལ་དུས་སྐབས་དེ་ནས་མོ་ནད་ལ་རྩ་སྦྱོངས་མཆོག་ཏུ་བརྟགས་པ་ཤེས་ཐུབ།

གཉིས་པ། ཡན་ལག་བརྒྱད་པའི་གཞུང་ལས་མོ་ནད་ཀྱི་དབྱེ་བ་དགར་ལུགས།

དཔལ་ལྡན་ཕ་ཁོལ་གྱིས་བརྩམས་པའི་ཡན་ལག་བརྒྱད་པའི་སྙིང་པོ་བསྡུས་པ་དང་རང་འགྲེལ། ཁ་ཆེ་ཟླ་བ་མངོན་དགས་མཛད་པའི་འགྲེལ་བ་ཟླ་ཟེར་བཅས་ནི་ལྷ་བླ་མ་ཡེ་ཤེས་འོད་ཀྱི་སྐུ་རིང་ལ་ལེགས་པར་བསྒྱུར་ཞིང་གཏན་ལ་ཕབ་པས་བོད་ཡུལ་དུ་དར་རྒྱས་སུ་ཕྱིན་པ་དང་། གཞུང་འདི་ནི་ལེའུ་ཉིས་བརྒྱ་དང་ཉེ་ཤུའི་བདག་ཉིད་ཅན་ཏེ། མདོ་ཡི་གནས་དང་ལུས་ཀྱི་གནས། ནད་གཞིའི་གནས། གསོ་བའི་གནས། ལུས་གསོ་བའི་ཆོ་ག་གྲུབ་པའི་གནས། ཕྱི་མའི་གནས་དོན་ཚན་དྲུག་ཏུ་བསྡུས་ཏེ་གསུངས་ཡོད་པ་དང་། མོ་ནད་དང་འབྲེལ་བའི་ལེའུ་ནི་གཙོ་བོ་ཕྱི་མའི་གནས་ཀྱི་ལེའུ་སོ་གསུམ་པ་གསང་བའི་ནད་ཀྱི་དམིགས་ཤེས་བར་བྱ་བ་དང་། ལེའུ་སོ་བཞི་པ་གསང་བའི་གནས་ཀྱི་ནད་གསོ་བ། དེ་མིན་བུད་མེད་ཀྱི་ལུས་རྟེན་ཆགས་ཚུལ་སྐོར་ལ་ལུས་ཀྱི་གནས་ལས་ལེའུ་དང་པོ་ཙམ་དུ་ཞུགས་པ་དང་། ལེའུ་གཉིས་པ་ཙམ་དུ་ཞུགས་པའི་ནད་ཀྱི་ཅི་ཐྲག་བཤད་པ་བཅས་བསྟན་ཡོད་ལ། མངལ་ནད་ཉི་ཤུའི་རྣམ་གྲངས་བགྲངས་ཡོད་དེ། སྤྱིའི་དབང་དུ་མངལ་ནད་རླུང་གྱུར་དང་མཁྲིས་གྱུར། བད་གྱུར། ཁྲག་ལས་གྱུར་པ། རླུང་མཁྲིས་ལྡན་པ། བད་རླུང་ལྡན་པ། འདུས་

པའི་ནད་བཅས་དབྱེ་ཞིང་དེ་དག་རེ་རེའི་ནང་གསེས་བགྲོལ་ན། རླུང་གྱུར་གྱི་ནད་ལ་རླུང་གིས་མངལ་ལ་གནོད་པར་གྱུར་པས་ནད་རྟགས་སུ་མངལ་ནང་དུ་ཕྱོག་མས་ཁྲབ་པ་ལྷུ་བུ་དང་ཟླ་མཚན་སྐྱ་ཞིང་ལྦུ་བ་ཅན་མདོག་ནག་ལ་ཉུང་ངུར་འཛག་པ། རིམ་བཞིན་སྐྲན་བསྐྱེད་པ་དེ་ནི་མངལ་ནད་རླུང་ཅན་དང་གཅིག དེ་ཉིད་ལ་ཉལ་པོ་ཤས་ཆེར་སྤྱད་ན་སྐྲངས་པས་ཉལ་པོ་དྲགས་པའི་ནད་དང་གཉིས། བུ་མོ་ཤིན་ཏུ་གཞོན་པར་འཁྲིག་པ་སྤྱད་པས་ནད་རྟགས་སུ་རྒྱབ་དང་རྐུ་སོ་ཟུག་པ་ན་ཞིང་མངལ་ལ་གནོད་པའི་སྤྱད་སྡུས་པ་དང་གསུམ། རླུང་གིས་ཟླ་མཚན་རྒྱུབ་ཅིང་མ་ཉུངས་པར་བྱས་པ་ལས་བུ་ཚ་འབྱུང་ན་ཡང་སྐྱེ་ཞིང་འཆི་བར་བྱེད་དེ། དེ་ནི་སྐྱེས་ནས་གསོད་པ་དང་བཞི། བུད་མེད་ཁ་ཟས་ཀྱིས་འགྲངས་དྲགས་པའི་རྗེས་སུ་བསྙུན་སོགས་མི་མཉམ་པར་གནས་པ་ལ་འདོད་པ་སྤྱད་དེ་གནོད་པར་གྱུར་པས་མོ་མཚན་གྱི་བུ་ག་དང་ཉུས་པ་སོགས་ལ་གནོད་དེ་ཡོན་པོར་གྱུར་པའི་ནང་དུ་ཁ་བལྟས་པའི་ནད་དང་ལྔ། ཁ་ཟས་རླུང་ཅན་བསྟེན་པའི་དབང་གིས་རླུང་འཁྲུགས་པར་གྱུར་ཏེ་མོ་མཚན་ཞུམ་པར་གྱུར་པའི་ཁབས་མིག་ཅན་གྱི་ནད་དང་དྲུག བཤང་གཅི་སོགས་དུས་སུ་འབྱུང་བ་ལ་ཤུགས་བཀག་པས་རླུང་འཁྲུགས་ཏེ་བཤང་གཅི་འགགས་ཤིང་མངལ་སྐམས་པར་བྱེད་པ་དེ་ཚོར་བ་དང་བཅས་པ་དེ་ནི་མངལ་སྐམས་ནད་དང་བདུན། མངལ་གྱི་གནས་སུ་ས་བོན་ཞུགས་པ་ལས་རླུང་གིས་ཞག་དྲུག་གམ་ཞག་བདུན་གྱི་བར་དུ་འཛིག་ཅིང་དེ་ནས་ནད་ཡོད་ཀྱང་ཉུང་མེད་ཀྱང་ཉུང་ས་བོན་ཕྱིར་འཕྱིན་པ་དེ་ས་བོན་འཕྱིན་པ་(ཞུ་བ་སྨོན་པ་)དང་བརྒྱད། མངལ་གྱི་ནད་རླུང་གིས་གཟིར་བ་ལས་ཕྱིས་པ་ཉུམ་དུ་ཆགས་པའི་ས་བོན་ལ་གནོད་པར་བྱས་པས་སྐྱེས་པ་ལ་ཞེ་སྡང་སྐྱེས་པ་དེ་ནི་ཤིན་ཏུ་དམར་བ་ཡིན་པས་གསོ་བར་མ་བྱས་ན་ནི་མོ་གཤམ་དུ་འགྱུར་བའི་ནད་དང་དགུ། མངལ་གྱི་ནང་དུ་རླུང་གིས་གནོད་དེ་མོ་མཚན་གྱི་ཕོང་དང་ཁ་བྱེ་བའམ་ལྷོད་ལྷོད་པོར་གྱུར་ཞིང་ཤ་མཐོ་ལ་མོ་མཚན་རྒྱས་པར་གྱུར་པའི་ནད་ཚབས་ཆེ་བ་དང་བཅུ་བཅས་ནི་རླུང་ལས་གྱུར་པའི་མངལ་ནད་དུ་བགྲངས་ཡོད་པ་དང་། མཁྲིས་པ་བསྐྱེད་པའི་ཟས་སྐོམ་བསྟེན་པས་མཁྲིས་པ་འཁྲུགས་ཏེ་མངལ་ལ་བརྟེན་ནས་རོ་སྨུགས་པ་དང་རྣག་པ་སོགས་བསྐྱེད་པའི་མངལ་ནད་མཁྲིས་པ་ཅན་དང་གཅིག ཁྲག་ཆེར་འཛག་པའི་ཁྲག་གྱུར་གྱི་མངལ་ནད་གཅིག བད་ཀན་འཁྲུགས་པར་བྱེད་པའི་རྒྱུ་བསྟེན་པས་མོ་མཚན་གྲང་བ་དང་འཛག་པ་དཀར་བ་སོགས་འབྱུང་བའི་བད་གྱུར་གྱི་མངལ་ནད་གཅིག རླུང་མཁྲིས་མོ་མཚན་གྱི་ནང་དུ་འཁྲུགས་ཏེ་ཁྲག་འཛག་ཅིང་ཟད་ལ་ལུས་སྐེམ་ཞིང་མདོག་འགྱུར་བའི་ཁྲག་ཟད་པའི་མངལ་ནད་གཅིག བུད་མེད་རང་བཞིན་མཁྲིས་པ་ཤས་ཆེ་

བ་དེ་སྐྱེས་པ་དང་མཉམ་དུ་ཉལ་པོ་བྱས་པས་རླུང་མཁྲིས་འཁྲུགས་ཏེ་ཁྲག་མདོག་སྔོན་པོ་འབྱུང་བ་དང་། ཆུ་སོ་དང་བརྣ་ན་བ་སོགས་མངལ་གྱི་ནད་མ་ཞུ་བའམ་ཡོངས་རྒྱས་ནད་ཅེས་རླུང་མཁྲིས་འཁྲུགས་པའི་ནད་གཉིས། མངལ་གྱི་ནང་དུ་རླུང་དང་བད་ཀན་ནད་ཀྱིས་ཁྱབ་སྟེ་འཛག་པ་དཀར་བ་དང་། འཕྱིལ་བག་ཏུ་འབྱུང་བའི་མོ་མཚན་གྱི་ནད་ཨུ་བ་སྨུ་ཏའམ་ཉེ་བར་འཛག་པ་ཞེས་བད་རླུང་ལྡན་པའི་ནད་གཅིག མོ་མཚན་ཁྲུས་དང་གཙང་སྦྲ་མ་བྱས་པས་སྲིན་བུ་སྐྱེས་ནས་མོ་མཚན་རབ་ཏུ་གཡའ་བ་དེའི་མིང་འཕྱིན་བག་གམ་རྣམ་པར་གཡེང་བ་ཞེས་སྲིན་ལས་གྱུར་པའི་མངལ་ནད་གཅིག རླུང་ཁྲག་དང་བད་ཀན་འདྲེས་ཏེ་ལྟེ་བ་ལྟ་བུར་སྐྱེད་པར་བྱེད་པའི་པདྨའི་སྙིང་པོ་ཞེས་བད་རླུང་ཁྲག་འདྲེས་ཀྱི་མངལ་ནད་གཅིག ཉེས་པ་གསུམ་པོ་མངལ་གནས་སུ་གནོད་པ་སྐྱིལ་བ་ལ་འདུས་པ་ལས་གྱུར་པའི་ནད་བཅས་མདོར་བསྡུས་ན་སྨྱུད་སྟེས་པ། འཕྱིལ་བ་ཅན། སྐྱེས་ནས་གསོད་པ། ནང་དུ་ཁ་བལྟས། ཁབས་མིག མངལ་སྐམས། ཁུ་བ་སློན། མ་ནིང་། མོ་མཚན་ཆེ་ནད་ཚབས་ཆེ། མཁྲིས་པ་ཅན། ཁྲག་ལས་གྱུར་པ། བད་ཀན་ལས་གྱུར། ཁྲག་ཟད་པ། ཡོངས་རྒྱས་ནད། ཉེ་བར་འཛག་པ། རྣམ་པར་གཡེང་བ། པདྨའི་སྙིང་པོ། འདུས་པ་ལས་གྱུར་པ་བཅས་མངལ་ནད་ཉི་ཤུ་ཡོད་ལ། དེ་དག་གི་དབྱེ་བ་དགར་ལུགས་ལ་གཞིགས་ན་གཙོ་བོ་ནད་ཀྱི་རྒྱུ་དང་རྐྱེན། གྱུར་ཚུལ། ཉེས་པ་རྒྱུད་འདུས་ལྡན་གསུམ་དང་མིའི་རང་བཞིན་བཅས་ཀྱི་སྒོ་ནས་དགར་ཡོད་པ་གསལ་པོར་མངོན་པ་དང་། ཡང་བུད་མེད་ཀྱི་ནི་མངལ་གྱི་ནད། །རླུང་མ་གཏོགས་པར་འབྱུང་མི་འགྱུར། །ཞེས་བཀོད་པ་ལས་མོ་ནད་ཀྱི་གསོ་ཐབས་ནི་རླུང་འཇོམས་པ་རྩང་གཞིའི་སྟེང་ཁྲག་མཁྲིས་བད་ཀན་སོགས་ཀྱི་ནད་གསོ་བར་བྱ་བ་གཙོ་བོར་བསྟན་ཡོད་པས། རླུང་ནི་ནད་ཀུན་སྐྱ་འདྲེན་མཐུག་སྟུད་འཁོར་དང་ཁྱབ་པར་བྱེད་པའི་རྡ་ལྟ་བུ་ཡིན་པའང་ཤེས་ཐུབ།

གསུམ་པ། ཁྲུ་ཚུར་འབུམ་ལས་མོ་ནད་ཀྱི་དབྱེ་བ་དགར་ལུགས།

གཞུང་འདིའི་རྩོམ་པ་པོའི་ཐད་ལ་མཁས་པ་སྣ་ཚོགས་ཀྱིས་བཞེད་ཚུལ་མང་དུ་མཆིས་ཀྱང་། གཞུང་གི་ཐོག་མར་བརྒྱུད་པའི་མན་ངག་སོགས་ལ་གཞིགས་ན། ཧྣ་རོ་ཕྱུག་རྟུམ་གྱིས་ཡབ་རྗེ་ན་མི་ཏྲ་ལས་བརྒྱུད་པའི་སྨན་བརྒྱུད་ཡིག་ཐོག་ཏུ་ཕབ་ནས་བརྩམས་ལ། ཕྱིས་སུ་དེར་མཁས་པ་གཡུ་ཐོག་གསར་མ་ཡོན་ཏན་མགོན་པོ་དང་། ཕྱུག་སྨན་རིན་རྒྱལ། ཤེས་རབ་སེང་གེ་སོགས་ཀྱིས་རང་

སོས་ལྟར་རིམ་པས་འབྲི་སྟོན་དང་བཅུད་ཕྱུང་གིས་རྩོམ་བསྒྲིགས་བྱས་པ་ཡིན་ནམ་སྙམ་ཞེས་འགོ་བརྗོད་ཀྱི་སྐབས་སུ་མཆིས་པ་དང་། སྐབས་བབ་ཀྱི་བརྗོད་བྱ་གཙོ་བོ་ནི་བརྩམས་ཆོས་འདིའི་མོ་ནད་གསོ་བ་བདུད་རྩི་ཐིགས་པར་ནད་ཀྱི་རྣམ་གྲངས་ན་བ་དགུ་དང་གནོད་པ་བདུན། ཉམས་པ་ལྔ་དང་རྐྱེན་འགྱུར་གསུམ། སྨན་ནད་བཅུ་གཉིས་བཅས་སོ་དྲུག་ཏུ་བགྲངས་ཡོད་པ་ལ། གང་བཅོས་པར་བྱ་བའི་ནད་དང་། གང་ལས་བྱུང་བའི་ནད་རྟགས་ཀྱི་མངོན་ཚུལ། གང་གིས་བཅོས་པའི་ཐབས་བཅས་གཞུང་འདིའི་མོ་ནད་ཀྱི་དབྱེ་བ་དགར་ལུགས་ལ་དཔྱད་ན། དེ་ཡང་ལོ་བཅུ་གཉིས་ལོན་ནས་མཚལ་འཆར་ཞེས་བྱ་སྟེ། ཟླ་མཚན་གྱི་རྩ་གཡོ། ནུ་ཞོ་དྭངས་མའི་རྟེན་ཆགས། དྭངས་མའི་དྭངས་མས་འདོད་ཆགས་ཀྱི་རླབས་སྐྱེད་པ་ནི་མོ་ནད་ཀྱི་རྒྱུ་རུ་གསུངས། ཞེས་བུད་མེད་ཀྱི་ལུས་རྟེན་ནི་གཙོ་ཆེ་བའི་དབང་དུ་ལོ་བཅུ་གཉིས་ཀྱི་སྟེང་དུ་ཁ་ལག་རྫོགས་པ་དང་། དེ་ཡང་ཡུལ་དུས་དང་ཟས་སྤྱོད་ཀྱི་དབང་གིས་ཁ་ལག་རྫོགས་པའི་ལོ་ཚོད་བཅུ་གཉིས་ལས་སྔ་བའམ་ཡང་ན་འཕྱི་བའང་ཚང་མས་ཤེས་གསལ་ལྟར་རེད། དེ་མིན་མཚལ་འཆར་བའི་ལོ་ཚོད་ལ་མཁས་པའི་བཞེད་ཚུལ་མི་འདྲ་བ་དུ་མ་མཆིས་ཀྱང་འདིར་བརྗོད་བྱ་གཙོ་བོ་མིན་པས་འོག་ནས་མོ་ནད་ཀུན་གྱི་རྒྱུ་ཟླ་མཚན་འཆད་པའི་སྐབས་སུ་གླེང་བར་བྱ། དེ་ལྟར་ཁ་ལག་རྫོགས་ཚུལ་ནི་ཐོག་མར་འབབ་པའི་མངལ་ཁྲག་ལ་མཚལ་འཆར་ཞེས་མཚལ་ནི་ཟླ་རེ་བཞིན་ཐུར་སེལ་རླུང་གིས་ཕྱིར་ཕུད་པ་དེའི་མདོག་དམར་ཤས་ཆེ་བ་མཚལ་ལྟ་བུར་སྣང་ཞིང་། འཆར་ནི་སླེབས་པའི་དོན་ཡིན་པས་ཕྱིར་འབབ་པའི་མངལ་ཁྲག་ལས་བུད་མེད་ལུས་རྟེན་གྱི་ནང་གི་འགྱུར་བ་རྗེས་སུ་དཔག་ཐུབ་པ་དང་། འདིར་ཟླ་མཚན་གྱི་རྩ་གཡོ་བ་དང་། ནུ་ཞོའི་རྟེན་ནུ་མ་འཚར་སྐྱེས་འབྱུང་བ། དྭངས་མའི་དྭངས་མ་འདོད་ཆགས་ཀྱི་རླབས་སྐྱེད་པ་སོགས་མོ་ནད་ཀྱི་རྒྱུ་ཟས་དང་སྤྱོད་ལམ་མ་སྙོམས་པས། ནད་ཀྱི་རྣམ་གྲངས་སོ་དྲུག་བསྐྱེད། བྱེ་བྲག་སྨན་ནད་བཅུ་གཉིས་ནི་རྒྱུ་ཡི་སྒོ་ནས་དབྱེ་བ་དགར་ཡོད་དེ། སྨན་ནད་རྣམ་པ་བཅུ་གཉིས་ནི་ཁྲག་ལས་གྱུར་པའི་རྐྱེན་ཡིན། འདི་མངལ་དུ་ཁྲག་འཁྱམས་པ་ཡིན་ཏེ། བྱེ་བྲག་མི་དགོས། ཞེས་པ་ལས་ཤེས་ཐུབ། མདོར་ན་མོ་ནད་སོ་དྲུག་ཁྲག་ཚབས་དང་རླུང་ཚབས་གཉིས་སུ་འདུས་པར་བསྟན་ཡོད།

གཅིག གནས་དང་ལྷ་གཉན་ནད་ཀྱི་སྒོ་ནས་དབྱེ་བ་དགར་ལུགས།

ན་བ་དགུ་སྟེ། ཕྱི་ཤ་ལྤགས་[པགས་]ཀྱི་ནད་གསུམ། བར་རུས་པའི་ནད་གསུམ། ནང་དོན་སྣོད་ཀྱི་ནད་གསུམ་སྟེ་དགུའོ། །ཞེས་ནད་ཀྱི་གནས་ཕྱི་ནང་བར་གསུམ་ལས་འཇུག་སྒོ་དྲུག་གི་གོ་

རིམ་སྟེ། གསོ་རིག་རྒྱུད་བཞི་ལས། པགས་གྲམ་ཤར་རྒྱས་རྩ་རུ་རྒྱུ་བ་དང་། །རུས་ལ་ཞེན་དང་དོན་བབས་སྣོད་དུ་ལྷུང་། །ཞེས་མོ་ནད་ཀྱི་རྒྱུ་ཟླ་མཚན་དང་ཆུ་སེར་རླུང་གི་ཡང་གཡོའི་བསྐྱོད་པ་ལ་བརྟེན་ནས་ལུས་སྟོད་སྨད་བར་གསུམ་གྱི་གནས་ནས་ལ་ལ་ཕྱི་ཤ་ལྤགས་དང་། ལ་ལ་བར་རུས་པ། ལ་ལ་ནང་དོན་སྣོད་སོགས་སུ་བྱེར་ཏེ་ནད་ཀྱི་གནས་དང་ངོ་བོ་ཚ་གྲང་གི་ཁྱད་པར་ལས་དེར་མཚུངས་ཀྱི་ན་ལུགས་སྟོན་ཏེ། དོན་སྙིང་དང་། གློ་བ། མཆིན་པ། མཆེར་བ། མཁལ་མ། མཆོར་བ་བཅས་སོ་སོར་བྱེར་བ་ལས་ན་ལུགས་མི་འདྲ་བ་སྟོན་པའོ། །དེར་མ་ཟད་ནད་ཀྱི་རྣམ་གྲངས་ན་བ་དགུ་ནི་ཕྱི་ནང་བར་གསུམ་གྱི་གྲངས་གསུམ་གསུམ་དགུ་རུ་བགྲངས་ཡོད་ཀྱང་། དོན་དུ་ཡོད་དགུ་ཞེས་གོ་བ་བླངས་ནའང་མི་ཆོག་རྒྱུ་མེད་དེ། རྒྱུ་མཚན་ནི་ཟླ་མཚན་ཆུ་སེར་རླུང་གི་ཡང་གཡོ་ལ་བརྟེན་ནས་ལུས་ཀྱི་གནས་གང་རུང་དུ་བྱེར་སྲིད་པ་དང་། ལྷག་པར་དུ་ནང་དོན་སྣོད་དུ་བྱེར་བའི་སྐབས་སུ་དོན་སྣོད་ཀྱི་རྣམ་གྲངས་གསུམ་ལས་བརྒལ་ཡོད་པའི་ཕྱིར་རོ། །

དེ་ལྟར་ལུས་ཀྱི་གནས་ཕྱི་ནང་བར་གསུམ་ལ་གཞིགས་ཏེ་ན་བ་དགུ་རུ་དབྱེ་ཡོད་པ་དང་། ༡ླ་གཉན་ནད་ཀྱི་དབང་གིས་གནོད་པ་བདུན་དང་ཉམས་པ་ལྔ། རྐྱེན་འགྱུར་གསུམ་དུ་དབྱེ་ཡོད་དེ། གནོད་པ་ནི་ལུས་ཀྱི་གནས་དབང་པོ་སོགས་གང་རུང་དུ་གནོད་སྐྱེལ་ཏེ་ལས་བྱ་མི་རུང་བའམ་ལས་བྱ་བར་གེགས་བྱེད་པའི་དོན་ཡིན་ལ། བུད་མེད་ཀྱི་སྐྱེ་འཕེལ་མ་ལག་གང་རུང་དང་། མངལ་བུ། ཟླ་མཚན་སོགས་རང་རང་གི་ལས་ཇི་བཞིན་དུ་བསྒྲུབ་མི་ཐུབ་པར་མོ་ནད་མང་བ་ལ་གནོད་པ་དང་། མངལ་མི་ཆགས་པར་གནོད་པ། ཟླ་མཚན་ལ་གནོད་པ། མངལ་བུ་ལ་གནོད་དེ་སྐྱེ་མཆེད་མ་དོད་པར་ཕྱིར་ཐོན་པའམ་སྐྱེ་མཆེད་དོད་ཀྱང་སྐྱེ་རུ་མི་འདོད་པ་མ་བུ་གཉིས་ཀ་འཆི་ཉེན་ཡོད་པ་བཅས་གནོད་པའི་གྲངས་བདུན་བསྟན་ཡོད། དེ་དག་རེ་རེ་ལ་ཞིབ་ཏུ་དཔྱད་ན་གནོད་པ་བདུན་པོ་ནི་མངལ་རང་གི་གནས་དང་། ཟླ་མཚན། མངལ་བུ་བཅས་ལས་གནས་གཞན་དུ་གནོད་པ་བསྟན་མེད་པ་དང་། ཉམས་པ་ལྔ་ནི་བུད་མེད་ཀྱི་སྐྱེ་འཕེལ་མ་ལག་དང་དོན་སྣོད་ལ་གནོད་པའི་ཚད་ལས་བརྒལ་ཏེ་ལུས་ཀྱི་མཐའ་ཡན་ལག་དང་དབང་པོ། མིག་དང་། རྣ། སྙིང་། ལུས་བཅས་ཀྱི་ལས་སོ་སོ་ཉམས་པ་དང་། མིག་གི་དབང་པོ་ཉམས་ཏེ་མིག་མི་གསལ་བ་དང་རྣའི་དབང་པོ་ཉམས་ཏེ་སྒྲ་མི་ཐོས་པ་བཅས་ཉམས་པ་ལྔའི་གྲངས་བསྟན་ཡོད། རྐྱེན་འགྱུར་གསུམ་ནི་ན་བ་དགུ་དང་གནོད་པ་བདུན། ཉམས་པ་ལྔ་པོའི་སྐབས་གང་རུང་དུ་ཉིང་ནས་མ་བཅོས་མཛེའི་རྐྱེན་དུ་འགྱུར་བ་དང་། མ་བཅོས་པར་རྙིང་ན་སྐྲོག་འདོར་བ་དང་སྙིང་རླུང་གི་རྐྱེན་དུ་འགྱུར་བ་བསྟན་ཡོད་པས་མདོར་ན་ཟླ་

གཉན་གྱི་ནད་སྔ་མ་སྔ་མ་ལས་ཕྱི་མ་ཕྱི་མ་ཅུང་ལྡི་བར་སྣང་བ་དང་། གལ་ཏེ་གོང་གི་ན་བ་དགུ་དང་གནོད་པ་བདུན། ཉམས་པ་ལྔའི་སྐབས་སུ་དུས་འགྲངས་མ་བྱས་པར་གསོ་བཅོས་བྱས་ན། མཛེ་དང་སྙིང་ཧྲུང་། སྲོག་འདོར་བའི་སྐབས་མེད་པས་རྐྱེན་འགྱུར་གསུམ་པོ་ངང་གིས་འཚོ་བ་ཡིན་ལ། གཞུང་འདིར་མངལ་སྲིན་གྱི་ནད་དང་ཕལ་བའི་ནད་ཅེ་བྲག་ཏུ་གསུངས་མེད་དོ། །

ན་བ་དགུ།	ཕྱི་ཤ་ལྤགས་ཀྱི་ནད་གསུམ།	ཤ་ལྤགས་[པགས་]ཚ་ཞིང་ཤ་མདོག་ལོག སྐྲའམ་ཡང་ན་ནག་པོར་འགྱུར།
	བར་རུས་པའི་ནད་གསུམ།	རྐང་རུས་ན་ཞིང་རུས་ཀུན་ཁོལ། གྲུམ་བུ་གཞན་དུ་ཚོགས་རྣམས་ན།
	ནང་དོན་སྣོད་ཀྱི་ནད་གསུམ།	སྙིང་ནད་ཞུགས་པས་སྙིང་ཧྲུང་དང་། སྨྱོ་བྱེད་བརྗེད་བྱེད་སྨུགས་[སྨུག་]བྱེད་དང་སྙིང་འདར་རྩེ་ཆུང་འཕར་བ་དང་། དྲན་ཉམས་དང་སྙིང་མི་དགའ། གློ་ནད་གློ་སྐོང་ཡང་ཡང་ལུ། ལུད་པ་མང་པོ་འབྱུང་བ་ཡིན། མཆིན་ནད་མཆིན་པ་རྒྱུན་དུ་ན། མིག་ཚག་ཟས་མི་ཞིམ་པ་འབྱུང་། མཚེར་ནད་མཚེར་པ་ན་བ་དང་། ལྟེའི་ཕྱོགས་རེ་ནག་པོར་ཡོང་། མཁལ་ནད་གཡས་གཡོན་གཉིས་ཀའམ། གང་རུང་ན་ཞིང་སྐྲང་བ་དང་། བརླ་རེངས་ལས་ནད་སྐྱེད་པར་བྱེད།

གནོད་པ་བདུན།	སོ་ནད་མང་བ་ལ་གནོད་པ།
	ཆུ་སེར་ལ་གནོད་ས་མང་བ་དང་ཁྲག་སླ་ལ་གནོད་པ།
	བུ་མི་ཆགས་པ་ལ་ཟླ་མཚན་ལས་སུ་མི་རུང་བས་རུལ་བའམ་ཁམས་དང་མི་འདྲེ་[འདྲེས་]བའི་ཕྱིད་ཐོན་པ་ཡིས་གནོད་པ།
	བུ་ཆགས་ནས་གཟུགས་སུ་མ་ལ་ཆགས་པ་དང་གནོད་པ་སྐྱེ་མཆེད་མ་དོད་ཕྱིར་ཐོན་ཡང་གཟུགས་ཆགས་ཀྱང་སྐྱེ་རུ་མི་འདོད་པ།
	སྐྱེ་མཆེད་དོད་ཀྱང་སྐྱེ་རུ་མི་འདོད་པ་མ་བུ་གཉིས་ཀ་འཆི་ཉེན་ཡོད་པ།
	ཟླ་མཚན་ལ་གནོད་པ།
	མངལ་ལ་གནོད་པ།

ཉམས་པ་ལྔ།	མིག་གི་དབང་པོ་ཉམས་ཏེ་མིག་ཅག་[ཚག་]ཅིང་མི་གསལ།
	ཡན་ལག་གི་དབང་པོ་ཉམས་ཏེ་སྲིད་པ།
	རྣའི་དབང་པོ་ཉམས་ཏེ་སྦྲ་མི་ཐོས་པ།
	སྙིང་གི་དབང་པོ་ཉམས་ཏེ་བརྗེད་ངས་པ།
	ལུས་ཀྱི་དབང་པོ་ཉམས་ཏེ་སྐྱིད་པ་སྐྱུར་ཞིང་ཕྱི་བཤོལ་ལ་དགའ་བ།

གཉིས། གང་ལས་བྱུང་བའི་ནད་རྟགས་ཀྱི་མངོན་ཚུལ་ལས་དབྱེ་བ་དགར་ལུགས།

དེ་ལྟར་མོ་ནད་ཀྱི་རྣམ་གྲངས་མང་དུ་དགར་ཡོད་ཀྱང་། ནད་གཞི་གང་ཡང་ངོ་བོ་ཚ་གྲང་གཉིས་ལས་མ་འདས་ཕྱིར་ངོ་བོ་ཚ་ཞིང་གསར་བའི་དུས་སུ་ཁྲག་ཚབས་དང་ངོ་བོ་གྲང་ཞིང་རྙིང་བའི་དུས་སུ་རླུང་ཚབས་གཉིས་སུ་དགར་ཡོད་པས་མོ་ནད་སོ་དྲུག་མདོར་བསྡུས་ན་ཚབས་ནད་གཉིས་སུ་འདུ་བར་བསྟན་ཡོད་པ་དང་། དེ་ལ་ཁྲག་ཚབས་ཀྱི་ནད་རྟགས་སུ། ཟླ་མཚན་ཆུ་སེར་ཕྱིའི་ཤ་ལྤགས་ལ་བྱེར་བས་ལུས་ཀྱི་ཤ་སྦོ་བ་དང་། འཕྲིག་པ། མཁྲིས་པའི་མཚན་ཉིད་ཀྱི་ཟུར་རྣོ་ཚ་འཕེལ་བས་གནས་གང་དུ་ཚ་རྦབ་རྦབ་བྱེད་པ་དང་། སྐབས་སུ་ཚ་འུར་འུར་བྱེད་པ། ཆུ་སེར་རླུང་གིས་ཤ་ལྤགས་སུ་བྱེར་བ་ལས་ཚོར་བ་ཆུང་ཞིང་སྐྲ་དང་སྨིན་མ་འཇི་བ་དང་པགས་པར་ཟ་འཕྲུག་འབྱུང་། ཆུ་ཁ་དང་མཚུལ་བ་སྐྲངས་ཤིང་རུས་ཚིགས་སུ་བྱེར་ཏེ་སྐྲངས་ནས་འགུལ་སྐྱོད་དཀའ་བ། ནད་ཀྱི་ངོ་བོ་ཁྲག་མཁྲིས་ཤས་ཆེ་ཞིང་མེ་རླུང་གྱེན་འགྲོ་ཡིན་པས་སྟོད་བརྒྱངས་མཛེང་བ་རེངས་བ་དང་། མིག་དང་མཆོག་མ་ན་བ་དང་ཐ་མ་མཛེ་ཡི་རྐྱེན་དུ་འགྱུར་བར་བསྟན་ཡོད་པ་ལས་ནད་ཀྱི་གནས་ཕྱིའི་ཤ་ལྤགས་དང་། བར་རུས་པ་བཅས་བསྟན་ཡོད་པ་ཤེས་ཐུབ།

རླུང་ཚབས་ཀྱི་རྟགས་ནི་ལྟེ་རྙིལ་དང་མཆུ་སྐྱ་བོ་འབྱུང་བ་དང་། མིག་གི་དབང་པོར་བྱེར་བས་མིག་མི་གསལ་ཞིང་སྙིང་གི་གནས་སུ་བྱེར་བས་སྙིང་མི་དགའ་བ་དང་། ཟས་ཟ་འདོད་མེད་པ་དང་མགོ་ཡུ་འཁོར་བ། ལུས་སྟོབས་ཉམས་པས་གུད་པ་དང་། གྲང་ལྷགས་ཀྱིས་ཕོག་པའི་ཚེ་རླུང་གི་གྲང་བའི་མཚན་ཉིད་ཀྱི་ཟུར་དང་སྦྱོར་མཚུངས་སུ་གྱུར་པས་གྲང་ལྷགས་མི་བཟོད་པ། རུས་པ་རླུང་གི་གནས་ཡིན་པས་རུས་ཚིགས་ཀུན་ཁོལ་ཞིང་ན་བ། ཕྱི་ཤ་ལྤགས་སུ་བྱེར་བས་ཤ་ཡང་ཁོལ་བའམ་འཆགས་སུ་མི་འདོད་པ། ཟླ་མཚན་ལ་གནོད་དེ་དུས་སུ་མི་འབྱུང་བའམ་ཡང་ན་རྒྱུན་དུ་འཛག་པ། ཉེས་གསུམ་ལས་རླུང་ནི་དཔྱི་རྐེད་ལ་བསྟེན་སྨད་ན་གནས་པས་རྐེད་པ་དང་རུས་སྨད་འཁྲིལ་ནས་ན་བ། ཆུ་སེར་རླུང་གི་ཡང་གཡོས་ཤ་ལྤགས་སུ་ཁྱབ་པས་སྦྲིད་ཅིང་ཐེམ་པོར་གྱུར་ཏེ་ཚོར་བ་ཆུང་བ་དང་། ལུས་དྲོད་ཆུང་བ། རྩ་ཡང་དལ་ལ་སྟོང་བ་བཅས་མངོན། ནད་རྟགས་དེ་དག་ལ་ཞིབ་ཏུ་དཔྱད་ན་རླུང་ཚབས་ཀྱི་སྐབས་སུ་ཕྱི་ཤ་ལྤགས་དང་ནང་དོན་སྣོད། བར་རུས་པའི་གནས་སུ་བྱེར་བ་ཁོ་ན་ཙམ་མ་ཡིན་པར། ཟླ་མཚན་ལ་གནོད་པ་དང་དེ་མིན་མིག་གི་དབང་པོར་གནོད་པའི་ནད་རྟགས་དངོས་སུ་བསྟན་ཡོད་པ་ལས་ཁྲག་ཚབས་དང་རླུང་ཚབས་གཉིས་ལ་དུས་སྐབས་ཕྱིའི་ཁྱད་པར་

དང་ནད་ཚབས་ཆེ་ཆུང་ཡོད་པར་འདོད།

མདོར་ན་མོ་ནད་སོ་དྲུག་ཀུན་ཀྱང་ནད་གཞིའི་ངོ་བོ་ཚ་གྲང་གཉིས་ལས་མ་འདས་པས། ནད་རྟགས་ལ་གཞིགས་ནའང་ནད་ཀྱི་གནས་ལུས་ཕྱི་ནང་བར་གསུམ་དང་ཡན་ལག་གི་མཐའ་དབང་པོ་བཅས་ལ་གནོད་པ་ཐེབས་པའི་རྟགས་མངོན་པས། འདིར་དགུ། བདུན། ལྔ། གསུམ་བཅས་ཡ་གྲངས་ཅན་གྲངས་བསྡུས་ཀྱི་རིགས་ལམ་བཀོལ་ཏེ་ནད་ཀྱི་གནས། ཟླ་གཉན་ནད་དང་ནད་གཞན་གྱི་རྐྱེན་དུ་འགྱུར་སྲིད་པ་བཅས་མོ་ནད་དབྱེ་བ་སོ་དྲུག་ཏུ་བགྲངས་ཡོད་ཀྱང་དོན་དུ་དབྱེ་བ་དཔག་མེད་དུ་དགར་ཆོག་གོ །

གསུམ། གང་གིས་བཅོས་པའི་ཐབས་ལས་དབྱེ་བ་དགར་ལུགས།

ནད་ཀྱི་ངོ་བོ་ཚ་གྲང་ལས་གསོ་ཚུལ་དང་གསོ་ཐབས་གཤམ་གྱི་རེའུ་མིག་ལྟར།

ཁྲག་ཚབས།	རླུང་ཚབས།
བྱེར་བ་ཐང་གིས་སྡུད་པ།	བཙུད་བཤེར་[གཤེར་]གྱིས་གྲང་རླུང་རྩ་བཅད་པ།
འདུས་པ་བཤལ་གྱིས་སྦྱངས་བ།	སྨན་གཤེར་གྱིས་སྐྱོན་བསལ་བ།
ཕྱི་ནད་ལུམས་ཀྱིས་དྲངས་པ།	མེ་བཙའི་མེ་དྫོད་ཀྱིས་རོ་བླང་བ།
ཕྱི་རྫེས་སྨན་གྱིས་བཅད་པ།	སྨན་མར་གྱིས་ནད་ཀྱི་ཕྱི་རྫེས་བཅད་པ།

1. ཁྲག་ཚབས་དང་རླུང་ཚབས་སེལ་བའི་སྨན་སྦྱོར་གསལ་བའི་རེའུ་མིག

ཚབས་ནད་གཉིས།	གསོ་ཚུལ།	གསོ་ཐབས།
ཁྲག་ཚབས།	ཐང་།	ཤིང་ཚ། རྒྱམ་ཚ། ལྕུམ་རྩ། སྒྲུག་མའི་རྩི། པ་ཡག
	བཤལ་སྨན།	དུར་བྱིད། དན་རོག ཉི་དགའ། གུ་གུལ་དཀར་པོ། རྒྱམ་ཚ། ཤིང་ཚ། ལྕུམ་རྩ། བྱང་པ། སྲད་དཀར་རྩ་བ།
	ལུམས།	དབྱར་མེ་ཏོག་སྣ་ཚོགས་ཀྱི་ལུམས། དགུན་བདུད་རྩི་ལྔའི་ལུམས།
	སྨན་མར།	འབྲས་བུ་གསུམ། སེང་ལྡེང་། ཤིང་ཚ། ལྕུམ་རྩ། འོལ་མོ་སེ། པི་པི་ལིང་། སྒྲུག་མའི་རྩི། ཉི་དགའ། གུ་གུལ་དཀར་པོ། སོ་མ་ར་[ཛྭ་]ཛ། ཐལ་ཀ་རྡོ་རྗེ། སེ་རྒོད་བར་ཤུན། ལྕམ་བུ་རེ་རལ། པ་ཡག་པ། སྤྲང་རྩི།

ཀླུང་ཚབས།	བཅུད་གཤེར།	ལུག་ཐོང་ཚེར་གྱི་ཤ་མ་སྲུངས་པ། ཚིལ་དང་ཁུས་པ་གསུམ། ཚ་བ་གསུམ། སེ་འབྲུ། ཕིག་ཕྱིན། ཕྱིན་ཤིང་། རྒྱམ་ཚ། ཅི་ཏྲ་ཀ དབྱི་མོང་། ལི་ཤི ག་ར།
	སྨན་གཤེར།	འོལ་མོ་སེ། བྱང་བ། རྒྱ་ཚ། ཤིང་ཚ། རྒྱམ་ཚ། སུག་སྨེལ། ཤུ་དག ཙ་ཏྲ། བྱང་བུལ། ཕབ། དན་ད། དུར་བྱིད། སྐྱེས་པའི་རྒྱ།
	མེ་བཙའ།	ཆོགས་པ་བཅུ་གསུམ་པ། བཙོ་ལྷ་པ། ཉེར་གཅིག་པ། ལྷང་གསང་། ཨ་ན་ཟུག་ཆོག་གི་མེ་བཙའ།
	སྨན་མར།	རྩ་བ་ལྔའི་སྨན་མར། བོང་ངའི་སྨན་མར། ཁ་ཚར་བཅུད་གཤེར་གྱི་སྨན་སྣ་བཏང་།

(1) ཁྲག་ཚབས་སེལ་བའི་ཐང་སྦྱོར་གྱི་རོ་ནུས་ཞུ་རྗེས་གསལ་བའི་རེའུ་མིག

སྨན་སྦྱོར།	རོ།	ཞུ་རྗེས།	ནུས་པ།
ཤིང་ཚ།	མངར་ཚ།	དྲོ།	ཕོ་བའི་གྲང་བ་སེལ། མེ་དྲོད་སྐྱེད་པ། ཟས་འཇུ། དང་ག་འབྱེད། གྲང་འབྲུ་གཅོད། དུག་ནད་འཇོམས། ཀླུང་ནད་སེལ་ཞིང་གློ་རྣག་འདྲེན།
རྒྱམ་ཚ།	ལན་ཚྭ་མངར།	དྲོ་ལ་སྙོམས།	མ་ཞུ་བ་འཇུ་ཞིང་སྦོས་པ་སྦྱོང་། བད་ཀླུང་དང་གྲང་བའི་ནད་རིགས་སེལ། དྲོ་ཡང་ཁྲག་མཁྲིས་ལ་མི་གནོད། སྨུག་པོའི་ནད་ལ་ཕན་པར་བྱ།
ལྕུམ་རྩ།	ཁ་ལ་བསྐ།	བསིལ་ལ་སྙོམས།	དུག་རིགས་ཀྱི་ཚད་པ་དང་། རྒྱུ་ལོང་སྟོད་ཀྱི་ཚད་པ་སྦྱོང་། ཆུ་སེར་སྐེམ། མཁྲིས་ཚད་སེལ་ཞིང་འབྲུ། དྲི་མ་འགགས་པ་སྦྱོང་བར་བྱེད།
སྨུག་མའི་རྩི།	མངར།	བསིལ།	བྱང་ཁོག་དང་ཡན་ལག་གི་རྨ་ཚད་སེལ། ཚ་བ་རྙིང་བ་སེལ། ཁྱད་པར་མོ་ནད་ཚ་བའི་རིགས་ལ་མཆོག མཁལ་མའི་ཟུངས་སྡོམས་འཛིན་ཞིང་བསྐྱེད།
པ་ཡག་པ།	མངར་ཁ།	ཞུ་རྗེས་བསིལ།	རྩ་བའི་ནུས་པས་གློ་བའི་ནད་སེལ། གློ་རྣག་འདྲེན། ལོ་མས་རྨ་གསོ། རྩ་ཁ་སྡོམ། ཚིལ་བུ་འཚོ། ཤ་གནད་སྐྲངས་པ་འདུལ། འབྲས་བུས་སྙིང་གི་ནད་རྣམས་སེལ། ཁྲག་སྐྲན་བཤིག་ཅིང་། བུད་མེད་ཀྱི་ཁྲག་འཁར་བཤིག་པའི་མཆོག་གོ །

དེ་ལྟར་ཁྲག་ཚབས་ནད་བྱེར་བ་ཐང་གིས་བསྡུ་བའི་སྨན་སྦྱོར་རེ་རེའི་རོ་དང་ནུས་པ། ཞུ་རྗེས་བཅས་ལ་དཔྱད་ན་བསིལ་དྲོད་སྙོལ་མའི་སྦྱོར་བ་གཙོ་ཆེ་ཞིང་། ཤིང་ཚ་དང་རྒྱམ་ཚས་གྲང་ཀླུང་འཇོམས་པ་དང་། ཀླུང་གི་བྱེད་ལས་ལ་བརྟེན་ནས་ཟླ་མཚན་ཆུ་སེར་ལུས་ཕྱི་ནང་གང་ཁུང་དུ་བྱེར་བས་ཀླུང་གཞོམ་ན་བྱེར་བའི་རྟ་མེད་པས་འགག་འཕྲང་བཅད་པ་དང་། ནད་གསར་བའི་དུས་ཁྲག་མཁྲིས་ཤས་ཆེ་བས་སྨུག་མའི་རྩི་དང་ལྕུམ་རྩས་ཚ་བ་འཇོམས་པ་མ་ཟད་ཚ་བའི་རོ་སྦྱོང་བར་བྱེད་

པ་དང་། པ་ཡག་པས་བྱུད་མེད་ཀྱི་ཁྲག་འཕར་བ་བཤིག་པ་སོགས་ནི་ཐང་སྦྱོར་གྱི་ཁྱད་ཆོས་ཡིན།

(2) ཁྲག་ཚབས་སེལ་བའི་བཤལ་སྨན་གྱི་རོ་ནུས་ཞུ་རྗེས་གསལ་བའི་རེའུ་མིག

སྨན་སྦྱོར།	རོ།	ཞུ་རྗེས།	ནུས་པ།
དུར་བྱིད།	ཁ་བསྐ།	ཧྲོ།	ཚ་གྲང་གི་ནད་ཀུན་སྦྱོང་ཞིང་སྐྱུགས། ཕྲིན་གསོད། པགས་པའི་ནད་ལ་ཕན།
དན་རོག	ཚ། མངར། ཁ།	ཧྲོ་ལ་སྙོམས།	དུག་ཡོད། ནུས་པས་མ་ཞུ་བ་སོགས་ལྷན་འདུས་ཀྱི་ནད་རྣམས་དྲག་པོར་སྦྱོང་ཞིང་འབྲུ་བར་བྱེད། དྲི་མ་འགགས་པ་འབྱིན།
ཉི་དགའ།	མངར་བསྐ།	བསིལ།	མཁལ་མའི་སྟོབས་སྐྱེད། དྲི་ཆུ་འགགས་པ་འབྱིན། རྨའི་རྣག་ཆུ་སྐེམ། སྐྲོམ་དང་སེལ་ཞིང་འབྲུ་བ་གཅོད།
གུ་གུལ་དཀར་པོ།	ཁ།	བསིལ།	གདོན་དང་། ལྷོག་པ། གཉན་གཟེར་རྣམས་འཇོམས། མཆིན་ནད་གསར་རྙིང་སེལ། གཟའ་ནད་དང་གྲིབ་གདོན་སོགས་ལ་ཕན། བདུགས་པས་སྙིང་གཟེར་གདོན་ཅན་ལ་ཕན།
རྒྱམ་ཚ།	ལན་ཚྭ། མངར།	ཧྲོ་ལ་སྙོམས།	མ་ཞུ་བ་འཇུ་ཞིང་སྐྲས་པ་སྦྱོང་། བད་རླུང་དང་གྲང་བའི་ནད་རིགས་སེལ། ཧྲོ་ཡང་ཁྲག་མཁྲིས་ལ་མི་གནོད། སྨུག་པོའི་ནད་ལ་ཕྱུང་བར་བྱ།
ཤིང་ཚ།	མངར་ཚ།	ཧྲོ།	ཕོ་བའི་གྲང་བ་སེལ། མེ་དྲོད་སྐྱེད་པ། ཟས་འཇུ། དང་ག་འབྱེད། གྲང་འབྲུ་གཅོད། དུག་ནད་འཇོམས། རླུང་ནད་སེལ་ཞིང་གློ་རྣག་འདྲེན།
ལྕུམ་རྩ།	ཁ་ལ་བསྐ།	བསིལ་ལ་སྙོམས།	དུག་རིགས་ཀྱི་ཚད་པ་དང་། རྒྱ་ལོང་སྟོད་ཀྱི་ཚད་པ་སྦྱོང་། ཆུ་སེར་སྐེམ། མཁྲིས་ཚད་སེལ་ཞིང་འབྲུ། དྲི་མ་འགགས་པ་སྦྱོང་བར་བྱེད།
བྱང་པ།	ཁ་ལ་ཚ།	ཧྲོ།	རྩ་ནད་སྦྱོང་། བརྒྱལ་གཟེར་སེལ། དྲི་ཆུ་འགགས་པ་སེལ།
སྲད་དཀར།	མངར།	སྙོམས།	སྲན་མ་སྲན་ཆེན་དཀར་པོས་རླུང་འཇོམས་ལ། དེ་ལས་སྲན་མ་གཞན་སྐྱ་རླུང་སྐྱེད་བྱེད། བལ་སྲན་དུག་འབྱིན་ཆུ་འབེབས་འཛིག་པར་བྱེད།

(3) ཁྲག་ཚབས་སེལ་བའི་སྨན་མར་སྦྱོར་བའི་རོ་ནུས་ཞུ་རྗེས་གསལ་བའི་རེའུ་མིག

སྨན་སྦྱོར།	རོ།	ཞུ་རྗེས།	ནུས་པ།
ཨ་རུ་ར།	རོ་དྲུག་ཚང་།	སྙོམས།	ནད་རྣམས་ཀུན་ལ་ཕན།
བ་རུ་ར།	བསྐ་ཁ་ཅུང་སྐྱུར།	སྙོམས།	བད་མཁྲིས་ཆུ་སེར་སེལ་ཞིང་རླུང་དང་མིག་གི་ནད་ལ་ཕན། ཚད་པ་སེལ་ཞིང་འབྲུ་བ་གཅོད།

སྒྲུ་ཏྭ་ར།	སྒྲུར་ཞིང་བསྐ་ལ་མངར།	བསིལ་ལ་རྡོ་ཡང་རླུང་ལ་མི་གནོད།	བད་མཁྲིས་དང་ཁྲག་ནད་སེལ། ཟས་འཇུ། དང་ག་འཕྱིད། མཁྲིས་པ་སྟོད་དུ་ལྡང་བ། མཆིན་ནད་གསར་བ་སེལ། མིག་དང་གྲི་བ་གློ་བའི་ནད་ལའང་ཕན།
སེང་ལྡེང་།	བསྐ།	བསིལ།	ཁྲག་དང་ཆུ་སེར་སྐེམ་ཞིང་མཛེ་ལ་ཕན། ཁྱད་པར་ཁྲག་གཟེར་འཇོམས་ཤིང་བྱང་ཁོག་དང་ཡན་ལག་ལྷུ་ཚིགས་ལ་བསགས་པའི་ཆུ་སེར་ལ་ཕན།
ཤིང་ཚ།	མངར་ཚ།	རྡོ།	ཕོ་བའི་གྲང་བ་སེལ། མེ་དྲོད་སྐྱེད་པ། ཟས་འཇུ། དང་ག་འཕྱིད། གྲང་འབྲུ་གཅོད། དུག་ནད་འཇོམས། རླུང་ནད་སེལ་ཞིང་གློ་རྣག་འདྲེན།
ལྕུམ་རྩ།	ཁ་ལ་བསྐ།	བསིལ་ལ་སྙོམས།	དུག་རིགས་ཀྱི་ཚད་པ་དང་། རྒྱུ་ལོང་སྟོད་ཀྱི་ཚད་པ་སྦྱོང་། ཆུ་སེར་སྐེམ། མཁྲིས་ཚད་སེལ་ཞིང་འབྲུ། དྲི་མ་འགགས་པ་སྦྱོང་བར་བྱེད།
འོལ་མོ་སེ།	རྩ་བ་རོ་ཁ་ལ་ཚ། ལོ་མ་ཁ་ལ་བསྐ། འབྲས་བུ་མངར།	སྙོམས།	རྩའི་ནད་དང་ཟླ་མཚན་མི་སྙོམས་པ། བུ་དང་ཤ་མ་ཁྲག་ངན་སོགས་མངལ་སྐྱོན་གྱི་ནད་རིགས་རྣམས་སྦྱོང་ཞིང་། མཁལ་མའི་ནད་སེལ། རྩ་བས་རྒྱ་དང་ཆུ་སེར་པགས་ནད་སོགས་ལ་ཕན།
པི་པི་ལིང་།	ཚ་ལ་མངར།	རྡོ།	གྲང་ནད་མ་ལུས་སེལ། བད་རླུང་དང་ལུད་པ། དབུགས་མི་བདེ་བ། ཁ་ཟས་མི་འཇུ་བ། ཕོ་ལོང་སྐྱ་འཁྲིག་བྱེད་པ་སོགས་སེལ་ཞིང་མཁལ་དྲོད་གསོ། རོ་ཙ་སྐྱེད། ཆིག་ཐང་བཏང་བས་ནད་ཁྲག་ཟུངས་ཁྲག་འཕྱིད།
སྒྲུག་མའི་སྡེ།	མངར།	བསིལ།	བྱང་ཁོག་དང་ཡན་ལག་གི་རྨ་ཚད་སེལ། ཚ་བ་རྙིང་བ་སེལ། ཁྱད་པར་མོ་ནད་ཚ་བའི་རིགས་ལ་མཆོག མཁལ་མའི་ཟུངས་སྟོབས་འཛིན་ཞིང་བསྐྱེད།
ཉི་དགའ།	མངར་བསྐ།	བསིལ།	ནུས་པའི་མཁལ་མའི་སྟོབས་སྐྱེད། དྲི་ཆུ་འགགས་པ་འབྱིན། རྨའི་རྣག་ཆུ་སྐེམ། སྐྲུམ་དད་སེལ་ཞིང་འབྲུ་བ་གཅོད།
གུ་གུལ་དཀར་པོ།	ཁ།	བསིལ།	ནུས་པས་ས་གདོན་དང་། ལྷོག་པ། གཉན་གཟེར་རྣམས་འཇོམས། མཆིན་ནད་གསར་རྙིང་སེལ། གཟའ་ནད་དང་གྲིབ་གདོན་སོགས་ལ་ཕན། བདུགས་པས་སྙིང་གཟེར་གདོན་ཅན་ལ་ཕན།
སོ་མ་ར་ཛྭ།	ཚ་མངར།	བསིལ།	ཟ་འཕྲུག སྐྲང་ཤུ ཛེ་མཛེ་སོགས་པགས་ནད་དང་། ཡན་ལག་ལྷུ་ཚིགས་སྐྲངས་པ་སོགས་ཆུ་སེར་ལས་བྱུང་བ་ཀུན་ལ་མཆོག

ཐལ་ཀ་རྡོ་རྗེ།	ཁ།	སྙོམས།	པགས་ནད་དང་ཤུ་བ་སེལ། ཆུ་སེར་སྐེམ། གཟའ་དང་མཛེ་འབྲས་སོགས་ལ་ཕན་པ་དང་། བཙུད་ལེན་རོ་ཅའི་ནུས་པ་ཆེ་བར་བཤད།
སེ་རྒོད་བར་ཤུན།	ཁ།	བསིལ།	དུག་ནད་བྱེར་བ་སྦུད་ཅིང་ཆུ་སེར་གྱི་ནད་སེལ། ཡན་ལག་སྐྲངས་པ་དང་ན་བར་ཕན།
ལྕུམ་བུ་རེ་ར་ལ།	ཁ་བསྐ།	བསིལ།	ཤ་དུག་དང་སྦྱར་དུག་སེལ། འབྲུ་བ་གཅོད། དུག་ཚད་སེལ་ཞིང་དུག་རིགས་ཀུན་ལ་མཆོག
པ་ཡག་པ།	མངར་ཁ།	བསིལ།	རྩ་བའི་ནུས་པས་གློ་བའི་ནད་སེལ། གློ་རྣག་འདྲེན། ལོ་མས་རྨ་གསོ། རྩ་ཁ་སྡོམ། ཚིལ་བུ་འཚོ། ཤ་གནད་སྐྲངས་པ་འདུལ། འབྲས་བུས་སྙིང་གི་ནད་རྣམས་སེལ། ཁྲག་སྐྲན་བཤིག་ཅིང་། བུད་མེད་ཀྱི་ཁྲག་འཁར་བཤིག་པའི་མཆོག།
སྤྲང་རྩི།	མངར།	དྲོ་ལ་སྙོམས།	བད་ཀན་གྱི་ནད་དང་ཆུ་སེར་སེལ། བྱང་ཁོག་དང་ཡན་ལག་གི་རྨ་ལ་ཕན། རྩ་དང་དབང་པོ་གསོ། ཚ་ཆེས་དང་སྦོམ་པོ་འཕྲི།

གསོ་ཚུལ་དང་གསོ་ཐབས་དངོས་ལ་དཔྱད་ན། བཤལ་སྨན་དགུ་པོའི་ཁྱད་ཆོས་ནི་བསིལ་དྲོད་སྙོམས་ཤིང་ཕྱི་ནང་གི་གནས་གང་རུང་དུ་ཞེན་པའི་ནད་དག་རྩ་ལམ་ནས་ཐུར་དུ་སྦྱོང་བའི་ནུས་པ་དང་ལྡན། ཆུ་སེར་ལུས་ཀྱི་ཕྱི་རུ་འདྲེན་པའི་ཆེད་དུ་དབྱར་མེ་ཏོག་སྣ་ཚོགས་ཀྱི་ལུམས་དང་དགུན་བདུད་རྩི་ལྔ་ལུམས་བརྟེན་ལ། སྦྱོར་སྨན་མར་གྱིས་གྲང་རླུང་སེལ་བ་དང་། ལྷག་ཏུ་སེང་ལྡེང་དང་། སོ་མ་ར་ཛ། ཐལ་ཀ་རྡོ་རྗེ། སེ་རྒོད་བར་ཤུན། སྤྲང་རྩི་བཅས་ལ་པགས་པའི་ཆུ་སེར་སེལ་ཞིང་སྐེམ་པའི་ནུས་པ་ལྡན་པ་དང་། ཤིང་ཚ་དང་པི་པི་ལིང་གིས་གྲང་རླུང་འཛོམས་པར་བྱེད་པ། ལྕུམ་རྩ་དང་འོལ་མོ་སེ་ཡིས་ཆུ་སེར་སྦྱོང་བ། སྐྱུག་མའི་རྩི་དང་ཉེ་དགས་མཁལ་མའི་སྟོབས་གསོ་ལ་རྩ་ཁ་འབྱེད་ཅིང་རྣག་ཆུ་སྐེམ་པ་བཅས་ནད་རོ་ཕྱིར་སྦྱོང་ཞིང་དག་པར་བྱེད་པ་དང་། ནད་ཕྱིར་མི་ལྡང་བའི་སླད་དུ་སྨན་མར་བསྟེན་ཏེ་ལུས་ཟུངས་གསོ་ཞིང་གྲང་རླུང་འཛོམས་པ། ཆུ་སེར་ཚ་བ་སྐེམ་པར་བྱེད་པ་བཅས་ནི་ཁྲག་ཚབས་ཀྱི་གསོ་ཚུལ་དང་གསོ་ཐབས་དངོས་སོ། །

2. རླུང་ཚབས་སེལ་བའི་སྨན་གཞིར་དང་བཅུད་གཞིར་སྦྱོར་བའི་རོ་ནུས་ཞུ་རྗེས་གསལ་བའི་རེའུ་མིག

སྨན་སྦྱོར།	རོ།	ཞུ་རྗེས།	ནུས་པ།
པི་པི་ལིང་།	ཚ་མངར།	དྲོ།	གྲང་ནད་མ་ལུས་སེལ། བད་རླུང་དང་ལུད་པ། དབུགས་མི་བདེ་བ། ཁ་ཟས་མི་འཇུ་བ། ཕོ་ལོང་སྐྲོ་འཁྲིག་བྱེད་པ་སོགས་སེལ་ཞིང་མཁལ་དྲོད་གསོ། རོ་ཙ་སྐྱེད། ཆིག་ཐང་བཏང་བས་ནད་ཁྲག་ཟུངས་ཁྲག་འབྱེད།
ཕོ་བ་རིས།	ཚ།	དྲོ།	བད་ཀན་གྲང་བའི་ནད་སེལ། ཕོ་བའི་དྲོད་སྐྱེད། ཡི་ག་འབྱེད། དུག་ནད་སེལ་ཞིང་ཁྱད་པར་ཤ་སོགས་ཟས་དུག་ཕོག་པར་མཆོག
སྨན་སྒ།	ཚ་མངར།	དྲོ།	མེ་དྲོད་སྐྱེད། ཁ་ཟས་ལེན་ཞིང་དང་ག་འབྱེད། བད་རླུང་གི་ནད་ལ་མཆོག
སེ་འབྲུ།	སྐྱུར།	དྲོ།	ཕོ་བའི་ནད་རིགས་སེལ། མེ་དྲོད་སྐྱེད། བད་ཀན་གྲང་བའི་ནད་རིགས་མ་ལུས་འཇོམས། དང་ག་འབྱེད། གྲང་འབྲུ་གཅོད་པ་བཅས་གྲང་བའི་ནད་ཀྱི་སྨན་མཆོག
སྲིག་སྲིན།	མངར་ལན་ཚྭ།	དྲོ།	ཞ་ལོག་ལ་ཕན། མཁལ་མའི་ནད་སེལ། དྲི་ཆུ་འགགས་པ་འབྱིན།
ཤིང་ཚ།	མངར་ཚ།	དྲོ།	ཕོ་བའི་གྲང་བ་སེལ། མེ་དྲོད་སྐྱེད། ཟས་འཇུ། དང་ག་འབྱེད་ལ་གྲང་འབྲུ་གཅོད། དུག་ནད་འཇོམས། རླུང་ནད་སེལ་ཞིང་གློ་རྣག་འདྲེན།
རྒྱམ་ཚ།	ལན་ཚྭ་ཞིང་མངར།	དྲོ་ལ་སྙོམས།	མ་ཞུ་བ་འཇུ་ཞིང་སྲོས་པ་སྦྱོང་། བད་རླུང་དང་གྲང་བའི་ནད་རིགས་སེལ། དྲོ་ཡང་ཁྲག་མཁྲིས་ལ་མི་གནོད། སྨུག་པོའི་ནད་ལ་སྤྱད་པར་བྱ།
ཅི་ཏྲ་ཀ	ཚ།	དྲོ།	མེ་དྲོད་སྐྱེད། ཟས་འཇུ། དང་ག་འབྱེད། སྲིན་གསོད། འོར་ནད་དང་གཞང་འབྲུམ་མཛེ་ནད་ཅན་ལ་ཕན།
དབྱི་མོང་།	མངར།	དྲོ།	མེ་དྲོད་སྐྱེད། ལོང་སོགས་ལ་ཞུགས་པའི་གྲང་སྨན་རིགས་འདུལ་ཞིང་བཤིག ཆུ་སེར་འདྲེན། མ་ཞུ་འཇུ། ཁྱད་པར་དཀར་པོས་གཉན་ནད་སེལ་ཞིང་བད་ཀན་འབྲུ་བ་གཅོད། ནག་པོ་ཚ་ལ་རྙེ་བས་གྲང་བ་བདུང་ནས་འབྱིན།
ལི་ཤི	ཚ།	དྲོ།	ནུས་པའི་སྲོག་རྩའི་ནད་དང་གྲང་རླུང་སེལ། ཕོ་མཆིན་གྱི་དྲོད་སྐྱེད། ཟས་འཇུ། ཡི་ག་འབྱེད། སྐྱིགས་བུ་སེལ་ཞིང་སྐྱུགས་པ་དང་གྲང་འབྲུ་གཅོད། འབྲུམ་བུའི་ནད་ལ་ཕན།
ག་ར།	མངར།	བསིལ།	ཁྲག་མཁྲིས་ལས་གྱུར་ཚ་བའི་ནད་རིགས་དང་། སྐོམ་དད་ཆེ་བ། སྐད་འགགས། སྐྱུག་བྲོ་བ་སོགས་ལ་ཕན། མཆིན་མཁྲིས་ལ་ཞུགས་པའི་ཚད་པ་སེལ།

ལུག་ཐོང་ཆེར་གྱི་ཤ་མ་སྲུངས་པ་དང་། ཆིལ་དང་ཉུས་པ་གསུམ་ཐལ་ལ་ཤ་རྣམས་གྲིས་བཏོགས་ལ་སྣོད་དུ་བཙོས། ཉུས་པ་དང་ཆིལ་རྣམས་བཏུངས་ཏེ་བསྐོལ་བའི་ནང་ནས་དྭངས་མ་ཡང་ཡང་དང་སྣོད་དུ་བཙོས་པའི་ནང་སྨན་གཏོང་།

3. མངལ་སྐྲན་དང་བུ་མི་ཆགས་པ་སོགས་མངལ་སྐྱོན་སེལ་བའི་སྨན་སྦྱོར་གྱི་རོ་ནུས་ཞུ་རྗེས་གསལ་བའི་རེའུ་མིག

སྦྱོར་སྡེ།	རོ།	ཞུ་རྗེས།	ནུས་པ།
འོལ་མོ་སེ།	རྩ་བ་ཁ་ལ་ཚ། ལོ་མ་ཁ་ལ་བསྐ། འབྲས་བུ་མངར།	སྙོམས།	རྩའི་ནད་དང་ཟླ་མཚན་མི་སྙོམས་པ། བུ་དང་ཤ་མ་ཁྲག་ངན་སོགས་མངལ་སྐྱོན་གྱི་ནད་རིགས་རྣམས་སྦྱོང་ཞིང་། མཁལ་མའི་ནད་སེལ། རྩ་བས་རྣ་དང་ཆུ་སེར་པགས་ནད་སོགས་ལ་ཕན།
བྱང་པ།	ཁ་ལ་ཚ།	ཞུ་རྗེས་དྲོ།	ནུས་པས་རྩ་ནད་སྦྱོང་། བརྒྱལ་གཟེར་སེལ། དྲི་ཆུ་འགགས་པ་སེལ།
རྒྱ་ཚ།	ཁ་ཞིང་ཚ།	དྲོ།	དུག་འཇོམས། སྲིན་གསོད། རྩ་ནད་སྦྱོང་། གག་པ་སེལ། ཤ་རོ་དང་ཤ་ལྷག་གཅོད། དྲི་ཆུ་འགགས་པ་འབྱིན། ཟླའི་ཁུལ་བ་གཅོད། ཆུ་སེར་འདྲེན།
ཤིང་ཚ།	མངར་ཚ།	དྲོ།	ཕོ་བའི་གྲང་བ་སེལ། མེ་དྲོད་སྐྱེད་པ། ཟས་འཇུ། དང་ག་འབྱེད་གྲང་འབྲུ་གཅོད། དུག་ནད་འཇོམས། རླུང་ནད་སེལ་ཞིང་གློ་རྣག་འདྲེན།
རྒྱམ་ཚ།	ལན་ཚྭ་ཞིང་མངར།	དྲོ་ལ་སྙོམས།	མ་ཞུ་བ་འཇུ་ཞིང་སྦོས་པ་སྦྱོང་། བད་རླུང་དང་གྲང་བའི་ནད་རིགས་སེལ། དྲོ་ཡང་ཁྲག་མཁྲིས་ལ་མི་གནོད། སྨུག་པོའི་ནད་ལ་སྤང་བར་བྱ།
སུག་སྨེལ།	ཚ།	དྲོ།	མཁལ་ནད་སེལ་ཞིང་མཁལ་མའི་དྲོད་གསོ། ཕོ་བའི་མེ་དྲོད་སྐྱེད། ཟས་འཇུ། དང་ག་འབྱེད། གྲང་ནད་ཀུན་ལ་མཆོག
ཤུ་དག	ཚ།	དྲོ།	ནུས་པས་ཁ་ཟས་འཇུ་ཞིང་ཕོ་བའི་མེ་དྲོད་སྐྱེད། རླུང་འཇོམས། གག་ལྷོག་སེལ། ཆུ་སེར་འདྲེན་ཞིང་འབྲུ་བ་གཅོད། ཁྱད་པར་ནག་པོས་གཉན་ཚད་གྱིན་དུ་འདྲེན། དཀར་པོས་ཤ་རྒྱས། བཙུད་ལེན། དྲན་པ་གསལ། བློ་འཕེལ་གྱི་རྫས་སུ་འགྲོ།
ཙ་ཏྲ།	ཁ་ལ་ཚ།	དྲོ།	རླུང་ཁྲག་འཐབ་པ་དང་ཕོ་ལོང་སྣོ་འཁྲིག་བྱེད་པ་སེལ། གློ་བའི་ནད་ལ་ཕན། ཚད་འབྲུགས་གཉན་ནད་སྲོག་རླུང་འཇོམས་པ་དང་། ནུས་པ་རྙེ་བས་སྐྲན་དང་བད་ཀན་བཞིག གག་པ་ཤ་རོ་ལ་སོགས་གཅོད་པར་ནུས་པ།
བྱང་བུལ།	མངར།	ལན་ཚྭ།	མ་ཞུ་བ་འཇུ་ཞིང་ཁྱད་པར་རྩམ་པ་སོགས་ཀྱིང་རྩུབ་ཀྱི་རིགས་རྣམས་འདུལ་ཞིང་མྱུགས། བད་ཀན་ཕོ་བར་རྫིངས་པ་སེལ། བྲང་ཚ་ཆུ་སྐྱུར་སྐྱུག་པ་ལ་ཕན། སྲིན་དང་དུག་ཐབས་མཐའ་དག་འཇོམས། ཟུལ་བ་གཅོད། དྲི་མ་འགགས་པ་འབྱིན་ཞིང་ནད་རྣམས་ཐུར་དུ་འབྲུ།
དན་ད་རོག་པོ།	ཚ་ཞིང་མངར་ལ་ཁ།	དྲོ་ལ་སྙོམས།	དུག་ཡོད། ནུས་པས་མ་ཞུ་བ་སོགས་ལྷན་འདུས་ཀྱི་ནད་རྣམས་དྲག་པོར་སྦྱོང་ཞིང་འབྲུ་བར་བྱེད། དྲི་མ་འགགས་པ་འབྱིན།
དུར་བྱིད།	ཁ་བསྐ།	ཞུ་རྗེས་དྲོ།	ནུས་པས་ཚ་གྲང་གི་ནད་ཀུན་སྦྱོང་ཞིང་སྐྱུགས། སྲིན་གསོད། པགས་པའི་ནད་ལ་ཕན།

རླུང་ཚབས་ནད་ནི་གྲང་རླུང་ཤས་ཆེ་བ་འབའ་ཞིག་ཡིན་པས་བཙུད་གཤེར་ཏེ། སྦྱོར་བའི་ཁྱད་ཆོས་གཙོ་བོ་ནི་ལུག་ཐོང་ཚེར་གྱི་ཤ་དང་ཚིལ་དང་ཉུས་པ་བཅས་བཙུད་ལྡན་གྱི་དྭངས་མ་དང་། ཚ་བ་གསུམ་དང་དབྱི་མོང་བཅས་ཞུ་རྗེས་དྲོ་ལ་ནུས་པས་གྲང་རླུང་འཛོམས་པར་བྱེད་པའི་སྨན་སྣ་དྲོད་དགུ་སྦྱར་ཏེ་རླུང་གི་ཡང་གཡོའི་མཚན་ཉིད་ཀྱི་ཟུར་འཛོམས་པས་ཀླད་མཚན་ཆུ་སེར་བྱེར་བའི་འགག་འཕྲང་བཅད་པ་དང་། སྨན་གཤེར་གྱི་སྦྱོར་བའི་ཁྱད་ཆོས་ནི་རྩ་ཞིང་འབིག་པ་དང་གྲང་རླུང་འཛོམས་པ། རྩ་ལམ་དག་པར་བྱེད་པ། ཕྱི་ནང་གི་ནད་ཐམས་ཅད་ཐུར་དུ་སྦྱོང་བ། འགག་པ་འབྱེད་པ། གྲང་རླུང་གི་ནད་རོ་རྩད་ནས་འབྱིན་པར་བྱེད་པ་གཙོ་བོར་བསྟན་ཞིང་ནད་རོ་སེལ་ཕྱིར་རླུང་གསང་དང་ཚིགས་པ་བཅུ་གསུམ་པ་བསམ་སེའུ་གསང་དང་། བཙོ་ལྡེ་པ་དོན་སྣོད་སྤྱི་གསང་། བཙོ་བརྒྱད་པ་ལྷང་བའི་གསང་རྣམས་དང་ཡང་ན་ཨ་ན་ཟུག་ཆོག་གི་མེ་བཙའ་གདབ་པ་དང་། ནད་ཕྱིར་མི་ལྡོག་པའི་སླད་དུ་རྩ་བ་ལྷའམ་བོང་ངའི་སྨན་མར་བསྙེན་ཏེ་ཕྱི་རྗེས་བཅད་པའོ། །མདོར་ན་ཚ་བའི་ནད་ལ་བསིལ་དང་གྲང་བའི་ནད་ལ་དྲོད་ཀྱི་བཅོས་ཐབས་བསྟན་པ་ལས་མོ་ནད་ཁྲག་ཚབས་དང་རླུང་ཚབས་གཉིས་སུ་དགར་ཡོད་པ་ཤེས་ཐུབ་ལ། ཞིབ་ཏུ་གཞིགས་ན་མོ་ནད་སྤྱིའི་གསོ་ཚུལ་ནི་བཙུད་བསྙེན་ཏེ་རླུང་གི་འགག་འཕྲང་བཅད་པ་དང་ཆུ་སེར་ཕྱི་རུ་འདྲེན་པའམ་ཐུར་དུ་སྦྱོང་བར་བྱེད་པ་མ་ཟད། བྱེ་བྲག་ཤ་ལྤགས་སུ་བྱེར་བའི་ཆུ་སེར་བ་སྤུ་བུ་གའི་སྒོ་ནས་ཕྱི་རུ་དབྱུང་བའི་ཐད་དུ་ལུམས་བསྙེན་པ་དང་། ནང་དོན་སྣོད་དུ་བྱེར་བ་ལ་གཤེར་གྱི་བཅོས་ཐབས་དང་སྤྱི་གསང་ཚིགས་པ་བཙོ་ལྔར་མེ་བཙའ་གདབ་པ་བཅས་ལས་ཕྱི་ཤ་ལྤགས་དང་། བར་རུས་པ། ནང་དོན་སྣོད་བཅས་ནད་ཀྱི་གནས་ལུས་ཕྱི་ནང་བར་གསུམ་ལྟར་དབྱེ་བ་དགར་བའི་རིགས་ལམ་གྲུབ་ཡོད་པས། གཙང་སྟོད་ཟིན་ཐིག་དང་ཡང་ཐིག་ལས། ནང་གི་ནད་གསུམ་གཤེར་གྱིས་བཅོས། །ཕྱི་ཡི་ནད་གསུམ་བཙུད་ཀྱིས་བཅོས། །ཉུས་པ་བཙུད་གཤེར་སྦྲགས་[སྦྲགས་མས་]གསོ། །ཞེས་པ་ལྟར་དང་། དེ་མིན་ཀླད་མཚན་རྒྱུན་དུ་འཛག་པ་དང་། བུ་མི་འབྱུང་བ་དང་། མངལ་དུ་སྐྲན་ཞུགས་པ་རྣམས་ལ་ཆེད་དུ་མངལ་བཤལ་གྱི་སྦྱོར་བ་བསྟན་ཡོད་ལ། སྐྲན་ནད་བཅུ་གཉིས་དང་གནོད་པ་བདུན་སོགས་ནད་གཞི་བྱེ་བྲག་གི་བཅོས་ཐབས་གསུངས་མེད་ཀྱང་། ཀླད་མཚན་དང་ཆུ་སེར་རླུང་གིས་རྩ་མིག་ཏུ་བྱེར་བས་གནས་གང་ཉུང་དུ་འདྲིལ་བ་དང་བུ་མི་འབྱུང་བ་བཅས་ནད་ཀྱི་ཕྱུར་ཚུལ་དང་བླ་གཉན་ནད་ལས་དབྱེ་བ་དགར་ཡོད།

བཞི་པ། གསོ་རིག་དགོས་པ་ཀུན་འབྱུང་ལས་མོ་ནད་ཀྱི་དབྱེ་བ་དཀར་ལུགས།

གཞུང་འདིའི་མཛད་པ་པོ་གོང་སྨན་དཀོན་མཆོག་བདེ་ལེགས་འབྱུངས་འདུས་ཀྱི་ལོ་ཚིགས་སྐབས་སུ་མ་ཆེད་ཀྱང་། བྲང་ཏི་པོད་དམར་དུ་གྲགས་པ་ལས། བྲང་ཏི་ཆོས་རྒྱལ་བཀྲ་ཤིས་དངས། །ས་སྐྱའི་ཉིས་ཐོག་སྨན་གྲོང་དུ། །སྟོད་ལྡན་དཀོན་ཅོག་བདེ་ལེགས་ལ། །ཞེས་བྱུང་བར་བྲང་ཏི་ཆོས་རྒྱལ་བཀྲ་ཤིས་ཀྱི་རྗེས་སུ་ཞུགས་ནས་མཁས་པའི་གོ་སར་སླེབས་པ་ཞིག་ཡིན་ལ། ཞེས་འབྱུང་བས་བྲང་ཏིའི་སློབ་བརྒྱུད་ཡིན་པ་སྨོས་མ་དགོས་སོ། །གསུང་རབ་འདིའི་ལེའུ་དཀར་སྟངས་སོགས་གསོ་རིག་རྒྱུད་བཞི་དང་ཆ་འདྲ་བ། ཁྱད་པར་དུ་མཚོ་བོད་མཐོ་སྒང་གི་མི་རྣམས་ཀྱི་ངལ་རྩོལ་རང་བཞིན་དང་ཁོར་ཡུག་བཅས་ཡུལ་དུས་དང་མཐུན་པའི་གཞུང་གི་ཁྱད་ཆོས་འབྱུར་དུ་ཐོན་ཡོད་པ་དཔེར་ན། རྐང་བའི་སེར་ག་གསོ་བ། མིག་ཁ་བས་ཕྱིད་པའི་གདམས་པ། རྐང་ལག་ཁ་བ་དང་ལྷགས་པས་ཕྱིད་པ་བཅོས་པ་སོགས་ལྟ་བུའོ། །སྤྱོས་སུ་མོ་ནད་བཅོས་པའི་ཐབས་ལ་ལེའུ་དང་པོ་མོ་ནད་སྤྱི་བཅོས་པར་མོ་ནད་སྤྱི་བཅོས་དང་། ཁྲིའུ་བཅས་རྗེས་ཀྱི་ཆོ་ག མོ་ནད་བཅོས་པ་བདུད་རྩིའི་ཐིགས་པ་ལེའུ་བཞི། མོ་ནད་སོ་དྲུག་བཅོས་པ་བཅས་དང་། མོ་ནད་ཕལ་བ་བཅོས་པའི་ནང་དོན་དུ་བང་ཞབས་སེལ་བའི་བདུད་རྩི། གཞང་དང་སྟོད་ལུག་པ་བཅོས་ཐབས། བུ་དང་ཤ་མ་འདོན་པའི་མན་ངག བུད་མེད་ཀྱི་ཟླ་མཚན་རྒྱུན་དུ་འཛག་པ་བཅོས་པ། བུད་མེད་བུ་བཅས་ནས་ཁྲག་མ་ཆོད་པ་བཅད་ཐབས་སོགས་རྣམ་པ་བཅུ་གསུམ་གྱི་སྒོ་ནས་བསྟན་ཡོད།

དེ་ཡང་མོ་ནད་བཅོས་པ་ལ་ཐོག་མར་བུད་མེད་ཀྱི་ལུས་རྟེན་ལ་མངལ་དང་ཟླ་མ་ཟླ་མཚན་ཁྱད་པར་དུ་ལྷག་པ་བསྟན་ཡོད་པ་མ་ཟད། གསོ་རིག་རྒྱུད་བཞིའི་མོ་ནད་ཀྱི་སྐབས་སུ་དངོས་སུ་བསྟན་མེད་པའི་སྲིན་བུའི་ལྷང་ཚད་ཀྱང་བསྟན་ཡོད་དེ། དེ་ལ་ཁྱད་པར་མོ་ཡི་ལུས། །ནད་ནི་སུམ་ཅུ་རྩ་དྲུག་ལྷག །ཤ་ནི་སྤུར་ཚད་ཉི་ཤུ་ལྷག །ཁྲག་ནི་སྙིམ་པ་གང་ཡང་ལྷག །རུས་པ་སྤུར་བ་གཉིས་ཀྱིས་ཆད། །གདུག་པའི་སྲིན་བུ་ལྷག་ཀྱང་ཡོད། །དེ་ཕྱིར་སྐྱེ་བ་དམན་པ་ཡིན། །ཞེས་ཤ་ཡི་ལྷང་ཚད་སྤུར་ཚད་ཉི་ཤུས་ལྷག་པ་དང་། མངལ་ཁྲག་འཛག་པ་དང་བུ་འཛིན་པས་སྐྱེས་པ་ལས་ཁྲག་ལྷག་པ། རུས་པའི་ལྷང་ཚད་སྤུར་བ་གཉིས་ཀྱིས་ཆད་པས་བུད་མེད་ཀྱི་ལུས་པོངས་སྐྱེས་པ་ལས་ཆུང་བ་དང་། སྲིན་བུའི་ལྷང་ཚད་སྐྱེས་པ་ལས་ལྷག་པས་བུད་མེད་ལུས་ཀྱི་གནས་ལུགས་སྐྱེས་པ་དང་མི་

མཐུན་པ་མ་ཟད། ནད་ཀྱི་རྣམ་གྲངས་སྐྱེས་པ་ལས་ལྷག་མ་མང་དུ་འབྱུང་བ་བཅས་སྐྱེ་བ་དམན་པ་རྒྱུ་མཚན་དུ་བཀོད་དེ། དེར་དབྱེ་ན་ན་བ་དགུ་དང་གནོད་པ་བདུན། ཉམས་པ་ལྔ་དང་རྐྱེན་འགྱུར་གསུམ། སྨན་ནད་བཅུ་གཉིས་བཅས་མོ་ནད་སོ་དྲུག་ཏུ་དབྱེ་ཡོད་པ་དང་། ཟླ་མཚན་དྭངས་སྙིགས་ལེགས་པོར་འབྱེད་མ་ཐུབ་པར་རླུང་གིས་དྭངས་སྙིགས་འདྲེས་པ་བུད་མེད་རང་གི་ཕྱི་ནང་གི་སྐྱེ་འཕེལ་མ་ལག་གི་གནས་སུ་བྱེར་བ་ལ་མོ་ནད་ཅེས་དང་། རླུང་གི་གནས་བར་ཧུས་པར་བབས་པས་ཧུས་ནད། འོ་ན་ཧུས་པའི་གནས་ལས་གཞན་དུ་མི་བྱེར་རམ་ཟེར་ན། དེ་ནི་མ་ངེས་ཏེ། འདིར་ཕྱི་ཡི་དབང་དུ་གསུངས་པ་མ་གཏོགས་ཧུས་པའི་གནས་ལས་གཞན་ཕྱི་ཤ་ལྤགས་དང་ནང་དོན་སྣོད་དུ་བྱེར་སྲིད་མོད། འདིར་ཧུས་པའི་གནས་དམིགས་སུ་དཀར་དོན་ནི་རླུང་རང་གི་གནས་བསྟན་པ་ཡིན་ནམ་སྙམ། ཟླ་མཚན་དང་ཆུ་སེར་རླུང་གིས་ལུས་ལ་བྱེར་ཏེ་ཡུན་རིང་དུ་གསོ་བཅོས་མ་བྱས་པས་མཛེ་ཡི་ནད་དུ་འགྱུར་བ་བཅས་ནད་བབས་ལྡེ་ལ་ཉེན་པས་ཚབས་ནད་གསུམ་དུ་བཏགས་པའོ། །དེ་དག་མདོར་བསྡུས་ན་ཉེས་པ་དང་གནས་ཀྱི་དབང་གིས་ཁྲག་ཚབས་ཚད་པའི་རྣ་ཅན་སྟོད་ན་གནས། རླུང་ཚབས་གྲང་བའི་རྣ་ཅན་སྨད་ན་གནས། ལྡན་པ་འདྲེས་པའི་རྣ་ཅན་བར་དུ་གནས་པ་བཅས་གསུམ་དུ་དབྱེ་ཡོད་པ་དང་། མོ་ནད་སོ་དྲུག་རྒྱས་པར་བཀྲོལ་ན་ཕྱིའི་རྣམ་གྲངས་འདྲ་ཡང་བྱེ་བྲག་ནད་ཀྱི་དབྱེ་བ་ཙུང་མི་འདྲ་བ་གཤམ་གྱི་རེའུ་མིག་ཏུ་གསལ་བར་བཀོད་ཡོད་དེ།

<table>
<tr><td rowspan="6">ན་བ་དགུ།</td><td rowspan="3">གཅིག</td><td colspan="2">ཕྱིའི་ཤ་ལྤགས་ན་བ་གསུམ།</td></tr>
<tr><td colspan="2">བར་དུ་ཧུས་པ་ན་བ་གསུམ།</td></tr>
<tr><td colspan="2">ནང་དུ་དོན་སྣོད་ན་བ་གསུམ།</td></tr>
<tr><td rowspan="3">གཉིས།</td><td>ཕྱིའི་ཤ་ལྤགས་ན་བ་གསུམ།</td><td>པགས་པ་དང་ཤ་སྐྱ་ཐང་[ཐིང་]ཐང་[ཐིང་]པོར་འདུག་པ། ཚོར་བ་མེད་པར་བེམ་པོར་འདུག་པ། རྡོད་ཆུང་སར་ན་བ།</td></tr>
<tr><td>བར་ཧུས་པའི་ནད་གསུམ།</td><td>ཧུས་པ་ཁོལ་ནས་ན་བ། གྲང་སིལ་སིལ་བྱེད་པ། སྐོར་ལིང་དུ་ན་བ།</td></tr>
<tr><td>ནང་དུ་དོན་སྣོད་ན་བ་གསུམ།</td><td>རྒྱུ་ཞབས་སུ་ཁྲག་ལྷུང་ནས་ཁྲག་ཏུ་སོང་བ་དང་། མངལ་ཁྲག་འཁྱིམ་ནས་ན་བ། ཕོ་མཆིན་ཁ་འཁོར་ལ་སོགས་ན་ནས། དེའི་རླངས་པས་གློ་སྙིང་མི་བདེ་བ།</td></tr>
</table>

	གཅིག	གཉིས།
གནོད་པ་བདུན།	འོ་མ་ལ་གནོད་པ།	བུ་ནི་ཆགས་པ་ལ་ཡང་གནོད་པ།
	ཆུ་སོ་ལ་གནོད་པ།	ཆགས་ནས་འཛིན་པ་ལ་ཡང་གནོད་པ།
	བུ་མི་ཆགས་པ་ལ་གནོད་པ།	ཟིན་ནས་སྐྱེ་བ་ལ་ཡང་གནོད་པར་འགྱུར།
	བུ་ཆགས་ཀྱང་གཟུགས་སུ་མི་ཆགས་པ་ལ་གནོད་པ།	སྐྱེས་ནས་ཆུ་སེར་གྱིན་དུ་ལོག་པ།
	ཆགས་པ་ཚོར་[འཚོར་]བ་ལ་གནོད་པ།	ཁྲག་ནི་གྱེན་དུ་ལོག་ནས་མཁལ་སྙིད་[རྨིད་]རྒྱུ་མ་ལ་ན་ཟུག་དཔག་ཏུ་མེད་པ་འབྱུང་བ་ཡིན།
	གཟུགས་སུ་ཆགས་ཀྱང་སྐྱེ་ རུ་མི་འདོད་པ་ལ་གནོད་པ།	རླུང་ནི་གྱེན་དུ་ལོག་ནས་གློ་སྙིང་གཟེར།
	ཟླ་མཚན་ལ་གནོད་པ།	འདུས་པ་སྤྱི་ནི་གྱེན་དུ་ལོག་པ་ན། །མགོ་ལ་ན་ཟུག་དཔག་ཏུ་མེད་པ་འབྱུང་། །

	གཅིག	གཉིས།
ཉམས་པ་ལྔ།	མིག་གི་དབང་པོ་ཉམས་ཏེ་མིག་མི་གསལ།	མིག་དབང་ཉམས་ནས་གཟུགས་ནི་མི་མཐོང་།
	ཡན་ལག་གི་དབང་པོ་ཉམས་ཏེ་སྦྲིད་པ་དང་ཞ་རེངས་སུ་འགྱུར།	རྣ་དབང་ཉམས་ནས་སྒྲ་ཡང་མི་ཐོས།
	རྣ་བའི་དབང་པོ་ཉམས་ཏེ་སྒྲ་མི་ཐོས་པ།	སྣ་དབང་ཉམས་ནས་དྲི་མ་མི་ཚོར།
	སྙིང་གི་དབང་པོ་ཉམས་ཏེ་བརྗེད་ངས་ཆེ་བ།	ལྕེ་དབང་ཉམས་ནས་རོ་ཡང་མི་ཚོར།
	ལུས་ཀྱི་དབང་པོ་ཉམས་ཏེ་སྒྲིད་པ་སྲུར་ཞིང་ཕྱི་བཞོལ་དགའ་བ།	ལུས་དབང་ཉམས་ནས་གཟུགས་པོ་བེར་བེར་བྱེད། །རིས་འགའ་རྒྱུ་མ་སྲུབས་[གཏུབ་]པ་ལྟ་བུ་བྱེད། །

	གཅིག	གཉིས།
རྐྱེན་འགྱུར་གསུམ།	མཛེའི་རྐྱེན་དུ་གྱུར་པ།	ཆུ་སེར་རྐྱེན་གྱིས་མཛེའི་སྐྱོན་དུ་གྱུར།
	སྲོག་འདོར་བའི་རྐྱེན་དུ་གྱུར་པ།	བད་ཀན་རྐྱེན་གྱིས་གཞང་འབྲུམ་གོང་གོང་པོར་འགྱུར།
	སྙིང་རླུང་གི་རྐྱེན་དུ་གྱུར་པ།	རླུང་གི་རྐྱེན་གྱིས་ལུས་སྲོག་འཕྲལ་བར་འགྱུར།

གོང་གི་རེའུ་མིག་ལས་གསལ་བ་ནི། རེའུ་མིག་ཁྲིད་ཀྱི་གཅིག་ནི་མོ་ནད་སོ་དྲུག་གི་བཅོས་ཐབས་དང་གཉིས་ནི་མོ་ནད་བཅོས་པ་བདུད་རྩིའི་ཐིགས་པ་ལས་མོ་ནད་སོ་དྲུག་གྱིའི་ཆ་ནས་འདྲ་ནའང་། བྱེ་བྲག་རྣམ་གྲངས་འདྲེན་པའི་སྐབས་སུ་མི་འདྲ་བའི་ཆ་ཅུང་མཆིས་ཏེ། དཔེར་ན་གནོད་པ་བདུན་གྱི་སྐབས་སུ་གྲངས་འདྲེན་འདྲ་ནའང་ནང་དོན་གྱི་ཆ་ནས་མི་འདྲ་བར་རླུང་དང་ཁྲག་གྱེན་དུ་ལོག་པ་ལས་མགོ་བོ་གཟེར་ཞིང་མཁལ་རྐེད་ན་ཟུག་དཔག་ཏུ་མེད་པ་འབྱུང་ཚུལ་གསལ་པོར་བཀོད་ཡོད་པ་དང་། ཉམས་པ་ལྔའི་སྐབས་སུ་གོང་འོག་གི་མིག་དང་རྣའི་དབང་པོ་ཉམས་པ་འདྲ་མོད། ལུས་དབང་དང་ཡན་ལག་གི་དབང་པོ་སོགས་ཀྱི་འདྲེན་སྟངས་མི་འདྲ་བ་ཅུང་མཆིས་པ་བཅས་མོ་ནད་སོ་དྲུག་གི་དབྱེ་བ་དཀར་ལུགས་མི་འདྲ་བ་བསྟན་ཡོད།

གཞན་ཡང་སྐྲན་ནད་བཅུ་གཉིས་ནི་འབྱུང་སྣ་བའི་གནས་དང་འབྱུང་བའི་རྐྱེན་གྱིས་སྒོ་ནས་དཀར་ཡོད་དེ། ཟླ་མཚན་ཆུ་སེར་རླུང་གིས་སྒྲོ་བའི་ཡུལ་དུ་བསྒྲིལ་བའི་སྒྲོ་སྐྲན། དེ་བཞིན་དུ་སྟོད་ལོང་དང་བསམ་སེའུ་གནས་སུ་བྱུང་བས་ལོང་སྐྲན་དང་བསམ་སེའུ་སྐྲན། གཞང་སྐྲན་བཅས་དང་། རྐྱེན་གྱི་སྒོ་ནས་དཀར་ཚུལ་ནི་སྐྱེས་པ་བུ་རྒྱུ་མེད་པ་ཡིས་མངལ་ཁྲག་སྔོངས་པས་སྐྲན་དུ་འགྱུར་བ་དང་། བུད་མེད་ཆུང་དུ་གཞོན་པ་ལ་སྐྱེས་པ་ཆེ་དང་འཕྲད་པ་ཡིས་རྩ་ཕྲན་ཆད་ནས་སྐྲན་དུ་འགྱུར། སྐྱེས་པས་བུ་བ་མང་བ་ཡིས་ཁུ་བ་འགར་བར་སྐྲན་ཡང་ཡོང་ཞེས་རྒྱུ་རྐྱེན་བཅུ་གཉིས་སུ་བགྲངས་ཡོད་པས། དོན་དུ་རྐྱེན་དེ་དག་ལས་བསྐྱེད་པའི་སྐྲན་དག་དོན་སྣོད་ཀྱི་གནས་སུ་འབྱུང་སྲིད་པས་གནས་དང་རྐྱེན་གྱི་སྒོ་ནས་དབྱེ་ལུགས་མ་འདྲ་བ་མ་གཏོགས་ནད་གཞིའི་ངོ་བོ་ཟླ་མཚན་ཆུ་སེར་རླུང་གིས་བསྒྲིལ་བའོ། །

སྐྲན་ནད་བཅུ་གཉིས།	དོན།	དོན་གྱི་ཡུལ་དུ་གྱུར་པའི་སྒྲོ་མཆིན་དང་། །མཆེར་མཁལ་བཞི་སོགས་སྐྲན་ནད་བཞི་པོ་དང་། །
	སྣོད།	སྣོད་ཀྱི་ཡུལ་དུ་གྱུར་པའི་ཕོ་ལོང་དང་། །བུ་སྣོད་ལྷང་ཕྲུག་ལ་སོགས་སྐྲན་བཞི་དང་། །བསམ་བསེ་[སེའུ་]རྒྱུ་ལོང་གཞང་སྐྲན་བཅུ་གཉིས་སོ། །

དེ་ལྟར་མོ་ནད་བཅོས་པ་བདུད་རྩིའི་ཐིགས་པ་ལེའུ་བཞི་པ་ཡི་ནང་དོན་ནི་ཁུ་ཚུར་འབུམ་གྱི་ལུགས་དང་ཧ་ཅང་ཆ་འདྲ་བར་མ་ཟད། སྨན་སྦྱོར་གྱི་གྲུབ་ཚུལ་ཡང་ཧ་ཅང་མཐུན་པ་དང་། གོང་ལྟར་མོ་ནད་ཀྱི་དབྱེ་བ་དེ་དག་མདོར་བསྡུས་ན་ཁྲག་ཚབས་དང་རླུང་ཚབས་གཉིས་སུ་འདུས་ལ། སྐྱེ་བ་ཡན་ཆད་ན་ན་རླུང་ཚབས་དང་སྐྱེ་བ་མན་ཆད་ན་ན་ཁྲག་ཚབས་ཡིན་ཞེས་དང་། སྐབས་ལ་

ལར་ཁྲག་ཚབས་སྟོད་དང་རླུང་ཚབས་སྨད་ན་གནས་ཞེས་གསུངས་ཡོད་པས་འདི་གཉིས་འགལ་ཟླ་ཡིན་ནམ་སྙམ་ན། དེ་ནི་མིན་ཏེ། ལྟེ་བ་ཡན་ཆད་ན་ན་རླུང་ཚབས་དང་ལྟེ་བ་མན་ཆད་ན་ན་ཁྲག་ཚབས་ཡིན་ཟེར་བའི་སྐབས་སུ་ནད་གསར་རྙིང་གི་དབང་དུ་དགར་ཡོད་པ་དང་། ཁྲག་ཚབས་སྟོད་དང་རླུང་ཚབས་སྨད་ན་གནས་ཞེས་པ་ནི་གཙོ་བོ་ཉེས་པའི་གནས་སའི་དབང་གིས་དགར་བ་ཡིན་ནམ་སྙམ། དེ་མིན་མོ་ནད་གཙོ་ཕལ་གྱི་དབྱེ་བ་དགར་སྟངས་གསལ་པོ་ཞིག་གསུངས་ཡོད་པ་མ་ཟད། ཕལ་བའི་ནད་རིགས་ཀྱི་རྣམ་གྲངས་བརྒྱད་ལས་འདས་ཡོད་དོ། །

ལྔ་པ། གཙང་སྟོད་ཟིན་ཐིག་དང་ཡང་ཐིག་ལས་མོ་ནད་ཀྱི་དབྱེ་བ་དགར་ལུགས།

གཞུང་འདིའི་རྩོམ་པ་པོ་གཙང་སྟོད་དར་མ་མགོན་པོའི་འབྱུངས་འདས་ཀྱི་ལོ་ཚིགས་གསལ་པོར་མ་ངེས་ཀྱང་ཁོང་གི་བླ་མ་ཆེར་རྗེ་ཞིག་པོའམ་ཐུགས་རྗེ་ཁྲི་འོད་ཅེས་པ་དེ་ཉིད་ནི་ལོ་ཆེན་རིན་ཆེན་བཟང་པོའི་སློབ་བརྒྱུད་སྔ་རབས་སྨན་བླ་ལྷ་བུར་བཙུར་གྲགས་པའི་ནང་གི་གཅིག་ཡིན་པ་ལ་གཞིགས་ན་ཕལ་ཆེར་དུས་རབས་བཅུ་གཅིག་པའི་ཡས་མས་སུ་བྱུང་བའི་སྨན་པ་མཁས་པ་ཞིག་ཡིན་པ་དང་། འབྲུངས་ཡུལ་ནི་ཉིད་ཀྱི་མཚན་ལས་གཙང་སྟོད་ཀྱི་ཆར་གཏོགས་པ་དང་། ཟིན་ཐིག་འདིའི་ནང་དུ་མང་ཡུལ་གུང་ཐང་སྐྱིད་གྲོང་དུ་ཆུ་མོ་ལུག་གི་ལོར་སྦྱར་ཞེས་མང་དུ་འབྱུང་བས་གནས་དེ་ཉིད་དུ་བུ་སློབ་དང་འགྲོ་བ་ནད་པའི་དོན་མཛད་པའང་རྟོགས་ནུས་སོ། །ཞེས་འབྱུང་བ་དང་། གསུང་རབ་འདི་ནི་ཁོང་གིས་སློབ་མའི་དོན་དུ་ཟིན་ཐིག་དང་བུ་ལ་གདམས་པ་ཡང་ཐིག་དང་། ནང་དོན་དུ་མོ་ནད་དང་འབྲེལ་བའི་ས་བཅད་ནི་རེ་དགུ་པ་གསང་བའི་ནད་གསོ་བ་དང་། བདུན་ཅུ་པ་མོ་མཚན་གྱི་ནད་གསོ་བ། དོན་གཅིག་བསམ་སེའི་ནད་བཅོས་པ། དོན་བདུན་མོ་ནད་བཅོས་པ། དོན་བརྒྱད་མོ་ནད་རྣམ་ལྔ་བཅོས་པ། དོན་དགུ་བུད་མེད་ལ་བུ་བཙལ་ཐབས་བཤད་པ། བརྒྱད་ཅུ་མོ་ནད་བཅོས་ཐབས། གྱ་གཅིག་མངལ་ཁྲུས་བཤད་པ་བཅས་ས་བཅད་བརྒྱད་ཀྱི་སྒོ་ནས་ནད་གཞི་དང་བཅོས་ཐབས་རྒྱས་པར་བསྟན་ཡོད།

གཅིག མངལ་ནད་ལྔ་དང་བསམ་སེའུ་ནད་ཀྱི་དབྱེ་བ་བསྟན་པ།

རྒྱུ་རྐྱེན་ནི་ཞལ་པོ་མང་དུ་སྤྱད་པ་དང་། བུ་བཙས་རྗེས་ལ་གནོད་ཟས་ཟོས་པ། ཁྲག་འཛག་དུས་སུ་ཟས་སྤྱོད་ལོག་པས་མངལ་གནས་སུ་ཉེས་པ་རྒྱུད་ལྡན་འདུས་གསུམ་འཕེལ་འཁྲུགས་སུ་གྱུར་ཏེ་དེ་དག་གི་ཐུན་མོང་གི་ནད་རྟགས་གཙོ་བོ་ནི་ཟླ་མཚན་གྱི་མང་ཉུང་དང་། གར་སྣ། མདོག དྲི་མ་སོགས་ལ་གནོད་པ་ཐེབས་རྟགས་མངོན་པ་དང་། དཔེར་ན་རླུང་གྱུར་གྱི་ནད་རྟགས་ནི་ཟླ་མཚན་ལྦུ་བཅས་ཉུང་ལ་འཛག་པ་སྣ་བ་དང་། རོ་སྨད་དང་ཚུ་སོ་ན་ཞིང་སེམས་ཅན་ཡོད་སྙམ་པ། ཚ་ཁ་སྐྱི་ཞིང་ཟླ་མཚན་འཁྱིལ་བ་དང་འབྱམས་པ། སྐྲན་དུ་འདྲིལ་བ། མངལ་ཁ་འཆུས་པའམ་ཁུ་བ་ལྷུག་གམ་ཟུམ་པ་དང་ཏར་པོ་ཡངས་སུ་ཕྱེ་བ་སོགས་མི་བཟད་པའི་ནད་དུ་མ་འབྱུང་། མཁྲིས་གྱུར་ནི་ཟླ་མཚན་སྔོ་ལ་ནག་པ་སེར་ལ་དྲི་མ་ཆེ་བ་འབྱུང་བ། བད་ཀན་ལས་གྱུར་པའི་ནད་རྟགས་ནི་ཟླ་མཚན་སྤྱིན་བག་འཛག་པ་ཡིན། རླུང་མཁྲིས་ཀྱི་རྟགས་སུ་ཟླ་མཚན་རྒྱུན་དུ་འཛག་པ། བད་རླུང་ལས་གྱུར་ཟླ་མཚན་དཀར་པོ་སྤྱིན་བག་འཛག་པ། བད་མཁྲིས་ཁྲག་རོ་འདྲིལ་བ། འདུས་པ་ཡིས་ནི་ནད་ཀུན་བྱེད་པ་བཅས་མདོར་ན་ཉེས་པ་རྒྱུད་ལྡན་འདུས་གསུམ་ལས་བསྐྱེད་པའི་མོ་མཚན་གྱི་ནད་བདུན་པོར་ཐུན་མོང་གི་ནད་རྟགས་ཡོད་དེ། རླུང་དང་མཁྲིས་པའི་ཐུན་མོང་གི་ནད་རྟགས་སུ་ཚུ་སོ་དང་རོ་སྨད་ན་བ་དང་། རླུང་གྱུར་དང་བད་རླུང་གི་ཐུན་མོང་གི་ནད་རྟགས་སུ་མངལ་ནང་ཚོར་བ་མེད་པ་དང་ཟླ་མཚན་རྒྱུན་དུ་འཛག་པ། བད་གྱུར་དང་བད་རླུང་གི་ཐུན་མོང་གི་ནད་རྟགས་སྤྱིན་བག་འཛག་པ་བཅས་མངོན་ཞིང་། མོ་མཚན་ནད་ཐམས་ཅད་ཀྱིས་བུ་མི་འཛིན་ཞིང་མངལ་ནད་ཕལ་ཆེར་རླུང་ལས་བསྐྱེད་པའི་ཕྱིར་སྨུམ་བཅོས་དང་འཇམ་རྩི་མཆོག་ཏུ་བསྔགས་པ་ཡིན་ནོ། །བསམ་སེའུ་ནི་ཕོ་མོ་གཉིས་ཀྱི་སྐྱེ་འཕེལ་མ་ལག་གི་གྲུབ་ཆ་ཞིག་ཡིན་པ་མ་ཟད། བུ་འཛིན་པར་བྱེད་པའི་ཁམས་དཀར་དམར་གསོག་པ་དང་། དེར་ཟས་སྤྱོད་གང་རུང་གི་རྐྱེན་ལས་ནད་སྣ་ཚོགས་བསྐྱེད་དེ་བུ་འཛིན་པར་གནོད་པ་སྐྱེལ་བཞིན་ཡོད་པས་འདིར་བཀོད་པ་ལ། བསམ་སེའུ་ནད་ས་བཅད་བདུན་ཙུ་བར་དམིགས་སུ་དགར་ཡོད་པ་དང་། དེ་ལ་ཕོ་མོ་རྣམ་པ་གཉིས། །དེ་ཡང་རྟགས་དང་གདོན་དང་ནད། །ཁུ་བ་ཟད་དང་རླུགས་པ་གཉིས། །བུ་རྩི་བཏང་དང་བུ་རོ་ལུས། །མོ་གཤམ་དང་ནི་བཅོས་ཐབས་སོ། །ཞེས་ཕོ་མོ་གཉིས་ཀྱི་བསམ་སེའུ་ནད་ལ་གདོན་དང་། ཁུ་བ་ཟད་པ་དང་རླུགས་པ། བུ་རྩི་བཏང་དང་བུ་རོ་ལུས། མོ་

གཤམ་བཅས་རྣམ་པ་དྲུག་བསྟན་ཡོད་པ་མ་ཟད། དེ་དག་གི་ནད་ཀྱི་རྒྱུ་དང་རྐྱེན། ནད་རྟགས་དང་བཅོས་ཐབས་སོགས་ལ་ཞིབ་ཏུ་དཔྱད་ན་བསམ་སེའུ་ནི་མངལ་འཛིན་པའི་ཁམས་དཀར་དམར་གཉིས་ལ་རག་ལས་པ་ཤེས་ཐུབ། ཕོ་ཡི་བསམ་སེའུ་ནད་ནི་གདོན་དང་། ཁུ་བ་ཟད་པ་དང་ཁུ་བ་རླུགས་པ་གཉིས་དང་། མོ་ཡི་བསམ་སེའུ་ནད་ལ་གདོན་དང་། བུ་རྩི་བཏང་བ་དང་བུ་རོ་མངལ་ནས་ལྷུས་པ། མོ་གཤམ་བཅས་ཕོ་མོའི་ཁུ་ཁམས་ལ་གནོད་པ་ཐེབས་རྐྱེན་བུ་མི་འཛིན་པས་དེ་གཉིས་ཀྱི་ལས་ཚུལ་བཞིན་དུ་བྱེད་པའི་རྟེན་བསམ་སེའུ་ནད་དམིགས་སུ་བཟུང་ནས་བསྟན་ཡོད་པ་དང་། བསམ་སེའུ་ནི་ཕོ་མོ་གཉིས་ཀྱི་ཁུ་ཁམས་ཀྱི་འབྱུང་གནས་ལྟ་བུ་ཡིན་པ་ཤེས་ཐུབ་ལ། ད་ལྟའི་ཞིབ་འཇུག་ལས་ཕོ་ཡི་གསང་སྒྲོ་དང་མོ་ཡི་ཡོན་ཁྲའོ[①]ལ་ངོས་བཟུང་ཡོད། བཅོས་ཐབས་ལ་བུ་རྩི་བཏང་བ་དང་བུ་རོ་ལྷུས་པ་ནི་ནད་གཞུག་ལྷུས་པ་ཇི་བཞིན་དུ་གསོ་བར་བྱ་བ་དང་། ཁྱད་པར་དུ་བུ་རོ་ལྷུས་པ་མངལ་ནས་དབྱུང་བར་བྱ་བ་དང་། མོ་གཤམ་ལ་བཅོས་ཐབས་མེད་པ་བཅས་བསྟན་ཡོད་དོ། །

གཉིས། མོ་ནད་སོ་དྲུག་དང་ཕལ་བའི་ནད་ཀྱི་དབྱེ་བ་བསྟན་པ།

སྤྱིའི་རྒྱུ་མ་རིག་པ་དུག་གསུམ་ལས་ཉེས་པ་འཁྲུགས་པ་དང་། ཁྱད་པར་དུ་མོ་ནད་སྐྱེད་པའི་རྒྱུ་ནི་བུད་མེད་ལོ་བཅུ་གཉིས་ཀྱི་དུས་སུ་ཟླ་མཚན་གྱི་རྩ་གཡོས་ནུ་མའི་གཞི་དང་ཁྲག་དང་དྭངས་མའི་རྩ་ཆགས་པ་དང་། དྭངས་མའི་དྭངས་མ་འཕེལ་བ་ལ་འདོད་ཆགས་ཁྲག་སྐྱེད་བཅས་དང་། རྐྱེན་ནི་ཡུལ་སྡུག་འཕྲད་པར་འདོད་པ་ལ་གནད་དུ་མ་སོང་བ་ལས་སྐྱེད་པའོ། །དེར་དབྱེ་ན་མོ་ནད་གཙོ་བོ་སུམ་ཅུ་སོ་དྲུག་དང་ཕལ་བའི་ནད་བརྒྱད་བསྡོམས་པས་བཞི་ཅུ་ཞེ་བཞི་རུ་དབྱེ་ཡོད་ཀྱང་མདོར་བསྡུས་ན་ངོ་བོ་ཚ་བ་ཁྲག་ཚབས་ཀྱི་ནད་དང་ངོ་བོ་གྲང་བ་རླུང་ཚབས་གཉིས་སུ་འདུས་པ་ཡིན་ནོ། །དེ་དག་རེ་རེ་བཞིན་རྒྱས་པར་བཀྲོལ་ན་གཤམ་ལྟར།

---

① ཡོན་ཁྲའོ། 卵巢

ན་བ་དགུ།	ཕྱིའི་ཤ་ལྤགས་ན་བ་གསུམ།
	བར་གྱི་རུས་པའི་ནད་གསུམ།
	ནང་གི་དོན་ནད་གསུམ།
གནོད་པ་བདུན།	འོ་མ་ལ་གནོད།
	ཆུ་སོ་ལ་གནོད།
	བུ་མི་ཆགས་པར་གནོད།
	ཆགས་དང་གཟུགས་མི་ཆགས་པ་གནོད།
	ཆགས་ཀྱང་སྐྱེ་རུ་མི་འདོད་གནོད།
	མངལ་ལ་གནོད།
ཉམས་པ་ལྔ།	མིག་གི་དབང་པོ་ཉམས་ཏེ་ཚག
	ཡན་ལག་དབང་པོ་ཉམས་ཏེ་འཐེང་།
	རྣ་བའི་དབང་པོ་ཉམས་ཏེ་འོན།
	ཡིད་དབང་ཉམས་ཏེ་བརྗེད་ངས་ཆེ།
	ལུས་དབང་ཉམས་ཏེ་སྐྱིད་པ་སྨུར།
རྐྱེན་འགྱུར་གསུམ།	རྙིངས་ནས་མ་བཅོས་མཛེ་ཡི་རྐྱེན།
	མ་བཅོས་རྙིངས་ན་སྲོག་འདོར་རྐྱེན།
	མ་བཅོས་རྙིངས་ན་སྙིང་རླུང་རྐྱེན།

སྨན་ནད་བཅུ་གཉིས།	མངལ་རྩ་འགྲམས་པ་འགྲམས་སྨན་འབྱུང་། །བུ་མོ་འདོད་ཆགས་སྤྱད་ཐུས་པས། །འདོད་ཆགས་སྤྱད་ཐུས་སྤྱོད་ལམ་ཉེས། །མོ་མཚན་སྒྲངས་ནས་རླུང་ཞུགས་དང་། །མངལ་རྩ་ཆད་པའི་སྨན་དུ་འགྱུར། །འདོད་ཆགས་སྤྱོད་ལམ་ཉེས་པའི་སྨན། །མངལ་ཁ་འཆུས་པའི་ཆུ་སྨན་དང་། །དེ་ཉིད་ཐས་པའི་ཐས་སྨན་དང་། །བུ་རོ་མ་ཐོན་ཤ་སྨན་དང་། །སྙིང་བདུག་[སྤུག་]འདོད་པ་བཀག་པ་ཡིས། །འདོད་སྐྱེས་ཁྲག་བསྒོངས་ཁྲག་སྨན་དང་། །མངལ་ཁྲག་འབྱམས་ནས་མ་ཆོད་པས། །མངལ་དུ་རླུང་ཞུགས་རླུང་སྨན་འབྱུང་། །མངལ་ལ་སྲིན་བུས་ཟོས་ཤིང་ཐད། །སྲིན་བུ་ཁྲོས་པའི་མཁྲིས་སྲིན་[སྲིན་]དང་། །བཅས་རྫེས་སྤྱོད་ལམ་ཅུང་ཟད་ལོག །སྤྱོད་ལམ་ཉེས་པའི་སྨན་འབྱུང་ངོ་། །ཟླ་མཚན་ཉེས་གསུམ་འབྲུགས་པའི་སྨན། །ཟླ་མཚན་དུས་མ་བྱུང་འཁྲིལ་སྨན། །དེ་ལྟར་སྨན་ནད་བཅུ་གཉིས་སོ། །

གོང་གི་རེའུ་མིག་ཏུ་གསལ་བ་ནི་གཞུང་འདིར་བསྟན་པའི་ནད་ཀྱི་རྣམས་གྲངས་སྤྱིའི་ཆ་ནས་ཉམས་ཡིག་གཞན་དག་དང་འདྲ་བར་མོ་ནད་སོ་དྲུག་ཏུ་བགྲངས་ཡོད་ཀྱང་། བྱེ་བྲག་སོ་སོར་དཔྱར་བའི་སྐབས་སུ་མི་འདྲ་བའི་ཆ་ཤིན་ཏུ་མང་སྟེ། ན་བ་དགུའི་སྐབས་སུ་འདིར་གཙོ་བོ་གནས་ཕྱི་ནང་བར་གསུམ་དང་། གདོན་པ་བདུན་པོ་ནི་བུད་མེད་ཀྱི་སྐྱེ་ལུགས་དང་སྐྱེ་ལུགས་དེར་ལྡན་གྱི་ནུས་པ་དམིགས་སུ་བཟུང་སྟེ་གནས་ཉུ་མའི་འོ་མ་དང་། ཆུ་སོ། མངལ་བུ། ཟླ་མཚན། མངལ་གྱི་གནས་བཅས་ལ་གནོད་པ་བསྟན་ཡོད། ཉམས་པ་ལྔ་ནི་གནས་གཙོ་བོ་དབང་པོ་ལྔ་དང་དེར་མཛོན་པའི་ནད་རྟགས་བསྟན་ཡོད་པ་དང་། རྐྱེན་འགྱུར་གསུམ་ནི་མ་བཅོས་རྙིང་བའམ་རྙིང་ནས་མ་བཅོས་པ་སོགས་ལས་ནད་ཀྱི་ངོ་བོ་གཞན་དུ་འགྱུར་བའམ་ནད་གཞན་གྱི་རྐྱེན་དུ་འགྱུར་བའི་དབང་གིས་དགར་ཡོད་པ་དང་། སྨན་ནད་རྣམ་པ་བཅུ་གཉིས་ནི་ནད་རྐྱེན་མི་འདྲ་བ་ལས་སྨན་དུ་འདྲིལ་བའི་གནས་དང་། ནད་རྟགས་དང་ནད་ཀྱི་ངོ་བོ་སོགས་མི་འདྲ་བ་བཞིན་དུ་དགར་ཡོད། དེ་ལྟར་མོ་ནད་སོ་དྲུག་མདོར་བསྡུས་ན་ནད་གཞིའི་ངོ་བོ་ཚ་བ་ཁྲག་ཚབས་ཀྱི་ནད་རྟགས་སུ་རྒྱུ་ཞབས་ན་བ་དང་ཚ་འཕྲབ་བྱེད་པ། མངལ་དུ་རྣག་ཞུགས་ན་རྣག་ཆུ་འཛག་པ་དང་ཚ་བ་ཆེ་བ་སོགས་ཀྱི་རྟགས་མཛོན། ངོ་བོ་གྲང་བ་རླུང་ཚབས་ཀྱི་ནད་རྟགས་སུ་མགོ་འཁོར་སྙིང་འཚྭ་བ་དང་། མིག་འཁྲིབ་པ། སྨྱོ་ཞིང་བརྗེད་ངས་ཆེ་བ། ཡན་ལག་རེངས་བ་དང་སྐྲ་བ་མང་བ་བཅས་ཀྱང་རླུང་གི་རྟགས་འབའ་ཞིག་མཛོན་པ་ཡིན་ནོ། །

མོ་ནད་ཕལ་བ་ནི་མངལ་སྦྲུམ་པའི་དུས་ཀྱི་ཐོག་མཐའ་བར་གསུམ་དུ་བྱུང་བའི་མཚན་མའི་ནད་དང་བུ་མ་ཕྱིན། མགོ་མཇུག་ལོག་པ། རོགས་མ་ཕྱིན་དང་བུ་སྣོད་ལུག་པ། ཁྲག་མ་ཆོད་དང་

ནད་ལྷག་ལུས་པ། དུག་ཐབས་སྦྱར་པ་བཅས་བརྒྱད་དུ་བསྟན་པ་དང་། དེ་མིན་སྔོས་སྤུ་ས་བཅད་དོན་བརྒྱད་པ་མོ་ནད་རྣམ་ལྔའི་བཅོས་ཐབས་ཞིས་མོ་ནད་ལམ་ཞུགས་ལོག་པ་ནི་མངལ་བུ་མགོ་མཇུག་ལོག་སྟེ་འཕོངས་ནས་འོང་བ་དང་། བུ་སྣོད་ལུག་པ། བཙས་རྗེས་ཁྲག་མ་ཆོད་པ། བཙས་རྗེས་ཤ་ཆང་བཏང་དྲགས་པ་དང་གཉིད་ལོག་དྲག་ཤུལ་རྐྱེན་གྱིས་དུག་ཐབས་ཀྱི་ནད་བསྐྱེད་པ་བཅས་བཅོས་ཐབས་རྒྱས་བསྡུས་གསུང་ཡོད་པའང་གསོ་ཐབས་ཀྱི་ལག་ལེན་གོང་དང་མི་འདྲ་བ་མ་གཏོགས་དོན་དུ་མོ་ནད་ཕལ་བ་བརྒྱད་ཀྱི་ནང་གསེས་དེ་དག་གསུངས་ཡོད་པ་དང་། དེ་བཞིན་དུ་ཐོར་དཔྱད་སྣ་ཚོགས་བཅོས་ཐབས་ཀྱི་སྐབས་སུ། བཙས་རྗེས་དྲན་པ་ཉམས་པ། བུ་སྣོད་དུ་རྣག་ཆུ་ཞུགས་པ། མངལ་ཁ་འཆུས་ན། བུ་སྣོད་དུ་ཆུ་སེར་འཁྲིམས་ནས་ན་བ། ཁྲག་ཞབས་བུ་སྣོད་དུ་འཁྲིམས་པ། མངལ་ཁྲག་རྩ་ལ་གྲམ་པ། གཞང་ལུག ནུ་ཞོ་མེད་པ། ཞོ་ཐུམས། སྐྲིགས་བུ་དུས་སུ་མ་ཆོད་པ། ལྟེ་བ་བསྒྱུར་ཐབས་སོགས་ཀྱི་རྟགས་དང་བཅོས་ཐབས་གསལ་པོར་གསུངས་ཡོད་པར་གཞིགས་ན་མངལ་སྦྲུམ་པའི་དུས་ཀྱི་ཐོག་མཐའ་གང་ཅུང་དུ་བྱུང་བའི་མོ་ནད་ལ་རྣམ་གྲངས་བརྒྱད་པོ་ན་ལས་མེད་པ་མ་ཡིན་པར་དཔག་ཏུ་མེད་པ་ཡོད་པ་ཤེས་ཐུབ་བོ། །

མདོར་ན་ནང་གི་ནད་གསུམ་ནི་གཙོ་བོ་དོན་ལྔ་སྣོད་དྲུག་སོགས་སུ་བྱེར་ཡོད་པས་གཤེར་གྱིས་ནད་རོ་མ་ལུས་དབྱུང་བར་བྱེད་པ་དང་། ཕྱི་ཡི་ནད་གསུམ་ཤ་ལྤགས་སུ་ཆུ་སེར་རླུང་གིས་བྱེར་བས་བཙུད་ཀྱིས་བཅོས་ལ། ཉམས་པའི་ནད་གསུམ་ནི་བཙུད་གཤེར་སྦྲགས་མས་བཅོས་སོ། །གདོན་པ་བདུན་ནི་གཙོ་བོ་བུད་མེད་ཀྱི་ཕྱི་ནང་གི་སྐྱེ་འཕེལ་མ་ལག་དང་ཟླ་མཚན། ཡང་ན་མངལ་བུ་ལ་གནོད་པ་ཐེབས་པ་བཅས་ཟླ་གཉན་ནད་ཀྱི་དབང་ངམ། དེ་དག་ནི་རླུང་གི་གནས་ས་དང་གནས་དེའི་ཉེས་པ་རླུང་ཤས་ཆེ་བའི་དབང་གིས་ཀུན་ལ་ཟུས་བཙུད་གཏོང་བ་དང་ད་བྱེད་སྐྱིན་གོར་ཆེ་ཆུང་སྦྱར་ཏེ་རླུང་སེལ་བའོ། །ཉམས་པ་ལྔ་པོའི་གསོ་ཐབས་ནི་དབང་པོ་རེ་རེའི་གསོ་ཐབས་དང་གཅིག་འདྲ་སྟང་ཞིང་གོང་གི་ནད་གཞི་རེ་རེ་བཞིན་ལེགས་པར་བཅོས་པ་ཡིས་རྐྱེན་འགྱུར་གསུམ་པོ་ངང་གིས་འཚོའོ། །སྐྲན་ནད་བཅུ་གཉིས་ནི་གྲོག་ཤིང་འབའ་ཆ་དང་། བྱེ་བྲག་མེ་ཏོག་སྣ་ཚོགས། སྨན་སྨང་བདུད་རྩི་ལྔ་ལུམས་སྣ་དར་བསྲོས་ལ་རས་ལ་བཏུམ་ནས་ན་ས་རྣམས་སུ་བདུག་པར་བྱ་བ་དང་། ཡོང་རྩ་གཉིས་གཏར་ཞིང་སྐྲན་རྣམས་མེ་དང་ཐུར་མས་བཤིག་སྟེ་རྗེས་ཁྲུས་ཀྱིས་སྦྱང་བར་བྱ་ཞེས་སོ། །

གསུམ། བུ་སྣོད་ལས་སྲོག་ལུས་ཀྱི་རྩའི་གྲེས་ཚུལ་བསྟན་པ།

བརྒྱད་ཅུ་མོ་ནད་བཅོས་ཐབས་སུ་ནད་ཀྱི་རྒྱུ་དུག་གསུམ་དང་། ཕ་མའི་སྲིད་པ་ལས་མ་རིག་པ་བསྐྱུས་ཏེ་ཕ་ཞེ་སྡང་ལས་ཆུས་པ་དང་། མ་འདོད་ཆགས་ལས་ཁྲག་དང་ཤ་བསྐྱེད་པ། གཏི་མུག་ལས་མ་རིག་པའི་གཟུགས་ཆགས་པ་དང་ལས་དབང་གིས་མོ་ལུས་ཐོབ་ཅིང་བུ་སྣོད་ལྷག་མཚན་དུ་གནས་པས་སྲོག་ལུས་ཀྱི་རྩ་ཆགས་པ་དང་དེའི་གྲེས་ཚུལ་གསལ་པོར་བསྟན་ཡོད་པ་མ་ཟད། རླུང་ཁྲག་ཆུ་སེར་ཟླ་མཚན་བཅས་རྩའི་གྲེས་ཚུལ་དང་བསྟུན་རྩ་མིག་དེ་དག་འགྲིམས་ཏེ་ལུས་ཀྱི་གནས་སོ་སོར་ཐིབས་པ་ལས་ནད་ཀྱི་རྣམ་གྲངས་མོ་ནད་སོ་དྲུག་ཏུ་བགྲངས་ཡོད་ཀྱང་། ཕྱི་ཐག་དབྱེ་བ་དཀར་བའི་རིགས་ལམ་དང་ནད་ཀྱི་ཐ་སྙད་བཅས་ལུགས་གཞན་དང་མི་འདྲ་སྟེ། ནང་སྐྲན་དགུ་དང་། རྩ་ནད་བཅོ་ལྔ། མངལ་སྐྱོན་ལྔ། སྐྲན་ནད་བཞི། དུག་གསུམ་ཞེས་རྣམ་གྲངས་སོ་དྲུག་ཏུ་བགྲངས་ཡོད། དེ་དག་ཞིབ་ཏུ་བཀྲོལ་ན་སྐྲན་ནད་ལ་དབྱེ་ན་ཆུ་བུར་ཅན་དང་། རླུང་ནད་རིམ་པོ། ཤ་སྐྲན་བེམ་པོ། ཆེན་སྐྲན། ཚབས་སྐྲན་ནག་པོ། རྩ་སྐྲན་ལྡིང་བ། ཁྲགས་སྲུན་འབུ། ཚབས་སླུག་པོ། ཁྲག་ཚབས་གོར་པ་བཅས་དགུ་པོ་རེ་རེའི་ནད་ཀྱི་གྱུར་ཚུལ་དང་བཅོས་ཐབས་སོགས་གསལ་པོར་གསུངས་ཡོད་པ་དང་། རྩ་ནད་བཅོ་ལྔ་དང་མངལ་སྐྱོན་ལྔ་བཅས་ལ་ནང་གསེས་ཀྱི་རྣམ་གྲངས་ཞིབ་ཏུ་གསུངས་མེད་པར་ཁྲག་ཚབས་གདོལ་བ་དང་། རྩ་གྲེང་སྐྱོང་བུ། ཁ་ཚབས་ལུས་པ་དག་ཤེ་ཡ། རླུང་ཚབས་མགོ་ཞེན། རླུང་ཚབས་སྙིང་ཞུགས། རླུང་ཚབས་གློ་ཞུགས། མཆིན་ཚབས། ཚབས་སྣོད་ལྷུང་། བུ་བཙས་ཏེ་ཁྲག་འབྱམས་པས་ཆུས་མིག་གི་ཟྡོད་ཤོར་ཞིང་རྐང་ལག་གི་ཤ་མདོག་འགྱུར་བའི་ཆུ་སེར་བསྡོངས་པའི་ནད། གྲང་ཚབས། མངལ་འཁྲི་བའི་ནད། མངལ་སྲིན་ནད། མངལ་སྲིན་ཁྲིས་པའི་ནད་བཅས་དགུས་གཅིག་ཏུ་གསུངས་ཏེ་དེ་དག་རེ་རེའི་གྱུར་ཚུལ་གསལ་པོར་གསུངས་ཡོད་པ་མ་ཟད། གསོ་ཚུལ་དང་གསོ་ཐབས་ལ་ཁོང་ཉིད་ཀྱི་ལག་ལེན་མྱོང་གྲུབ་ཞིབ་ཏུ་བཀོད་ཡོད་དེ། དཔེར་ན་རླུང་ཚབས་མགོ་ཞེན་གྱི་གྱུར་ཚུལ་དང་གསོ་བཅོས་ཐབ་ཏུ། ཁྲག་དང་ཆུ་སེར་བསྡོངས་ནས། མ་བུ་ཟུངས་ཀྱི་རྩ་ལ་ཞེན་ནོ། །མགོ་འཁོར་མིག་འཁྲིབ་རྣ་བ་ན་རྣག་འཛག་ཆིག་[མིག་]ཡིང་ཐོག་སོང་། རླུང་ཚབས་མགོ་ཞེན་བྱ། ལུག་མགོ་ཤ་ཆུས་བླུད་པར་སྤོད་བཏབ། གྲོད་པར་བཙངས་པ་མགོ་ལ་བདུག མཆོགས་སྨོ། སྤྲི་གཙུག ལྷག་ཁུང་བསྲེག དཔྲལ་བའི་ཟུར་རྩ་གཏར། ཞེས་པ་ལྟར་རོ། །དེ་མིན་གྱ་གཅིག་མངལ་ཁྲུས་བཤད་པར་རྒྱུན་དུ་མངལ་ཁྲག

འཇིག་པའམ་འཁྲིལ་བ། རྣག་ཆགས་པ་དང་ཟུག་གཟེར་བྱེད་པ། མངལ་སྲིན་དང་མངལ་བུ་མི་ཆགས་པ་ལ་སོགས་པའི་མངལ་སྐྱོན་གྱི་རིགས་ལ་མངལ་ཁྲུས་ཁ་འབྱེད་ཀྱི་སྦྱོར་བ་དང་བཅོས་ཐབས་བསྟན་ཡོད་དོ། །

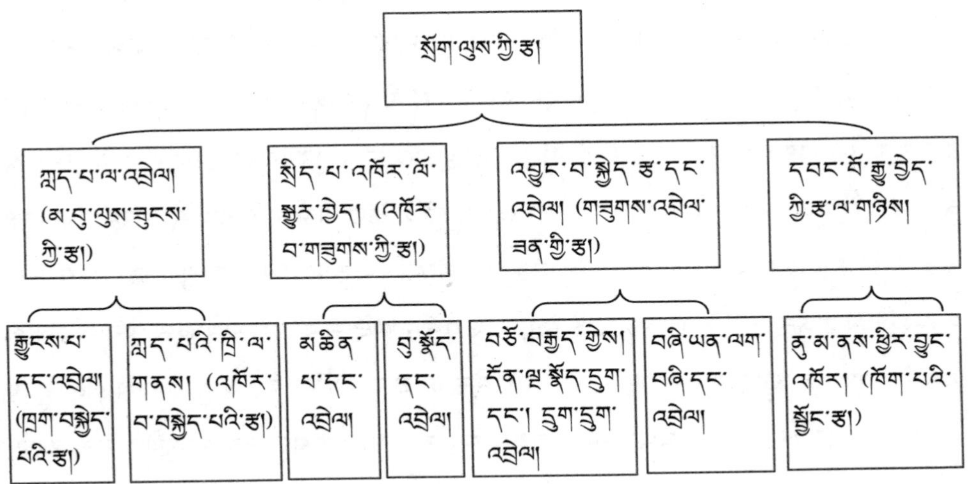

སྨོག་ལུས་ཀྱི་རྩའི་གྲེས་ཚུལ།

དྲུག་པ། གསོ་རིག་རྒྱུད་བཞི་ལས་མོ་ནད་ཀྱི་དབྱེ་བ་དགར་ལུགས།

བརྗོད་བྱ་ཡན་ལག་གསུམ་པ་དང་རྗོད་བྱེད་སྐབས་བཅུ་པ་མོ་ནད་གསོ་བ་ནི་མན་ངག་རྒྱུད་ལེའུ་ཞེ་གསུམ་པ་མོ་མཚན་གྱི་ནད་གསོ་བར་མངལ་ནད་ལྔ་དང་། ལེའུ་དོན་བཞི་པ་མོ་ནད་གཙོ་བོ་སྤྱི་བཅོས་པའི་ནང་དོན་དུ་ཁྲག་ཚབས་དང་རླུང་ཚབས་གཉིས། ལེའུ་དོན་ལྔ་པ་མོ་ནད་བྱེ་བྲག་བཅོས་པ་ལ་མོ་མཚན་གྱི་ནད་གོང་གི་ལེའུ་བསྟན་པ་ལྟར་དང་། དེ་མིན་རྩ་ནད་བཅུ་དྲུག་དང་སྲན་ནད་དགུ། མངལ་སྲིན་ལངས་ཁྲོས་ནད་བཅས་བྱེ་བྲག་ནད་ཉེ་ཤུ་རྩ་བདུན་གྱི་དབྱེ་བའི་གྲངས་དང་བཅོས་ཐབས་སོགས་དམིགས་སུ་དགར་ཏེ་གསུངས་ཡོད། ལེའུ་དོན་དྲུག་པ་མོ་ནད་ཕལ་བ་བརྒྱད་ཀྱི་རྒྱུ་རྐྱེན་དབྱེ་བ་རྟགས་བཅོས་བཅས་ལེའུ་བཞིའི་དོན་ཚན་དུ་བསྡུས་ཏེ། ནད་གཞིའི་རྣམ་གྲངས་མངལ་ནད་ལྔ་དང་རྩ་ནད་བཅུ་དྲུག སྲན་ནད་དགུ། མངལ་སྲིན་ལངས་ཁྲོས་

རྣམ་གཉིས་དང་མོ་ནད་ཕལ་བ་བརྒྱད་བཅས་བཞི་བཅུ་ཐམ་པ་རུ་བགྲངས་ཡོད། མོ་ནད་སྤྱིའི་དབྱེ་བ་དགར་ལུགས་ལ་གཞིགས་ན་མངལ་སྨྲུམ་པའི་སྐབས་ཡོད་མེད་ལས་མོ་ནད་གཙོ་ཕལ་གཉིས་སུ་དབྱེ་སྟེ་བུད་མེད་ལ་དུས་རྒྱུན་དུ་འབྱུང་བའི་ནད་རིགས་སུམ་ཅུ་སོ་གཉིས་དང་། མངལ་སྨྲུམ་པ་ནས་བུ་བཙས་རྗེས་བར་དུ་འབྱུང་བའི་ནད་རིགས་བརྒྱད་བཅས་ངོ་བོ་ཚ་བ་ཁྲག་ཤས་ཆེ་བས་ཁྲག་ཚབས་དང་། ངོ་བོ་གྲང་རླུང་ཤས་ཆེ་བས་རླུང་ཚབས་གཉིས་སུ་དགར་བ་མོ་ནད་སྤྱི་ལ་ཁྱབ་པས་མོ་ནད་བཞི་བཅུ་ཐམ་པ་རུ་བགྲངས་ཡོད། དེ་མིན་གཞུང་ལ་ལར་ཁྲག་ཚབས་དང་རླུང་ཚབས་གཉིས་བསྟན་པའི་མོ་ནད་གཙོ་བོ་སུམ་ཅུ་རྩ་བཞི་རུ་བགྲངས་ཡོད་ཀྱང་། བཻ་སྔོན་དུ། མོ་ནད་གཙོ་བོ་སུམ་ཅུ་རྩ་བཞི་ཞེས་རྒྱུད་འགག་ཞིག་ཏུ་སྨོས་ཚིག་ལ་ཡིག་ནོར་ཡོད་ནའང་དོན་སུམ་ཅུ་རྩ་གཉིས་དང་། ཕལ་བའི་ནད་བརྒྱད་རྣམས་ཏེ་བཞི་བཅུ་གཉིས་ཞེས་ཀྱང་འདི་ཡང་རིམ་འགྲོས་ཀྱི་ཡིག་ནོར་ཡིན་ཏེ་རྒྱུ་མཚན་ནི་འགྲེལ་བ་འདོད་འཇོ་དང་མེས་པོའི་ཞལ་ལུང་སོགས་སུ་ཡང་གོང་མ་སུམ་ཅུ་རྩ་གཉིས་གསུངས་ཤིང་། དེར་མ་ཟད་ངོ་ཐོག་བརྩིས་ཀྱང་ངོ་བོ་སུམ་ཅུ་རྩ་གཉིས་རང་བྱུང་ཞིང་། དེའི་སྟེང་ཕལ་བ་བརྒྱད་བསྡོམས་པས་བཞི་བཅུ་ཐམ་པ་འགྲིག་པར་འགྱུར་བ་བཤད་རྒྱུད་སྐབས་མངལ་ནད་རླུང་མཁྲིས་བད་སོགས་ཉེས་པ་ལྔ་པོ་མ་བགྲངས་ལ་དེ་རྣམས་ནི་སྐྱེས་པ་དམན་ཕྱིར་བུད་མེད་ཀྱི་ལུས་ལ་ལྷག་གོ་ཞེས་པ་ལྟར་རོ། །

དེ་དག་རྒྱས་པར་བཀྲོལ་ན། མངལ་ནད་ལྔ་ནི་ཉེས་པ་རྒྱུད་ལྡན་འདུས་གསུམ་འཕེལ་ཟད་འཁྲུགས་གསུམ་དུ་གྱུར་པས་མཚན་ཕྱི་དང་སྐྱེ་ལམ། མངལ་སྒོ་སོགས་བུད་མེད་ཀྱི་ཕྱིའི་སྐྱེ་འཕེལ་མ་ལག་དང་། བུ་སྣོད་དང་བསམ་སེའུ། ཁམས་འདྲེན་སྦུ་གུ་སོགས་ནང་གི་སྐྱེ་འཕེལ་མ་ལག་བཅས་རང་གནས་མངལ་དུ་ནད་འགྱུར་བྱུང་བ་དང་། གསོ་རིག་རྒྱུད་བཞི་ལས། འོག་ཏུ་འཆུས་པ་བསླང་ཞིང་ཁ་ཟུམ་སྦྱང་། །རྩ་སྦུབས་འཛམ་པོས་མངལ་ནད་ཀུན་སྦྱངས་ཏེ། །ཞེས་དང་། ཡང་ཁྲུ་བ་ཡིའུ་ལ་བྱུགས་མངལ་དུ་བཏང་། །ཞེས་པ་སོགས་ལས་མངལ་རང་གི་གནས་ཡིན་པ་ཤེས་ཐུབ་ལ། ནད་རྟགས་སུའང་ཟླ་མཚན་འཁྲིལ་བ་དང་འགག་པ་དང་སྣན་དུ་འདྲིལ་བ། གྲང་དཀར་དྲི་མནམ་པའམ་ཆུ་འདྲ་འཛག ཟླ་མཚན་ཆུ་སེར་རྩ་མིག་འགྲིམས་ཏེ་དོན་སྣོད་སོགས་གཞན་གནས་སུ་བྱེར་བའི་སྐབས་སུ་རང་རང་གི་ནད་རྟགས་མངོན་ཏེ། གསོ་རིག་རྒྱུད་བཞི་ལས། མཆིན་པའི་ཁྲག་ཚབས་མིག་ཕྲིན་དམར་རམ་སེར། །མཆིན་པའི་སྟེང་དང་མགོ་བོ་ན་བའོ། །ཞེས་པ་ལྟར་རོ། །

མོ་ནད་ཀྱི་གྱུར་ཚུལ་ལ་གཞིགས་ན། ལུགས་འབྱུང་ལྟར་ལུས་ཟུངས་བདུན་པོ་རང་རང་གི་

གནས་སུ་མེ་དྲོད་ཀྱིས་དྭངས་སྙིགས་ཕྱེ་བ་ལས་ཁམས་དཀར་དམར་རང་གནས་སུ་ཚུལ་བཞིན་དུ་རྒྱུ་བ་དང་། དེ་མ་ཡིན་པར་ཟས་སྐོམ་གང་ཟོས་པ་དེ་མཆིན་པ་སོགས་རང་རང་གི་གནས་སུ་ཚུལ་བཞིན་དུ་དྭངས་སྙིགས་འབྱེད་མ་ཐུབ་ན་ཁྲག་ལས་ཤ་དང་ཤ་ལས་ཚིལ་བཅས་རིམ་པ་བཞིན་འགྱུར་བར་གེགས་བྱེད་ལ། དེ་བཞིན་ཁམས་དཀར་དམར་ཡང་ལེགས་པར་སྨིན་མི་ཐུབ་པས་མོ་ནད་ཀྱི་རྒྱུ་རུ་འགྱུར་བར་སེམས། དོན་སྣོད་རང་རང་གི་གནས་སུ་སྨིན་མ་ཐུབ་པ་ནི་མོ་ནད་བསྐྱེད་པའི་རིང་རྒྱུའམ་སྔར་ཚུལ་དུ་གོ་རུང་སྙམ། ཁྱད་པར་མངལ་གྱི་གནས་སུ་དྭངས་སྙིགས་སྨིན་མ་ཐུབ་པ་རླུང་གིས་རྩ་མིག་ཏུ་གཏོར་བས་ཉེ་འཁོར་གྱི་ལྷང་བ་དང་གཞང་། རྒྱུ་མ་དང་། མཁལ་མ། སྙིང་དང་གློ་བ། མཆིན་པ་སོགས་ལུས་ཀྱི་ཕྱི་ནང་བར་གསུམ་དུ་ཁྱབ་པར་བྱེད་པ་ལས་རྩ་ནད་དང་། དེ་མིན་རྩ་ནད་བཅུ་དྲུག་ནི་ནད་གཞན་དུ་འགྱུར་བའི་རྩ་བ་ལྟ་བུ་ཡིན་པས་ཀྱང་རྩ་ནད་ཟེར་བ་ཡིན་ནམ་སྙམ། རྒྱུ་མཚན་ནི་ཟླ་མཚན་ཆུ་སེར་རླུང་གིས་དོན་སྣོད་དུ་བྱེར་བ་དུས་སུ་མ་བཅོས་པའམ་བཅོས་ཉེས་པ། ཡང་ན་ཐོག་མ་ནས་ནད་ཚབས་ཆེ་བའི་རིགས་རང་གི་གནས་ལས་འདས་ཏེ་ལུས་ཀྱི་མཐའ་མིག་དང་། རྣ་བ། སྣ། ལྕེ་སོགས་དབང་པོ་ལ་གནོད་པ་ཐེབས་པའམ། ཡང་ན་མ་བཅོས་སྙིང་ནས་མཛེ་ཡི་རྐྱེན་དུ་གྱུར་པ་བཅས་ཀྱི་རྩ་བ་ལྟ་བུ་ཡིན་པས་སོ། །

མདོར་ན་མངལ་ནད་ལྔ་དང་རྩ་ནད་བཅུ་དྲུག་ནི་ཟླ་མཚན་ཆུ་སེར་ལུས་སྟོད་ལུས་སྨད་དམ་རང་གནས་དང་གཞན་གནས་སུ་བྱེར་བའི་གནས་ཀྱི་སྒོ་ནས་དབྱེ་ཡོད་ལ། མངལ་ནད་ལྔ་པོ་དུས་སུ་མ་བཅོས་པའམ། བཅོས་ཉེས་པས་ནང་དོན་སྣོད་དུ་བྱེར་བ་དང་། དོན་སྣོད་དུ་བྱེར་བ་དུས་སུ་མ་བཅོས་ན་ལུས་ཀྱི་མཐའ་ཡན་ལག་དང་དབང་པོ་བཅས་ལ་གཙོས་པར་སེམས།

སྐྲན་ནད་དགུ་པོ་ནི་རྒྱུ་རྐྱེན་དང་། སྐྲན་ཁྲིམ་གྱི་ངོ་བོ་སྲ་སྙི་དང་། ནད་རྟགས་ཀྱི་མངོན་ཚུལ། བརྟེན་པ་གནས། ནད་ཚབས་ཆེ་ཆུང་སོགས་ཀྱི་སྒོ་ནས་རིགས་དབྱེ་དགར་ཡོད་པར་འདོད།

མངལ་སྲིན་ལངས་ཁྲིས་ནད་གཉིས་ནི་མངལ་དུ་ལྷན་སྐྱེས་སུ་གནས་པའི་རྣམ་པར་མ་གྱུར་པའི་སྲིན་བུ་དག་ཟས་སྤྱོད་ཀྱི་རྐྱེན་པས་སྲིན་རིགས་ལངས་ཤིང་ཁྲིས་པ་དང་། དེ་བཞིན་དུ་ཕྱི་སྲིན་གྱི་གནས་ལ་འགྱུར་ལྡོག་བྱུང་བའམ་སྲིན་ཕན་ཚུན་འགོས་རེས་བྱེད་པ་ལས་སྐྱེ་འཕེལ་མ་ལག་གི་གནས་གང་རུང་དུ་སྲིན་རིགས་འཕེལ་འཕྲུགས་སུ་གྱུར་ཏེ་ནད་ཀྱི་རྣམ་གྲངས་དཔག་ཏུ་མེད་ཀྱང་། མདོར་བསྡུས་ན་ནད་ཀྱི་རྒྱུ་སྲིན་ལས་བསྐྱེད་པའི་ངོ་བོ་ཚ་གྲང་གཉིས་སུ་གཏོགས་པ་དང་། བརྟག་བཅོས་ཀྱི་རིགས་ལམ་སྲིན་ནད་སྤྱི་དང་འདྲ་བས་མོ་ནད་ཀྱི་སྐབས་སུ་རྒྱས་པར་སྤྲོས་མེད།

མདོར་ན་ཟླ་མཚན་ཆུ་སེར་ནླུང་གིས་བྱེར་བ་ལ་ཉེས་པའི་སྒོ་ནས་དབྱེ་ན་མངལ་ནད་ལྔ་དང་། གནས་ཀྱི་སྒོ་ནས་དབྱེ་ན་རྩ་ནད་བཅུ་དྲུག རིགས་ཀྱི་སྒོ་ནས་དབྱེ་ན་སྐྲན་ནད་དགུ་བཅས་དང་། ནད་གཞི་དེ་དག་ཟླ་མཚན་ཆུ་སེར་རླུང་གིས་བྱེར་བའམ་བསྐྱིལ་བའི་རང་གནས་དང་གཞན་གནས་སོགས་ལས་དབྱེ་ཚོག་གོ །

སྡོམ་ཚང་།

དེ་ལྟར་མོ་ནད་ཀྱི་དབྱེ་བ་དགར་ལུགས་མདོར་བསྡུས་ན། གཅིག་ནི་མངལ་ཁྲག་ཐུར་དུ་འབབ་པའི་སྐབས་སུ་དུས་རྒྱུན་དུ་འབྱུང་བའི་ནད་རིགས་ལ་མོ་ནད་གཙོ་བོ་དང་། མངལ་སྦྲུམ་དུས་ཀྱི་ཐོག་མཐའ་བར་གསུམ་ཁོ་ནར་འབྱུང་བའི་རྒྱུན་མཐོང་གི་ནད་རིགས་ལ་མོ་ནད་ཕལ་བ་ཞེས་གཙོ་ཕལ་གཉིས་སུ་དགར་ཡོད།

གཉིས་ནི་ནད་ཀྱི་རྒྱུ་རྐྱེན་དང་གྱུར་ཚུལ་སྒོས་དབྱེ་བ་དགར་ཡོད་དེ། གཙང་སྟོད་ཟིན་ཐིག་དང་ཡང་ཐིག་ལས། མངལ་དུ་ཚ་གྲང་འཁྲུགས་ཏེ། ཁྲག་དྭངས་སྙིགས་མ་ཕྱེད། དྭངས་མ་ཆུ་སེར་དུ་འཛག ཅིགས་མ་ལ་ཤ་སྐྲན་སྐྱེ་སྟེ། ཤ་སྐྲན་པེམ་པོ་ཞེས་བྱ་བ། ཞེས་དང་། བུ་མོ་ཆུང་ཆུང་ལ་སྐྱེས་པ་ཆེན་པོ་དང་འཕྲད་པས། མངལ་བསྣད་ན་རྨེན་སྐྲན་དུ་ཆགས་པས། ཞེས་བསྟན་ཡོད་པ་ལྟར་རོ། །

གསུམ་ནི་ངོ་བོ་ཚ་གྲང་སྒོས་དབྱེ་བ་དགར་ཡོད་དེ། ཁྲག་ཚབས་ནི་ཁྲག་དང་མཁྲིས་པ་ཤས་ཆེ་བས་ནད་ཀྱི་ངོ་བོ་ཚ་བ་དང་། རླུང་ཚབས་ནི་རླུང་དང་བད་ཀན་ཤས་ཆེ་བས་ནད་ཀྱི་ངོ་བོ་གྲང་བ། སྤྱིན་ཚབས་ཀྱང་ཚ་རྐྱེན་ལས་ངོ་བོ་ཚ་བ་དང་གྲང་རྐྱེན་ལས་ངོ་བོ་གྲང་བ་འབའ་ཞིག་དང་། དེ་བཞིན་དུ་ཚབས་སྐྲན་ཡང་ཚ་སྐྲན་དང་གྲང་སྐྲན་བཅས་གཉིས་སུ་དབྱེ་ཡོད་པས། ལག་ལེན་པོད་དམར་ལས། འདི་ནི་རླུང་ཚབས་ཞེས་བྱ་སྟེ། གྲང་རླུང་གི་ནད་འབའ་ཞིག་ཡིན་གསུངས། ཡར་མོ་ནད་སྤྱིའི་རྟགས་དང་མཐུན་ན། ཁྲག་ཚབས་དང་རླུང་ཚབས་གཉིས་ནི་ཁྲག་ཤས་ཆེ་བ་དང་། རླུང་ཤས་ཆེ་བ་ལས་རྟག་[བརྟག་]པ་ཡིན་གསུངས། ཞེས་གསུངས་པ་ལྟར་རོ། །

བཞི་ནི་ནད་གཞིའི་འཕེལ་རིམ་དང་དུས་གསར་རྙིང་སྒོས་དབྱེ་བ་དགར་ཡོད་དེ། ནད་གཞིའི་འཕེལ་རིམ་ལ་གཞིགས་ན་ནད་ཀྱི་ངོ་བོ་ཚ་བ་ཡིན་ཙང་ཚད་གཞུག་རླུང་སྣ་བཀྲན་པ་ལྟར། དཔེར་ན་རྒྱུ་མའི་ཁྲག་ཚབས་དང་རྒྱུ་མའི་རླུང་ཚབས་གཉིས་ནི་ནད་གཞིའི་འཕེལ་རིམ་རྒྱུན་གཅིག་གི་སྟེང་

ནས་གཞིགས་ན་རྒྱ་མ་ཚ་བའི་གནས་ཡིན་པ་འདྲ་བ་ལ། དུས་སྔ་ཕྱིའི་འཕེལ་རིམ་གྱི་དབང་གིས་ཁྲག་མཁྲིས་ཚ་བ་ཤས་ཆེ་བའི་དུས་རྒྱ་མའི་ཁྲག་ཚབས་དང་གྲང་རླུང་ཤས་ཆེ་བའི་དུས་རྒྱ་མའི་རླུང་ཚབས་གཉིས་སུ་དབྱེ་ཡོད་དེ། གསོ་རིག་རྒྱུད་བཞི་ལས། གསར་བའི་དུས་ན་ཁྲག་ཚབས་ཞེས་བྱ་སྟེ། །རྙིངས་ནས་རླུང་དང་བསྡོངས་པས་རླུང་ཚབས་སོ། །ཞེས་པ་ལྟར་རོ། །

ལྔ་ནི་འབབ་ས་གནས་ཀྱི་སྒོ་ནས་དབྱེ་བ་དཀར་ཡོད་དེ། འཇུག་སྒོ་དྲུག་གི་རིམ་པ་ལྟར་ཕྱི་ཤ་ལྤགས་ཀྱི་ནད་གསུམ། ནང་དོན་སྣོད་ཀྱི་ནད་གསུམ། བར་རུས་པའི་ནད་གསུམ་བཅས་ན་བ་དགུ་དང་། དེ་དག་གི་གནས་སྟོད་སྨད་བར་གསུམ་ལས་སྟོད་ཚབས་དང་སྨད་ཚབས། བར་ཚབས་གསུམ་དུ་དབྱེ་ཞིང་། སྐྱེ་འཕེལ་མ་ལག་གི་གནས་གང་རུང་དུ་ཉེས་པ་རྒྱུད་ལྡན་འདུས་གསུམ་འཕེལ་ཟད་འཁྲུགས་གསུམ་དུ་གྱུར་པ་ལས་རང་གནས་ཀྱི་མངལ་ནད་ལྔ་དང་། གཞན་གནས་དོན་སྣོད་དུ་ཁྱེར་བ་ལས་རྩ་ནད་བཅུ་དྲུག་ཏུ་དབྱེ་ཡོད་པ་ལྟར། གསོ་རིག་དགོས་པ་ཀུན་འབྱུང་དུ། བཞི་པ་སྐྲན་ནི་བཅུ་གཉིས་ཞེས་བྱ་བ། །དོན་གྱི་ཡུལ་དུ་གྱུར་པའི་སྒྲོ་མཆིན་དང་། །མཆེར་མཁལ་བཞི་སོགས་སྐྲན་ནད་བཞི་པོ་དང་། །སྣོད་ཀྱི་ཡུལ་དུ་གྱུར་པའི་ཕོ་ལོང་དང་། །བུ་སྣོད་ཕང་ཕུག་ལ་སོགས་སྐྲན་བཞི་དང་། །བསམ་བསེ་[སེའུ་]རྒྱ་ལོང་གཞང་སྐྲན་བཅུ་གཉིས་སོ། །ཞེས་པར་གཞིགས་ན་ཚབས་སྐྲན་བཅུ་གཉིས་ཀྱང་གནས་ཀྱི་སྒོ་ནས་དབྱེ་བ་དཀར་ཡོད་དོ། །

དྲུག་ནི་ཉེས་པའི་སྒོ་ནས་དབྱེ་བ་དཀར་ཡོད་དེ། གསོ་རིག་རྒྱུད་བཞི་ལས། དེ་རྟགས་རླུང་གྱུར་མངལ་ནང་ཚེར་མེད་ཞེམ། །ཟླ་མཚན་སླ་ཞིང་ལྦུ་བཅས་ཐུང་དུ་འཛག །ཆུ་ཁ་སྐྱི་ཞིང་སེམས་ཅན་ཡོད་སྙམ་སེམས། །ཟླ་མཚན་ཀླུགས་སམ་འཁྱིལ་དང་སྐྲན་དུ་འདྲིལ། །ཁ་འཆུས་ཁུ་བ་ཀློན་ཟུམ་ཏར་པོ་སོགས། །མངལ་ནད་མི་བཟད་དུ་མ་འབྱུང་བར་བཤད། །ཅེས་གསུངས་པ་ལྟར། ཟས་སྤྱོད་ཀྱི་རྐྱེན་ལས་རྟེན་མངལ་གྱི་གནས་སུ་བརྟེན་པ་ཉེས་པ་འཕེལ་ཟད་འཁྲུགས་གསུམ་དུ་གྱུར་པས། མངལ་ནད་ལྔ་ནི་ཉེས་པ་རྒྱུད་ལྡན་འདུས་གསུམ་དང་མཆོག་དམན་གཙོ་བོའི་སྒོ་ནས་དབྱེ་བ་དཀར་ཡོད།

བདུན་ནི་ཟླ་གཉན་ནད་ཀྱི་སྒོ་ནས་དབྱེ་བ་དཀར་ཡོད་དེ། མོ་ནད་སོ་དྲུག་ཏུ་བགྲངས་པའི་གནོད་པ་བདུན། ཉམས་པ་ལྔ་དང་རྐྱེན་འགྱུར་གསུམ་ལས་གནོད་པ་བདུན་ནི་ཟླ་མཚན་དང་མངལ། མངལ་བུ་བཅས་ལ་ཚབས་ཆེ་ཆུང་མི་འདྲ་བའི་གནོད་པ་ཐེབས་པ་དང་། ཟླ་མཚན་ལ་གནོད་དེ་མདོག བོངས་སོགས་རྒྱུན་ལྡན་མིན་པར་དྲི་ངུགས་པ། མདོག་ནག་པའམ་སེར་བ། བོངས་

ཤུང་བའམ་ཆེ་བ་སོགས་དང་། མངལ་ལ་གཙོས་པར་གྱུར་པས་བུ་ཆགས་པར་མི་འགྱུར་བ། བུ་ཆགས་ཀྱང་འཚར་སྐྱེས་འབྱུང་མི་ཐུབ་པ་དང་། དེ་བཞིན་དུ་ལུས་ཀྱི་མཐའ་དབང་པོ་ལྔའི་གནས་སུ་ཐེར་ཏེ་ལས་སུ་མི་རུང་བ་བཅས་སྔ་མའི་ནད་མ་བཅོས་པའམ་བཅོས་མ་སློབས་པས་ནད་གཞན་ཞིག་སྐྱོན་མ་བྱུང་ཡོད་དོ། །

ས་བཅད་གཉིས་པ། བུད་མེད་ལུས་ཁམས་ཀྱི་གནས་ལུགས་སྐོར་ལ་དཔྱད་པ།

སྔོན་སློང་།

ཕ་དམ་པ་དང་མ་ཅིག་ལབ་སྒྲོན་གྱི་རྣམ་ཐར་ལས། མཚན་མ་ནི་སྐྱེས་པ་ཕྱིར་མཐོ་གང་འབུར་བ་ཙམ་ཞིག་ནང་ན་ཡང་དེ་ཙམ་ཞིག་ཡོད། བུད་མེད་ལ་ནང་ནུབ་ལ་སྟོད་དུ་གྱུར་པ་ཡིན་པའི་རང་མཐོ་གང་། ཤ་ཤིན་ཏུ་རྒྱས་པའི་ཚད་ལ་སྲུར་ཆང་ལྟེ་བརྒྱ་དང་དགུ་ཡོད་དོ། །ཞེས་བུད་མེད་ཀྱི་མཚན་མ་ནང་དུ་རང་མཐོ་གང་ཙམ་ནུབ་སྟེ་སྟོད་དུ་གྱུར་པའི་གནས་ལུགས་གསུངས་ཡོད། མན་ངག་པོ་ཧི་དམར་པོ་ཉ་བུད་མེད་ལ་ཤ་དང་ཁྲག སྲིན་བུའི་ལྟང་ཚད་སྐྱེས་པ་ལས་ལྷག་པ་དང་ཉུས་པའི་ལྟང་ཚད་སྐྱེས་པ་ལས་ཆད་པ་གོང་དུ་བཤད་ཟིན་པ་དང་། གསོ་རིག་རྒྱུད་བཞི་ལས། བསོད་ནམས་དམན་པས་ཟ་མ་མོ་ལུས་ཐོབ། །ནུ་མ་མངལ་དང་ཟླ་མཚན་ཁྱད་པར་ལྷག །ཅེས་ནུ་མ། མངལ་དང་ཟླ་མཚན་བཅས་སྐྱེས་པ་ལས་ལྷག་པ་དང་། དེ་དག་ནི་ཟས་སྐོམ་གྱི་འཚོ་བཅུད་དང་། ཁོར་ཡུག་གི་འགྱུར་ལྡོག ན་ཚོད་ཀྱི་འགྲོས་དང་བསྟུན་ནས་མངལ་གྱི་ཆེ་ཆུང་འཕེལ་འགྲིབ། ཟླ་མཚན་གྱི་བསྐྱུན་གསོག་འཕེལ་གསུམ། ཤ་ཁྲག་གི་ལྟང་ཚད་བཅས་ལ་འགྱུར་ལྡོག་འབྱུང་བཞིན་ཡོད་པས། འདིར་ན་ཚོད་དང་འབྲེལ་ཏེ་བུད་མེད་ལུས་ཁམས་ཀྱི་གནས་ལུགས་ལ་དཔྱད་ན།

སྤྱི་ལོ་2018ལོའི་ཟླ་9པའི་ཚེས་25ཉིན་འཛམ་གླིང་འཕྲོད་བསྟེན་ལྷན་ཚོགས་ཀྱིས་མིའི་ན་ཚོད་གནས་སྐབས་བཞི་རུ་དགར་ཡོད་དེ། བཙས་མ་ཐག་ནས་ལོ་དགུའི་བར་ནི་བྱིས་པའི་དུས་དང་། ལོ་བཅུ་ནས་བཅུ་དགུའི་བར་ནི་ན་གཞོན་གྱི་དུས། ལོ་ཉི་ཤུ་ནས་ང་དགུའི་བར་ནི་དར་མའི་དུས། ལོ་དྲུག་ཅུའམ་དྲུག་ཅུའི་ཡན་རྒན་པོའི་དུས་བཅས་མིའི་ལུས་རྟེན་གྱི་འཕེལ་རིམ་གཙོར་བཟུང་སྟེ་དབྱེ་ཡོད། བཀའ་འགྱུར་གསོ་རིག་གཅེས་བཏུས་ལས། དང་པོ་ནི་བྱིས་པའི་གནས་སྐབས་ཏེ་ཉམ་ཆུང་ཞིང་གན་རྒྱལ་དུ་ཉལ་པར་བྱེད་དོ། །གཉིས་པ་ནི་གཞོན་ནུ་གྱུར་པ་སྟེ་བྱིས་པའི་རྩེད་མོ་ལ་དགའ་བར་བྱེད་དོ། །གསུམ་པ་ནི་ལང་ཚོ་ལ་བབ་པ་སྟེ་འདོད་པའི་བདེ་བ་རྣམས་སྤྱོད་པར་བྱེད་དོ། །བཞི་

པ་ནི་མཐུ་དང་ལྡན་པར་གྱུར་པ་སྟེ་དཔའ་ཞིང་སྟོབས་དང་ལྡན་པ་ཡིན་ནོ། །ལྔ་པ་ནི་དར་ལ་བབ་པ་སྟེ་ཤེས་རབ་ཀྱི་སྤོབས་པ་དང་ལྡན་པར་གྱུར་པ་ཡིན་ནོ། །དྲུག་པ་ནི་ཡོངས་སུ་རྫོགས་པ་སྟེ་དྲན་པ་དང་ལྡན་ཞིང་དཔྱོད་པ་ལ་མཁས་པའི་རང་བཞིན་ཅན་ཡིན་ནོ། །བདུན་པ་ནི་མཐར་གྱིས་རྒས་པ་སྟེ་ཆོས་ཀྱི་གཞུང་ལུགས་རབ་ཏུ་ཤེས་པ་ཡིན་ནོ། །བརྒྱད་པ་ནི་རྒས་པར་གྱུར་པ་སྟེ་བྱ་བ་མང་པོ་རྣམས་ལ་མཐུ་ཆུང་བར་གྱུར་པ་ཡིན་ནོ། །དགུ་པ་ནི་ཤིན་ཏུ་རྒས་པ་སྟེ་ཡང་མི་ནུས་པ་ཡིན་ནོ། །བཅུ་པ་ནི་ལོ་བརྒྱ་བ་སྟེ་འཆི་བའི་གནས་སྐབས་གང་ཡིན་པའོ། །ཞེས་ཚེ་ཡི་ཚད་ལོ་བརྒྱ་ཐུབ་པ་ལ་ལུས་ཀྱི་སྟོབས་དང་ཤེས་རབ་རྣམ་དཔྱོད་བཅས་ན་ཚོད་སོ་སོའི་སྐབས་སུ་མི་འདྲ་བས་སྐབས་བཅུ་རུ་དབྱེ་ཡོད་པ་དང་། ཡན་ལག་བརྒྱད་པ་ལས། དེ་ལ་ན་ཚོད་ཀྱི་བྱེ་བྲག་གསུམ་དང་བལྡྟ་སྟེ། བྱིས་པ་དང་། བར་མ་དང་། རྒན་པའོ། །དེ་ལ་ལོ་བཅུ་དྲུག་གི་བར་དུ་ནི་བྱིས་པ་ཞེས་བྱའོ། །དེ་ལས་ལོ་བདུན་ཅུའི་བར་དུ་ནི་བར་མ་ཞེས་བྱ་སྟེ། ལུས་དང་། དབང་པོ་དང་། གཟི་བརྗིད་ལ་སོགས་པ་འཕེལ་ཞིང་རྒྱས་པའི་དུས་སོ། །དེ་ཕན་ཆད་ནི་རྒན་པོ་ཞེས་བྱ་སྟེ། ལུས་ཟུངས་ལ་སོགས་པ་ཟད་ཟིན་པའི་དུས་སོ། །ཞེས་ལུས་དང་དབང་པོའི་འཚར་སྐྱེས་དང་། སྟོབས་རྒྱས་པའི་སྐབས། སྟོབས་ཟྀ་བའི་སྐབས་བཅས་ལས་བྱིས་པ་དང་བར་མ། རྒན་པོ་གསུམ་དུ་དགར་ཡོད།

གསོ་རིག་རྒྱུད་བཞི་ལས། ན་ཚོད་དབྱེ་བ་བཅུ་དྲུག་བར་བྱིས་པ། །དེ་ལས་ལུས་ཟུངས་དབང་པོ་གཟི་མདངས་སྟོབས། །འཕེལ་འགྱུར་བདུན་ཅུའི་བར་དུ་དར་མ་སྟེ། །དེ་ལས་ཟད་པ་ཕན་ཆད་རྒན་པོ་ཡིན། །ཞེས་པ་ལྟར་དང་། ཕྱི་ལུགས་གསོ་རིག་ཏུ་ན་ཚོད་ཀྱི་སྐབས་བདུན་དུ་དབྱེ་ཡོད་དེ། མངལ་ཆགས་པའི་བདུན་ཕྲག་དང་པོ་ནས་བཞི་བཅུའི་བར་མངལ་གནས་དུས་དང་། བུ་བཙས་པའི་ཉིན་དང་པོ་ནས་ཉིན་ཞེར་བརྒྱད་ཀྱི་བར་ཕྲུ་གུ་དམར་འཕྲུར་གྱི་དུས། བུ་བཙས་རྗེས་ཀྱི་ཉིན་ཞེར་དགུ་ནས་ལོ་བཅུ་གཉིས་ཀྱི་བར་བྱིས་པའི་དུས། ལོ་བཅུ་གསུམ་ནས་བཅུ་དགུའི་བར་ན་གཞོན་གྱི་དུས། ལོ་ཉི་ཤུ་ནས་བཞི་བཅུའི་བར་དར་མའི་དུས། ལོ་བཞི་བཅུ་ནས་དྲུག་བཅུའི་བར་ཟླ་མཚན་ཆད་པའི་དུས། ལོ་དྲུག་ཅུ་ནས་ཚེ་ཚད་རྫོགས་པའི་བར་རྒན་པོའི་དུས་བཅས་སུ་དབྱེ་ཡོད། ན་ཚོད་སྐབས་བཞི་རུ་དབྱེ་ཡོད་པར་ཅུང་དཔྱད་ན། སྐྱེར་བཙས་མ་ཐག་ནས་ལོ་དགུའི་བར་དུ་མོ་མཚན་དང་ནུ་མ་སོགས་ཆེར་རྒྱས་མེད་པ་དང་། ལོ་བཅུ་ནས་བཟུང་སྟེ་ནུ་མ་དང་བུ་སྣོད་བཅས་སྟར་ལས་འཚར་སྐྱེས་བྱུང་འགོ་བཙམས་ལ། ལུས་ཀྱི་འཚར་སྐྱེས་འཕེལ་ཞིང་རྒྱས་ཏེ་ཟླ་མཚན་བསྐྱུན་གསོག་གི་དུས་ཡིན། ལོ་ཉི་ཤུ་ནས་ང་དགུའི་བར་ནི་བུད་མེད་མངལ་དང་ཟླ་མཚན། ནུ་མ་བཅས་ཀྱི་འཚར་

སྐྱེས་ཡོངས་སུ་སྨིན་ཏེ་མངལ་སྤྲུམ་པའི་ནུས་པ་ལྡན་པ་ཡིན། དེ་ལས་འདས་པའི་ལོ་དྲུག་ཅུའམ་དྲུག་ཅུའི་ཡན་ནི་ལུས་སྟོབས་བྲི་ཞིང་མངལ་སྤྲུམ་པའི་སྐབས་མེད་པས་དེ་ལྟར་དབྱེའམ་བསམ། དེར་ཁ་ཟས་ཀྱི་འཚོ་བཅུད་དང་སེམས་ཁམས། ཁོར་ཡུག ཉེས་པའི་འབྲེལ་འགྲིབ་སོགས་ལས་ན་ཚོད་སོ་སོའི་སྐབས་སུ་སྐྱེ་འཕེལ་དབང་པོ་ལ་འགྱུར་ལྡོག་འབྱུང་བཞིན་ཡོད་པས་འདིར་གླེང་བར་བྱའོ། །

དང་པོ། ན་ཚོད་དང་འབྲེལ་ཏེ་མངལ་གྱི་གནས་ལུགས་ལ་དཔྱད་པ།

འདིར་མངལ་ཞེས་པར་སྒྲ་དོགས་འཇུག་ལྟར་ན་བུ་སྣོད་ཕོ་ནར་གོ་བ་དང་། ཡངས་འཇུག་ལྟར་ན་བུད་མེད་ཀྱི་ཕྱི་ནང་གི་སྐྱེ་འཕེལ་མ་ལག་སྤྱི་ལ་འཇུག་སྟེ། མན་ངག་བྱེ་བ་རིང་བསྲེལ་ལས། མངལ་གྱི་བུ་སྣོད་ནང་དུ་ནི། །ལུས་ཀྱི་རྩ་རྣམས་ཐམས་ཅད་འདུ། །ཞེས་པའི་སྐབས་སུ་མངལ་ནི་མཚན་ཕྱི། སྐྱེ་ལམ། བུ་སྣོད། ཁམས་འདྲེན་སྦུ་གུ། བསམ་སེའུ་བཅས་སྐྱེ་འཕེལ་མ་ལག་སྤྱི་ལ་གོ་བ་དང་། སྨུག་སྨུག་ཚད་དང་ལྡན་པས་ནུབ་དང་པོ་ལ་རིལ་བུ་གསུམ། གཉིས་པ་ལ་ལྔ། གསུམ་པ་ལ་བདུན་མངལ་དུ་སྐྱོལ། ཞེས་མངལ་བཤལ་ལག་ལེན་གྱི་སྐབས་སུ་བུ་སྣོད་ལ་གོ་བར་སྣམ་སྟེ། རྒྱུ་མཚན་ནི་མངལ་བཤལ་གྱི་ལག་ལེན་བསྟན་ཟིན་མ་ཐག་དེས་ནད་ཡོད་ཚད་མངལ་སྐོར་འདྲེན། ཞེས་གསུངས་ཡོད་པ་དང་། གསོ་བ་རིག་པའི་ཚིག་མཛོད་གཡུ་ཐོག་དགོངས་རྒྱན་ལས། མངལ་སྒོ་བུ་སྣོད་ཀྱི་ཁའི་མིང་སྟེ། འབྲི་གུང་ཆོས་གྲགས་ཀྱིས་མཛད་པའི་མངལ་བཤལ་རྡོ་རྗེའི་ཕ་ལམ་ལས། བུད་མེད་ཀྱི་ཆགས་སྦྱོད་སྐྱེ་ལམ་ནས་གྱེན་དུ་སོར་བཞི་གཞལ་བའི་སར་བུ་སྣོད་ཀྱི་ཁ་བྱེའུའི་འཕོངས་འདྲ་བ་ཡོད་པས་དེ་ལ་མངལ་སྒོ་ཞེས་ཟེར། མངལ་བཤལ་སྐབས་སུ་ནད་ཐམས་ཅད་བུ་སྣོད་ནས་མངལ་སྒོ་བརྒྱུད་སྐྱེ་ལམ་ནས་ཕྱིར་འདྲེན་པར་བྱེད། འོ་ན་མངལ་ཁ་དང་མངལ་སྒོ་ལ་ཁྱད་པར་ཅི་ཡོད་ཟེར་ན། མངལ་ཁ་ནི་ཁྲུང་བུ་ཅན་གྱི་རྣམ་པ་སྟེ། མངལ་སྒོའི་དཀྱིལ་ན་ཁྲུང་བུ་ཐད་ཀར་བུ་སྣོད་དུ་འབྲེལ་བའི་སྤུབས་དེར་འདོད་དེ། མངལ་བཤལ་གྱི་སྐབས་སུ་མངལ་འཆུས་ན་ཁ་འབྱེད་པ་དང་། ཞེས་པ་ལས་ཤེས་ཐུབ་ལ། ན་ཚོད་ཀྱི་འགྲོས་དང་བསྟུན་ནས་སྐྱེ་འཕེལ་མ་ལག་གི་ལྷང་ཚད་ལ་འཕེལ་འགྲིབ་ཡོད་པས། དེའི་གནས་ལུགས་གསལ་པོར་ངེས་ན་མངལ་བཤལ་ལག་ལེན་སོགས་ཀྱི་སྐབས་སུ་ཕན་པ་ཆེར་ཡོད་པས་རགས་ཙམ་བརྗོད་ན།

གསོ་རིག་རྒྱུད་བཞི་ལས། བདུན་ཕྲག་གསུམ་པ་ཞོ་ཆགས་ལྟ་བུར་སྣང་། །སྐྱེས་བུ་འདོད་པས་

དུས་འདིར་ཐབས་བསྒྲུབ་ཏེ། །མཚན་མ་གསལ་བར་མ་གྱུར་གོང་དུ་བྱ། །ཞེས་དང་། བཞི་པ་གོར་གོར་མེར་མེར་ནར་ནར་པོ། །དེ་ལས་ཕོ་མོ་མ་ནིང་རིམ་པར་འགྱུར། །ཞེས་ཟླ་བ་དང་པོ་བདུན་ཕྲག་བཞི་པའི་སྔོན་དུ་ཕོ་མོའི་མཚན་མ་ཆགས་མེད་པས་བདུན་ཕྲག་གསུམ་པའི་དུས་སུ་ལྟེ་བ་བསྒྱུར་ཐབས་བསྟན་ཡོད་པ་དང་། བདུན་ཕྲག་བཞི་པ་ནས་ཕོ་མོ་མ་ནིང་རིམ་པར་འགྱུར་བའི་རྒྱ་ཆགས་པ་བསྟན་ཡོད་པ་ལས་ཕོ་མོའི་ཕྱི་ནང་གི་མཚན་མ་དངོས་སུ་ཆགས་ཏེ་གཟུགས་སུ་དོད་པ་བསྟན་མེད། སྐྱེམས་འགྲེལ་ལས། བཅུ་གསུམ་པ་ལ་བགྲེས་སྐོམ་ཆུང་ཞེས་པས། ཕོ་བ། ཕོང་ག རྒྱུ་མ། ལྒང་བ། མཁྲིས་པ། བསམ་སེའུ་སྟེ་ཐུན་མོང་གི་སྣོད་དྲུག་དང་མོའི་མངལ་རྣམས་ཀྱི་གཟུགས་དབྱིབས་དོད་དོ། །འདི་རྣམས་ལ་སྣོད་ཅེས་པ་ནི་ལུས་ཟུངས་དང་དྲི་མའི་སྣོད་ཡིན་པས་སོ། །དེ་ནས་ཟླ་བ་དྲུག་པའི་བདུན་ཕྲག་ཉེ་ཤུ་རྩ་གཉིས་པ་ལ་ཀུན་ཏུ་རྒྱལ་བ་ཞེས་པའི་རླུང་གིས་དབང་པོ་སྒོ་དགུའི་བུ་ག་རྣམ་པར་ཕྱེའོ། །ཞེས་ཟླ་བ་དང་པོ་བདུན་ཕྲག་བཞི་པའི་དུས་སུ་ཕོ་མོ་མ་ནིང་གི་རྒྱ་ཆགས་པ་དང་། ཟླ་བ་གསུམ་པ་བདུན་ཕྲག་བཅུ་གསུམ་གྱི་དུས་སུ་མངལ་བཅས་ཀྱི་གཟུགས་དབྱིབས་དོད་པ། ཟླ་ལྔ་བདུན་ཕྲག་ཉེ་ཤུ་རྩ་གཉིས་པར་ཡོངས་སུ་སྨིན་པའི་དུས་བཅས་ཕྱ་ཕྱིའི་གོ་རིམ་བཞིན་དུ་གསལ་པོར་བསྟན་ཡོད་པ་མ་ཟད། དེ་དག་རེ་རེ་ཆགས་འཕྲོ་བཞག་ནས་གཅིག་ཆགས་པ་མ་ཡིན་པར་སྔོན་ཆ་ནས་ཆགས་པ་དང་ཁྱད་པར་ཆགས་པ་རྣམས་ཤས་ཆེ་བར་གསུངས་ཡོད།

ཕྱི་ལུགས་གསོ་རིག་ལྟར་ན། མངལ་གནས་ཟླ་བ་དང་པོ་བདུན་ཕྲག་གསུམ་པ་ནས་བཞི་པའི་སྐབས་སུ་བསམ་སེའུ་ཆགས་མགོ་བརྩམས་པ་དང་། ཟླ་བ་གཉིས་པ་བདུན་ཕྲག་དྲུག་པའི་སྐབས་ནས་ཕོ་མོའི་སྐྱེ་འཕེལ་མ་ལག་གི་སྦུབས་ཆགས་འགོ་བརྩམས་ཤིང་། ཁམས་འདྲེན་སྦུ་གུ་དང་མངལ་སྒོ། བུ་སྣོད་བཅས་ཆགས། ཟླ་ལྔ་པའི་དུས་སུ་སྐྱེ་ལམ་ཆགས་པ་དང་། བདུན་ཕྲག་དགུ་པའི་སྔོན་དུ་ཕྱིའི་མཚན་མ་ལས་ཕོ་མོའི་དབྱེ་བ་གསལ་པོར་འབྱེད་མི་ཐུབ་པས་བདུན་ཕྲག་དགུ་པ་ནས་མཚན་མ་ཅུང་གསལ་བ་དང་། རིམ་བཞིན་བྱ་ལི་དང་། གསང་ཤ་ཆུང་བ། གསང་ཤ་ཆེ་བ་སོགས་ཕྱིའི་སྐྱེ་འཕེལ་མ་ལག་རིམ་བཞིན་གྲུབ་པར་བཤད་ཡོད། བྱིས་པའི་དུས་སུ་མངལ་སྒོ་ནི་བུ་སྣོད་ལས་ལྷབ་འགྱུར་གྱིས་ཆེ་བ་དང་ན་གཞོན་གྱི་དུས་ནས་བུ་སྣོད་ཆེ་བར་སླེབ་ཏེ་མངལ་སྒོ་ལས་ཆེ་བར་སྣང་། འོ་ན་ཕྱི་ལུགས་གསོ་རིག་དང་བོད་ལུགས་གསོ་རིག་གི་དགོངས་དོན་གཅིག་ཏུ་འཕེལ་མེད་པས་འགལ་ཟླར་གྱུར་པ་ཡིན་ནམ་ཞེ་ན་མིན་ཏེ། ཕྱི་ལུགས་གསོ་རིག་ལྟར་ན་ཕྱི་ནང་གི་སྐྱེ་འཕེལ་མ་ལག་གི་ཆགས་ཚུལ་རེ་རེ་བཞིན་བསྟན་ཡོད་པ་དང་། བོད་ལུགས་གསོ་རིག་ལྟར་ན་མངལ་གནས་

སྤྱིའི་ལུས་ཁམས་ཀྱི་ཆགས་ཚུལ་བསྟན་པ་ལས་ཁྱད་པར་ཕོ་མོའི་འགྱུར་ཚུལ་དང་འཕེལ་ཚུལ་རེ་རེ་བཞིན་གསལ་པོར་བསྟན་ཡོད་ཀྱང་། སྔོས་སུ་བུད་མེད་ཀྱི་ལུས་ཁམས་ཆགས་ཚུལ་ཆེད་དམིགས་སུ་བསྟན་མེད་པ་མ་གཏོགས། ཆགས་རིམ་ལ་གཞིགས་ན་བདུན་ཕྲག་དང་ཞག་གྲངས་སོགས་ལས་ཕོ་མོའི་འགྱུར་ཚུལ་དང་ཆེར་རྒྱས་ཚུལ་ཞིབ་པར་བསྟན་ཡོད། དེ་ལྟར་ཟླ་བཞི་བདུན་ཕྲག་བཅུ་གསུམ་གྱི་སྔོན་དུ་སྐྱེ་ལམ་བཅས་ཕྱིའི་མཚན་མའི་གཟུགས་དབྱིབས་དོད་མེད་པས། ཕྱིའི་རྣམ་པ་ལས་ཕོ་མོ་གང་ཡིན་དབྱེ་བ་འབྱེད་མི་ཐུབ་པ་དང་། ཟླ་བཞི་བདུན་ཕྲག་བཅུ་གསུམ་ནས་ཕྱིའི་གསང་ཤ་ཆེ་ཆུང་དང་བྱ་ལེ། སྐྱེ་ལམ་བཅས་ཀྱི་གཟུགས་དབྱིབས་གསལ་པོར་དོད་ཡོད་པས་ཕོ་མོའི་དབྱེ་བ་གསལ་པོར་འབྱེད་ཐུབ། ཆགས་པའི་དུས་ནས་འཕེལ་བའི་དུས་སོགས་ལ་གཞིགས་ན་སྤྱིའི་ཆ་ནས་གཞུང་ལུགས་གཉིས་ཀྱི་དགོངས་བཞེད་གཅིག་ཏུ་སྣང་བར་འདོད། དེ་ལྟར་ཆགས་ཤིང་འཕེལ་བའི་བུད་མེད་ཀྱི་སྐྱེ་འཕེལ་མ་ལག་ནི་ན་ཚོད་ཀྱི་འགྲོས་དང་བསྟུན་ནས་འཕེལ་འགྲིབ་བྱེད་བཞིན་ཡོད་དེ་གཤམ་དུ་སྐྱེ་འཕེལ་མ་ལག་སོ་སོར་ཅུང་དཔྱད་ན།

གཅིག སྐྱེ་ལམ།

སྐྱེ་ལམ་ནི་མངལ་ཁྲག་ཕྱིར་འབབ་པ་དང་ཆགས་སྤྱོད་ཀྱི་ལམ། སྐྱེས་པའི་ཁུ་བ་རྒྱུ་བའི་ལམ། མངལ་གནས་ཀྱི་བྱིས་པ་ཕྱིར་འབྱིན་པའི་བརྒྱུད་ལམ་ལྟ་བུ་ཡིན་ལ། ཡར་སྣེ་མངལ་སྒོ་དང་། མདུན་ལྷང་བ་དང་གཅིན་ལམ། རྒྱབ་གཞང་དང་གཉེ་མ་སོགས་ལ་འབྲེལ་ཡོད། མངལ་གནས་ཟླ་ལྔའི་སྐབས་སུ་སྐྱེ་ལམ་གྱི་སྦུབས་ཆགས་པ་དང་། མར་སྣེ་རྟ་མོ་གསར་སྐྱེ་ལྤགས་ཆགས་ཤིང་ཕོ་མོ་འདུ་འཕྲོད་ཀྱི་བྱ་བར་མ་ཞུགས་པའི་ཡར་སྔོན་དུ་ཁ་ཡོངས་སུ་ཕྱེ་མེད་པར་སྐྱེ་ལམ་གྱི་ནད་འགོག་ནུས་ཤུགས་ལ་སྲུང་སྐྱོབ་བྱེད་བཞིན་ཡོད། བྱིས་པའི་དུས་སུ་སྐྱེ་ལམ་ཐུང་རིང་བ་དང་སྐྱེ་ལྤགས་སྲབ་ལ་གཉེར་རིས་མེད་པ། ནད་འགོག་གི་ནུས་ཤུགས་ཞན་པ་བཅས་ཀྱི་ཁྱད་ཆོས་ལྡན་པ་དང་། ན་གཞོན་གྱི་དུས་སུ་རིམ་བཞིན་འཕེལ་ཞིང་རྒྱས་ཏེ་གསང་ཤ་ཆེ་ཆུང་ཆེར་རྒྱས་ཤིང་མདོག་སྨུག་པོར་འགྱུར་བ་དང་། སྐྱེ་ལམ་གྱི་རིང་ཐུང་དང་ཞེང་ཆེར་བསྐྱེད་པ། སྐྱེ་ལྤགས་ཅུང་མཐུག་པོར་གྱུར་ཏེ་གཉེར་རིས་མང་བ་དང་། རྫོངས་སྤུ་སྐྱེས་པ། སྐྱེས་པ་འདོད་པ་སོགས་སེམས་ཀྱི་འགྱུར་བ་དག་དུས་འདི་ནས་འབྱུང་། ལུས་རྟེན་གྱི་ཁོ་ལག་རྫོགས་པའི་རྟགས་མཚན་ཕྱིར་མཐོང་ཆོས་སུ་གྱུར་པའི་མངལ་ཁྲག་སྐྱེ་ལམ་བརྒྱུད་དེ་ཕྱིར་འབབ་པ་ཡིན། སྤྱིར་བཏང་སྐྱེ་ལམ་གྱི་རིང་ཐུང་ལ་མདུན་

ཕྲང་བ་དང་ཉེ་སར་ལོ་སྨྲི་7ནས་ལོ་སྨྲི་9དང་། རྒྱབ་གཉེ་མ་དང་ཉེ་སར་ལོ་སྨྲི་10ནས་ལོ་སྨྲི་12ཙམ་ཡིན་ལ། ཡན་ལག་བརྒྱད་པའི་རང་འགྲེལ་ལས་མངལ་བཤལ་གྱི་སྐབས་སུ། གཙེའུ་ཡི་སྲིད་ནི་སོར་བཅུ་བོ། །རྩེ་མོའི་བུ་ག་ནི་མོ་སྲུན་བཙོས་པ་ཨོང་བར་བྱའོ། །སྨན་གྱི་གཙེའུ་ནི་བུ་འཆག་པའི་མངལ་གྱི་ནང་དུ་སོར་བཞི་བཏང་ངོ་། །ཆུས་འཁྲུགས་ཏེ་ན་ན་གཅིག་གི་ལམ་དུ་སོར་གཉིས་གཏང་ངོ་། །བུ་མོ་ཆུང་ངུ་དང་བྱིས་པ་རྣམས་ལ་ནི་སོར་གཅིག་གོ །ཐུན་འབྲིང་ནི་སྲང་གཅིག་གོ །བུ་མོ་རྣམས་ལ་ནི་ཕུ་ཏུམ་གང་གི་ཚད་ཞོ་གཉིས་སོ། །ཞེས་གཙེའུ་སྐྱེ་ལམ་ནས་ཡར་སྐྱེལ་བའི་རིང་ཚད་སྲིད་སོར་བཅུ་ཞེས་དོན་དུ་དེང་གི་ལོ་སྨྲི་10དང་ལོ་སྨྲི་12ཡས་མས་ཀྱི་ཚད་དང་། དེ་ནི་མཐའ་གཅིག་ཏུ་ངེས་གཏན་མ་ཡིན་པར་ན་ཚོད་ཀྱི་འགྲོས་དང་བསྟུན་ནས་འཕེལ་འགྲིབ་ཀྱི་གནས་ལུགས་གསལ་པོར་བསྟན་ཡོད་དེ། བུ་མོ་ཆུང་ངུ་དང་བྱིས་པར་སོར་གཅིག་དང་། སྨན་གྱི་གཏོང་ཚད་བྱིས་པ་རྣམས་ལ་ཞོ་གཉིས་དང་། སྲང་གཅིག་བཅས་བསྟན་ཡོད་པ་ལས་ཤེས་ཐུབ། ན་ཚོད་དར་མའི་དུས་སུ་སྐྱེ་འཕེལ་དབང་པོ་ཡོངས་སུ་སྨིན་ཞིང་རྒྱས་པའི་དུས་ཡིན་པས། སྐྱེ་ལམ་གྱི་ཆགས་ཚུལ་ལ་འགྱུར་ལྡོག་ཆེན་པོ་མེད་ཀྱང་། ཕོ་མོའི་འདུ་འཕྲོད་ལ་ཞུགས་ཅིང་ལུས་རྗེན་གྱི་ཕོ་ལག་ཡོངས་སུ་རྫོགས་པས་བྱིས་པའི་དུས་དང་ན་གཞོན་གྱི་དུས་ལྟར་མ་ཡིན་པར་བསྣད་སྐྱོན་སོགས་འབྱུང་བ་ཉུང་ཉུང་། རྒན་པོའི་དུས་ནི་ཉུང་ཆུང་ཤས་ཆེ་བ་དང་ལུས་སྟོབས་བྲི་བའི་དུས་ཡིན་པས། སྐྱེ་ལམ་རིམ་བཞིན་འཁུམས་པའམ་ཡང་ན་གཉེར་རིས་ལྡོད་པར་འགྱུར་བ་བཅས་ན་ཚོད་ཀྱི་འགྲོས་དང་བསྟུན་ནས་སྐྱེ་ལམ་གྱི་གནས་ལུགས་རགས་ཙམ་བརྗོད་པའོ། །

གཉིས། མངལ་སྒོ།

མངལ་སྒོ་ནི་བུ་སྣོད་ཀྱི་ཁ་སྟེ་ཐུར་དུ་བསྟན་པའི་ཁ་བྱེའུའི་འཕོངས་དང་འདྲ་བར་གནས་ཡོད་པ་སྟེ། ཟླ་མཚན་མངལ་སྒོ་བརྒྱུད་དེ་སྐྱེ་ལམ་ལས་ཕྱིར་དོན་པ་དང་། སྐྱེས་པའི་ཁྱུ་བ་མངལ་སྒོ་བརྒྱུད་བུ་སྣོད་ནས་ཁམས་འདྲེན་སྲུ་གུའི་གནས་སུ་སྐྱེལ་བཞིན་ཡོད། མངལ་སྒོ་ནི་སྒོ་གཏན་ལྟ་བུ་ཡང་ཡིན་ལ། ཡར་སྣེ་སུམ་ཆའི་གཉིས་བུ་སྣོད་དང་འབྲེལ་ཞིང་མར་སྣེའི་སུམ་ཆའི་གཅིག་སྐྱེ་ལམ་དང་འབྲེལ་ཏེ་སྟོད་སྨད་གཉིས་སུ་དབྱེ་ཡོད་པ་དང་། ན་ཚོད་ཀྱི་འགྱུར་ལྡོག་དང་ཟས་སྤྱོད་ཀྱི་རྐྱེན་ལས་མངལ་སྒོ་ལ་འགྱུར་ལྡོག་འབྱུང་བཞིན་ཡོད་དེ། བྱིས་པ་དང་ན་གཞོན་དུས་སུ་བུད་མེད་ཀྱི་མངལ་སྒོ་ནི་ཆེ་ཆུང་བྱ་སྲེག་པའི་སྒོ་ང་འདྲ་བ་དབྱིབས་སྒོར་མོ་ངོ་བོ་འཛམ་པ་དང་། ན་ཚོད་དར་

ལ་བབས་པའི་དུས་ཁྲག་མཁྲིས་ཤས་ཆེ་བས་བུད་མེད་མང་ཤས་ལ་བུ་སྣོད་དང་འབྲེལ་བའི་མངལ་ཁུང་གི་ཤ་རིམ་བཞིན་སྐྱེ་ལམ་གྱི་ཕྱོགས་སུ་བསྐྱུར་བས་མདོག་དམར་ཞིང་རྨ་རྒྱབ་པ་དང་འདྲ་བར་མངོན་པ་དང་། བུ་བཙས་མ་བཙས་ཀྱི་ཁྱད་པར་ལས་མངལ་སྒོའི་ཆེ་ཆུང་ལ་ཁྱད་པར་ཆེར་ཡོད་དེ། བྱིས་པ་བཙའ་སྐྱོང་གི་བུད་མེད་ཀྱི་མངལ་སྒོ་ནི་བཙའ་དུས་ཤུགས་དྲག་པ་སོགས་ལས་ལ་ལར་མངལ་ཁུང་ནས་གཡས་གཡོན་དུ་བགས་པས་ཡ་མགལ་དང་མ་མགལ་གཉིས་སུ་དབྱེ་ཡོད། ཁྱད་པར་དུ་མངལ་སྒོ་བསྣད་འགྲམས་བྱུང་བ་ལས་སྐྲངས་ཤིང་མདོག་དམར་ལ་རྣག་ཐུམ་མངོན་པ་སོགས་ཀྱི་རྟགས་འབྱུང་སྲིད་པ་མ་ཟད། བཀའ་འགྱུར་གསོ་རིག་གཅེས་བསྡུས་ལས། མངལ་གྱི་སྒོ་ཇ་མོའི་ཁ་ལྟ་བུར་གྱུར་ཏམ་དབུས་ཤིང་རྩ་བ་མང་པོ་ཅན་ལྟ་བུར་གྱུར་ཏམ། སྒོ་གཞོལ་མདའ་ལྟ་བུར་གྱུར་ཏམ། ཤིང་རྟའི་རྩིབས་བཞིན་སོག་གར་འདུག་པའམ་སྦྲ་ལྟ་བུར་འདུག་པའམ། ནས་ཀྱི་གྲ་མ་སྐྱེས་པ་ལྟ་བུར་གྱུར་ཏམ། ཞེས་པ་ལྟར་མངལ་སྒོ་གས་ཤིང་ཇ་མོའི་ཁ་ལྟར་ལྟོད་པས་མངལ་དུ་ཕྱིན་པའི་ཁུ་བ་ཕྱིར་སློན་པར་བྱེད་པ་དང་། ཡང་སྒོ་གཞོལ་མདའ་ལྟ་བུ་ཞེས་གཞོལ་ནི་ཞིང་རྨོ་བའི་ཡོ་བྱད་དེ། དེའི་མདའ་ནི་གཞོལ་གྱི་ཡུ་བ་བུ་ག་སོགས་ཅི་ཡང་མེད་པས་དོན་དུ་མངལ་ཁུང་གི་ཁ་ཟུམ་པར་གྱུར་པ་ལས་ཁུ་བ་བུ་ག་བརྒྱལ་ཏེ་སླེབས་མི་ཐུབ་པ་དང་། ཤིང་རྟའི་རྩིབས་བཞིན་སོག་གར་འདུག་པ་ནི་ནད་ཀྱི་དབང་གིས་འབར་འབུར་མི་སྙོམས་པ་སྟེ། ནད་ཐོག་ལག་ལེན་སྟེང་མངལ་སྒོའི་འབྲས་ནད་ལ་འདི་ལྟ་བུའི་དབྱིབས་མངོན་པར་སྣམ། དེ་དང་དེ་ལྟ་བུའི་མངལ་སྒོ་ནད་ཅན་ལའང་མངལ་ཆགས་པར་མི་འགྱུར་བ་མ་ཟད། མངལ་སྒོ་ནི་བུད་མེད་ཀྱི་མངལ་འབྲས་ནད་བྱུང་སའི་གནས་གཙོ་བོ་ཞིག་ཡིན་པ་ད་ལྟའི་ཞིབ་འཇུག་ལས་དངོས་སུ་ར་སྤྲོད་བྱས་ཡོད། རྒས་པའི་དུས་སུ་རླུང་ཤས་ཆེ་བ་ལས་མངལ་སྒོ་རིམ་གྱིས་འཕྲུམས་ཏེ་དབྱིབས་ཇེ་ཆུང་དང་མདོག་སྐྱ་བོར་མངོན།

གསུམ། བུ་སྣོད།

བུ་སྣོད་ནི་སྐྱེ་ལམ་གྱི་ཡར་སྣེ་མངལ་སྒོ་དང་འབྲེལ་བའི་ཚང་སྨམ་དུ་ཤིང་ཏོག་ལི་དབྱིབས་ཅན་མགོ་མཇུག་ལྡོག་སྟེ་བཞག་པ་དང་འདྲ་བའི་སྦུབས་ཤིག་སྟེ། སྨན་དཔྱད་ཟླ་བའི་རྒྱལ་པོ་ལས། བུད་མེད་མངལ་ནི་སྟོང་ལ་ཞར། །བུ་ཆགས་གང་ན་ཆེ་བར་འགྱུར། །ཞེས་པ་ལྟར། མངལ་བུ་ཆགས་གནས་འཕེལ་བ་དང་ཕྱིའི་ཟླ་མཚན་བསྐྱུན་གསོག་འཕེལ་གསུམ་གྱི་གནས་ཡིན་ཏེ། སྤྱིར་བཏང་གི་ལྗིད་ཚད་ཁེ་50ནས་ཁེ་70དང་། རིང་ཐུང་ལི་སྨི་7ནས་ལི་སྨི་8ཙམ། ཞེང་ཚད་ལི་སྨི་

4ནས་ལི་སྲི་5 མཐུག་ཚད་ལི་སྲི་2ནས་ལི་སྲི་3ཙམ་བཅས་ཡིན། ཡན་ལག་བརྒྱད་པའི་རང་འགྲེལ་ལས། སྨན་གྱི་གཅེའུ་ནི་བུ་འཆག་པའི་མངལ་གྱི་ནང་དུ་སོར་བཞི་བཏང་ངོ་། །ཞེས་དོན་དུ་བུ་སྣོད་ཀྱི་ནང་དུ་ནད་པ་རང་ཉིད་ཀྱི་སོར་བཞི་ཙམ་བཏང་བ་ལས་བུ་སྣོད་སྤྱིའི་ཆེ་ཆུང་རགས་ཙམ་བརྗོད་ཡོད་པ་དང་། བྱིས་པ་དང་ན་གཞོན་གྱི་དུས་སུ་བུ་སྣོད་ནི་མངལ་སྒོ་ལས་ལྷབ་འགྱུར་གྱིས་ཆུང་བ་དང་། དར་མའི་དུས་སུ་བུ་སྣོད་ནི་མངལ་སྒོ་ལས་ལྷབ་འགྱུར་གྱི་ཆེ་ཞིང་རྒན་པོའི་དུས་སུ་བུ་སྣོད་དང་མངལ་སྒོའི་ཆེ་ཆུང་འདྲ་མཉམ་ཡིན། མངལ་ཆགས་པའི་སྐབས་སུ་མངལ་བུ་རྒྱས་པ་ལས་བུ་སྣོད་ཆེར་འཕེལ་བས་བུ་སྣོད་ནི་ལྡེམ་ཤུགས་ཆེ་བའི་སྲུབས་ཤིག་ཡིན་པ་ཤེས་ཐུབ། བུ་སྣོད་ཆུང་བའམ་འཚར་སྐྱེས་མ་ཐུབ་པ་ནི་ནད་ཅན་ཡིན་པས་བུད་མེད་ཀྱི་ཟླ་མཚན་འབྱུང་བ་དང་། མངལ་བུ་ཆགས་པར་གེགས་བྱེད་བཞིན་ཡོད་ལ། མངལ་དུ་བུ་ཆགས་པ་དང་། སྐྲན་ཆེར་ཆགས་པ་དང་བུ་རོ་ལུས་པ་སོགས་ལས་བུ་སྣོད་ཆེར་རྒྱས་པས། བུ་སྣོད་ཀྱི་ལྷང་ཚད་ནི་ནད་ཐོག་ལག་ལེན་སྟེང་ནུས་པ་གལ་ཆེན་འདོན་བཞིན་པ་ཤེས་ཐུབ།

བཀའ་འགྱུར་གསོ་རིག་གཅེས་བཏུས་ལས། གལ་ཏེ་མའི་མངལ་གྱི་གནས་རླུང་ནད་ཀྱིས་ཡོངས་སུ་ཟིན་པར་གྱུར་ཏམ། མཁྲིས་པ་དང་བད་ཀན་གྱིས་ཡོངས་སུ་ཟིན་པར་གྱུར་ཏམ། ཁྲག་གིས་ནོན་པས་མངལ་མདུད་པ་ཅན་དུ་གྱུར་ཏམ། ཤས་གང་བར་གྱུར་ཏམ། སྨན་འཐུངས་སམ། དབུས་གནས་འདྲ་བའམ། གྲོག་མའི་རྐེད་པ་འདྲ་བའམ། ཞེས་དང་། མངལ་འོག་ཏུ་ཟབ་པའམ། སྟེང་དུ་ཟབ་པའམ་མངལ་གྱི་སྣོད་དུ་ཉུང་བ་མ་ཡིན་པའམ། རྟག་ཏུ་ཁྲག་ཟག་པའམ་ཆུ་ཟག་པའམ་བྱ་རོག་གི་མཆུ་ལྟར་རྟག་ཏུ་ཕྱེ་ཞིང་བཙུམ་མི་བཏུབ་པའམ། སྟེང་དང་འོག་དང་ཐ་མ་ཞིང་ཆེ་ཆུང་མི་མཉམ་པའམ། མཐོ་དམན་མི་སྙོམས་ཤིང་འབར་འབུར་དུ་གྱུར་པའམ། ནང་སྲིན་བུས་གཙེས་པའམ་རུལ་ཞིང་སྨུགས་ནས་མི་གཙང་བར་གྱུར་པ་གང་ཡིན་པ་སྟེ། གལ་ཏེ་མའི་མངལ་འདི་ལྟ་བུའི་སྐྱོན་དང་ལྡན་པར་གྱུར་ན་ཐམས་ཅད་མངལ་དུ་འཇུག་པར་མི་འགྱུར་རོ། །ཞེས་བུ་སྣོད་དུ་ཉེས་པས་གཙེས་ཤིང་རླུང་འཕེལ་བས་ཁོང་སྟོང་ཆེར་རྒྱས་ལ་རླུང་ཟད་པས་ཁ་ཟུམ་པ། དེ་བཞིན་དུ་མཁྲིས་པ་ཆེར་འཕེལ་བ་དང་ཟད་པ། བད་ཀན་འཕེལ་བ་དང་ཟད་པ། ཁྲག་འཕེལ་བ་དང་ཟད་པ་སོགས་ལས་བུ་སྣོད་ཀྱི་དབྱིབས་དང་ཆེ་ཆུང་། ནང་ངོས་མི་མཉམ་པ་བཅས་མངོན། ལྷང་ཚད་ལྟར་ན་བུ་སྣོད་ཀྱི་མཐིལ་ཅུང་ཆེ་ཞིང་མངལ་སྒོའི་གནས་སུ་རིམ་བཞིན་ཆུང་བ་དང་། དབུས་གནས་འདྲ་བ་ནི་དེ་ལྟར་མ་ཡིན་པར་མཐིལ་དང་ཁ་གཉིས་ཆེ་ཆུང་མེད་པར་འདྲ་བའི་དོན་ལ་

འཇུག དེ་མིན་གྲོག་མའི་རྐེད་པ་འདྲ་བ་ནི་བུ་སྣོད་ཀྱི་བར་དུ་ཤ་སྲབ་མོ་ཞིག་གིས་སྣོད་གཉིས་སུ་ཆགས་པར་གྱུར་ཡོད་པས་གྲོག་མའི་རྐེད་པ་ལྟ་བུ་ཟུང་དུ་ཆགས་ཡོད། མངལ་འོག་ཏུ་ཟབ་པ་ནི་ནད་ཐོག་ལག་ལེན་སྟེང་མོ་ནད་བརྟག་དཔྱད་བྱེད་པའི་སྐབས་སུ་ལག་གཡས་གཡོན་གང་རུང་གི་གུང་མཛུབ་ཀྱིས་མངལ་སྒོ་རུང་ཡར་བཀུགས་ཏེ་རྒྱ་ཞབས་ལག་པས་མྱངས་བའི་སྐབས་སུ་བུ་སྣོད་རྒྱབ་ཆགས་སུ་གནས་ཏེ་མཐིལ་གསལ་པོར་མྱངས་མི་ཐུབ་པས། ཕྱི་ལུགས་གསོ་རིག་གི་བུ་སྣོད་རྒྱབ་ཆགས་དང་འདྲ་སྙམ། འདིའི་རིགས་ལ་མངལ་བུ་རུང་ཆགས་དཀའ་མོད་མཐའ་གཅིག་ཏུ་མི་ཆགས་པ་མིན་ནོ། །དེ་ལྟར་སྣོད་དུ་མི་རུང་བའི་རིགས་དང་། བུ་སྣོད་ནས་རྟག་ཏུ་ཁྲག་འཛག་པའམ་བྱ་རོག་གི་མཆུ་ལྟར་ཁ་ཟུམ་མི་ཐུབ་པར་འབྱེད་འཛུམ་གྱི་ཤུགས་ཉམས་པས་ཁུ་བ་ཕྱིར་སློན་པ་དང་། བུ་སྣོད་ཀྱི་ཆེ་ཆུང་སྟེང་འོག་ཐ་མ་བཅས་གོང་གི་ཚད་དང་མི་མཉམ་པ་དང་། བུ་སྣོད་ཀྱི་ནང་དོས་མི་སྙོམས་པ་སྟེ། སྤྱི་རུ་བུ་སྣོད་ཀྱི་ནང་དོས་ནི་ཟླ་མཚན་གྱི་བསྐྱུན་གསོག་འཕེལ་གསུམ་དང་འབྲེལ་ཏེ་འགྱུར་ལྡོག་འབྱུང་བཞིན་ཡོད་པ་དང་། ཟླ་མཚན་གྱི་འཁོར་ཡུན་གཅིག་གི་རིང་དུ་ཟླ་མཚན་བསྐྱུན་པའི་སྐབས་སུ་བུ་སྣོད་ཀྱི་ནང་སྐྱི་ཏའོ་སྨི་3ནས་ཏའོ་སྨི་5བར་འཕེལ་ཞིང་། གསོག་པའི་སྐབས་སུ་ཏའོ་སྨི་6ནས་ཏའོ་སྨི་10བར་འཕེལ་བ་དང་། འཕེལ་བའི་སྐབས་སུ་ཤུ་མཐུད་དུ་ཆེར་འཕེལ་ཞིང་ནང་སྐྱི་རྗོལ་ཏེ་ཕྱིའི་ཟླ་མཚན་འབྱུང་བས་དུས་གཅིག་ཏུ་ཡོངས་སུ་ཆ་མཉམ་དང་ནང་དོས་འཕེལ་བར་འགྱུར་མོད། དེ་ལྟར་མ་ཡིན་པར་བུ་སྣོད་མཐིལ་གྱི་ནང་དོས་སྲབ་ཅིང་དཀྱིལ་གྱི་ནང་དོས་མཐུག་པ་ལྟར་མཐོ་དམའ་མི་སྙོམས་པར་འབར་འབུར་མང་བ་དང་། ཡང་ན་ཟླ་མཚན་གྱི་བསྐྱུན་གསོག་འཕེལ་གསུམ་ལྟར་འགྱུར་བ་མེད་པར་ཐོག་མཐའ་བར་གསུམ་དུ་ནང་དོས་ཆེར་འཕེལ་བ་དང་། ཕྱི་སྲིན་ནང་སྲིན་འཁྲུགས་པས་གཙེས་པའམ་རུལ་སྨྱུགས་སུ་གྱུར་པ་བཅས་བུ་སྣོད་དུ་སྐྱོན་འདི་ལྟ་བུ་ལྡན་ན་མངལ་བུ་ཆགས་པར་མི་འགྱུར་བར་བསྟན་ཡོད། སྐྱོན་དང་ལྡན་པ་དེ་དག་ན་རྩོད་ཀྱི་འགྲོས་ལས་འགྱུར་ལྡོག་བྱུང་བ་བསྟན་མེད་ཀྱང་། ནད་ཅན་གྱི་གྲས་སུ་གཏོགས་པ་ཞེས་ཐུབ། དེར་མ་ཟད་བུ་སྣོད་ལས་སྲོག་ལུས་ཀྱི་རྩ་རྣམས་ཐམས་ཅད་གྱིས་པས། ཟླ་མཚན་ཆུ་སེར་རླུང་གིས་ལུས་ཀྱི་ཕྱི་ནང་དང་དབང་པོ་སྒོ་ལྔ་སོགས་སུ་བྱེར་པའང་དེར་འབྲེལ་བ་ཆེར་ཡོད་སྙམ་སྟེ། གསོ་རིག་རྒྱུད་བཞི་ལས། སྲིད་པའི་རྩ་བོ་ཆེ་ནི་རྣམ་བཞི་སྟེ། །དབང་པོ་ཡུལ་ལ་འཆར་བར་བྱེད་པའི་རྩ། །ཀླད་པ་ལ་སྲིད་རྩ་ཕྲན་ལྔ་བརྒྱས་བསྐོར། །དྲན་པའི་དབང་པོ་གསལ་བར་བྱེད་པའི་རྩ། །སྙིང་ལ་སྲིད་ཅིང་རྩ་ཕྲན་ལྔ་བརྒྱས་བསྐོར། །ལུས་ཀྱི་ཕུང་པོ་ཆགས་པར་བྱེད་པའི་རྩ། །ལྟེ་བ་

ལ་སྲིད་རྩ་ཕྲན་ལྔ་བརྒྱས་བསྐོར། །བུ་ཚ་རིགས་རྒྱུད་འཕེལ་བར་བྱེད་པའི་རྩ། །མཚན་མ་ལ་སྲིད་རྩ་ཕྲན་ལྔ་བརྒྱས་བསྐོར། །སྙིང་འོག་ཐད་ཀར་ལུས་ཀུན་རྗེས་སུ་འཛིན། །ཞེས་དང་། གཙང་སྟོད་ཟིན་ཐིག་དང་ཡང་ཐིག་ལས། ལས་དབང་གིས་མོ་ལུས་ཐོབ། བུ་སྣོད་ལྟག་མཚན་དུ་གནས་པས་སྲོག་ལུས་ཀྱི་རྩ་ཆགས། ཞེས་གསུངས་པ་ལྟར་བུ་སྣོད་ནས་སྲོག་ལུས་ཀྱི་རྩ་ཆགས་ཏེ་གླད་པ་དང་། རྒྱུངས་པ། དོན་ལྔ་དང་སྣོད་དྲུག་སོགས་ལ་འབྲེལ་ཚུལ་གོང་དུ་རགས་ཙམ་དཔྱད་ཡོད་པ་ལྟར། མོ་ནད་ཀྱི་རྒྱུ་ཟླ་མཚན་དང་ཆུ་སེར་རླུང་གིས་བྱེར་ཏེ་ལུས་ཕྱི་ནང་ཐམས་ཅད་དུ་ཁྱབ་པའང་རྩའི་གྲོས་ཚུལ་དང་འབྲེལ་བ་ཡོད། དེ་མིན་མན་ངག་བྱེ་བ་རིང་བསྲེལ་པོད་གསུམ་མ་ལས། མངལ་གྱི་བུ་སྣོད་ནང་དུ་ནི། །ལུས་ཀྱི་རྩ་རྣམས་ཐམས་ཅད་འདུས། །ཞེས་པ་སོགས་ལས་ཀྱང་ཤེས་ཐུབ། སྨན་དཔྱད་ཟླ་བའི་རྒྱལ་པོ་ལས། བུ་སྣོད་ཆུ་བུག་ཐུན་མོང་ངོ་། །སྐྱེས་པའི་ས་བོན་རྩ་འབྲུབ་(སྦྲུབས་)ནང་། །བབ་ཅིང་བུད་མེད་མངལ་དུ་འགྲོ །གླད་པའི་སྙིང་ལས་བབས་པའོ། །རྩ་ནི་བཙུད་འབབ་ཐུན་མོང་སྟེ། །ཞེས་པ་ལྟར་རོ། །

བཞི། མཚན་ཁྲི།

མཚན་ཁྲི་ནི་གསང་ཤ་ཆེ་ཆུང་དང་བྲ་ལེ་སོགས་ཀྱིས་གྲུབ་པ་ཞིག་ཡིན་ལ། མངལ་གནས་ཟླ་བ་གསུམ་པ་བདུན་ཕྲག་དགུའི་ཡར་སྔོན་དུ་ཕོ་མོའི་སྣང་ཚུལ་གསལ་པོར་མི་མངོན་པ་དང་། བདུན་ཕྲག་དགུའི་རྗེས་སུ་རིམ་བཞིན་མཚན་ཁྲི་གསལ་པོར་མངོན་ཏེ་ཕོ་མོའི་འགྱུར་བ་འཕེལ་ཞིང་སྨིན་པ་དང་། བྱིས་པའི་དུས་སུ་མཚན་ཁྲིའི་གསང་ཤ་ཆེ་ཆུང་སྦྲབ་ལ་ཆུང་བ་དང་། ན་གཞོན་གྱི་དུས་སུ་འཕེལ་ཞིང་རྒྱས་ཏེ་འཚར་སྐྱེས་བྱུང་བ་དང་བསྟུན། མཚན་དབྲག་དང་གཡས་གཡོན་གྱི་གསང་ཤ་ཆེ་བའི་གནས་སུ་སྤོམ་སྤུ་སྐྱེས་པ་དང་མཆན་སྤུ་ཡང་དུས་འདི་ནས་རིམ་བཞིན་སྐྱེ་བ་ཡིན་ལ། སྐབས་འདིར་གསང་ཤ་ཆེ་བའི་ཁ་ཟུམ་ཡོད། དར་མའི་དུས་སུ་གསང་ཤ་ཆེ་ཆུང་གཉིས་རིམ་བཞིན་གཡས་གཡོན་དུ་ཁ་ཕྱེ་ཡོད་པ་དང་། རྒན་པའི་དུས་སུ་ཉུང་འཕྲུམས་པའི་ཚུལ་དུ་གནས་ཡོད། གསང་ཤ་ཆུང་བ་ནི་གསང་ཤ་ཆེ་བའི་ནང་ངོས་ཀྱི་ཤ་ལེབ་སྲབ་མོ་གཉིས་ཡིན་ལ། བྲ་ལེ་ནི་གསང་ཤ་ཆུང་བའི་ཡར་སྣེའི་འོག་ཏུ་གནས་ཤིང་རྩ་དཀར་དྭ་བའི་ཚུལ་དུ་འབྲེལ་ཡོད་པས་ཚོར་བ་ཧ་ཅང་རྣོ་བ་བཅས་ནི་ན་ཚོད་དང་འབྲེལ་ཏེ་མངལ་གྱི་གནས་ལུགས་རགས་ཙམ་བརྗོད་པའོ། །

གཉིས་པ། ན་ཚོད་དང་འབྲེལ་ཏེ་བསམ་སེའུའི་གནས་ལུགས་ཞིབ་ཏུ་བཤད་པ།

བོད་ལུགས་གསོ་བ་རིག་པ་ལྟར་ན་བསམ་སེའུ་ནི་ཕོ་མོ་དང་དོན་སྙོད་གཉིས་ཀྱི་ཐུན་མོང་གི་གནས་ཡིན་པས་ཏ་ཅང་གཞན་ལ་དེར་བསྣད་འགྲམས་བྱུང་ན་འཆི་བར་འགྱུར་ལ། ཚིགས་པ་བཅུ་གསུམ་པའི་འོག་ཏུ་མཁལ་གཡོན་དང་འབྲེལ་ཏེ་ཁུ་ཚ་རིགས་བརྒྱུད་སྤེལ་བའི་ལས་བྱེད། གསོ་རིག་རྒྱུད་བཞི་ལས། བསམ་སེ་ཚིགས་པ་བཅུ་གསུམ་འོག་ན་གནས། །ཞེས་དང་། བསམ་སེ་རྩ་ཡི་མདུད་པ་ཤ་རྨེན་འདྲ། །དེ་དག་གཞན་པས་འཆི་བའི་གནད་དུ་འགྱུར། །ཞེས་དང་། ཡང་བསམ་སེའུ་རྩ་ནི་དཔྱི་ནས་སྙེ་སར་རྒྱུ། །ཕྲང་བའི་ཆུ་རྩ་སྲོག་རྩ་སྲིད་རྩ་གསུམ། །མཚན་དབྲག་བར་གྱི་དབུས་དང་གཡས་གཡོན་གནས། །དེ་ལྟར་བཤད་པའི་རྩ་རྣམས་ཆད་གྱུར་ན། །ཕལ་ཆེར་འཆི་ཞིང་བཙན་བཏུངས་ཐིགས་སུ་འགྱུར། །བསམ་སེར་སོང་ན་ལུས་སྦྲིད་གན་རྐྱལ་འགྲེལ། །ཞེས་པའི་བསམ་སེའུ་ཡི་ལས་དང་གནས་ལུགས། འདྲ་དཔེ། རྩའི་གནས་ལུགས། གཞན་པའི་གནད་བཅས་གསལ་པོར་བསྟན་ཡོད་པ་དང་། དེང་གི་མཁས་པ་མང་ཤས་ཀྱིས་མོའི་བསམ་སེའུ་ནི་ལོན་ཁྲའོ་ངོས་བཟུང་ཡོད་དེ། དེའི་དབྱིབས་འཛིང་མོ་ཤུན་པ་དཀར་པོ་ཅན་ཏེ་ན་ཚོད་ཀྱི་འགྲོས་དང་བསྟུན་ནས་ཆེ་ཆུང་ལ་འགྱུར་ལྡོག་འབྱུང་བཞིན་ཡོད། མངལ་གནས་ཟླ་བ་དང་པོ་བདུན་ཕྲག་གསུམ་པ་ནས་བཞི་པར་རིམ་གྱིས་ཆགས་མགོ་ཚུགས་པ་དང་། ཟླ་བ་གཉིས་པ་བདུན་ཕྲག་དྲུག་པ་ནས་རིམ་བཞིན་རྒྱས་ཤིང་ཉེ་སྔོན་གྱི་ཞིབ་འཇུག་ལས་བསྟན་དོན་བདུན་ཕྲག་བཅུ་པའི་སྐབས་སུ་བསམ་སེའུ་དུ་གྲུབ་ཅིང་གཟུགས་དབྱིབས་དོད་པ་དང་། བདུན་ཕྲག་བཅུ་དྲུག་གི་སྐབས་སུ་ཆེར་འཕེལ་ཞིང་བྱེད་ནུས་རེ་འགའ་རྫོགས་པའི་ཚུལ་སྟོན་ལ། མངལ་གནས་བདུན་ཕྲག་ཉེར་དྲུག་གི་ཡར་སྔོན་དུ་ངོས་ཆ་ཚང་མིན་པའི་ཕྱི་ཤུན་དཀར་པོ་ཆགས་ཡོད་པ་དང་། བདུན་ཕྲག་སོ་བརྒྱད་ནས་ཕྱི་ཤུན་དཀར་པོས་ངོས་ཡོངས་སུ་གཡོགས་ཡོད། དར་མའི་དུས་ཀྱི་ཡར་སྔོན་དུ་བསམ་སེའུ་ཡི་ཕྱི་ངོས་འཇམ་པ་དང་། དར་མའི་དུས་སུ་ཁམས་དཀར་དམར་སྨིན་ཏེ་ཟགས་ཐོན་བྱས་རྗེས་ཕྱི་ངོས་འབར་འབུར་མི་སྙོམས་པ་དང་། བསམ་སེའུ་ཆེ་ཆུང་4cm×3cm×1cmཙམ་དང་། ལྗིད་ཚད་ཁེ་5-6 མདོག་དཀར་སྐྱ་ཡིན། རྒན་པ་རླུང་ཤས་ཆེ་བས་ཁམས་དཀར་དམར་དྭངས་སྙིགས་འབྱེད་པའི་ནུས་པ་ཇེ་ཞན་དུ་གྱུར་པས་བསམ་སེའུ་རིམ་བཞིན་ཇེ་ཆུང་དང་ངོ་བོ་སྲ་བར་གྱུར་ཏེ་མོ་ནད་བརྟག་དཔྱད་

ཀྱི་སྐབས་སུ་ལག་པས་མྱངས་མི་ཐུབ། མཚན་ཕྱི་དང་སྐྱེ་ལམ། བུ་སྣོད་བཅས་ཕྱི་ནང་གི་སྐྱེ་འཕེལ་མ་ལག་གི་འཕར་རྩ་བསམ་སེའུ་ནས་གྱེས་པ་དང་། ཁམས་དཀར་དམར་གྱི་དྭངས་སྙིགས་སོགས་བསམ་སེའུ་གནས་ནས་ཚུལ་བཞིན་ཏུ་ཕྱེས་པ་ལས་བུད་མེད་རང་གི་ལུས་ཀྱི་གཟི་མདངས་རྒྱས་ཤིང་བུའི་གསོས་སུ་འགྱུར་ལ་བུ་ཚ་རིགས་བརྒྱུད་ལེགས་པར་སྤེལ་ཞིང་མངལ་ཁྲག་ཚུལ་བཞིན་དུ་འབབ་པའི་ལས་མཐའ་དག་ལེགས་པར་འགྲུབ་པ་དང་། དེ་མ་ཡིན་པར་དྭངས་སྙིགས་ཚུལ་བཞིན་དུ་འབྱེད་མ་ཐུབ་པར་གང་གི་གནས་སུ་འགགས་ན་དེའི་ནད་རྟགས་གསལ་པོར་སྟོན་པར་བྱེད་དེ། ཁམས་དཀར་དམར་ནི་གཙོ་བོ་གླད་པ་དང་གླད་སྙིང་གི་ས་བོན་བཙུད་ཀྱི་རྩ་ལས་རྒྱུངས་པ་བརྒྱུད་མཁལ་གཡོན་གྱི་གནས་སུ་འབབ་པ་དང་། མཁལ་གཡོན་ནས་བསམ་སེའུ་གནས་སུ་འབབ་བཞིན་ཡོད་སྐབས་ལ། དེང་རབས་གསོ་རིག་ལྟར་ན་ཁམས་དཀར་དམར་གཙོ་བོ་གླད་པའི་རྒྱུངས་གཟུགས་ཀྱིས་ཐོག་ཐུག་ལ་བརྟེན་ནས་ཟླ་རེར་ཕྱིར་མཐོང་ཆོས་སུ་གྱུར་པའི་ཟླ་མཚན་མ་བབས་པའི་ཉིན་14སྔོན་ནས་ཁམས་འདྲེན་སྦྲུ་གུ་བརྒྱུད་སྐྱེས་པའི་ཁུ་བ་དང་འདྲེས་ཏེ་བུ་ཆགས་པའི་རྒྱུ་རུ་འགྱུར་བ་དང་། གལ་ཏེ་སྐྱེས་པའི་ཁུ་བ་དང་མ་འཕྲད་ན་རང་ཤུགས་ཀྱིས་བསམ་སེའུ་གནས་སུ་འཁྲུམས་ལ། ཁམས་འབབ་ཚུལ་སོགས་བོད་ཕྱི་གསོ་རིག་ལུགས་གཉིས་ལ་མཚུངས་ཆོས་མཆིས་པ་དང་། ཞིབ་མོར་ད་དུང་མུ་མཐུད་དུ་དཔྱད་པའི་གནས་སོ། །གཞན་ཡང་སྨན་དཔྱད་ཟླ་བའི་རྒྱལ་བ་ལས། བསམ་སེའུ་སྨན་ནི་སྲིད་ལ་གནོད། །དགེ་དགུ་མི་ཤེས་ལྟེ་བ་མཁྲང་། །ས་བོན་སྐམས་ནས་རྟུལ་ཁ་སྐྱི། །གསུས་པ་ཆེ་ཞིང་ཡན་ལག་ཕྲ། །གཞང་ཁ་སྨོམ་པ་དག་ཏུའོ། །བསམ་སེའུ་དག་ནི་ལུས་ཟུངས་ཡིན། །དེ་ལ་སྨན་ཞུགས་ངན་པའོ། །ཞེས་བསམ་སེའུ་སྙིང་དུ་སྨན་ཕྱུང་ན་ས་བོན་སྐམས་པ་དང་རྟུལ་ཁ་སྐྱི་བ་བཅས་ཀྱི་རྟགས་འབྱུང་བ་ལས་ཀྱང་བསམ་སེའུ་དང་གླད་པའི་དབུས་ཀྱི་རྩ་གཉིས་ས་བོན་འཛག་པའི་བྱེད་ནུས་ཡོད་པ་མཚོན་ཐུབ་ལ། དེང་རབས་གསོ་རིག་གི་ཟླ་མཚན་སྐམ་ཆད་རྟགས་འདུས①རིགས་ལ་རྟུལ་ཁ་སྐྱི་བའི་ནད་རྟགས་གཙོ་ཆེ་བས་དེའི་སྒྲུབ་བྱེད་ནི་ས་བོན་སྐམས་ནས་རྟུལ་ཁ་སྐྱི་ཞེས་པ་འདི་ཡིན་སྐབས། བསམ་སེའུ་དང་ས་བོན་དག་ནི་ལུས་ཟུངས་ཡིན་པ་དང་། གལ་ཏེ་དེར་འཕེལ་ཟད་འཁྲུགས་གསུམ་གྱི་ནད་གང་རུང་བྱུང་ན་ལུས་ཟུངས་ལ་གནོད་པ་དང་། ལོ་ན་རྒན་པའི་བུད་མེད་དག་ལ་ནད་འདི་འབྱུང་མང་བའང་གཅིག་ན་རྒས་པ་རླུང་མི་ཡིན་

---

① ཟླ་མཚན་སྐམ་ཆད་རྟགས་འདུས། 围绝经期综合征

པ་དང་། གཉིས་ན་ལུས་ཀྱི་དབང་པོ་ཉམས་པ་དང་བསྟུན་ནས་བསམ་སེའུ་ནུས་པ་ཡང་རིམ་བཞིན་ཉམས་རྒུད་དུ་གྱུར་ཏེ་ས་བོན་ཉམས་པར་གྱུར་ན་ལུས་ཟུངས་ཟད་པས་རླུང་སྐྱེས་ཏེ་རྟུལ་ཁ་སྐྱི་བ་ཡིན་ནམ་སྙམ། བསམ་སེའུ་ཡི་གནས་སུ་ནད་བྱུང་ན་ཁམས་དཀར་དམར་ཡང་འཕེལ་ཟད་གང་ཉུང་དུ་འགྱུར་སྲིད་པ་མ་ཟད། མངལ་བུ་ཆགས་པར་གནོད་པས་བསམ་སེའུ་ནི་དོན་སྣོད་གཉིས་ཀྱི་ཐུན་མོང་གི་གནས་དང་། གནས་དེ་ནི་ཁམས་དཀར་དམར་དྭངས་སྙིགས་འབྱེད་པའི་གནས་གཙོ་བོ་ཞིག་ཡིན་ལ། དྭངས་སྙིགས་ཚུལ་བཞིན་དུ་འབྱེད་མ་ཐུབ་པས་ལུས་ཤ་ཆེར་རྒྱས་པ་སོགས་བད་ཀན་གྱི་ན་ལུགས་སྟོན་པས་བད་ཀན་གྱི་གནས་སུ་བཞག་ན་མི་ཆོག་རྒྱུ་མེད་དོ། །

སྡོམ་ཚུང་།

ཟས་སྐོམ་གྱི་འཚོ་བཅུད་དང་། ཕོར་ཡུག་གི་འགྱུར་ལྡོག ཉེས་པའི་འཕེལ་འགྲིབ། ན་ཚོད་ཀྱི་འགྲོས་དང་བསྟུན་ནས་བུད་མེད་ལུས་ཁམས་ཀྱི་གནས་ལུགས་ལས་མངལ་གྱི་ཆེ་ཆུང་དང་དབྱིབས། བྱེད་ལས་ལ་འགྱུར་ལྡོག་འབྱུང་བཞིན་ཡོད། འཛམ་གླིང་འཕྲོད་བསྟེན་ཚོགས་པས་བྱིས་པ་དང་། ན་གཞོན། དར་མ། རྒན་པོ་བཅས་ན་ཚོད་བཞི་རུ་དགར་ཡོད་པ་རྒྱུད་ཀྱི་དགོངས་དོན་དང་མཐུན་པས་རང་ལུགས་སུ་བཞག་སྟེ། མཚན་ཕྱི་དང་གསང་ཤ་ཆེ་ཆུང་། སྐྱེ་ལམ་དང་མངལ་སྒོ། ཁྱད་པར་དུ་མིའི་ལུས་རྟེན་གྱི་འབྱུང་ཁུངས་དང་ཕྱིའི་ཟླ་མཚན་བསྐྱུན་གསོག་འཕེལ་གསུམ་གྱི་གནས་བུ་སྣོད་དང་། མིའི་རིགས་རྒྱུད་སྤེལ་བ་ལ་མེད་དུ་མི་རུང་བའི་བསམ་སེའུ་བཅས་ནི་ན་ཚོད་ཀྱི་འགྲོས་དང་བསྟུན་ནས་འཕེལ་འགྲིབ་བྱེད་བཞིན་ཡོད་པ་དང་། བྱིས་པ་དང་ན་གཞོན་ནི་བད་ཀན་ཅུང་ཤས་ཆེ་བས་ཕྱི་ནང་གི་སྐྱེ་འཕེལ་མ་ལག་འཚར་སྐྱེས་ཀྱི་དུས་དང་སྨིན་པའི་དུས་ཡིན་ལ། དར་མ་ཁྲག་མཁྲིས་ཤས་ཆེ་བས་ཡོངས་སུ་སྨིན་པའི་དུས། རྒན་པ་རླུང་ཤས་ཆེ་བས་སྨིན་པ་འགྲིབ་པའི་དུས་བཅས་ན་ཚོད་དང་བསྟུན་ནས་སྐྱེ་འཕེལ་དབང་པོའི་ཆེ་ཆུང་དང་དབྱིབས། བྱེད་ལས་འཕེལ་འགྲིབ་བྱེད་པ་ནི་རང་གི་ལྟང་ཚད་དང་ལྡན་པ་ཡིན་མོད། འོན་ཀྱང་ལ་ལ་ཞིག་ལྷན་སྐྱེས་སུ་ཉེས་པས་གཙེས་པ་ལས་བུ་སྣོད་གྲོག་མའི་རྐེད་པའི་དབྱིབས་དང་གཤོལ་མདའ་ལྟ་བུ། ཆེ་ཆུང་ལ་འགྱུར་བ་མེད་པ་བྱིས་པའི་བུ་སྣོད་ལྟར་དང་། ཁམས་དཀར་དམར་བབས་པའི་སྟ་གཞུག

དང་ན་ཚོད་རྒན་གཞོན་ལས་བསམ་སེའུའི་ཆེ་ཆུང་ལ་འགྱུར་ལྡོག་མེད་པ་བཅས་ནི་ནད་ཅན་གྱི་ཁོངས་སུ་གཏོགས་པ་དང་། ལ་ལ་ཞིག་འགྱུར་ལྡོག་འབྱུང་བཞིན་ཡོད་ཀྱང་སྨན་པས་མ་ཤེས་པར་གསོ་བ་ལོག་ཏུ་འགྲོ་བའང་ཡོད་དེ། དཔེར་ན་མངལ་སྐྱོའི་མདོག་ནི་ཕྱིས་པ་དང་ན་གཞོན་གྱི་དུས་བད་ཀན་ཤས་ཆེ་བས་ངོ་བོ་འཛམ་ལ་མདོག་ཅུང་དམར་སྐྱ་མདོན་པ་དང་། དར་མའི་དུས་ཁྲག་མཁྲིས་ཚ་བ་ཤས་ཆེ་བས་ཅུང་དམར་ཤས་ཆེ་བ་ལྷང་ཚད་དང་ལྡན་པ་ཡིན་ཡང་། ན་ཚོད་ཀྱི་འགྲོས་དང་བསྟུན་ནས་ལུས་ཀྱི་ཆ་ཤས་ཀྱི་འཕེལ་འགྲིབ་ལྷང་ཚད་ལྡན་པ་མ་ཤེས་པར་དེང་གི་ཆར་མངལ་ཁར་རྒྱ་རྫོལ་བའི་ནད་ལ་ངོས་བཟུང་བ་དེར་དེང་རབས་གསོ་རིག་ལས་མངལ་སྐོར་རྒྱ་རྫོལ་བ་ནི་དོན་དངོས་སུ་རྒྱ་རྫོལ་བ་མིན་ཏེ། ན་ཚོད་ཀྱི་འགྲོས་དང་བསྟུན་ནས་མངལ་ཁུང་གི་ཤ་རིམ་བཞིན་སྐྱེ་ལམ་གྱི་ཕྱོགས་སུ་བསྒྱུར་བས་མདོག་དམར་ལ་རྒྱ་འབྲུམ་རྫོལ་བ་ལྟ་བུ་ནི་ལུས་ཟུངས་ལྷང་ཚད་དང་ལྡན་པས། ཐོག་མ་ནས་མངལ་སྐོར་རྒྱ་རྫོལ་བ་ནད་ཅན་ཞིག་མིན་པར་སྐྱེ་ལུགས་རང་བཞིན་ཡིན་པ་ཡིད་ལ་ངེས་དགོས་ཞེས་པའང་གནད་འདི་ལ་ཐུག་ཡོད། དེ་ལྟར་དུས་དང་རྣམ་པ་ཀུན་ཏུ་ན་ཚོད་ཀྱི་འགྲོས་དང་བསྟུན་ནས་སྐྱེ་འཕེལ་དབང་པོའི་འཚར་སྐྱེས་དང་འཕེལ་འགྲིབ་ཀྱི་ལྷང་ཚད་ཡིད་ལ་ངེས་ན། ནད་ཐོག་ལག་ལེན་སྟེང་ནད་ངོས་འཛིན་མི་ནོར་བར་སྟོན་འགྲོའི་ཆ་རྐྱེན་བསྐྲུན་ཐུབ་པོ། །

ས་བཅད་གསུམ་པ། མོ་ནད་ཀྱི་རྒྱུ་ལ་དཔྱད་པ།

གླེང་སློང་།

སྤྱིར་ནད་ཀྱི་སྤྱིའི་རྒྱུ་མ་རིག་པ་དང་ཁྱད་པར་གྱི་རྒྱུ་དུག་གསུམ་ལས་མཚུངས་ལྡན་གྱི་འབྲས་བུ་རླུང་མཁྲིས་བད་ཀན་གསུམ་བསྐྱེད་པ་དང་། ཐ་མལ་དུ་གནས་པའི་རླུང་མཁྲིས་བད་ཀན་གསུམ་ལ་དུས་གདོན་ཟས་སྤྱོད་ཀྱི་རྐྱེན་ཚོགས་དང་འཕྲད་པས་འབྲས་བུ་ནད་བསྐྱེད་དེ། གསོ་རིག་རྒྱུད་བཞི་ལས། སློང་བ་རྒྱུ་རྐྱེན་ཟས་དང་སྤྱོད་ལམ་རྣམས། །གང་ཟོས་གང་བྱས་ནད་ཀུན་རྗོགས་པར་ནུས། །ཁྱད་པར་སློང་བའི་རྐྱེན་གྱིས་ཤེས་པར་བྱ། །ཅི་ཕྱིར་རྒྱུ་ལས་འབྲས་བུ་འགལ་མི་སྲིད། །ཅེས་པ་ལྟར། རྐྱེན་དུས་དང་དབང་པོ་དང་སྤྱོད་ལམ་རྣམས་དམན་པ་དང་ལྷག་པ་དང་ལོག་པ་རྒྱུའི་རྐྱེན་སྐྱེ་མཆེད་དང་། ཉེས་པ་གསུམ་རང་རང་གི་མཚན་ཉིད་གང་དང་མཐུན་པས་ནུས་པ་སྐྱེད་ཅིང་འཕེལ་བ་དང་། དེར་མགོ་གནོན་མེད་པར་མཚན་ཉིད་འགྱུགས་པ་བཅས་བདག་པོའི་རྐྱེན་གསོག་ལྡང་དང་། ཁྱད་པར་དུ་ཟས་ཁ་དང་ཡང་རྩུབ་བསྙེན་དྲགས་སོགས་ལས་རླུང་བསྐྱེད་པ་ལྟ་བུ་དེ་མ་ཐག་པའི་སློང་རྐྱེན་བཅས་རྒྱུ་ཚོགས་དང་རྐྱེན་ཚོགས་འཕྲད་ན་ནད་གཞི་གསོག་ལྡང་དང་འཕེལ་ཟད་འགྲུགས་གསུམ་གང་རུང་དུ་གྱུར་ཏེ་ལུས་ལ་གནོད་ཅིང་གདུང་བར་བྱེད་དེ། གསོ་རིག་རྒྱུད་བཞི་ལས། རྣམ་པར་མ་གྱུར་ཐ་མལ་ལུས་པོ་ལ། །མི་ན་གནས་དང་རིང་དུ་འཚོ་བར་བྱ། །དང་པོར་མི་ན་གནས་པར་བྱ་བ་ནི། །ནད་ཀུན་རྒྱུ་ལས་རྐྱེན་གྱིས་བསླང་ལས་འབྱུང་། །རྐྱེན་མེད་རྒྱུ་ལས་འབྲས་བུ་འབྱུང་མི་སྲིད། །དེ་ཕྱིར་ནད་རྣམས་ཀུན་གྱི་རྐྱེན་སྤང་བྱ། །དུས་དང་དབང་པོ་སྤྱོད་ལམ་རོ་ནུས་རྣམས། །སྨན་དང་ལོག་པ་ལྷག་པས་ནད་སྐྱེད་ལ། །ཡང་དག་སྦྱོར་བ་ནད་མེད་གནས་པའི་རྒྱུ། །དེ་ཕྱིར་སྤྱོད་ལམ་ཟས་སྨན་རྣམ་གསུམ་པོ། །ཡང་དག་བསྟེན་པས་ནད་མེད་བདེར་གནས་འགྱུར། །ཞེས་གསུངས་པ་ལྟར་ཟས་སྤྱོད་དུས་གདོན་སོགས་རྐྱེན་དང་འཕྲད་པས་ཉེས་པ་གསུམ་རང་གི་ལྡང་ཚད་ལས་འདས་ཏེ་འཕེལ་ཟད་འགྲུགས་གསུམ་གང་རུང་དུ་གྱུར་ན་ལུས་ལ་བདེ་མེད་ནད་འབྱུང་བར་བྱེད་པ་དང་། ཟས་སྤྱོད་དུས་གདོན་གྱི་རྐྱེན་

ཡང་དག་བསྟེན་ན་ཐ་མལ་བའི་རླུང་མཁྲིས་བད་ཀན་གསུམ་གསོག་ལྡང་དང་འཁྲིལ་འབྲུགས་སུ་འགྱུར་བའི་སྐབས་མེད་པས་རྐྱེན་མེད་པར་ལུས་ཆགས་གནས་འཇིགས་གསུམ་གྱི་རྩ་བ་ཉེས་པ་གསུམ་ཆ་སྙོམས་སུ་གནས་ཏེ་འཁྲིལ་འབྲུགས་གང་ཅུང་དུ་འགྱུར་མི་ཐུབ་བོ། །འོན་ཀྱང་སྐབས་སོ་སོའི་བརྗོད་དོན་མི་འདྲ་བའི་དབང་གིས་རྒྱུ་དང་རྐྱེན་གཉིས་གཞི་གཅིག་ཏུ་འདྲེས་ཏེ་རྐྱེན་ལའང་རྒྱུ་ཞེས་བརྗོད་པའི་སྐབས་ཡོད་དེ། གསོ་རིག་རྒྱུད་བཞི་ལས། རྒྱུ་ནི་རང་རང་སྐྱེད་པའི་རྐྱེན་ཡིན་ཏེ། །ཞེས་གསུངས་ཡོད་པས་སྐབས་ཐོབ་སོ་སོར་གོ་བ་ལེན་ཤེས་དགོས། དེ་ལྟར་ནད་གང་ལའང་རྒྱུ་དང་རྐྱེན་མེད་པར་ནད་གཞིའི་ངོ་བོར་འགྱུར་མི་ཐུབ་པས། ཟླ་མཚན་ཚུ་སེར་རླུང་གིས་བྱེར་བ་ལས། །རྩ་ནད་ཅེས་བྱ་ཚབས་ནད་བཅུ་དྲུག་འགྱུར། །ཞེས་དང་། ཟླ་མཚན་ཚུ་སེར་རླུང་གིས་སྒྲིལ་བ་ལ། །ཚབས་སྐྲན་ཞེས་བྱ་དབྱེ་བ་དགུ་རུ་འགྱུར། །ཞེས་གསུངས་པ་ལྟར་དང་། མན་ངག་པོ་ཏི་དམར་པོ་ལས། བུད་མེད་མངལ་ལ་བསྟན་པའི་ནད། །རླུང་མ་རྫོགས་[གཏོགས་]པ་ཡོད་མ་ཡིན། །ཞེས་མོ་ནད་ཀུན་གྱི་རྒྱུ་ནི་ཟླ་མཚན་དང་རླུང་ཡིན་པ་གསལ་པོར་བསྟན་ཡོད། འོ་ན་ནད་རྣམས་ཀུན་གྱི་ཉེ་རྒྱུ་ནི་ཉེས་པ་གསུམ་ཡིན་པས་ཅིའི་ཕྱིར་མོ་ནད་ཀྱི་རྒྱུ་རུ་ཉེས་པ་གསུམ་པོ་མ་བཞག་པར་ཟླ་མཚན་བཞག་པ་ཡིན་ནམ་ཞེ་ན། ཟླ་མཚན་ནི་བུད་མེད་པོ་ནའི་ཁྱད་ཆོས་ཡོངས་སུ་མངོན་པའི་ལུས་ཟུངས་ཀུན་གྱི་ཕྱི་མ་ཁམས་དཀར་དམར་གཉིས་ཏེ། ཉེས་པ་རླུང་མཁྲིས་བད་ཀན་གསུམ་ལུས་ཀྱི་ཆ་ཤས་ཀུན་ལ་ཁྱབ་པས་དེའི་བྱེད་ལས་ལ་བརྟེན་ནས་ཁམས་དཀར་དམར་དྭངས་སྙིགས་ཚུལ་བཞིན་དུ་ཕྱེ་བས་བུད་མེད་ཀྱི་ལུས་བདེ་བར་གནས་པ་དང་། དྭངས་སྙིགས་ཚུལ་བཞིན་དུ་འབྱེད་མ་ཐུབ་པར་སྙིགས་མ་དྭངས་མའི་རྩ་ལམ་དུ་ཤོར་བས་མོ་ནད་བསྐྱེད་ཅིང་། དྭངས་སྙིགས་ཚུལ་བཞིན་དུ་འབྱེད་པའི་ལས་གཙོ་བོ་ཉེས་པ་གསུམ་གར་རག་ལས་པས་རྟེན་ཟླ་མཚན་ལ་བརྟེན་པ་ཉེས་པ་གསུམ་རང་བཞིན་དུ་གནས་ཡོད་པ་ཤེས་ཐུབ། རྟེན་དང་བརྟེན་པ་འཁྲིལ་འབྲུགས་གང་ཅུང་དུ་གྱུར་ན་བཅོས་ཐབས་གཅིག་བསྟེན་དགོས་ལ། གསོ་རིག་རྒྱུད་བཞི་ལས། རྟེན་དང་བརྟེན་པ་འཁྲིལ་ཟད་བཅོས་ཐབས་གཅིག །ཅེས་པ་ལྟར་བུད་མེད་ལུས་རྟེན་གྱི་ཁྱད་ཆོས་ལ་ཆེད་དུ་དམིགས་ཏེ་ཤུགས་སུ་ཉེས་པའི་འཁྲིལ་འབྲུགས་རྟོགས་དགོས་པར་བསྟན་ཡོད་སྙམ། ཆ་ལག་བཅོ་བརྒྱད་ལས། (གནོད་བྱེད་)ནད་ལ་རྩ་བ་(འི་ནད་དང་)ཡན་ལག་(གི་ནད་དང་)གཉིས(སུ)། །རྩ་བ་(འི་ནད་ནི་)རྒྱུ་རྐྱེན་(གྱིས་བསྐྱེད་པའི་)ནད་དྲུག་སྟེ། །རྒྱུས་བསྐྱེད་རླུང་མཁྲིས་(ནད་ལ་རྒྱུ་རླུང་མཁྲིས་བད་ཀན་གསུམ་ལས་མེད་པའི་ཕྱིར་)བད་ཀན་གསུམ། །རྐྱེན་(དེ་རྣམས་ཀྱིས་

བསྐྱེད་པའི་ནད་)བསྐྱེད་ཁྲག་དང་སྲིན་དང་ཆུ་སེར་གསུམ། །ཞེས་པ་ལྟར་རྐྱེན་གྱིས་བསྐྱེད་པའི་ནད་ཁྲག་དང་སྲིན་དང་ཆུ་སེར་གསུངས་ཡོད་པ་དང་། བཀའ་འགྱུར་གསོ་རིག་གཅེས་བསྡུས་ཀྱི་སྲིན་རིགས་བརྒྱད་ཅུ་བསྟན་པའི་སྐབས་སུ་མངལ་ན་གནས་པའི་སྲིན་རིགས་བཅུ་དང་། མན་ངག་པོ་ཏི་དམར་པོ་ཏ། བུད་མེད་ལ་སྐྱེས་པ་ལས་ལྷག་པའི་སྲིན་རིགས་ཉེར་ལྔ་དང་མངལ་དུ་གནས་པའི་སྲིན་རིགས་བཞི་སོགས་བསྟན་ཡོད་པ་མ་ཟད། སྲིན་བུ་དེ་དག་གིས་ལུས་ཆགས་གནས་འཛིགས་པར་བྱེད་ལ། གསོ་རིག་རྒྱུད་བཞིའི་སྐབས་སུ་མངལ་སྲིན་ལངས་ཁྲོས་བསྟན་ཡོད་པ་བཅས་ལ་གཞིགས་ན། རྒྱུ་སྲིན་ལས་མོ་ནད་སྣ་ཚོགས་བསྐྱེད་བཞིན་ཡོད་སྙམ་པས། འདིར་མོ་ནད་ཀྱི་རྒྱུ་ཟླ་མཚན་དང་རླུང་། སྲིན་བཅས་ལ་ཟུར་དཔྱད་པར་བྱའོ། །

དང་པོ། རྒྱུ་ཟླ་མཚན་ལ་དཔྱད་པ།

དེ་ཡང་བུད་མེད་ལུས་ཀྱི་གནས་ལུགས་སྐྱེས་པ་ཕོ་ལས་ཁྱད་པར་དུ་ལྷག་པས་ནད་ཀྱི་རྣམ་གྲངས་ཀྱང་སྐྱེས་པ་ལས་ལྷག་པ་དང་། དེ་དག་ཀུན་གྱི་རྒྱུ་ཟླ་མཚན་གྱི་ངོས་འཛིན་སྟངས་ལ་སྨྲ་དོག་ཡངས་ཀྱི་གོ་བ་ལེན་སྟངས་མཆིས་པས། ལུས་ཕྱིར་མཐོང་ཆོས་སུ་གྱུར་ཞིང་ཕྱིར་འབབ་པའི་མངལ་ཁྲག་ཁོ་ན་མ་ཡིན་པར་བུད་མེད་ཀྱི་ཁམས་དཀར་དམར་གཉིས་ལས་དམར་པོ་དྭངས་སྙིགས་གཉིས་སུ་ཕྱེ་བའི་དྭངས་མས་ལུས་ཀྱི་མདངས་དང་། སྙིགས་མ་དྭངས་སྙིགས་གཉིས་སུ་ཕྱེ་བའི་དྭངས་མས་བུ་འཛིན་པར་བྱེད་ལ། སྙིགས་མའི་སྙིགས་མ་ཟླ་རེར་མངལ་སྒོ་ནས་ཕྱིར་འབབ་པར་བྱེད་པས་སྤྱིའི་དབང་དུ་ལོ་བཅུ་གཉིས་ལོན་དུས་མཚལ་འཆར་ཞེས་བུད་མེད་ལུས་རྟེན་གྱི་ཁོ་ལག་རྫོགས་པའི་རྟགས་མཚན་དུ་འདོད། ཁམས་དཀར་གྱི་དྭངས་མས་ལུས་ཀྱི་མདངས་རྒྱས་པར་བྱེད་པ་དང་བུད་མེད་རང་གི་ལུས་ཀྱི་གསོས་སུ་འགྱུར་བ་དང་། སྙིགས་མ་ནུ་ཞོ་རུ་འགྱུར་ཞིང་མངལ་ནས་ཕྱིར་འབབ་པ་དང་། མངལ་སྦྲུམ་པའི་སྐབས་སུ་བུའི་གསོས་སུ་འགྱུར་བ་མ་ཟད། དེ་དག་ཀྱང་དེང་རབས་གསོ་རིག་ལྟར་ན་སྣད་པའི་དབང་རྩས་བཀོད་འདོམས་བྱེད་བཞིན་ཡོད། གསོ་རིག་རྒྱུད་བཞི་ལས། ལུས་ཟུངས་ཕྱི་མ་ཁུ་བ་དཀར་དམར་གཉིས། །ཟླ་མཚན་དམར་པོ་བཅུ་གཉིས་ལོན་ནས་འཛག །མངལ་ནང་ཁུ་བ་འཛིན་ཞིང་ཤ་ལུས་སྐྱེད། །དཀར་པོ་ནུ་མ་ལ་རྒྱས་གསོས་སུ་འགྱུར། །ཞེས་དང་། མ་ཡི་ཟླ་མཚན་ཤ་ཁྲག་དོན་སྣོད་སྐྱེད། །ཅེས་དང་། ཟླ་

མཚན་ལྡན་པ་སྐྱེས་པ་འདོད་པའི་རྟགས། །ཞེས་གོང་འོག་གི་ཚིག་དོན་ལྟར་ན་ཟླ་མཚན་ནི་ཁམས་དཀར་དམར་དང་ལུས་ཕྱིར་མཐོང་ཆོས་སུ་གྱུར་པའི་མངལ་ཁྲག་གཉིས་ལ་གོ་བས་སྐབས་སོ་སོར་གོ་བ་ལེན་ཚུལ་མི་འདྲ་བ་ཡོད་པ་ཤེས་ཐུབ་པ་དང་། ཁམས་དཀར་དམར་དྭངས་སྙིགས་གཉིས་སུ་ཕྱེས་ཏེ་རང་རང་གི་བྱེད་ལས་ཀྱང་མི་མཚུངས་པ་བསྟན་ཡོད་པས་དྭངས་སྙིགས་ཚུལ་བཞིན་འབྱེད་མ་ཐུབ་པར་མོ་ནད་སྣ་ཚོགས་བསྐྱེད་པས་རྒྱུ་རྐྱེན་བཞག་པ་དང་། མོ་ནད་གཙོ་ཐལ་གང་ཡིན་ཀྱང་རྒྱུ་ཟླ་མཚན་ཞེས་པའི་སྐབས་སུ་ཁམས་དཀར་དམར་གྱི་གྱུར་ཚུལ་དེར་རག་ལས་པ་ཤེས་དགོས། གལ་ཏེ་མོ་ནད་ཀྱི་རྒྱུ་ཟླ་མཚན་ནི་ཐུར་དུ་འབབ་པའི་མངལ་ཁྲག་ཁོ་ནར་གོ་བ་བླངས་ན། འོ་ན་རྩ་ནད་བཅུ་དྲུག་གི་གྲངས་སུ་བགྲངས་ཡོད་པའི་བུ་ཚབས་ཀྱི་རྒྱུ་དེ་ཐུར་དུ་འབབ་པའི་མངལ་ཁྲག་ཁོ་ན་ཡིན་ནམ་བུད་མེད་ཀྱི་ཁམས་དཀར་དམར་དྭངས་སྙིགས་ཚུལ་བཞིན་འབྱེད་མ་ཐུབ་པ་ཡིན། དེ་བཞིན་མོ་ནད་ཐལ་བ་བརྒྱད་ཀྱི་རྒྱུའང་ཁམས་དཀར་དམར་ཞེས་པའི་ཟླ་མཚན་དང་འབྲེལ་བ་དམ་ཟབ་ཡོད་པ་ཤེས་ཐུབ། གཞན་ཡང་རྒན་ལྷ་མོ་སྐྱིད་ཀྱི་དཔྱད་རྩོམ་ཟླ་མཚན་གྱི་རྣམ་པར་དཔྱད་པ་བློ་ཆུང་བྱིས་པའི་མགུལ་རྒྱན་ཞེས་པའི་ནང་དུ། ཁམས་དང་ཟླ་མཚན་གཉིས་ངོ་བོ་གཞི་མཐུན་གྱི་སྒོ་ནས་དེ་གཉིས་ཀའི་ཐུན་མོང་གི་གདགས་གཞི་ལ་ཟླ་མཚན་ཞེས་བཏགས་པ་ལས་མངལ་སྒོ་ནས་ཕྱིར་འཛག་པའི་ཟླ་མཚན་ལ་གོ་ན་ག་ལ་རུང་། ཞེས་པ་སོགས་ལས་ཀྱང་མོ་ནད་ཀྱི་རྒྱུ་ཟླ་མཚན་ནི་བུད་མེད་ཀྱི་ཁམས་དཀར་དམར་གཉིས་ལ་གོ་བ་ལས་ཕྱིར་འབབ་པའི་མངལ་ཁྲག་ཁོ་ནར་གོ་བ་བླངས་མེད་པ་ཤེས་ཐུབ། ཁམས་དཀར་དམར་དེའི་ཁམས་ན་ཡོད་པའི་མེ་དྲོད་གསུམ་གྱིས་སྨུགས་བཞུ་དྭངས་སྙིགས་འབྱེད་མ་ཐུབ་པར་སྙིགས་མ་དྭངས་མའི་རྩ་ལམ་དུ་ཤོར་བ་དང་མངལ་གནས་ཀྱི་ལུས་གསོ་བའི་རྒྱུར་གྱུར་ཡོད་མེད་བཅས་ནི་མོ་ནད་ཀྱི་རྒྱུ་རྐྱེན་འདོད་པས་དེར་ཕྱི་ནང་གསང་གསུམ་གྱི་ངོས་འཛིན་སྟངས་མཆིས་པས་འདིར་ཙུང་དཔྱད་ན།

གཅིག ཁམས་དཀར་དམར་གྱི་སྙིགས་མའི་སྙིགས་མ་ཕྱིའི་ཟླ་མཚན།

ཟླ་བ་རེ་རེར་སྐྱེ་ལམ་ནས་ཕྱིར་འབབ་པའི་མངལ་ཁྲག་ནི་བུད་མེད་ཀྱི་ལུས་རྟེན་པོ་ནའི་ཁྱད་ཆོས་ཡོངས་སུ་མངོན་པའི་རྟགས་མཚན་ཞིག་སྟེ། སྤྱིར་བཏང་ཟླ་རེ་རེའི་མར་ངོས་དུས་ཚེས་བཅུ་དྲུག་ནས་གནམ་གང་གི་བར་ཟླ་མཚན་བསྐྱུན་གསོག་འཕེལ་གསུམ་དུ་གྱུར་ཏེ་ཡར་ངོའི་དུས་སུ་ཐུར་སེལ་རླུང་གིས་མངལ་གྱི་སྒོར་དེད་དེ་ཕྱིར་འབྱིན་པར་བྱེད་པ་དང་། མངལ་ཁྲག་གི་མདོག་དང་

དྲི་མ། བོངས་དང་ཁ་དོག་སོགས་ལས་བདེ་ཐང་ཡིན་མིན་དང་། བུ་འཛིན་ཐུབ་མིན་བཅས་ནང་གི་འགྱུར་བར་རྗེས་དཔག་བྱེད་ཐུབ་པ་མ་ཟད། བཤད་རྒྱུད་ལས། བུད་མེད་བཅུ་གཉིས་ལོན་ནས་ལྔ་བཅུའི་བར། །དྭངས་མ་ལས་བྱུང་ཟླ་རེར་བསགས་པའི་ཁྲག །རྩ་ཆེན་གཉིས་ནས་ནག་ཅིང་དྲི་བྲལ་བ། །རླུང་གིས་མངལ་གྱི་སྒོར་འབྱིན་ཞག་གསུམ་འཛག །ཅེས་ལོ་ན་བཅུ་གཉིས་ལོན་པ་ནས་འབབ་པ་དང་ལོ་ལྔ་བཅུའི་ཕན་ཆད་ནས་ལུས་སྟོབས་བྲི་བས་ཟླ་མཚན་ཡང་ཆད་པར་འགྱུར་བ་དང་། ཡང་གཞུང་དང་ཉམས་ཡིག་ལ་ལར་ལོ་བཅུ་གསུམ་ནས་ཟླ་མཚན་འབབ་པའང་གསུངས་ཡོད་དེ། དེར་སྨྲིམས་འགྲེལ་ལས། ཆགས་ནས་མགོ་འཛིན་པ་དང་། འདིར་སྨྲིས་ནས་མགོ་འཛིན་པ་དེ། དོན་ལ་ལོ་བཅུ་གཉིས་དང་ཟླ་བ་གསུམ་ན་ལུས་ཟུངས་དང་རྩ་རླུང་གི་སྟོབས་རྫོགས་པས་ཟླ་མཚན་དང་པོར་འབྱུང་ཞིང་། ལྔ་བཅུ་ཕན་ཆད་ནི་ལུས་སྟོབས་བྲི་བ་དང་། རྩ་རྣམས་སྐམ་པས་ཟླ་མཚན་མི་འབྱུང་ཞིང་བུ་ཆགས་པའི་ནུས་པ་མེད་དོ་ཞེས་འཆད་ན་འགལ་མེད་དུ་འགྱུར་སོད། ཅེས་གསུངས་ཡོད་པ་ལྟར་ལུས་སྟོབས་རྫོགས་མ་རྫོགས་དང་། ལོ་མགོ་འཛིན་པའི་དུས་ལས་མཚལ་འཆར་བའི་ལོ་ཚོད་མི་འདྲ་གསུངས་ཡོད་ཀྱང་དོན་གཅིག་ཏུ་འཁེལ་ཡོད། འོན་ཀྱང་དུས་ཀྱི་ཁྱད་ཆོས་དང་། གནམ་གཤིས་དྲོ་གྲང་། མི་རིགས་དང་རང་བཞིན་མི་འདྲ་བ། ལུས་སྟོབས་བཟང་ངན། སེམས་ཁམས་ཀྱི་འགྱུར་ལྡོག་སོགས་ལས་མཚལ་འཆར་བའི་དུས་ནི་ལོ་བཅུ་གཉིས་ཀྱི་སྔོན་དང་ལོ་ལྔ་བཅུའི་ཕན་ཆད་ནས་ཟླ་མཚན་མི་ཆད་པའང་ཡོད། ཕྱིར་འབབ་པའི་ཚུལ་ནི་ཐུར་སེལ་རླུང་གི་བྱེད་ལས་ལ་བརྟེན་ནས་ཟླ་རེར་ཞག་གསུམ་གྱི་བར་དུ་མངལ་སྒོ་ནས་ཕྱིར་འབྱིན་པར་བྱེད་པ་དང་། དེ་ལྟར་ཞག་གསུམ་དུ་འཛག་པའི་དུས་ངེས་པ་ཅན་བསྟན་པ་ནི་གཙོ་ཆེར་དགོངས་པ་ལས་མཐའ་གཅིག་ཏུ་བུད་མེད་ཡོད་ཚད་ལ་ཞག་གསུམ་ལས་མི་འབབ་པ་ནི་མ་ཡིན་ཏེ། བཀའ་འགྱུར་གསོ་རིག་གཅེས་བཏུས་ལས། དེ་ལ་དུས་ཀྱི་ཟླ་མཚན་དང་ལྡན་པ་ཞེས་བྱ་བ་ནི་འདི་ལྟ་སྟེ། ཟླ་མཚན་གྱི་དུས་ལ་བབ་པ་གང་ཡིན་པའོ། །དགའ་བོ། བུད་མེད་ཁ་ཅིག་ནི། ཞག་གསུམ་དང་ཞག་ལྔ་དང་ཟླ་བ་ཕྱེད་དང་ཟླ་བ་གཅིག་ལོན་ནས་ཟླ་མཚན་དང་ལྡན་པའང་ཡོད་དོ། །ཁ་ཅིག་ནི། རྒྱུན་ལ་སྡོས་པས་ཡུན་རིང་བ་ཞིག་ལོན་ནས་གདོད་ཟླ་མཚན་དང་ལྡན་པར་འགྱུར་བ་ཡང་ཡོད་དོ། །བུད་མེད་གང་ལུས་ཀྱི་མཐུ་སྟོབས་མེད་པ་དང་སྡུག་བསྔལ་མང་པོ་མྱོང་བ་དང་། བྱད་བཞིན་མི་སྡུག་པ་དང་བཟའ་བ་དང་བཏུང་བ་མི་བསོད་པ་དག་ཟོས་ཤིང་འཐུངས་པ་དེ་དག་ནི་ཟླ་མཚན་འོངས་སུ་ཟིན་ཀྱང་མྱུར་དུ་འཆད་པར་འགྱུར་ཏེ། འདི་ལྟ་སྟེ། དཔེར་ན་ས་སྐམ་པོའི་ཕྱོགས་

སུ་ཆུས་ཆག་ཆག་བཏབ་པའི་ཚེ་མྱུར་དུ་སྐམ་པར་འགྱུར་བ་བཞིན་ནོ། །བུད་མེད་གང་ལུས་ཀྱི་མཐུ་སྟོབས་དང་ལྡན་པ་དང་རྟག་ཏུ་བདེ་བ་སྤྱོད་པ་དང་བྱད་བཞིན་སྡུག་པ་དང་བཟའ་བ་དང་བཏུང་བ་བསོད་པ་དག་ཟོས་ཤིང་འཕྱངས་པ་དེ་དག་གི་ཟླ་མཚན་ནི་མྱུར་དུ་འཆད་པར་མི་འགྱུར་ཏེ། འདི་ལྟ་སྟེ། དཔེར་ན་ས་གཤེར་བའི་ཕྱོགས་སུ་ཆུས་ཆག་ཆག་བཏབ་པའི་ཚེ་མྱུར་དུ་སྐམ་པར་མི་འགྱུར་བ་བཞིན་ནོ། །ཞེས་གསུངས་པ་ལྟར་ལུས་ཟུངས་ཕྱི་མ་ཁུ་བ་དཀར་དམར་གཉིས་སུ་འགྱུར་བའི་ཕྱིའི་ཟླ་མཚན་གྱི་འཆར་བའི་དུས། བོངས་མང་ཉུང་དང་། འབབ་པའི་དུས་ཡུན་བཅས་ནི་ཟས་སྐོམ་གྱི་འཚོ་བཅུད་དང་སེམས་ཁམས་ཀྱི་འགྱུར་ལྡོག་སོགས་ལ་རག་ལས་ཡོད་པ་དངོས་སུ་བསྟན་ཡོད། དངོས་ཡོད་འཚོ་བའི་ཁྲོད་དུའང་མིའི་རང་བཞིན་དང་སྟོབས་ཆེ་ཆུང་། ཚེ་ལོའི་སྐྱེ་བྲི་སོགས་ལས་ཟླ་མཚན་གྱི་འཁོར་ཡུན་དང་འབབ་པའི་ཉིན་ཞག་གི་གྲངས་བཅས་ལྷང་ཚད་ལ་འགྱུར་ལྡོག་འབྱུང་བཞིན་ཡོད། དེ་བས་གཙོ་ཆེར་འབབ་པའི་དུས་ཡུན་ནི་ཉིན་ཞག་གསུམ་ནས་བདུན་དང་། ཟླ་མཚན་གྱི་འཁོར་ཡུན་ནི་ཟླ་གཅིག་གི་སྟ་གཞུག་ཏུ་ཉིན་བདུན་སྔ་བསྐྱུར་རམ་ཕྱིར་བསྐྱུར་གང་ཡང་རུང་། བོངས་ཚད་ནི་ཏའོ་ཧྲེང་20ནས་ཏའོ་ཧྲེང་80བར་རྒྱུན་ལྡན་ཡིན། ཟླ་མཚན་འབབ་པའི་ཉིན་དང་པོར་ཁ་དོག་ཙུང་སྨུག་ནག་ལ་བོངས་ཉུང་བ་དང་། ཉིན་གཉིས་པ་ནས་གསུམ་པར་བོངས་ཚུང་ཆེ་བར་མདོན། ཁ་དོག་ཚོས་ཁུ་ལྟར་སྨུག་ནག་དང་རི་བོང་གི་ཁྲག་འདྲ་བ་དམར་ལ་དྭངས་བའམ་ཁྲག་ཞད་མེད་པར་བགྲུས་ན་དག་པར་འགྱུར་བ་ནི་ཟླ་མཚན་ལ་སྐྱོན་མེད་པའི་རྟགས་ཡིན། འོ་ན་གོང་དུ་རྩ་ཆེན་གཉིས་ནས་ནག་ཅིང་དྲི་བྲལ་བ། ཞེས་འབྱུང་བས་འགལ་ཟླར་འགྱུར་བ་ཡིན་ནམ་ཞེ་ན། སྐྱེམས་འགྲེལ་ལས། མའི་ཟླ་མཚན་ནི། རེས་འགའ་རྒྱ་ཚོས་ཀྱི་ཁུ་བ་ལྟར་སྨུག་པ་དང་། རེས་འགའ་རི་བོང་གི་ཁྲག་འདྲ་བ་དམར་དྭངས་གཉིས་ཀ་སྐྱོན་མེད་དུ་བཤད་ཀྱང་། དེ་གཉིས་རེས་མོས་འབབ་པ་ལ་དགོངས་པ་འདྲ་སྟེ། མན་ངག་རྒྱུད་དུ། མོ་གཤམ་ཟླ་མཚན་མང་ལ་མདོག་མི་འགྱུར། །ཞེས་པའི་རིགས་པས་སོ། །བད་ཀན་གྱི་འབྱུར་བག་གམ་སྤྲིན་བག་མེད་པས་བགྲུས་ན་མྱུར་དུ་དག་པར་འགྱུར་བ་རྣམས་ནི་སྐྱོན་མེད་པས་མངལ་དུ་བུ་ཆགས་པར་བྱེད་དོ། །ཞེས་གསུངས་པ་ལྟར། ཕྱིའི་ཟླ་མཚན་ཐུར་སེལ་རླུང་གིས་མངལ་སྒོ་ནས་ཕྱིར་ཕུད་པའི་ཉིན་དང་པོར་མདོག་ཙུང་སྨུག་ཅིང་ནག་པོར་འབབ་པ་དང་། ཉིན་གཉིས་པ་དང་གསུམ་པར་མདོག་དམར་པོ་ཁྲག་མདོག་ཡིན་པས་དུས་སྟ་ཕྱིའི་གོ་རིམ་ལས་ཁ་དོག་མི་འདྲ་བར་རེས་མོས་སུ་འབབ་སྲིད། དེ་ལྟར་ལུས་ཟུངས་ཀྱི་དྭངས་མ་ལས་བྱུང་བས་ཕྱིར་འབབ་པའི་རྟགས་སུ་ཉམ་ཆུང་ཞིང་བཞིན་རས་ངན་པ་

དང་། མ་བབས་པའི་སྔོན་ཉིན་ནས་བུ་སྣོད་དུ་མངལ་ཁྲག་འཕེལ་ཡོད་པའི་ཕྱིར་ཟླ་མ་དང་ཨེད་པ་རྒྱུ་ཞབས་བཅས་སུ་ན་བ་དང་། གསོ་རིག་རྒྱུད་བཞི་ལས། དེ་རྟགས་ཉམ་ཆུང་བཞིན་རས་ངན་པ་དང་། །ཟུ་མ་ཨེད་པ་འགྲུལ་བ་མིག་དཀྲུ་གཡོ། །ཟླ་མཚན་ལྡན་པ་སྐྱེས་པ་འདོད་པའི་རྟགས། །ཞེས་དང་། སྐྱེམས་འགྲེལ་དུ། སྐྱེས་པ་འདོད་པ་ཟླ་མཚན་ལྡན་པའི་རྟགས། །ཞེས་བརྗོད་ན་འཆད་བདེ་བར་སེམས་སོ། །ཞེས་ཚིག་ཨང་འོག་མའི་དོན་གྱི་གོ་བ་ལེན་སྟངས་ལ་དགོངས་བཞེད་མི་འདྲ་བ་ཡོད་དེ། གོང་མ་ལྟར་ན་ཟླ་མཚན་ལ་རླུང་མཁྲིས་བད་ཀན་གསུམ་གྱི་དྲི་མས་མ་སླུགས་པར་ཐ་མལ་ནད་མེད་དུ་གྱུར་ན་བུད་མེད་ཀྱི་ལུས་པོ་བདེ་ཐང་ཡིན་པ་མཚོན་པས་སྐྱེས་པ་འདོད་པ་དང་མངལ་བུ་ཆགས་ཐུབ་པ་བཅས་ཀྱི་རྟགས་ཡིན་སྙམ། དེ་མིན་སྐྱེས་པ་འདོད་པ་ཟླ་མཚན་ལྡན་པའི་རྟགས་སུ་གོ་བ་བླངས་ནའང་མི་ཚིག་རྒྱུ་མེད་སྙམ་སྟེ། རང་ཉིད་ཀྱིས་ཆེད་དུ་དེའི་སྐོར་ལ་ཞིབ་འཇུག་བྱས་མ་མྱོང་སོད། ཡིན་ཡང་ཟླ་མཚན་གྱི་སྔོན་དུ་སྐྱེས་མའི་སེམས་ཁམས་སུ་སྐྱེས་པ་དང་འདིག་རྟེན་མཐུན་སྦྱོར་གྱི་ལས་ལ་ཞུགས་འདོད་པའི་ཚོར་སྣང་མཆེས་པའི་དྲིས་ལན་མང་དུ་ཐོབ་མྱོང་བས་སོ། །འབབ་པའི་གནས་ནི་ཚྭད་སྙིང་དང་དབུས་ཀྱི་ས་བོན་བཅུད་ཀྱི་རྩ། བསམ་སེའུ་དང་བུ་སྣོད་བཅས་བར་པན་ཚུན་འབྲེལ་བ་དམ་ཟབ་ཡོད་དེ། ཚྭད་སྙིང་དང་དབུས་ཀྱི་ས་བོན་བཅུད་ཀྱི་རྩར་ནད་འགྱུར་བྱུང་བའི་ནད་པ་ལ་ལ་དང་། བསམ་སེའི་གནས་སུ་བད་ཀན་རྒྱས་པའི་ནད་པ་ལ་ལ། དེ་བཞིན་དེང་སྐབས་བུ་སྣོད་གནས་སུ་སྐྲན་ནད་ཕོག་སྟེ་གཤགས་བཅོས་ལས་བུ་སྣོད་ཡོངས་སུ་བླངས་པའི་བུད་མེད་དག་ལ་ཟླ་མཚན་འབབ་རྒྱུ་མེད་པ་ལས་ར་སྤྲོད་བྱེད་ཐུབ་ལ། ལྷག་པར་དུ་བུ་སྣོད་ནི་ཕྱིའི་ཟླ་མཚན་བསྐྲུན་གསོག་འཕེལ་གསུམ་བྱེད་པའི་གནས་གཙོ་བོ་ཞིག་ཡིན་པས་བུ་སྣོད་མེད་ན་ཕྱིའི་ཟླ་མཚན་མངལ་སྒོ་བརྒྱུད་སྐྱེ་ལམ་ནས་ལུས་ཕྱིར་འབབ་པའི་སྐབས་མེད་དོ། །

གཉིས། ཁམས་དཀར་དམར་གྱི་སྙིགས་མའི་དྭངས་མ་ནང་གི་ཟླ་མཚན།

དེ་ལྟར་ལུས་ཕྱིར་མཐོང་ཆོས་སུ་གྱུར་ཞིང་ཕྱིར་འབབ་པའི་ཟླ་མཚན་གོང་དུ་བཤད་ཟིན་པ་ལྟར་དང་། ཁམས་དཀར་དམར་དྭངས་སྙིགས་གཉིས་སུ་ཕྱེ་བའི་སྙིགས་མ་ཡང་དྭངས་སྙིགས་གཉིས་སུ་འབྱེད་པ་ཤེས་དགོས་ཏེ། བཻ་སྔོན་ལས། སྙིགས་མ་འདི་རྣམས་ལའང་དངས་(དྭངས་)སྙིགས་གཉིས་གཉིས་སུ་བྱེད་དགོས་པར་ཤེས་པར་བྱའོ། །ཞེས་གསུངས་པ་ལྟར། ཁམས་དཀར་དམར་གྱི་དྭངས་མ་མདངས་སུ་འགྱུར་བ་དང་། དམར་པོའི་སྙིགས་མའི་དྭངས་མ་བསམ་སེའུ་གནས་སུ

བསྐུན་ཞིང་གསོག་པ་དེའི་ཁམས་ན་ཡོད་པའི་མེ་དྲོད་གསུམ་གྱིས་སྨུགས་བཞུ་དྭངས་སྙིགས་ཕྱེས་ཏེ་འཕེལ་བའི་དུས་སུ་རླུང་གི་བྱེད་ལས་བརྟེན་ནས་བུ་སྣོད་གཡས་གཡོན་གྱི་རྩ་གཉིས་བརྒྱུད་དེ་བསམ་སེའུ་གཡས་གཡོན་ནས་རེས་མོས་སུ་ཕྱིར་ཕུད་པ་དེ། སྐྱེས་པའི་ཁུ་བ་དང་འཕྲད་ཅིང་རྒྱུ་རྐྱེན་རྟེན་འབྲེལ་འཛོམས་ན་མངལ་ཆགས་ཏེ་རིམ་བཞིན་བུ་སྣོད་ཀྱི་སྦུབས་སུ་ཞུགས་ཤིང་མངལ་གནས་འཕེལ་བར་འགྱུར་བ་དང་། སྐྱེས་པའི་ཁུ་བ་དང་མ་འཕྲད་ན་བུ་སྣོད་ཀྱི་སྦུབས་སུ་ཞུགས་ནས་འཕེལ་ཞིང་རྒྱས་ཏེ་དུས་ངེས་ཅན་ནང་ཕྱུར་སེལ་རླུང་གི་བྱེད་ལས་ལ་བརྟེན་ནས་བུ་སྣོད་དུ་བབས་པ་ནི་ཕྱིའི་ཟླ་མཚན་ཏེ་ཁམས་དམར་གྱི་སྙིགས་མའི་སྙིགས་མའོ། །བཻ་སྔོན་ལས། འདིར་ཕྱིར་འབྱུང་བའི་དུས་སུ་ཕྱུར་སེལ་གྱི་རླུང་གིས་དེད་པས་ཁ་དོག་ཙུང་ཟད་གནག་ཅིང་དྲི་མ་དང་བྲལ་བ་ཞིག་འབྱུང་ཞེས་པ་ཞག་དང་པོའི་དོན་ཡིན་ལ། ཕྱིར་འབྱུང་བ་རྒྱུན་ཆད་ནས་སླར་སྐྱེས་པ་དང་འདུས་པའི་དུས་སུ་བསམ་སེའུ་ནས་འབབས་པ་ནད་གཞན་དང་མ་འདྲེས་པ་དེ་རི་བོང་གི་ཁྲག་ལྟར་འབྱུང་བའི་དོན་ཡིན་ནོ། །ཞེས་དོན་དུ་ཟླ་རེའི་ཕྱིའི་ཟླ་མཚན་ཕྱིར་འབྱུང་བ་རྒྱུན་ཆད་ནས་བསམ་སེའུ་གནས་སུ་མངལ་འཛིན་པའི་ས་བོན་བསྐུན་གསོག་འཕེལ་གསུམ་བྱས་ཏེ་ཁམས་འདྲེན་སྦུ་གུའི་གནས་སུ་ཞུགས་པའི་དུས་དེར་དགོངས་ཡོད་པ་དངོས་སུ་བསྟན་ཡོད་པ་ལྟར། ཕྱིའི་ཟླ་མཚན་དང་མངལ་བུ་འཛིན་པའི་ཁམས་དམར་པོ་དྭངས་སྙིགས་སོ་སོར་ཕྱེས་ཏེ་འབབ་པའི་དུས་ལ་སྔ་ཕྱིའི་གོ་རིམ་ངེས་ཅན་རིམ་བཞིན་འཁོར་ལོ་ལྟར་འཁོར་བཞིན་པ་བསྟན་ཡོད། ཕྱི་ལུགས་གསོ་རིག་ལྟར་ན། བསམ་སེའུ་གནས་སུ་བསགས་པའི་ཁམས་དམར་གྱི་བསྐུན་གསོག་འཕེལ་གསུམ་ལ་དུས་ངེས་ཅན་ཞིག་སྔོན་བཞིན་ཡོད་དེ། མངལ་བུ་འཛིན་པའི་ཁམས་དམར་ནི་ཟླ་རྗེས་མའི་ཟླ་མཚན་མ་བབས་པའི་ཉིན་བཅུ་བཞིའི་སྔོན་དུ་བསམ་སེའུ་གནས་སུ་འཕེལ་ཞིང་སྨིན་པའི་དུས་སུ་བུ་སྣོད་གཡས་གཡོན་གྱི་རྩ་ཆེན་བརྒྱུད་དེ་རེས་མོས་སུ་འབབ་པ་དང་། ཕྱིའི་ཟླ་མཚན་ནི་མངལ་བུ་འཛིན་པའི་ཁམས་དམར་བབས་རྗེས་ནས་བསྐུན་ཞིང་གསོག་སྟེ་ཉིན་བདུན་ནས་བརྒྱད་པར་འཕེལ་ཞིང་སྨིན་པ་ལས་ཕྱིར་འབབ་པ་སོགས་ཟླ་བ་རེ་རེར་དུས་ངེས་ཅན་ཞིག་བསྟན་ཏེ་འཁོར་ལོ་བཞིན་འཁོར་བཞིན་ཡོད་པས་བོད་ཕྱི་གསོ་རིག་གི་གཞུང་ལུགས་ལས་ཁམས་དཀར་དམར་གྱི་གྲུར་ཚུལ་དང་བསྐུན་གསོག་འཕེལ་གསུམ་གྱི་གནས་ལུགས་ལ་མཚུངས་ཆོས་མཆིས་སོ། །

ལུས་ཟུངས་བདུན་ལས་རིམ་བཞིན་དུ་ཁུ་བ་དཀར་དམར་གཉིས་སུ་སྨིན་པ་ལས་བསམ་སེའུ་གནས་སུ་བསྐུན་གསོག་འཕེལ་གསུམ་དུ་གྱུར་པའི་དྭངས་མ་ཁྲག་གི་འཁོར་རྒྱུན་ལ་བརྟེན་ནས་ལུས་

ཀྱི་མདངས་སུ་འགྱུར་བཞིན་ཡོད་དེ། སྐྱེམས་འགྲེལ་ལས། མདངས་ཞེས་བྱ་བ་སྙིང་གི་ནང་ན་ཆུའི་ཐིགས་པ་ལྟར་དྭངས་ཤིང་གསལ་བར་འདུག་མོད་ཀྱི་ལུས་ལ་ཁྱབ་པ་དང་ལུས་བརྟན་པར་གནས་པའི་གཞི་དེ་ཡིན་ནོ། །ཞེས་དང་། ལུས་ཟུངས་དང་ཁུ་བའི་དྭངས་མ་མཐར་ཕྱིན་པའི་མདངས་ཞེས་བྱ་བ་ནི་ལུས་ཟུངས་ཐམས་ཅད་ཀྱི་ནང་ནས་མཆོག་ཏུ་གྱུར་པ་ཡིན་ཏེ། སྙིང་ལ་གནས་ཤིང་ཉི་མའི་འོད་ཟེར་ལྟར་ལུས་ཀུན་ལ་ཁྱབ་པ་དང་། ཆོས་ཀྱི་དབང་གིས་མཐེ་བོང་དང་སྤྱི་བོའི་བར་འཕོ་བའི་ཚུལ་གྱིས་ལུས་ཀུན་ལ་ཁྱབ་པར་ཡང་གསུངས་སོ། །དེའི་ཡོན་ཏན་ནི། ཚེ་རིང་དུ་གནས་པ་དང་། ལུས་འདི་གཟི་མདངས་དང་། བཀྲག་དང་ལྡན་པར་བྱེད་དོ། །འདི་ལ་རྩ་རླུང་བྱང་ཆུབ་སེམས་ཀྱི་ངོ་བོ། འབྱུང་བ་ཐམས་ཅད་ཀྱི་དྭངས་མ། རྣམ་པར་ཤེས་པ་དང་། བླ་ཚེ་སྲོག་གི་རྟེན་སོགས་བརྗོད་བྱ་མང་དུ་སྣང་ངོ་། །ཞེས་གསུངས་པ་ལྟར། ལུས་ཟུངས་ཕྱི་མ་ཕྱི་མ་རྒྱས་པ་ལས་བུད་མེད་རང་གི་ལུས་ཀྱི་གསོས་སུ་གྱུར་ཏེ་བཀྲག་མདངས་རྒྱས་ཤིང་ཕྱི་ནང་གི་སྐྱེ་འཕེལ་དབང་པོའི་འཚར་སྐྱེས་བཟང་བ་དང་། ལུས་ཀྱི་གཟི་མདངས་རྒྱས་མིན་དང་། རུས་ཀ་སྣུ་མིན་སོགས་ལས་བུད་མེད་ཀྱི་བསམ་སེའུ་ནུས་པར་བརྟག་པ་ནི་དེང་གི་ནང་ཐོག་ལག་ལེན་ཁྲོད་གལ་འགངས་ཆེ་བའི་གནད་ཅིག་ཏུ་འབབ་མངོན་ཡོད་དོ། །

ཁམས་དཀར་དམར་གང་ཡིན་ཀྱང་སྙིགས་མའི་དྭངས་མ། སྙིགས་མའི་སྙིགས་མ། སྙིགས་མའི་སྙིགས་མའི་དྭངས་མ། སྙིགས་མའི་སྙིགས་མའི་སྙིགས་མ་ལྟར་མེ་དྲོད་གསུམ་གྱི་ལས་ལ་བརྟེན་ནས་དྭངས་སྙིགས་རེ་རེ་རྩམ་སྐྱ་ཚགས་སུ་རྒྱག་པ་བཞིན་དཀར་རྒྱུ་ཡོད་པས། ཁམས་དམར་གྱི་སྙིགས་མའི་དྭངས་མ་དང་སྙིགས་མ་གོང་དུ་མངལ་བུ་འཛིན་པའི་རྒྱུ་དང་ཕྱིར་འབབ་པའི་ཟླ་མཚན་ལ་ངོས་བཟུང་བ་དང་། ཁམས་དཀར་གྱི་སྙིགས་མའི་དྭངས་མ་བསམ་སེའུ་གནས་སུ་བསྐྱུན་གསོག་འཕེལ་གསུམ་གྱུར་ཏེ་ཁྲག་རྒྱུན་འཁོར་བསྐྱོད་ལ་བརྟེན་ནས་བུད་མེད་རང་ལུས་ཀྱི་གསོས་སུ་གྱུར་པ་དང་། སྙིགས་མ་བུད་མེད་ཀྱི་ནུ་ཞོར་གྱུར་ཏེ་མངལ་སྦྲུམ་ནས་བྱིས་པ་བཙས་རྗེས་བུའི་གསོས་སུ་འགྱུར་བར་སྣམ། བེ་སྔོན་ལས། དཀར་པོའི་དྭངས་མ་རང་གི་ལུས་ཀྱི་གསོས་ཡིན་པས་མི་འབབ་ཀྱང་སྙིགས་མ་འོ་མར་གྱུར་ནས་ནུ་མ་ལ་རྒྱས་ཏེ་ཕྲུ་གུ་བཙས་ནས་ཆེར་མ་གྱུར་པར་ཀྱི་གསོས་སུ་འགྱུར། ཞེས་པ་ལྟར་རོ། །ཁུ་ཚུར་འབུམ་ལས། ཟླ་མཚན་གྱི་རྩ་གཡོ། ནུ་ཞོ་དྭངས་མའི་རྟེན་ཆགས། དྭངས་མའི་དྭངས་མས་འདོད་ཆགས་ཀྱི་རླབས་བསྐྱེད་པ་ནི་མོ་ནད་ཀྱི་རྒྱུ་རུ་གསུངས། ཞེས་པ་ལྟར། ཕྱི་ནང་གསང་གསུམ་གྱི་ཟླ་མཚན་རྒྱུ་བའི་ཁྲག་རྩའམ་སྟོད་རྩ། རླུང་ཁྲག་

གཉིས་འདོམས་ཀྱི་འཕར་རྩ། རླུང་རྒྱུ་བའི་ཆུ་རྩ་བཅས་རྩ་གཡོ་ཞིང་བྱུད་མེད་ཀྱི་ཕྱི་ནང་གི་སྐྱེ་འཕེལ་དབང་པོ་འཕེལ་ཞིང་རྒྱས་པ་དང་། གསོ་རིག་རྒྱུད་བཞི་ལས། རླུང་ཁྲག་རྒྱུ་བའི་བུ་ག་ཕྱི་ནང་ཀུན། །འབྲེལ་བྱས་ལུས་ནི་སྐྱེད་ཅིང་གནས་པ་དང་། །སྲོག་གི་རྩ་བ་ཡིན་ཕྱིར་རྩ་ཞེས་བྱ། །ཞེས་པ་ལྟར། རྩ་དེ་དག་ལ་བརྟེན་ནས་ལུས་སྐྱི་དང་ཁྱད་པར་དུ་སྐྱེ་འཕེལ་དབང་པོ་དང་། ནུ་མ་སོགས་རྒྱས་ཤིང་འཕེལ་བར་འགྱུར། འོན་ཀྱང་རྩ་དེ་དག་གི་ཁྲག་དང་རླུང་གཉིས་སྐབས་སོ་སོར་ཤས་ཆེ་ཆུང་ཅུང་མི་འདྲ་བ་དང་། སྐྱེ་འཕེལ་དབང་པོ་བྱེ་བྲག་གི་གནས་སོ་སོའི་ཉེས་པ་ཤས་ཆེ་ཆུང་ཡང་མི་འདྲ་སྟེ། བུ་སྣོད་ཀྱི་གནས་སུ་མངལ་ཁྲག་བསྐྱུན་གསོག་འཕེལ་གསུམ་དུ་གྱུར་པས་ཁྲག་མཁྲིས་ཤས་ཆེ་བ་དང་། བསམ་སེའུ་གནས་སུ་ཁམས་དཀར་དྭངས་སྙིགས་གཉིས་སུ་ཕྱེ་བའི་སྙིགས་མའི་དྭངས་མ་རང་གི་ལུས་ཀྱི་གསོས་སུ་གྱུར་པ་དང་། སྙིགས་མའི་སྙིགས་མ་མངལ་སྦྲུམ་པ་ནས་ནུ་ཞོ་རུ་གྱུར་ཏེ་བུའི་གསོས་སུ་འགྱུར་བའི་ཆ་ནས་བད་ཀན་ཤས་ཆེ་སྙམ། དྭངས་མའི་དྭངས་མ་འཕེལ་བས་འདོད་ཆགས་ཀྱི་རླབས་བསྐྱེད་པ་བཅས་མདོར་ན་ཉེས་པ་གསུམ་གྱི་བྱེད་ལས་ལ་བརྟེན་ནས་བུད་མེད་ཀྱི་ལུས་སྐྱི་དང་། ཁྱད་པར་དུ་རྟེན་བསམ་སེའུ་གནས་སུ་བརྟེན་པ་མེ་དྲོད་གསུམ་གྱིས་དྭངས་སྙིགས་སོ་སོར་ཕྱེས་པ་མངལ་བུ་འཛིན་པའི་ཁམས་དམར། རང་གི་ལུས་ཀྱི་གསོས་སུ་འགྱུར་བའི་ཁམས་དཀར་བཅས་ནི་ནང་གི་ལྷ་མཚན་དུ་གོ་ཆོག་གོ །

གསུམ། གསང་བའི་ལྷ་མཚན།

དེ་ལྟར་ཕྱིའི་ལྷ་མཚན་དང་ནང་གི་ཁམས་དཀར་དམར་གང་ཡིན་རུང་། བུ་འཛིན་པ་དང་མངལ་ཁྲག་ཕྱིར་འབབ་པ་སོགས་ལ་ཕྱི་ནང་གི་མཐུན་རྐྱེན་ཚང་མ་འཛོམས་པ་ལ། ཉིང་མཚམས་སྦྱོར་མཁན་གཙོ་བོ་རླུང་གི་བྱེད་པ་འབབ་ཞིག་ལ་བརྟེན་པ་དང་། རླུང་ནི་རྩ་དཀར་ནག་ལ་རྒྱུ་ཞིང་ཁྱད་པར་དུ་རྩ་དཀར་གཙོ་ཆེར་རྒྱུ་ལ། ཀླད་པ་རྩ་དཀར་གྱི་རྒྱ་མཚོ་ལས་རྒྱུངས་པ་བརྒྱུད་ལུས་ཀྱི་ཕྱི་ཤ་ལྤགས་དང་ནང་དོན་སྣོད་ཀུན་ཏུ་ དྲ་བའི་ཚུལ་དུ་འབྲེལ་ཡོད་པ་དང་། སྨན་དཔྱད་ཟླ་བའི་རྒྱལ་པོ་ལས། རྟ་ཤའི་གསེབ་ན་མཆིན་དྲིའི་རྩ། །རྩིབ་མའི་(མཆིན་རྩ་)ནང་ན་རེ་རེ་སྟེ། །ནུ་མ་རྩ་(མཚན་མར་འབྲེལ་)ཡི་སྟོང་པོ་སྟེ། །ཕོ་མཚན་(རྩ་འོག་ཚིགས་པ་བཅུ་གསུམ་པར་)མོ་མཚན་སྟེང་དུའོ། །བསམ་སེའུ་ཞེས་བྱ་འཇག་སྟོད་དེ། །ཆེ་ཆུང་(ས་བོན་གྱིས་གང་ན་ཆེ། སྟོང་ན་ཆུང་)བྱེད་པས་སྣང་བས་པ་འདྲ། །(རྩ་)ལྟེ་བ་དག་ནས་གཡོན་དུ་འཁྱིལ། །མཁལ་མ་(བསམ་སེའུ་དང་

འབྲེལ་)གཡོན་པ་དག་དང་འབྲེལ། །རྩ་འོག་ཚིགས་པ་བཅུ་གསུམ་པར། །དེ་ནས་ཕོ་ཡི་མཚན་མར་རོ། །གྲོགས་(སྐྱེས་པའི་ས་བོན་གནས་པའི་རྩ་)ནི་སློ་རྩ་ཡོང་རྩ་མཁལ་རྩ་གསུམ། །བཅས་པས་ས་བོན་(ཁྲག་དང་ཁུ་ཆུ་)འཛག་པའོ། །བུད་མེད་(མོ་མཚན་དང་འབྲེལ་)ཚིགས་པ་བཅུ་གསུམ་པ། །ས་བོན་བཅུད་ཀྱི་རྩ་(སྟོང་)དག་དང་། །མཁལ་(ཁྲག་)རྩ་མཆིན་རྩ་ཡོང་རྩ་དང་། །(གསུམ་པོ་)འདུས་པས་མོ་ཡི་མཚན་མར་འབྲེལ། །མངལ་སྣོད་(བུད་མེད་ཀྱི་)དག་ནི་ཁུག་པའོ། །དེ་གཉིས་བདེ་བའི་(ཕོ་མོ་ཡི་)གནས་ཡིན་ཏེ། །ཟག་པ་འཁོར་བའི་(མ་ལ་ནི་)གནས་ཡིན་ནོ། །རྩ་(དེ་རྣམས་)ཡི་སྟོང་པོ་དག་དང་ནི། །བརྒྱུངས་པ་(རྩའི་)དག་དང་འབྲེལ་བའོ། །ཞེས་དང་། མཁལ་མ་གཡས་ལྷང་ཞུག་ཆུ་ཁམས་འབབ་པས། །ཆུ་དྲི་ཆུ་ཡི་སྣོད་དང་རྟེན་ཡིན་ནོ། །མཁལ་མ་ལུས་རྟེན་ཟུངས་ས་བོན་འབབ་པས། །བསམ་སེའུ་མཁལ་མ་གཡོན་པ་ནས་སྣོད་དུ་འབབ་པའོ། །ཞེས་པ་ལྟར། འདིར་ཧ་ཤའི་གསེབ་ན་མཆིན་དྲིའི་རྩ་གནས་ཤིང་དེ་ནི་རྩིབ་མ་རེ་རེའི་ནང་རྒྱུ་ཞིང་ནུ་མར་འབྲེལ་ལ། ནུ་མའི་རྩ་ཡི་སྟོང་པོ་ནི་རྩ་འོག་ཚིགས་པ་བཅུ་གསུམ་པ་ནས་ཕོ་མཚན་དང་མོ་མཚན་ལ་འབྲེལ་ཡོད། བསམ་སེའུ་ནི་ཁམས་དཀར་དམར་འཛག་པའི་སྣོད་ཡིན་པས་དེའི་ཆེ་ཆུང་གི་བྱེད་པ་གཙོ་བོ་ས་བོན་གྱིས་གང་ན་ཆེ་ཞིང་སྟོང་ན་ཆུང་བས་ཆེ་ཆུང་འཕེལ་འགྲིབ་ཡོད་པ་དང་། དེའི་རྩ་ནི་ལྟེ་བ་དག་ནས་གཡོན་དུ་འཁྱིལ་ཞིང་མཁལ་མ་གཡོན་པ་དང་འབྲེལ་ལ་རྩ་འོག་ཚིགས་པ་བཅུ་གསུམ་པ་ནས་ཕོ་ཡི་མཚན་མར་འབྲེལ་ཡོད་པ་དང་། དེའི་གྲོགས་སྐྱེས་པའི་ས་བོན་གནས་པའི་རྩ་ནི་སློ་རྩ་ཡོང་རྩ་མཁལ་རྩ་གསུམ་དང་བཅས་ས་བོན་ཁྲག་དང་ཁུ་ཆུ་འཛག་པའོ། །བུད་མེད་ཀྱི་མོ་མཚན་ནི་ལུས་ཀྱི་བདེ་བ་རྒྱས་པའི་གནས་ཡིན་པ་དང་། ཀླད་སྙིང་དབུས་ཀྱི་ས་བོན་བཅུད་ཀྱི་རྩ་ནི་ཀླད་སྙིང་ནས་རྒྱུངས་པ་བརྒྱུད་ཚིགས་པ་བཅུ་གསུམ་པ་ནས་མཁལ་རྩ་དང་མཆིན་རྩ་ཡོང་རྩ་གསུམ་པོ་འདུས་པས་མཁལ་གཡོན་གྱི་གནས་སུ་མོ་ཡི་མཚན་མ་ཞེས་ཪོན་དུ་བསམ་སེའུ་སོགས་ལ་འབྲེལ་བ་དང་། རྩ་དེ་དག་ཐམས་ཅད་ཀྱི་གྲིས་གཞི་ནི་ཀླད་པ་དང་དབུས་ཀྱི་ས་བོན་བཅུད་ཀྱི་རྩ་དང་རྒྱུངས་པ་བརྒྱུད་ནས་འབྲེལ་ཡོད་པ་དང་ནུ་མ་ནས་བསམ་སེའུ་དང་། མཁལ་རྩ་མཆིན་རྩ་ཡོང་རྩ་གསུམ་པོར་འབྲེལ་ཡོད་པ་བསྟན་ཡོད་པ་དང་། སྨན་དཔྱད་ཟླ་བའི་རྒྱལ་པོ་ལས། མཆིན་དྲི་ཡོལ་བ་བྲིས་པ་འདྲ། །མཆོན་གྱིས་བརྟོལ་ན་དྲི་མ་ལུག །ས་བོན་འཚོར་ཞིང་ཤེད་ཆུང་སྟེ། །ཞེས་མཆིན་དྲི་ལ་མཚོན་ཕོག་ན་དྲི་མ་ལུག་པ་དང་། ས་བོན་འཚོར་བ་སོགས་ཀྱི་ནད་རྟགས་འབྱུང་དགོས་པའི་རྒྱུ་མཚན་ཡང་མཆིན་དྲིའི་རྩ་ནུ་མ་ནས་བསམ་

སེར་འབྲེལ་ཚུལ་འདིར་རག་ལས་ཡོད་སྙམ། ཁམས་དཀར་དམར་གྱི་གྱུར་ཚུལ་ནི་ལུས་ཟུངས་བདུན་པོ་དྭངས་སྙིགས་གཉིས་སུ་ཕྱེ་བའི་དྭངས་མ་ཁྲག་དང་། ཁྲག་དྭངས་སྙིགས་གཉིས་སུ་ཕྱེ་བའི་དྭངས་མ་ཤ ཤའི་གནས་སུ་མེ་དྲོད་གསུམ་གྱིས་སྨུགས་བཞུ་དྭངས་སྙིགས་གཉིས་སུ་ཕྱེ་བའི་དྭངས་མ་ཚིལ་དང་། ཚིལ་གྱི་དྭངས་མ་རུས་པ་དང་། རུས་པའི་དྭངས་མ་རྐང་གཞུང་དང་རྐང་དུ་འགྱུར་ཞིང་རྐང་གི་དྭངས་མ་ཁམས་དཀར་དམར་གཉིས་སུ་སྨིན་པས། གསོ་རིག་རྒྱུད་བཞི་ལས། རུས་ལས་རྐང་གཞུང་རྐང་དུ་འགྱུར་བའི་ཕྱིར། །མགོ་འཁོར་ཉེ་མ་མི་བཟོད་རྐང་རྣམས་འཁྱུག སྐལ་ཚིགས་ཁ་བྱེ་བཙིར་ན་ཕན་སྙམ་བྱེད། །རྐང་གཞུང་ས་བོན་དཀར་དམར་གཉིས་སུ་སྨིན། །སྐྱེས་པའི་བཅུད་འཛག་ཆགས་པ་འཚེར་བ་དང་། །བུད་མེད་ཟླ་མཚན་འབྱམ་མམ་འཁྲིལ་བར་བྱེད། །ས་བོན་དྭངས་མ་མདངས་གྱུར་སྙིང་ལ་གནས། །མདངས་འགྲིབ་བརྗེད་ངས་སྐྱོས་དང་སྙིང་མི་དགའ། །ཞེས་ཁམས་དཀར་དམར་གཉིས་རྐང་གཞུང་ནས་སྨིན་པ་གསལ་བོར་བསྟན་ཡོད་པ་དང་། སྨན་དཔྱད་ཟླ་བའི་རྒྱལ་པོ་ལས། རྐང་པ་དང་ནི་རྐང་པའི་སྙིང་། །ལུས་ཀྱི་དབང་རྟེན་ས་བོན་འཛག །ཅེས་དང་། དབུས་ན་ས་བོན་བཅུད་ཀྱི་རྩ། །ལུས་ཀྱི་བདེ་བ་རྒྱས་པར་བྱེད། །སྙིང་ནས་རྐང་པ་དག་དང་ནི། །སྲོག་འགྲོ་ལུས་ཀྱི་བདེ་བ་འཛིག །ཤིང་འབྲས་བདེ་བ་ཞིག་པས་འབྱུང་། །སྲོག་དང་སེམས་ནི་འདྲེས་པའོ། །ཞེས་རྐང་གཞུང་ནས་ས་བོན་དཀར་དམར་གཉིས་སུ་སྨིན་ཞིང་འཛག་པ་དང་། རྐང་པའི་དབུས་ཀྱི་ས་བོན་བཅུད་ཀྱི་རྩས་ལུས་ཀྱི་དབང་པོའི་རྟེན་ཁམས་དཀར་དམར་འཛག་པར་བྱེད་པ་དང་། ལུས་ཀྱི་བདེ་བ་རྒྱས་པར་བྱེད་དེ། རྒྱ་མཚན་ནི་དབང་རྩ་དེ་དག་གི་སྦུབས་སུ་རྒྱུ་བའི་གཟུགས་རླུང་ལ་ཤེས་པ་བརྟེན་ཡོད་ཅིང་། རྐང་གཞུང་དང་དབུས་ཀྱི་ས་བོན་བཅུད་ཀྱི་རྩའི་གནས་སུ་སྨིན་པའི་ཁམས་དཀར་དམར་གཉིས་ཤེས་པའི་ཉེར་མཚམས་སྦྱོར་བ་ལ་བརྟེན་ནས་བསམ་སེའུ་གནས་སུ་སྨུགས་བཞུ་དྭངས་སྙིགས་དང་བསྐྱུན་གསོག་འཕེལ་གསུམ་གྱི་བྱ་བ་ཐམས་ཅད་བདེ་ལེགས་ངང་འགྲུབ་སྙམ།

སྨན་བཙོས་ལག་ལེན་གྱི་ཁྲིད་དུ་རྐང་པའི་རྒྱུངས་གཟུགས་སྟེང་དུ་སྲན་ནད་བྱུང་ན་བདེ་བ་རྒྱས་མི་ཐུབ་པ་དང་། ཤ་རྒྱས་ལ་ཚིགས་སྦོམ་པོར་འགྱུར་བ། བུ་ཚ་རིགས་རྒྱུད་སྤེལ་མི་ཐུབ་པའི་ནད་རྟགས་འབྱུང་བ་དང་། ལག་ལེན་ཁྲིད་སྐྱལ་རྩིའི་རིགས་ལ་ཆད་ལྷག་བྱུང་སྟེ་བུད་མེད་ཀྱི་ཟླ་མཚན་མི་སྙོམས་པ་སོགས་ལ་རང་རེའི་སྨན་པ་ཆས་གྲས་དག་གིས་ཨུ་ཏིག་བདུན་ཙུ་དང་ཨུ་ཏིག་ཉེར་ལྔ་བསྟེན་པའི་དགོས་པའང་འདི་ཡིན་སྙམ། གཞན་ཡང་བུད་མེད་ལ་ལར་ཟླ་མཚན་ལྡན་

པའི་སྐབས་སུ་མགོ་བོ་ན་བའམ། ཡང་ན་མངལ་བུ་དོན་རྗེས་བུ་རོ་ཡོངས་སུ་མ་བཏོན་པས་མངལ་དུ་ལུས་པས་མགོ་བོ་ན་བའི་རྟགས་ཀྱང་མིག་མཐོང་ལག་ཟིན་དུ་གྱུར་ཡོད་པ་ལས་གླད་སྙིང་དང་གླད་སྙིང་དབུས་ཀྱི་ས་བོན་བཅུད་ཀྱི་རྩ་དང་བུད་མེད་ཀྱི་མངལ། ལྷག་ཏུ་བསམ་སེའུ་བར་འབྲེལ་བ་ཆེར་ཡོད་པ་ཤེས་ཐུབ་པས། གླད་པ་དང་གླད་སྙིང་དབུས་ཀྱི་ས་བོན་བཅུད་ཀྱི་རྩ་ལས་ས་བོན་དཀར་དམར་གཉིས་སུ་སྨིན་ཏེ་བསམ་སེའུ་གནས་སུ་འཛག་པ་ནི་གསང་བའི་ཟླ་མཚན་དུ་གོ་ཆོག་སྙམ།

མདོར་ན། ཕྱི་ནང་གསང་གསུམ་གྱི་ཟླ་མཚན་གང་ཡིན་ཙང་། ཉེས་པ་གསུམ་གྱི་དྲི་མས་སྨགས་ན་ལུས་ཆགས་པའི་ས་བོན་དུ་མི་ཙུང་བར་རང་རང་གི་མཚན་ཉིད་དང་རྗེས་སུ་མཐུན་པའི་ནད་རྟགས་འབྱུང་བ་དང་། རླུང་ལས་ཁུ་ཁྲག་མདོག་ནག་ཅིང་རྩུབ་པ་ལྟ་བུ། རླུང་མཁྲིས་ལྡན་པ་ནི་ཁུ་ཁམས་རང་གི་གནས་སུ་ཟད་པའམ་སྐམ་པས་གསོ་དཀའ་ཞིང་། འདུས་པ་བཤད་གཅི་འདྲ་བ་གསོ་མི་ནུས་པར་བཤད། དེ་དག་རེ་རེ་བཞིན་མངལ་བུ་ཆགས་པའི་རྒྱུ་ཙུ་མི་འགྱུར་བའམ་གྱུར་ཀྱང་སྐྱེ་གནས་མི་མཐུན་པ་སྦྲུལ་དང་བྱི་ལ་སོགས་འབྱུང་བ་དང་། གཞན་ཡང་ལོང་བ་དང་། འོན་པ། ཞ་བོ། གྲུམ་པོ། འཐེང་པོ། མིའི་ཐུང་། གཟུགས་མི་སྡུག་པ་བཅས་དབང་པོ་སྐྱོན་ཅན་ཡིན་པས་ཁམས་དཀར་དམར་ཉེས་པས་གཙེས་ན་ས་བོན་བྱེད་མི་ཙུང་། གསོ་རིག་རྒྱུད་བཞི་ལས། ཁུ་ཁྲག་རླུང་གིས་རྩུབ་ནག་རོ་བསྐ་ལ། །མཁྲིས་པས་རོ་སྐྱུར་མདོག་སེར་དྲི་མ་མནམ། །བད་ཀན་སྐྱེ་འགྱུར་རོ་མངར་བསིལ་བ་སྟེ། །ཁྲག་གིས་ཙལ་ཏེ་བད་རླུང་དུམ་བུར་ཆད། །ཁྲག་མཁྲིས་རྣག་འདྲ་བད་མཁྲིས་མདུད་པ་ཅན། །རླུང་མཁྲིས་སྐམ་ཞིང་འདུས་པ་བཤད་གཅི་འདྲ། །ཞེས་དང་། ལུས་ཟུངས་བདུན་གྱི་ཁྲག་སྐམ་ན་ལུས་ཟུངས་ཕྱི་མ་ཕྱི་མ་ཚུལ་བཞིན་དུ་སྨིན་པའི་རྒྱུ་ཟད་པས་ཟླ་མཚན་ནད་དུ་སོང་བའམ་ཡང་ན་ཁྲག་ཟད་དེ་ལུས་སྟོབས་བྲི་ཞིང་མདངས་རྒྱས་མི་ཐུབ་པ་དང་ལུས་རྒས་པ། ལུས་ཟུངས་ཀུན་གྱི་ཕྱི་མ་ཁམས་དཀར་དམར་རང་རང་གི་གནས་སྐབས་སོ་སོ་ནས་ལེགས་པར་སྨིན་པས་བཞིན་དང་ནུ་མ་སོགས་རྒྱས་ཤིང་འདོད་པ་ལངས་བ་དང་། མངལ་ཁྲག་དུས་ལྟར་འབྱུང་བ་དང་མངལ་ཆགས་པའི་ལས་བྱེད་པས། སྨན་དཔྱད་ཟླ་བའི་རྒྱལ་པོ་ལས། བུད་མེད་ཁྲག་ནི་སྐམ་པ་ན། །བྲང་ཙུས་ན་ཞིང་ཤ་སྐམ་ན། །ཟླ་མཚན་ནད་དུ་སོང་བའམ། །ཡང་ན་རྒས་པ་དག་ཡིན་ནོ། །ནུ་མ་རྒྱས་དང་བཞིན་ཡང་རྒྱས། །ཟླ་མཚན་དག་ནི་རྒྱས་པའོ། །མིག་འགྲུལ་དཀྱུ་ནི་ཡོ་(གཡོ་)བ་དང་། །ཟླ་མཚན་ལངས་བའི་མཚན་མ་ནི། །བཞིན་དམར་འདོད་པ་ལངས་པའོ། །བུ་ཆགས་འདོད་པ་ཆུང་བའོ། །ཞེས་པ་ལྟར་རོ། །

གཉིས་པ། རྒྱུ་རླུང་ལ་དཔྱད་པ།

བོད་ཀྱི་གསོ་བ་རིག་པའི་གཞུང་དུ་བསྟན་དོན་གནོད་བྱ་བཅུ་ལས་ནད་ཀྱི་གནས་མི་འདའ། ཉེས་པ་གསུམ་ལས་ནད་མི་འདའ་བས་འདིར་རླུང་ལ་མཚན་ཉིད་ཀྱི་ཟུར་ཙུག་དང་ལྡན་པ་དང་། དེ་ལ་བྱེད་ལས་ཀྱི་དབང་གིས་ནང་ཚོགས་དབྱེ་བ་ལྔ་བསྟན་ཡོད། རང་གི་ལྡང་ཚད་དང་ལྡན་ན་ལུས་ཆགས་ཅིང་གནས་པར་བྱེད་ཅིང་། རྒྱུ་རྐྱེན་འདུས་པ་ལས་ལུས་ལ་མ་ཏུངས་བྱས་ཏེ་ལྡན་འདུས་ཀྱི་ནད་དང་། རྒྱུ་དང་རྐྱེན་དང་རྣམ་པའི་ནད་རིགས་སྣ་ཚོགས་བསྐྱེད་བཞིན་ཡོད་པས་འདིར་ནད་ཀྱི་འཇུག་ཚུལ་དང་། གནས་ཀྱི་ཁྱད་པར། ཉེས་པའི་བྱེད་ལས་བཅས་ཀྱི་སྒོ་ནས་མོ་ནད་ཀུན་གྱི་རྒྱུ་རླུང་ལ་ཅུང་དཔྱད་ན།

གཅིག ནད་ཀྱི་འཇུག་ཚུལ་དང་འབྲེལ་ཏེ་དཔྱད་པ།

གསོ་རིག་རྒྱུད་བཞི་ལས། དབྱེ་བ་རླུང་དང་མཁྲིས་པ་བད་ཀན་གསུམ། །རྒྱུ་དང་ངོ་བོ་དབྱེ་དང་འབྲས་བུ་དང་། །གཉེན་པོའི་སྒོ་ནས་གྲངས་དང་གོ་རིམ་གྲུབ། །རྣམ་པར་མ་གྱུར་ལུས་གནས་གྱུར་པས་འཇོམས། །ཞེས་ལུས་ཆགས་གནས་འཇིག་གསུམ་གྱི་རྩ་བ་རླུང་མཁྲིས་བད་ཀན་གསུམ་ནི་ཐོག་མར་ཡུལ་ཡིད་དུ་འོང་བར་ཆགས་ཤིང་ཞེན་པ་དང་། དེ་ནས་ཡིད་དུ་མི་འོང་བ་ལ་ཞེ་སྡང་། གླང་དོར་གྱི་གནས་ལ་རྨོངས་པ་རྗེས་མར་བྱུང་བས་རྒྱུའི་གོ་རིམ་དང་། ནད་གཞིའི་ངོ་བོ་གཡོ་བ་རླུང་། ཚ་བ་མཁྲིས་པ། གྲང་བ་བད་ཀན་གསུམ་སྟེ་རླུང་གི་ངོ་བོ་རང་རྒྱུད་གདུག་ཅིང་རྩུབ་ལ་ནད་མང་བ་དང་། དེ་ནས་མཁྲིས་པ་ཚ་བའི་ནད་དར་སྣ་མང་ལ་འཁྲུལ་སོ་ཆེ་བ་དང་སྐྱུར་སྲོག་འཕྲོག་པར་བྱེད་པ། བད་ཀན་ནད་ཀྱི་ཞིང་བུལ་བ་དང་སྣ་ཁུང་ལ་རང་གི་གནས་ནས་གཞན་དུ་ཞུགས་པ་དཀོན་པས་གོ་རིམ་གྲུབ་པ་དང་། དཔེ་ཕྱི་སྣོད་ཀྱི་འཇིག་རྟེན་ཆགས་པ་ལ་རླུང་མེ་ཆུ་གསུམ་དང་འཇིག་པར་རླུང་མེ་ཆུ་གསུམ་དུ་ངེས་པ་བཞིན། ཕྱི་རོལ་ཇི་བཞིན་ནང་ཇི་བཞིན། །ཞེས་པ་ལྟར་ལུས་ཆགས་པའི་ཚེ་རླུང་མཁྲིས་བད་ཀན་ལ་རག་ལས་ཏེ་ལུས་སྨད་ན་རླུང་དང་། བར་མཁྲིས་པ། སྟོད་ན་བད་ཀན་གནས་པ་དང་། འཇིག་པ་ལ་རླུང་མཁྲིས་བད་ཀན་ལ་བརྟེན་ནས་འཇིག་པས་དཔེའི་གོ་རིམ་གྲུབ་པ་དང་། ཉེས་པ་གསུམ་འཕེལ་ཟད་འཁྲུགས་གསུམ་གང་རུང་དུ

གྱུར་པས་བརྟེན་པ་གནོད་བྱར་མ་ཉུངས་པར་བྱེད་པ་ལ། སྐྱེམས་འགྲེལ་ལས། རླུང་ནད་སྲོག་རྟེན་ཆད་པ། མཁྲིས་པའི་ཚ་བ་ལ་འདས་པ། བད་ཀན་གྱི་གྲང་བ་གཏིང་མཁར་བ་གསུམ་དུ་གྲངས་ངེས་ལ། གོ་རིམ་ཡང་ཐོག་མར་རླུང་ཁམས་དབུགས་ཕྱིར་བཏོན། དེ་ནས་མཁྲིས་པའི་ཁམས་དྲོད་སྡུད། མཐར་བད་ཀན་གྱི་ཁམས་སྲ་བ་དང་། ཆྭན་པ་འདོར་བར་བྱེད་པས་གོ་རིམ་གྲུབ་བོ། །ཞེས་འབྲས་བུ་ནད་ཀྱི་སྒོ་ནས་གྲངས་དང་གོ་རིམ་གྲུབ་པ་དང་། དེ་བཞིན་དུ་གཉེན་པོ་སྨུམ་པས་ཐོག་མར་རླུང་གི་ནད་རྩེ་གཞིལ་བ་དང་། བསིལ་བས་མཁྲིས་པའི་ཚ་བ་བསད་པ། དྲོད་ཀྱིས་བད་ཀན་གྱི་གྲང་བ་གཞིལ་བ་བཅས་རྒྱུ་དང་ངོ་བོ། དཔེ་དང་འབྲས་བུ། གཉེན་པོ་བཅས་ཀྱི་སྒོ་ནས་གྲངས་གཉིས་སུ་མ་ལྷུང་བའི་ཉ་མ་བསྟན་པའི་ཉེས་པ་གསུམ་དུ་གྲུབ་པ་དང་། དེ་བཞིན་དུ་ཉེས་པ་གསུམ་པོའི་གོ་རིམ་ཀྱང་ཐོག་མར་རླུང་། བར་དུ་མཁྲིས་པ། ཐ་མར་བད་ཀན་ལྟར་གྲུབ་ཡོད།

ནད་ཀྱི་འཇུག་ཚུལ་ལ་གཞིགས་ན། གསོ་རིག་རྒྱུད་བཞི་ལས། ནད་ཀུན་སྐྱེད་པར་བྱེད་པའི་རྒྱུ་བསྟེན་པས། །ཐོག་མར་རླུང་འཇུག་དེ་ནས་གཞན་འཇུག་སྟེ། །ཞེས་པ་ལྟར། ལུས་ཆགས་པའི་སྐབས་སུ་གཙོ་བོ་རླུང་ལས་སྲོག་རླུང་ལ་རག་ལས་པ་བཞིན། ནད་འཇུག་པའི་སྐབས་སུ་རླུང་གི་མཚན་ཉིད་ཀྱི་ཟུར་ཡང་བ་དང་། ཕྲ་བ། གཡོ་བ་ཕྲ་མོ་བུ་གར་འཇུག་བདེ་བ་དང་། རླུང་གི་ཡང་གཡོའི་ཟུར་འཕེལ་འགྲུགས་ཀྱི་རྣམ་པ་གང་ཉུང་དུ་གྱུར་པའི་ཚེ། ནད་ཐམས་ཅད་ཀྱི་སྣ་འདྲེན་པས་མཁྲིས་པའི་ཚ་རྣོ་སོགས་དང་འཕྲད་ཚེ་དེ་འཕེལ་བའི་གྲོགས་བྱེད་པ་ལས་མགོ་གནོན་པའི་གཉེན་པོར་མི་འགྱུར་བར་ཚ་བ་འཕེལ་བར་བྱེད་པ་དང་། དེ་བཞིན་དུ་རླུང་གི་གྲང་བ་བད་ཀན་གྱི་བསིལ་བ་དང་འཕྲད་ཚེ་བསིལ་བ་གཅིག་ཏུ་བསྒྲིལ་ཏེ་གྲང་བའི་མགོ་འཕེལ་བ་བཅས་ནད་ཚ་གྲང་གཉིས་ཀ་ཟུང་དུ་འཇུག་པས་རང་རྒྱུད་གདུག་པ་དང་། ནད་སྣ་མང་དུ་བསྐྱེད་པ་སོགས་ཀྱི་ཁྱད་ཆོས་ལྡན། གསོ་རིག་རྒྱུད་བཞི་ལས། མདངས་ནད་མི་བཟད་དུ་མ་འབྱུང་བར་བྱེད། །ཅེས་པ་ལྟར། མདངས་ཀྱི་གནས་སུ་རླུང་འཕེལ་ཟད་འཁྲུགས་གསུམ་དུ་གྱུར་པའི་དབང་གིས་ཉེས་པ་མཁྲིས་པ། བད་ཀན། ལྷན་པ་དང་འདུས་པ་སོགས་ཀྱང་བསྐྱེད་པར་བྱེད་པས་ནད་རིགས་སྣ་ཚོགས་འབྱུང་ངོ་། །

གཉིས། གནས་དང་འབྲེལ་ཏེ་དབྱེད་པ།

སྤྱིར་གནོད་བྱེད་ཉེས་པ་གསུམ་ནི་སྟོད་སྨད་བར་གསུམ་དང་ཕྱི་ནང་གསང་གསུམ་སོགས་ལུས་ཀྱི་ཆ་ཤས་ཀུན་ཏུ་གནས་པ་དང་། རྣམ་པར་མ་གྱུར་པའི་རླུང་ལ་མཚན་ཉིད་ཀྱི་ཟུར་དྲུག

ལྡན་དང་། མཁྲིས་པར་མཚན་ཉིད་ཀྱི་བྱེར་བདུན་ལྡན། བད་ཀན་ལ་མཚན་ཉིད་ཀྱི་བྱེར་བདུན་ལྡན་བཅས་དང་། དེ་དག་ནི་ཉེས་པ་རྐྱང་བའི་དབང་དུ་བགྲངས་པ་དང་། ཉེས་པ་གཉིས་གཉིས་ལྡན་པའམ་འདུས་པས་མཚན་ཉིད་ཀྱི་བྱེར་དྲུག་ཅན་དང་བདུན་སོགས་ཕན་ཚུན་འདྲེས་པ་ལས་མཚན་ཉིད་ཀྱི་བྱེར་བརྒྱ་ཪུ་བགྲངས་པ་ནི་ཀན་ཆེན་མོ་ཧ་མགྲིན་རྒྱལ་①མཆོག་གིས་རང་ལུགས་ཐད་ལྡན་དུ་བཞག་ཡོད། དེ་དག་རྣམ་པར་གྱུར་དང་མ་གྱུར་པའི་དབྱེ་བ་ལྟར་གནས་ཀྱི་ཁྱད་པར་དགར་དགོས་སྙམ་སྟེ། གསོ་རིག་རྒྱུད་བཞི་ལས། ཆགས་པའི་རྩ་ནི་ལྟེ་བ་ལས་གསུམ་གྱིས། །རྩ་གཅིག་གྱེན་ལ་སོང་བས་ཀླད་པ་ཆགས། །གཏི་མུག་ཀླད་པར་བརྟེན་ནས་གནས་པ་སྟེ། །དེ་ལས་བད་ཀན་སྐྱེད་པས་སྟོད་ན་གནས། །རྩ་གཅིག་བར་དུ་བྱུག་པས་སྲོག་རྩ་ཆགས། །ཞེ་སྡང་སྲོག་རྩ་ཁྲག་ལ་བརྟེན་ནས་གནས། །དེ་ལས་མཁྲིས་པ་སྐྱེད་པས་བར་ན་གནས། །རྩ་གཅིག་ཐུར་དུ་བྱུག་པས་གསང་བ་ཆགས། །འདོད་ཆགས་ཕོ་མོའི་གསང་བར་གནས་པ་སྟེ། །དེ་ལས་རླུང་སྐྱེད་སྨད་ན་གནས་པ་ཡིན། །ཞེས་ལུས་ཆགས་པའི་སྐབས་སུ་རྩ་གསུམ་ལས་རྩ་གཅིག་ཐུར་དུ་བྱུག་པས་གསང་བ་ཆགས་པ་ལས་འདོད་ཆགས་ཕོ་མོའི་གསང་བར་གནས་པ་དང་། འདོད་ཆགས་མཚུངས་ལྡན་གྱི་རྒྱུས་བསྐྱེད་པའི་རླུང་ནི་སྨད་ན་གནས་པ་བསྟན་ཡོད། དེ་ལྟར་ཆ་སྙོམས་དུ་གནས་པའི་ཉེས་པ་གསུམ་ལ་དུས་གདོན་ཟས་སྤྱོད་ཀྱི་རྐྱེན་ཚོགས་དང་འཕྲད་ན་འཕེལ་ཟད་འཁྲུགས་གསུམ་དུ་གྱུར་ཏེ་འཇུག་སྒོ་དྲུག་བརྒྱུད་གནས་སྟོད་སྨད་བར་གསུམ་དུ་གནས་བཅས་པས་རླུང་ནི་དཔྱི་རྐེད་ལ་བརྟེན་སྨད་ན་གནས་ཏེ། གསོ་རིག་རྒྱུད་བཞི་ལས། བད་ཀན་ཀླད་པ་ལ་བརྟེན་སྟོད་ན་གནས། །མཁྲིས་པ་མཆིན་མཁྲིས་ལ་བརྟེན་སྨད་ན་གནས། །རླུང་ནི་དཔྱི་རྐེད་ལ་བརྟེན་སྨད་ན་གནས། །ཞེས་པ་ལྟར་དང་། རླུང་རྒྱུ་བའི་ལམ་ལུས་ཟུངས་བདུན་གྱི་ནང་ནས་ཪུས་པ་དང་། དབང་པོ་ལྔའི་རྣ་བ། རིག་བྱེ་སྟེ་སྐྱི་དང་བ་

①　ཧ་མགྲིན་རྒྱལ། སྤྱི་ལོ་1947ལོའི་ཟླ་7པར་མཚོ་སྔོན་ རྨ་ལྷོ་ཁུལ་རེབ་གོང་རྒྱལ་པོ་རླངས་ཚང་དུ་འཁྲུངས་ལ། སྐུ་ན་ཕྲ་དུས་ནས་རོང་པོ་དགོན་ཆེན་གྱི་སྨན་ཀན་དྲུང་ཡིག་རྒྱ་མཚོ་སོགས་ཀྱི་དྲུང་ནས་གསོ་རིག་གཞུང་ལུགས་ལག་ལེན་མཐར་ཕྱིན་པར་སྦྱངས། མཁན་ཆེན་ཁྲོ་ཪུ་ཚེ་རྣམ་ལས་དངུལ་ཆུ་བཙོ་བཀྲུ་ཆེན་མོའི་ལག་ལེན་སོགས་རྒྱས་པར་ཐོབ། ཟུ་གཞུག་ཏུ་རྨ་ལྷོ་ཁུལ་འཛོད་བསྟེན་སློབ་གྲྭའི་དགེ་ཀན་དང་། མཚོ་སྔོན་བོད་ལུགས་གསོ་རིག་སློབ་གླིང་གི་འབུམ་རམས་ཞིབ་འཇུག་སློབ་མའི་སློབ་དཔོན་སོགས་ཀྱི་འགན་བཞེས་ཤིང་། རླུང་མཁྲིས་བད་ཀན་གསུམ་གྱི་ངོ་བོ་དང་བྱེད་ལས་མཚན་ཉིད་སོགས་ཀྱི་ཐད་དུ་ཐུན་མོང་མ་ཡིན་པའི་འཆད་ཁྲིད་གནང་། བརྩམས་ཆོས་སུ་སྐྱེམས་པ་ཚེ་དབང་གི་རྒྱུད་བཞིའི་རྣམ་བཤད་ལ་ཞུ་དག་མཛད་དེ་དཔེ་སྐྲུན་བྱས་ཤིང་། ཚ་བ་གསོ་བ་དང་ཕུང་ཁམས་སྐྱེ་མཆེད་ཀྱི་རྣམ་བཞག་སོགས་ཀྱི་བསླབ་དེབ་དང་དཔྱད་རྩོམ་མང་དུ་སྤེལ་ཡོད། སྤྱི་ལོ་2019ལོའི་ཟླ་1པོའི་ཚེས་6ཉིན་སྐུ་གཤེགས།

སྤྱི། དོན་ལྡའི་རྒྱལ་པོ་སྙིང་། སྟོད་དྲུག་ལས་ཡོང་བཅས་སུ་རྒྱུ་བར་བྱེད་པས། གསོ་རིག་རྒྱུད་བཞི་ལས། ཞུ་བའི་གནས་དང་དཔྱི་མིག་ཉུས་ཚིགས་དང་། །རིག་བྱ་རྣ་བ་རླུང་གི་གནས་ཡིན་ཏེ། །ཁྱད་པར་ཞུ་གནས་ཡོང་ན་གནས་པ་ཡིན། །ཞེས་དང་། ལག་ལེན་པོད་དམར་ལས། རླུང་ནི་ལུས་ཟུངས་ཀུན་དང་འདྲེས། །མཆོག་ཏུ་སྣ་[བརྣ་]དང་རྩ་སོ་ཡི། །རྒྱབ་ཏུ་ལྷག་པར་ན་བ་ཡིན། །ཞེས་པ་ལྟར། རྣམ་པར་གྱུར་མ་གྱུར་སྐབས་གང་ཡིན་ཉུང་རླུང་ནི་དཔྱི་རྐེད་ལ་བརྟེན་ནས་འདོད་ཆགས་ཕོ་མོའི་གསང་བ་སྟེ་ལུས་ཀྱི་སྨད་ན་གནས་པ་བཞིན། བུད་མེད་ཀྱི་སྐྱེ་འཕེལ་དབང་པོ་ཡོངས་སུ་རྫོགས་པ་རྒྱུ་ཞབས་ཏེ་ལུས་ཀྱི་སྨད་ན་གནས་པའི་ཕྱིར་གནས་ཀྱི་སྒོ་ནས་མོ་ནད་ཀྱི་རྒྱུ་རླུང་བསྟན་པ་དང་། ཁྱད་པར་དུ་རླུང་གི་ནང་ཚོགས་དབྱེ་བ་ལྔ་ལས་ཐུར་སེལ་གྱི་རླུང་ནི་གཞང་བཅས་སྨད་ན་གནས་པས་དྲི་ཆུ་དང་བཤང་བ། ཟླ་མཚན་འབྱིན་སྟོམ་གྱི་ལས་བྱེད་དེ། གསོ་རིག་རྒྱུད་བཞི་ལས། ཐུར་དུ་སེལ་བའི་རླུང་ནི་གཞང་ལ་གནས། །ལོང་དང་ལྒང་པ་གསང་བ་བརླ་ནང་རྒྱུ། །ཁུ་ཁྲག་བཤང་གཅི་མངལ་ནང་འབྱིན་སྟོམ་བྱེད། །ཅེས་པ་ལྟར། ཟླ་མཚན་ལེགས་པར་རྒྱུ་བར་ཐུར་སེལ་གྱི་རླུང་ལ་རག་ལས་པས་མངལ་ནད་ལྟོ་པོ་གསོ་བཅོས་ཀྱི་སྐབས་སུ། གསོ་རིག་རྒྱུད་བཞི་ལས། བཅོས་ཐབས་མངལ་ནད་ཕལ་ཆེར་རླུང་ཡིན་པས། །སྣུམ་འཆོས་འཇམ་རྩི་དུགས་ཀྱིས་གསོ་བར་བསྟགས། །ཞེས་མངལ་ནད་སྤྱིའི་བཅོས་ཐབས་སུ་རླུང་གི་རྩེ་གཞིལ་བར་སྣུམ་འཆོས་དང་དུགས། ཁྱད་པར་དུ་ཐུར་སེལ་གྱི་རླུང་བདེ་བར་རྒྱུ་བ་ལ་འཇམ་རྩི་བསྟགས་པ་སྟེ། དེ་མ་ཡིན་པར་རླུང་རང་གནས་ནས་འདས་ཏེ་གྱེན་དུ་ལོག་པའམ། ཡང་ན་ཉུས་པ་དང་ཞུ་གནས་ཡོང་ན་གནས་པའི་རླུང་མཁྲིས་པ་དང་བད་ཀན་གྱི་གནས་སུ་ལོག་ན་ནད་བསྐྱེད་དེ། སྨན་དཔྱད་ཟླ་བའི་རྒྱལ་པོ་ལས། བུད་མེད་སུམ་ཅུ་རྩ་དྲུག་སྟེ། །སྟོད་དང་སྨད་ཀྱི་ནད་དག་གོ །སྟོད་ལ་ཁྲག་དང་རླུང་འདྲེས་དང་། །སྟོད་དུ་ཁྲག་དང་ཆུ་སེར་འཐབ། །ཅེས་ཟླ་མཚན་དྭངས་སྙིགས་སུ་འབྱེད་མ་ཐུབ་པ་དེ་སྨད་ན་གནས་པའི་རླུང་རང་རང་གི་གནས་སུ་མ་རྒྱུ་བར་གྱེན་དུ་ལོག་སྟེ་སྟོད་ཀྱི་ཁྲག་དང་འདྲེས་པ་དང་། སྟོད་དུ་ཁྲག་དང་ཆུ་སེར་འཐབ་པས་སྟོད་ཚབས་སུ་གྱུར་ཏེ་མཛེ་ཉ་འགྱུར་བ་དང་། རླུང་མ་བདེ་བའི་དབང་གིས་ཉེས་པ་གཞན་གཉིས་ཀྱང་འཁྲུགས་པར་བྱེད་པས་སྟོད་ཀྱི་བད་ཀན་བར་དུ་ལྷུང་བས་བར་ཚབས་སྐྲན་དུ་འདྲིལ་བ་ལྟ་བུ་དང་། ལག་ལེན་པོད་དམར་ལས། ཐུར་སེལ་གྱེན་ལོག་ཉེས་གསུམ་འཁྲུགས། །རྩ་རྒྱུ་ལ་ཡང་གགས་(གེགས་)བྱས་པ། །དེ་ལ་འཇམ་རྩི་མཆོག་ཏུ་བྱ། །ནད་གཞི་སོ་སོའི་ཁ་འཛིན་བཏང་། །ཞེས་དང་། ཐུར་སེལ་གཞང་ལ་བསྐྱུ་བར་བྱ། །ཞེས་ཐུར་སེལ་རླུང་རང་གནས་

ནས་འདས་ན་འཇམ་རྩི་བསྟེན་ཞིང་སྨད་དུ་བསྐུས་པས་བཤང་གཅི་ཟླ་མཚན་སོགས་བདེ་བར་རྒྱུ་ཐུབ་པས། ཁུ་ཚུར་འབུམ་ལས། སྟོད་ཀྱི་རླུང་ལ་བྱུགས་པ་ཤིས་པ་སྟེ། །བར་དུ་ཐུར་མ་སྨད་དུ་འཇམ་རྩི་ཤིས། །ཞེས་རྒྱུད་དང་ཉམས་ཡིག་ཁག་གི་དགོངས་དོན་གཅིག་ཏུ་སྣང་ངོ་། །

གསུམ། བྱེད་ལས་དང་འབྲེལ་ཏེ་དཔྱད་པ།

ཉེས་པ་རླུང་གི་མཚན་ཉིད་ཀྱི་ཟུར་ཡང་གཡོ་ནི་བྱེད་ལས་ཀྱི་དབང་གིས་གདགས་པ་ཡིན་ལ། ཡང་གཡོའི་བྱེད་ལས་ལ་བརྟེན་ནས་ཟུངས་ཀྱི་དྭངས་མ་དྭངས་མའི་གནས་སུ་གཏོར་ཞིང་སྙིགས་མ་སྙིགས་མའི་གནས་སུ་སྐྱེལ་ཏེ་ལུས་པོ་ཐ་མལ་དུ་གནས་པ་དང་། དེར་ནང་ཚོགས་སྲོག་འཛིན་དང་། གྱེན་རྒྱུ། ཁྱབ་བྱེད། མེ་མཉམ། ཐུར་སེལ་བཅས་རྣམ་པ་ལྔ་རུ་དབྱེ་ཡོད་དེ། དེ་དག་རེ་རེའི་ཁམས་ན་མཁྲིས་པ་དང་བད་ཀན་མཚན་ཉིད་ཀྱི་ཟུར་བག་ལ་ཞ་བའི་ཚུལ་དུ་གནས་ཡོད། བྱེད་ལས་ཀྱི་དབང་གིས་སོ་ནད་ཀྱི་རྒྱུ་ཁྱབ་བྱེད་དང་མེ་མཉམ། ཐུར་སེལ་བཅས་ལ་ཤས་ཆེར་རག་ལས་སྙམ་སྟེ། གསོ་རིག་རྒྱུད་བཞི་ལས། ཁྱབ་བྱེད་རླུང་ནི་སྙིང་ལ་གནས་པ་སྟེ། །ལུས་ཀུན་ཁྱབ་པར་རྒྱུ་ཞིང་འདེགས་འཇོག་འགྲོ །བཀྲུང་བསྐུམ་འབྱེད་འཛུམ་བྱ་བ་ཕལ་རག་ལུས། །ཞེས་དང་། མེ་དང་མཉམ་པའི་རླུང་ནི་ཕོ་བར་གནས། །ནང་གྲོལ་ཀུན་ཏུ་རྒྱུ་ཞིང་ཁ་ཟས་འཇུ། །དྭངས་སྙིགས་འབྱེད་ཅིང་གནོད་བྱ་སྨིན་པར་བྱེད། །ཐུར་དུ་སེལ་བའི་རླུང་ནི་གཞང་ལ་གནས། །ཡོང་དང་ལྒང་པ་གསང་བ་བརླ་ནང་རྒྱུ། །ཁུ་ཁྲག་བཤང་གཅི་མངལ་ནང་འཛིན་སྟོམ་བྱེད། །ཅེས་གསུངས་པ་ལྟར་མེ་མཉམ་རླུང་ནི་ཤས་ཆེར་ཕོ་བར་གནས་ཀྱང་། ལུས་ཟུངས་ཀྱི་ཆ་ཤས་ཀུན་ཏུ་གནས་པས་སྐྱི་འཕེལ་མ་ལག་གི་གནས་སུ་དྭངས་སྙིགས་འབྱེད་མ་ཐུབ་པར་དྭངས་མ་སྙིགས་མའི་གནས་སུ་ཤོར་བ་དང་། སྙིགས་མ་དྭངས་མའི་གནས་སུ་ཤོར་ཏེ་གནས་གང་གི་བུ་གར་ཆགས་པས་ནད་རིགས་སྣ་ཚོགས་བསྐྱེད་བཞིན་ཡོད་པ་དང་། བུད་མེད་ཀྱི་ཟླ་མཚན་མངལ་ནས་ཕྱིར་འབྱིན་པ་དང་སྡོམ་པའི་ལས་ཡོད་ཚད་ཐུར་སེལ་གྱི་རླུང་ལ་རག་ལས་པས། ཐུར་སེལ་རླུང་གི་བྱེད་ལས་ཚུལ་བཞིན་དུ་འདོན་མ་ཐུབ་ན་མངལ་བུ་དང་བུ་རོགས། ཕྱིའི་ཟླ་མཚན་དང་ནང་གི་ཁམས་དཀར་དམར། བཤང་བ་དང་གཅིན་སོགས་ཚུལ་བཞིན་དུ་འབབ་མི་ཐུབ་པར་རང་གནས་སུ་སྐྲན་དུ་འདྲིལ་བའམ། སྟོད་དུ་ལོག་པས་སྙི་སྙིང་གཟེར་བ་དང་། མགོ་ལ་ན་ཟུག་དཔག་ཏུ་མེད་པ་འབྱུང་བ་ཡོད་དེ། གསོ་རིག་དགོས་པ་ཀུན་འབྱུང་ལས། རླུང་ནི་གྱེན་དུ་ལོག་ནས་སྙི་སྙིང་གཟེར། །ཞེས་པ་ལྟར་རོ། །ནད་ཐོག་ལག་ལེན་

ཀྱི་ཁྲིད་དུ་སྐྱེ་ལམ་མེད་པའམ་མངལ་སྒོ་འཆུས་པའི་སྐྱོན་ཅི་ཡང་མེད་པར་ཐུར་སེལ་གྱི་རླུང་ལོག་པས་ཟླ་མཚན་རྒྱུ་ལམ་ནས་འབབ་མ་ཐུབ་པར་རྒྱུ་མ་ནས་ཕོ་བ་བརྒྱུད་དེ་ཁ་སྣ་གཉིས་ནས་འཛག་པའང་དངོས་སུ་མཐོང་རྒྱུ་ཡོད་པ་ལྟར། ལག་ལེན་ཕོད་དམར་ལས། རླུང་དེ་ལོག་པའི་ལམ་ཞུགས་པས། །ལུས་ནི་རབ་ཏུ་མི་བདེ་ཞིང་། །སྙིང་ཡང་ཤིན་ཏུ་བདེ་མ་ཡིན། །རླུང་ནད་འདྲིས་པ་མ་ཤེས་པའི། །ཤེས་ཀྱང་ལོ་འགའ་ལོན་པའི་ནད། །འབད་པས་གསོའམ་སྤང་བར་དགེ། །དེ་དག་རྙིང་ཤིང་ཡུན་རིང་བས། །ཕོང་འབྲས་མི་དབལ་སྙིང་ནད་དང་། །སྲིན་[སྐྲན་]དང་དམུ་ཆུ་འོར་སྐྱ་ཐབ། །དྲིག་དང་གྲུམ་བུ་ལྗེན་དང་ནི། །མི་ཐྲིད་ཉམས་ལ་སོགས་པ། །གསོ་དཀའ་ལ་སོགས་འབྱུང་འགྱུར་བས། །ཞེས་རླུང་ལོག་པའི་ལམ་ཞུགས་ན་བྱེད་ནུས་ཚུལ་བཞིན་དུ་མི་ཐོན་པ་མ་ཟད། ཕོང་འབྲས་དང་མི་དབལ། སྙིང་ནད་དྲིག་དང་གྲུམ་བུ་བཅས་གསོ་དཀའི་ནད་འབྱུང་བ་དང་། ཕྱི་ནང་གསང་གསུམ་གྱི་ཟླ་མཚན་སྐབས་སོ་སོ་ནས་མི་མཉམ་རླུང་གིས་དྭངས་སྙིགས་ལོགས་པར་འབྱེད་མ་ཐུབ་པ་ཁྱབ་བྱེད་རླུང་གི་ཡང་གཡོ་ལ་བརྟེན་ནས་ལུས་སྟོད་སྨད་བར་གསུམ་དུ་བྱེར་བས་སྟོད་ཚབས་སྨད་ཚབས་བར་ཚབས་གསུམ་དང་། ལུས་ཕྱི་ནང་བར་གསུམ་དུ་བྱེར་བས་ཕྱི་ཤ་ལྤགས་དང་། བར་རུས་པ། ནང་དོན་སྣོད་བཅས་ན་བ་དགུ་སོགས་སུ་དབྱེ་ཡོད་པ་ལྟར་རོ། །དེ་བས་རང་རང་གི་གནས་ནས་ལོགས་པར་ཆ་སྙོམས་ངང་གནས་ན་ནད་མེད་ཐ་མེད་དུ་འགྱུར་སྲིད་པས། སྐྱེམས་འགྲེལ་ལས། ཐུར་དུ་སེལ་བའི་རླུང་གི་གནས་ནི་གཞང་ལ་གནས། རྒྱུ་ལམ་ནི་གཞན་འདོང་མོའི་ནང་ཞེས་འབྱུང་བས་བརྟག་གོ །ཡོང་དང་ལྷང་པ་དང་གསང་བ་དང་བརླའི་ནང་རྣམས་སུ་རྒྱུ། ལས་ནི་ཁུ་བ་དང་ཁྲག་དང་བཤང་བ་དང་གཅིན་དང་མངལ་དུ་གནས་པ་རྣམས་ཕྱིར་འབྱིན་པ་དང་སྒོ་སྡོམ་པར་བྱེད་དོ། །ཞེས་ཐུར་སེལ་རླུང་འཕེལ་བས་རྩ་ཆུ་སྡོམ་པ་ལ་རང་དབང་མེད་པར་ཤོར་བ་དང་། ཁམས་དཀར་དམར་དང་ཟླ་མཚན་བཅས་དུས་མིན་དུ་འཛག་ལ། ཟད་པས་རྩ་ཆུ་དང་ཁམས་དཀར་དམར། ཟླ་མཚན་ཚུལ་བཞིན་དུ་རྒྱུ་བ་ལ་གེགས་བྱས་པས་རེས་སྡོམ་རེས་རྒྱུ་བ་དང་། རོ་སྨད་ལྡི་བའི་རྟགས་སྟོན་སྐམ། དེ་བཞིན་དུ་འཁྲུགས་པས་རང་གནས་གསང་བ་བརླ་ནང་ནས་གྱེན་དུ་ལོག་པས་ལུས་ནི་རབ་ཏུ་མི་བདེ་ཞིང་སྙིང་ཁ་དང་རྩིབ་ལོག་ན་བ་དང་། སྟོད་བརྒྱངས་ཤིང་མགོ་བོ་ན་བ། རོ་སྨད་ལྡི་བ། བཤང་བ་སྐམ་པ་དང་ཟླ་མཚན་འགག་པ་བཅས་ཀྱི་ནད་རྟགས་མངོན་ཞིང་། ཡུན་རིང་ན་ཤེས་པ་འཁྲུལ་བ་དང་མི་ཐྲིད་ཉམས་པས་ཟས་འཇུ་དཀའ་བ། དང་ག་ཞན་པའི་ནད་རྟགས་མངོན་པ་ནད་ཐོག་ལག་ལེན་སྟེང་དངོས་སུ་མཐོང་རྒྱུ་ཡོད། དེ་

བཞིན་དུ་རླུང་གི་ཡང་གཡོའི་བྱེད་པ་ལ་བརྟེན་ནས་བུད་མེད་ཀྱི་ཁམས་དང་ཟླ་མཚན་རང་རང་གི་གནས་སུ་དྭངས་སྙིགས་ཚུལ་བཞིན་དུ་འབྱེད་མ་ཐུབ་པ་དེ་རྩ་མིག་ལ་བྱེར་བས་མངལ་རང་གི་གནས་གཅིག་ནས་གནས་གཞན་གཅིག་གམ་གཉིས་བཅས་དུ་མར་བྱེར་བ་དང་། རང་གནས་ནས་གཞན་གནས་མཆིན་མཆེར་སོགས་སུ་བྱེར་བ་དེ་ལྟར་རོ། །དེ་མིན་རླུང་ནི་རང་རྒྱུད་གདུག་ཅིང་ནད་སྣ་གཉིས་གསུམ་དང་འཐབ་སྟེ་ནད་སྣ་མང་བ་དང་། མཁྲིས་པ་དང་འདྲེས་པས་ཚ་རྟགས་སྟོན་པ་དང་། བད་ཀན་གྲང་བ་དང་འདྲེས་པས་ལུས་ལྗི་ལ་བསིལ་བ་བཅས་གྲང་བའི་ནད་རྟགས་སྟོན་པས་ན། གསོ་རིག་རྒྱུད་བཞི་ལས། ཐུར་སེལ་བཤང་གཅི་ཁྲིན་དང་ཁུ་བ་ཡི། །ཤུགས་བཀག་བཙིར་བས་འཁྲུགས་ཏེ་ཏུས་མིག་ཁོལ། །ཡན་ལག་འཁྲུལ་འཁྱིས་དབུགས་ངན་དྲི་ཆུ་སྟོམ། །དེ་དག་གང་ཡང་མཁྲིས་པར་འདྲེས་པ་ཡིས། །ཚ་བ་སྐྱེས་ཤིང་མིག་ཆུ་སེར་བར་བྱེད། །བད་ཀན་འདྲེས་པས་ལྗི་བསིལ་རྩོངས་བར་འགྱུར། །ཞེས་པ་ལྟར་རོ། །

གསུམ་པ། རྒྱུ་སྲིན་ལ་དཔྱད་པ།

བཀའ་འགྱུར་གསོ་རིག་གཅེས་བཏུས་སུ་མིའི་ལུས་ལ་ལྷན་སྐྱེས་སུ་སྲིན་རིགས་སྟོང་ཕྲག་བརྒྱད་ཅུ་གནས་པ་དང་། བྱེ་བྲག་སྲིན་རིགས་བརྒྱད་ཅུ་རབ་ཏུ་བསྟན་པ་ལ་བུད་མེད་ཀྱི་མངལ་དུ་ལྷན་སྐྱེས་སུ་སྲིན་རིགས་བཞུ་གནས་ཏེ་ལུས་བདེ་མི་བདེའི་བྱ་བ་མཐའ་དག་སྲིན་ལ་རག་ལས་པར་བསྟན་ཡོད། མན་ངག་པོ་ཏི་དམར་པོ་ལས། བུད་མེད་ཀྱི་ལུས་ལ་ནི། སྐྱེས་པའི་ལུས་ལ་ཡོད་པ་ལྟ་བུ་མ་ཡིན་པ། ཆེས་ལྷག་པའི་སྲིན་བུའི་ཚོགས་ཉི་ཤུ་རྩ་ལྔ་ཡོད་དེ། ཞེས་དང་། བུད་མེད་ཀྱི་ལུས་ལ་ལུས་ཀྱི་ནང་སྐྱེ་གནས་ཀྱི་སྒོ་ན(ནས)སྲིན་བུའི་ཚོགས་བཞི་ཡོད་དེ། འདི་ལྟ་སྟེ། མཚུ་མཆོག་ཅེས་བྱ་བ་དང་། ཀོ་བུ་ཤིད་ཅེས་བྱ་བ་དང་། རླུང་འཁྱིལ་ཞེས་བྱ་བ་དང་། འདོད་ལེན་ཞེས་བྱ་བ་དང་། དེ་དག་རྟག་ཏུ་རྒྱུན་མི་ཆད་པར་བུད་མེད་ཀྱི་ལུས་ལ་ཟ་སྟེ། ཞེས་གོང་གི་ལུང་རིགས་དག་ལས་མངལ་དུ་ལྷན་སྐྱེས་སུ་གནས་པའི་སྲིན་རིགས་ལ་དབྱེ་བ་མི་འདྲ་བ་མང་པོ་ཡོད་པ་ཤེས་ཐུབ་པ་མ་ཟད། དེ་དག་འཐས་བུ་ནད་ཀྱི་སྐབས་ཁོ་ནར་གོ་བ་མ་ཡིན་པར་ཐ་མལ་བའི་སྐབས་སུ་བུད་མེད་ཀྱི་མངལ་དུ་ཕན་ཚུན་གཅིག་ལ་གཅིག་བརྟེན་གྱི་ཚུལ་དུ་གནས་ཡོད་པ་དང་། བཀའ་འགྱུར་གསོ་རིག་གཅེས་བཏུས་ལས། མི་རྣམས་དང་པོ་མངལ་ནས་བྱུང་ནས་ཞག་བདུན་ལོན་པ་དང་སྲོག་ཆགས་སྲིན་བུའི་

རིགས་སྟོང་ཕྲག་བརྒྱད་ཅུ་ལུས་ལས་སྐྱེས་ནས་དེ་ལས་ཟ་བར་བྱེད་པ་དང་། ནད་བསྐྱེད་པ་སོགས་ལུས་ཀྱི་བདེ་མི་བདེའི་བྱ་བ་མཐའ་དག་སྲིན་རིགས་བརྒྱད་ཅུའི་སྐོར་མཚོ་ཤིན་ཏུ་ཆེ་བ་ཡོད་པ་འདི་ལྟ་སྟེ། ཞེས་པ་ལྟར་རང་ཅག་གི་སྟོན་པ་ཤཱཀྱ་ཐུབ་པས་སྤྱི་ལོ་སྔོན་གྱི་ལོ་དྲུག་བརྒྱའི་ཡར་སྔོན་དུ་ལུས་འདི་ནི་སྲིན་གྱི་ཕུང་པོ་དང་སྲིན་བུ་དེ་དག་མི་མངལ་ནས་བཙས་རྗེས་ཀྱི་ཞག་བདུན་ལོན་པ་ན་ལུས་ལ་སྐྱེས་པར་གསུངས་ཡོད། ད་སྔ་ཚན་རིག་ཞིབ་འཇུག་པ་མང་པོས་དེང་རབས་ཀྱི་འཕྲུལ་ཆས་གང་ལེགས་བེད་སྤྱད་དེ་ཞིབ་འཇུག་བྱས་པ་ལྟར་ནའང་། ལུས་ཀྱི་སྲིན་བུའི་ཚོགས་ནི་མི་མངལ་ནས་བཙས་རྗེས་ཞག་བདུན་ལོན་པ་ན་ལུས་ལ་སྐྱེས་པར་ར་སྤྲོད་བྱེད་བཞིན་ཡོད། དེ་ལྟར་སྲིན་བུ་ལ་ཕྱི་སྲིན་དང་ནང་སྲིན་གྱི་དབྱེ་བ་དཀར་ལུགས་ཡོད་དེ་ཕྱི་གནས་ཀྱི་སྲིན་ཤིག་དང་སྲོ་མ། ནང་གནས་ཀྱི་སྲིན་ནི་བད་ཀན་དང་རླུང་དང་མཁྲིས་པ་དང་ཁྲག་བཅས་བཞི་ཡོད་པས་མངལ་སྲིན་ལའང་ཕྱི་སྲིན་དང་ནང་སྲིན་གྱི་དབྱེ་བ་ཡོད་པ་མ་ཟད། གསོ་རིག་རྒྱུད་བཞི་ལས། འབྲུགས་པའི་གནས་ཀྱིས་སྲིན་བུ་ནད་དབྱེ་བ། །ཞེས་པ་ལྟར་ཐ་མལ་བའི་མངལ་སྲིན་ཡང་གནས་མི་འདྲ་བ་ལས་དབྱེ་བ་དཀར་ལུགས་མི་འདྲ་བ་དུ་མ་འབྱུང་སྟེ། དཔེར་ན། སྐྱེ་ལམ་གྱི་གོ་བུ་སྲིད། མངལ་སྒོའི་གོ་བུ་སྲིད། བུ་སྣོད་ཀྱི་གོ་བུ་སྲིད། ཁམས་འདྲེན་སྦུ་གུའི་གོ་བུ་སྲིད་ལྟ་བུ་དང་། སྲིན་བུ་གཞན་རྣམས་ཀྱང་གནས་དང་སྦྱར་བའི་དབྱེ་བ་དཀར་ལུགས་དེ་ལྟར་རིགས་བསྒྲིས་ན་ཆོག་གོ །

གཅིག ཐ་མལ་བའི་མངལ་སྲིན་གྱི་གནས་ལུགས་ལ་དཔྱད་པ།

1. ངོ་བོ་དང་མདོག་དབྱིབས།

ཐ་མལ་བའི་སྐབས་སུ་བུད་མེད་ཀྱི་སྐྱེ་འཕེལ་མ་ལག་གི་གནས་གང་རུང་དུ་ལྷན་སྐྱེས་སུ་གནས་པའི་སྲིན་རིགས་ཀྱིས་ལུས་བདེ་བར་བྱེད་པ་དང་སྟོབས་མདངས་སྐྱེད་པའི་གྲོགས་བྱེད་ཅིང་། ངོ་བོ་ཚ་གྲང་ཐུན་མོང་དུ་གནས་ལ་ཟས་སྤྱོད་ཚ་གྲང་གི་རྐྱེན་གྱིས་ནད་ཀྱི་ངོ་བོའང་ཚ་གྲང་གི་རྣམ་པར་གྱུར་ཏེ་བུད་མེད་ཀྱི་ལུས་ལ་གནོད་ཅིང་གདུངས་བར་བྱེད། དེ་དག་གི་མདོག་དབྱིབས་ནི། མན་ངག་པོ་ཏི་དམར་པོ་ལས། སྨད་ལ་གནས་པའི་སྲིན་བུའི་ལུས་དབྱིབས་དང་ཁ་དོག་ནི། ཆེན་པོ་དང་། ཧྲུམ་པོ་དང་། ཕྲ་མོ་དང་། སྲོམ་པོ་དང་། སྨུག་པོ་དང་། སེར་པོ་དང་། དཀར་པོ་དང་། དམར་པོའོ། །ཞེས་པ་བཞིན་མངལ་དུ་གནས་པའི་སྲིན་བུའང་སྨད་ན་གནས་པའི་ཕྱིར་དབྱིབས་དང་ཁ་དོག་སྤྱི་འགྲོས་ལྟར་དཀར་ཆོག་སྙམ།

2. རང་བཞིན།

ལུས་ཀྱི་སྲིན་ཚོགས་དེ་དག་སོ་སོ་སྐྱེ་བོའི་ཆུ་བུར་མིག་གིས་མཐོང་མི་ཐུབ་པས་ཆོས་གང་ཐོས་པ་ལས་བྱུང་བའི་ཤེས་རབ་བམ་ལྷའི་མིག་གིས་མཐོང་ཐུབ་པ་དང་། ལུས་ཧ་ཅང་ཕྲ་ཞིང་ཕྲ་བས་རྫུལ་ཕྲ་རབ་ཙམ་གྱི་དབྱིབས་དང་ཤིན་ཏུ་ཕྲ་བར་གྱུར་པས་ལུས་ཀྱི་གནས་ཤ་རུས་རྩ་དང་དོན་སྣོད་སོགས་སུ་ཅི་དགར་འཇུག་ཐུབ་པའི་རང་བཞིན་ལྡན་ཏེ། བཀའ་འགྱུར་གསོ་རིག་གཅེས་བཏུས་ལས། མངལ་ནས་སྐྱེས་པར་གྱུར་པའི་སྲིན་རིགས་བཅུའི་རྣམ་གྲངས་བགྲངས་པའི་སྐབས་སུ། སྲིན་བུ་འདི་དག་རྣམས་ནི། རྐང་པ་མེད་པ་དང་རང་དགར་འཇུག་པ་དང་། རྫུལ་ཕྲ་རབ་ཙམ་གྱི་དབྱིབས་དང་ཤིན་ཏུ་ཕྲ་བར་གྱུར་པ་དང་མིའི་མེད་པ་དང་ཟ་འཕྲུག་གི་མཚན་ཉིད་དང་ནད་ཀྱི་མཚན་ཉིད་ཅེས་ཡིན་ནོ། །ཞེས་པ་བཞིན་ནོ། །

3. བྱེད་ལས།

ལུས་ལ་ལྷན་སྐྱེས་སུ་གནས་པའི་སྲིན་རིགས་ལ་ལུས་འཚོ་བར་བྱེད་པ་དང་། ནད་གཞི་འགོག་རྐོལ་བྱེད་པའི་མཚོན་སྲུང་ལྟ་བུ་དང་། བདེ་མི་བདེའི་བྱ་བ་མཐའ་དག་སྲིན་ལ་རག་ལས་པ་བསྟན་ཡོད་པ་ལྟར་བུད་མེད་ཀྱི་མངལ་དུ་གནས་པའི་སྲིན་བུའང་དེ་བཞིན་དང་། མདོར་ན་མངལ་སྲིན་ནི་ཐ་མལ་བའི་མིའི་མངལ་དུ་གནས་ཤིང་མངལ་དང་སྲིན་གཉིས་ཕན་ཚུན་གཅིག་ལ་གཅིག་བརྟེན་གྱི་ཚུལ་དུ་གནས་ཡོད་པ་མ་ཟད་ནད་ཀྱི་རྒྱུ་བྱེད་པ་དང་། རྐྱེན་ཚོགས་དང་འཕྲད་ན་མངལ་གྱི་གནས་གང་དུ་འབྲས་བུ་མངལ་སྲིན་ནད་བསྐྱེད་པར་བྱེད་པས་མངལ་ནི་གནོད་བྱའི་ཡུལ་དང་སྲིན་ནི་གནོད་བྱེད་མཁན་འབྱུང་བོ་ཞེས་གོ་ནའང་མི་ཆོག་རྒྱུ་མེད་སྙམ་ལ། མངལ་དུ་ལྷན་སྐྱེས་སུ་གནས་པའི་སྲིན་བུ་དང་མངལ་སྲིན་ནད་གཉིས་ནི་རྒྱུ་འབྲས་ཀྱི་འབྲེལ་བ་དང་ངོ་བོ་བདག་གཅིག་གི་འབྲེལ་བ་གྲུབ་ཡོད་དོ། །

གཉིས། མངལ་སྲིན་ནད་ཀྱི་གྲུར་ཚུལ་ལ་དཔྱད་པ།

1. ཟས་སྤྱོད་ལས་མངལ་སྲིན་ནད་བསྐྱེད་ཚུལ།

ཡན་ལག་བརྒྱད་པའི་སྙིང་བསྡུས་ཀྱི་རང་འགྲེལ་ལས། སྲིན་བུ་དེ་དག་གི་ཟས་ནི་བུ་རམ་དང་། འོ་མ་ལ་སོགས་མངར་བག་དང་། ཉ་དང་ཚ་ལ་སོགས་པ་སྐྱུར་བག་དང་། འབྲས་ཆན་ལ་སོགས་པ་གསར་བག་དང་། ཉ་ལ་སོགས་པ་བད་ཀན་ཏུ་འགྱུར་བའི་ཟས་ལ་དགའོ། །མི་གཙང་བའི་བཤང་

གཅིའི་ནང་ནས་གནས་པའི་སྲིན་བུའི་ཟས་འབྲུ་བག་དང་། ཚོད་མ་ལོ་མ་ལ་སོགས་པའི་བག་ལ་དགའོ། །ཞེས་པ་ལྟར་སྲིན་དགའ་བའི་ཟས་སྐོམ་དང་སྤྱོད་ལམ་བསྟེན་པས་སྲོག་ཆགས་སྲིན་བུ་འཚར་ལོངས་བྱུང་སྟེ་མིའི་ལུས་ལ་གནོད་པར་བྱེད་པ་བཞིན་དུ་མངལ་སྲིན་ཡང་དེ་ལས་མ་འདས་ཏེ། ཟས་སྤྱོད་ཚ་གྲང་གི་རྐྱེན་གྱིས་ངོ་བོ་ཚ་གྲང་གི་སྲིན་ནད་བསྐྱེད་པར་བྱེད།

2. ལུས་སྟོབས་གུད་པ་དང་སྲིན་ཕན་ཚུན་འགོས་རེས་ལས་ནད་བསྐྱེད་ཚུལ།

མན་ངག་པོ་ཏི་དམར་པོ་ལས། རྒྱུ་ནི་མིའི་ལུས་པོ་ལ། སྲིན་རིགས་ཉིས་ཁྲི་ཆིག་སྟོང་དང་། །རླུང་འཁྲིས་(མཁྲིས་)བད་ཀན་གནས་པ་ཡིན། །ལུས་པོ་རྒུད་ན་གནོད་པར་བྱེད། །དར་བའི་དུས་ན་ཕན་པར་བྱེད། །རྐྱེན་ནི་མི་གཙང་ཐབས་(འཐབ་)གཞོབ་འཐོན། །སྤྱོད་ལམ་ཁ་ཟས་མི་འཕྲོད་པས། །ལུས་ཀྱི་ན་ཚ་གློང་(སློང་)བར་བྱེད། །ཅེས་མིའི་ལུས་སྟོབས་ཞན་པའི་དུས་སྲིན་གྱིས་གནོད་པར་བྱས་ཏེ་ནད་བསྐྱེད་པ་དང་དར་བའི་དུས་ན་ལུས་འཚོ་བར་བྱེད། གཞན་སྲིན་ཕན་ཚུན་འགོས་རེས་བྱེད་པ་ལས་ནད་རིགས་བསྐྱེད་བཞིན་ཡོད་དེ། བཀའ་འགྱུར་གསོ་རིག་གཅེས་བཏུས་ལས། ལུས་སུ་ལྷན་སྐྱེས་སུ་མཆིས་པའི་འབྱུང་བ་སྲིན་བུའི་རིགས་བརྒྱད་ཁྲི་ལས་སྲིན་རིགས་རེ་རེར་སྲིན་སྟོང་ཕྲག་དུ་མ་ཡོད་པ་དང་ཁྲོན་བསྡོམས་ཕུང་པོར་སྲིན་གྲངས་ལས་འདས་པ་ཡོད་སྟབས་རྒྱལ་བས་ཕུང་པོ་ནི་སྲིན་གྱི་ཕུང་པོའོ་ཞེས་གསུངས་པ་དང་ལུས་འཚོ་བར་བྱེད་པ་དང་། བདེ་མི་བདེའི་བྱ་བ་ཐམས་ཅད་སྲིན་གྱིས་བྱེད་པ་དང་། ནད་འབུ་ཕྲ་མོ་བགོས་རེས་བྱེད་པ་སོགས་ཀྱི་འགྲེལ་བ་རྒྱ་ཆེར་གསུངས་པ་ཇི་ལྟ་བ་བཞིན་དུ་ཞེས་གསུངས་པ་བཞིན་སྲིན་ཕན་ཚུན་འགོས་རེས་བྱེད་པ་བསྟན་ཡོད། འོ་ན་རྒྱུད་དུ་བསྟན་པའི་སྲིན་བུ་མ་ཏུ་ཙེ་དང་ཨ་སོ་རྣམ་གཉིས་ལ་འགོས་རེས་བྱེད་རྒྱུ་ཡོད་པ་དངོས་སུ་བསྟན་མེད་པས་འགོས་རྒྱུ་ཡོད་དམ་སྙམ་ན། མ་རིག་ཐམས་ཅད་མེད་པ་མིན་ཞེས་པའི་དཔེ་ལྟར་རྒྱུད་དུ་དངོས་སུ་བསྟན་མེད་ཀྱང་སྲིན་ནད་སྤྱི་ལྟར་ན་མ་ཏུ་ཙེ་དང་ཨ་སོ་རྣམ་གཉིས་ལ་འགོས་རྒྱུ་མེད་ཅེས་ཁ་ཚོན་གཅོད་དཀའ་བས་སྲིན་ཕན་ཚུན་འགོས་པ་ལས་མངལ་སྲིན་གྱི་ནད་བསྐྱེད་པར་བྱེད་དེ། ཕྱི་སྲིན་ནང་དུ་འགོས་པས་ནད་བསྐྱེད་པ་དཔེར་ན་ཕྱི་ལུགས་གསོ་རིག་གི་གྲང་འབུ་རང་བཞིན་སྐྱེ་ལམ་ཚ་ནད་[①]ནི་ཕྱི་སྲིན་སྐྱེ་ལམ་དུ་འགོས་པ་ལས་ནད་བསྐྱེད་པ་དང་། རྣམ་སྲིན་སྐྱེ་ལམ་ཚ་ནད་[②]ནི་ཟས་སྤྱོད་མ་འཚམས་པ་བསྟེན་པས་ནང་སྲིན་འཁྲུགས་པ་ལས་

① གྲང་འབུ་རང་བཞིན་སྐྱེ་ལམ་ཚ་ནད། 滴虫性阴道炎
② རྣམ་སྲིན་རང་བཞིན་སྐྱེ་ལམ་ཚ་ནད། 霉菌性阴道炎

བྱུང་ཚུལ་གཙོ་བོར་བསྟན་ཡོད་པ་བཅས་ཕན་ཚུན་འགོས་རེས་བྱེད་ཚུལ་བསྟན་ཡོད་པ་མ་ཟད། ཕྱི་སྲིན་དང་ནང་སྲིན་གྱི་དབྱེ་བའང་དགར་ཡོད།

3. སྲིན་བུའི་གནས་འཕོས་ཏེ་ནད་བསྐྱེད་ཚུལ།

སྤྱིར་སྲིན་བུའམ་སྲིན་བུའི་ཚོགས་ལ་རང་འཚོ་སྐྱོད་བྱེད་སའི་གནས་ངེས་ཅན་ཞིག་ཡོད་དེ། དེ་ཡང་དཀའ་བོ་མདའ་མཇུག་གི་མདོ་ལས། སྲིན་རིགས་བརྒྱད་ཅུའི་དབྱེ་བ་བགྲངས་པའི་སྐབས་སུ། མགོ་ལ་གནས་པའི་སྲིན་རིགས་བཅུ། མཁྲིན་པ་ལ་གནས་པའི་སྲིན་རིགས་བཅུ། རྟུག་པ་ལ་རྒྱུ་བའི་སྲིན་རིགས་བཅུ། མངལ་ན་གནས་པའི་སྲིན་རིགས་བཅུ་སོགས་བགྲངས་ཡོད་པ་ལས་དེ་དག་གི་གནས་གསལ་བོར་བསྟན་ཡོད་པ་དང་། ཟས་སྤྱོད་ཚུལ་བཞིན་དུ་བསྟེན་ན་རང་གནས་ནས་འཚོ་སྐྱོད་བྱས་ཏེ་ལུས་གནས་ཤིང་འཕེལ་བའི་གྲོགས་བྱེད་པ་དང་། དེ་ལས་ལྡོག་ན་རང་གནས་ནས་འཕོས་ཏེ་གཞན་གནས་སུ་ཕྱིན་ནས་ནད་གདུག་པ་ཅན་བསྐྱེད་བཞིན་ཡོད་དེ། དཔེར་ན་མངལ་ན་གནས་པའི་སྲིན་བུ་རྐྱེན་སྣ་ཚོགས་དང་འཕྲད་དེ་ཁྲག་གི་འཕོར་རྒྱུགས་ལ་བརྟེན་ནས་གཞན་གནས་མཆིན་པ་དང་མཆེར་བའི་གནས་སུ་ནད་བསྐྱེད་པར་བྱེད་དེ། བཀའ་འགྱུར་གསོ་རིག་གཅེས་བཏུས་ལས། མངལ་ནས་སྐྱེས་པར་གྱུར་པའི་སྲིན་བཅུ་དག་གིས་བདག་གི་མཚེར་པ་དང་མཆིན་པ་དག་གི་གནས་སུ་སོང་བར་གྱུར་ནས་ནད་རྣམས་སྐྱེད་པར་བྱེད་པ་འདི་ལྟ་སྟེ། ཞེས་མངལ་ན་གནས་པའི་སྲིན་བུ་སྦུ་ཟ་བ་རབ་ཏུ་ཁྲོས་པར་གྱུར་ན་མིག་དང་སྨིན་མའི་གནས་སུ་ཁ་སྦུ་དང་བ་སྦུ་ཟ་བ་དང་མཇེར་གྱུར་པ་དང་། དེ་བཞིན་དུ་ཕོ་བ་སོགས་གནས་གཞན་ན་ཡོད་པའི་སྲིན་བུ་མངལ་གྱི་གནས་སུ་འཕོས་ཏེ་སྲིན་ནད་བསྐྱེད་སྲིད་སྲམ་སྟེ། མན་ངག་པོ་ཏི་དམར་པོ་ལས། ལྟོ་བར་གནས་པའི་སྲིན་བུ་རྣམས། །གནས་གཞན་དག་ཏུ་སྐྱེས་པ་ཡིན། །ཞེས་པ་ལྟར་རོ། །

4. ཐྲ་གཉན་གྱི་ནད་བསྐྱེད་ཚུལ།

ཡན་ལག་བརྒྱད་པའི་སྙིང་བསྡུས་ཀྱི་རང་འགྲེལ་དུ། ཡང་མོ་མཚན་ཁྲུས་དང་གཙང་སྦྲ་མ་བྱས་པས་སྲིན་བུ་སྐྱེས་ནས་མོ་མཚན་རབ་ཏུ་གཡའ་ཞིང་གཡའ་བ་དེས་འདོད་པ་ལ་དགའ་སྟེ་དེའི་མིང་ནི་འཕྲིན་བག་ཅེས་བྱའོ། །ཞེས་དང་། དེ་ལྟར་བུད་མེད་ཀྱི་མངལ་དང་མོ་མཚན་གྱི་ནད་དེ་དེག་གི་ཁུ་ཆུ་འཛིན་པའི་ནུས་པ་མེད་དེ་རྒྱུ་དེས་ན་ས་བོན་ནམ་བྱིས་པ་ཆགས་པའི་མཐུ་མེད་པའི་ནད་ཤིན་ཏུ་མི་བཟད་པ་སྐྱེ་བར་འགྱུར་ཏེ། ཆུང་ལ་སོགས་པའི་ནད་དང་། ཐྲ་མཚན་གྱི་ནད་དང་། གཞང་འབྲུམ་དང་། སྐྲན་ལ་སོགས་པ་ཤིན་ཏུ་གནོད་པར་འགྱུར་རོ། །ཞེས་པར་གཞིགས་

ན་སྲིན་བུའི་ནད་ཀྱིས་བྱིས་པ་ཆགས་པའི་མཐུ་མེད་པ་དང་། ཟླ་མཚན་གྱི་ནད་དང་གཞང་འབྲུམ། སྐྲན་སོགས་ཟླ་གཉན་གྱི་ནད་འབྱུང་བར་གསུངས་ཡོད་པ་དང་། དེ་མིན་ཉམས་ཡིག་ཁག་ཏུ་མོ་ནད་སྐྱིའི་རྣམ་གྲངས་སོ་དྲུག་ཏུ་བགྲངས་པའི་བྱེ་བྲག་གནོད་པ་བདུན་ནི་ཟླ་གཉན་ནད་ཀྱི་སྒོ་ནས་མོ་ནད་ཀྱི་དབྱེ་བ་དཀར་ཡོད་དེ། མོ་ནད་མང་བ་ལ་གནོད་པ་དང་། མངལ་མི་ཆགས་པར་གནོད་པ། ཟླ་མཚན་ལ་གནོད་པ། མངལ་བུ་ལ་གནོད་དེ་སྐྱེ་མཆེད་མ་དོད་པར་ཕྱིར་ཐོན་པའམ་སྐྱེ་མཆེད་དོད་ཀྱང་སྐྱེ་རུ་མི་འདོད་པ་མ་བུ་གཉིས་ཀ་འཆི་ཉེན་ཡོད་པ་བཅས་བསྟན་ཡོད་པ་ལྟར། མངལ་སྲིན་ལངས་ཁྲོས་ཀྱི་ནད་ནི་མོ་ནད་ཀྱི་བྱེ་བྲག་ནད་གཞི་ཡིན་པས་ཟླ་གཉན་གྱི་ནད་འདི་དག་ཐད་ཀར་དང་ཡང་ན་བར་བརྒྱུད་ཀྱི་སྒོ་ནས་འབྱུང་སྲིད་པ་ནི་གདོན་མི་ཟའོ། །

ཉེ་ཆར་འཛམ་གླིང་འཕྲོད་བསྟེན་ཚོགས་པས་(WHO)སྤྱི་ལོ་2019ལོའི་ཟླ་6པའི་ཚེས་14ཉིན་ཁྱབ་བསྒྲགས་བྱས་པ་ལྟར་ན། ཚོད་དཔག་བྱས་པ་ལས་ལོ་རེར་མི་གྲངས་དུང་ཕྱུར་3.57ལྷག་ལ་ཕུང་རྟེན་གཟུགས་①དང་སྐྱི་རིམས།② གྲང་འབུ།③ རིག་དུག་④བཅས་མཚན་མའི་འགོས་ནད་རིགས་བཞི་ལས་རིགས་གཅིག་གསར་དུ་ཕོག་བཞིན་ཡོད་པ་དང་། ནད་རིགས་བཞི་པོ་འདི་དག་གསོ་བཅོས་བྱས་པ་བརྒྱུད་དྲག་སྐྱིད་འབྱུང་ཐུབ་པར་བསྟན་ཡོད། ཁྱད་པར་དུ་མཚོ་བོད་མཐོ་སྒང་དུ་འཚོ་སྡོད་བྱེད་བཞིན་པའི་བོད་རིགས་བུད་མེད་ཚོར་མཚོན་ན། ཡིག་རྙོངས་ཀྱི་ཚད་མཐོ་ཞིང་འཕྲོད་བསྟེན་གྱི་འདུ་ཤེས་ཞན་པས་མངལ་སྲིན་ནད་ཕོག་པ་ངོ་ཚ་རུ་བརྩིས་ཏེ་ངོ་སྣང་མི་བྱེད་པའམ་གསོ་བཅོས་ཡང་དག་མ་བསྟེན་པས་ཟླ་གཉན་གྱི་ནད་ཇི་མང་དུ་གྱུར་ཏེ་བུད་མེད་ཀྱི་བདེ་ཐང་དང་འཚོ་བར་གནོད་སྐྱོལ་བཞིན་པ་ཚང་མས་ཤེས་གསལ་ལྟར་རེད། ཞིབ་འཇུག་བྱས་པ་ལྟར་ན། སྤྱི་ལོ་2014ལོའི་ཟླ་8པར་མཚོ་སྔོན་མཚོ་ལྷོ་ཁུལ་ཞིན་ཧེ་རྫོང་ལྷེ་བ་ག་གེ་མོའི་ལོ་ན་15ནས་65བར་གྱི་བུད་མེད་412ལ་མོ་ནད་བརྟག་དཔྱད་བྱས་པ་ལས་91%ལ་མོ་ནད་བྱུང་ཡོད་པ་དང་། དེ་ལས་བུད་མེད་126སྟེ་36%ལ་མངལ་སྲིན་གྱི་ནད་བྱུང་ཡོད་པ་རེད། འབྲས་བུ་འདི་ནི་ཞིང་འབྲོག་བོད་རིགས་བུད་མེད་རྣམས་ཀྱི་བདེ་ཐང་གི་ཚད་ཐིག་མཚོན་ཐུབ་པའི་དན་རྟགས་

---

① ཕུང་རྟེན་གཟུགས། 衣原体

② སྐྱི་རིམས། 淋病

③ གྲང་འབུ། 滴虫

④ རིག་དུག 梅毒

ཞིག་ཏུ་མཛོད།

དེ་བས་བོད་ལུགས་གསོ་རིག་ལྟར་ན་རྣམ་པར་མ་གྱུར་པའི་མངལ་དུ་ལྷན་སྐྱེས་སུ་གནས་པའི་ནང་གི་སྲིན་བུ་དག་ཟས་སྤྱོད་ཀྱི་རྐྱེན་ལས་སྲིན་རིགས་རེ་རེས་མངལ་སྲིན་ལངས་ཁྲིས་དང་། དེ་བཞིན་དུ་ཕྱི་སྲིན་གྱི་གནས་ལ་འགྱུར་ལྡོག་བྱུང་བའམ་སྲིན་ཕན་ཚུན་འགོས་རེས་བྱས་པ་ལས་མངལ་སྲིན་ནད་ལངས་ཁྲིས་གཉིས་སུ་རྣམ་པར་གྱུར་ཏེ། བུད་མེད་ཀྱི་སྐྱེ་འཕེལ་མ་ལག་གི་གནས་གང་ཅུང་དུ་སྲིན་རིགས་མི་འདྲ་བ་དང་གནས་མི་འདྲ་བའི་དབང་གིས་ནད་ཀྱི་དབྱེ་བ་དགར་ལུགས་དཔག་ཏུ་མེད་ཀྱང་། མདོར་བསྡུས་ན་ཛ་བོ་ཚ་གྲང་གཉིས་ལས་མ་འདས་པས། ནད་ཐོག་ལག་ལེན་སྟེང་མངལ་སྲིན་ནད་ངོས་འཛིན་དང་གསོ་བཅོས་ཀྱི་ཐོག་མཐའ་བར་གསུམ་དུ་དབྱེ་བའི་རིགས་ལམ་ལ་དོ་སྣང་བྱེད་དགོས་ཤིང་། དུས་རྒྱུན་གྱི་འཚོ་བའི་ཁྲོད་དུ་སྔོན་འགོག་ལ་འབད་དགོས་པ་དང་། སྔོན་འགོག་མེད་པར་ནད་ཐོག་གི་གསོ་བཅོས་ཁོ་ནར་བརྟེན་ན་རྒྱུ་མ་བཅོས་པར་འབྲས་བུ་སྤྱངས་འདོད་པ་དང་གཉིས་སུ་མ་མཆིས་པས་བརྟག་བཅོས་ཀྱི་གནས་བབ་དང་དབྱེ་བ་དགར་བའི་རིགས་ལམ་ལ་གཞིགས་ནས་སྲིད་གཞུང་དང་མི་སྒེར་བཅས་ཕྱོགས་ཡོངས་ནས་སྔོན་འགོག་གི་ཐབས་ལ་བརྟེན་དགོས་ཏེ། མི་ན་བར་གནས་པར་བྱ་བ་ལ་སྲིད་གཞུང་གིས་ད་བར་མ་བུ་བདེ་སྲུང་གི་བྱ་བ་རིམ་པ་སོ་སོ་ནས་སྤེལ་བཞིན་ཡོད་པ་ཇི་རྒྱས་ཇེ་ལེགས་སུ་གཏོང་བ་དང་། མི་སྒེར་གྱི་ངོས་ནས་སྐྱེས་པ་མང་པོ་དང་མཉམ་དུ་འཁྲིག་སྤྱོད་བྱེད་པ་སྤང་བ། འཁྲིག་སྤྱོད་ཀྱི་སྔ་རྗེས་དང་མངལ་སྲུམ་པའི་དུས་ཀྱི་ཐོག་མཐའ་བར་གསུམ། ཟླ་མཚན་གྱི་སྔ་གཞུག་དང་དུས་རྒྱུན་འཚོ་བའི་ཁྲོད་བཅས་ཀྱི་འཕྲོད་བསྟེན་སྐོར་གྱི་ཤེས་བྱར་སློབ་སྦྱོང་དང་དྲིལ་བསྒྲགས་བྱས་ཏེ་ཡིད་ལ་ངེས་དགོས་པ་མ་ཟད་ལག་བསྟར་བྱེད་དགོས། ན་བ་གསོ་བ་ལ་སྨན་དོན་མི་སྣས་ཟས་སྤྱོད་སྨན་དཔྱད་བཞི་ལྡན་གྱི་གཉེན་པོ་བསྟེན་དགོས་ཏེ། མན་ངག་པོ་ཏི་དམར་པོ་ལས། ནོར་བ་མེད་པར་གཙོན་(བཙོན་)དུ་བཟུང་། །འཆོར་བ་མེད་པར་དམག་གིས་བསྐོར། །ལྡོག་པ་མེད་པར་གསོད་པ་ཡིན། །ཞེས་པ་ལྟར་གནོད་པའི་ཟས་ཀྱིས་སྲིན་བསྐྱངས་ཤིང་ཚ་གྲང་གི་གཉེན་པོ་གང་འོས་བསྟེན་ཏེ་སྲིན་རིགས་གསོད་དང་དབྱུང་བའི་ལས་ལ་བརྟེན་པ། ནད་གཞི་ཕྱིར་མི་ལྡོག་པའི་སླད་དུ་སྲིན་སློང་བའི་དགར་མངར་གྱི་ཟས་སྐོམ་དང་མི་གཙང་བའི་གནས་སོགས་ཀྱི་སྤྱོད་ལམ་ལོ་དུས་བར་སྤང་ཞིང་འཕྲོད་པའི་ཟས་སྤྱོད་བསྟེན་ལ། སྲིན་ནད་སྐོར་ཀྱི་བཅོས་ཐབས་བཅས་སྔ་རབས་མཁས་པ་དག་གི་ཕྱག་རྒྱུན་མ་ཉམས་པར་རྒྱུད་འཛིན་བྱས་ཏེ་བོད་ཀྱི་གསོ་བ་རིག་པའི་ཁྱད་ཆོས་མངོན་གསལ་དུ་འདོན་པ་

དང་། མིའི་རིགས་རྒྱུད་སྤེལ་བའི་འབྱུང་ཁུངས་ཏེ་ཞིང་ས་དང་འདྲ་བའི་བུད་མེད་ཀྱི་བདེ་སྲུང་ལ་ཕྱོགས་ཡོངས་ནས་ཞབས་ཞུ་གང་ལེགས་བསྒྲུབ་ན་མ་འོངས་བའི་ལོ་བཅུའི་ནང་བུད་མེད་ཀྱི་བདེ་སྲུང་ཐད་འབྲས་བུ་མི་དམན་པ་ཞིག་ཐོབ་སྲིད།

དེ་ལྟར་མངལ་སྲིན་ནད་ལ་རྣམ་པར་གྱུར་དང་མ་གྱུར་པའི་དབྱེ་བ་དཀར་ལུགས་ཡོད་པ་བཞིན་ཐ་མལ་བའི་མངལ་སྲིན་གྱི་རང་བཞིན་དང་བྱེད་ལས་སོགས་ལ་གཞིགས་ན་ལུས་བདེ་བར་བྱེད་པ་དང་། ནད་གཞི་འགོག་རྐྱོལ་བྱེད་པ། ལུས་བདེ་མི་བདེའི་བྱ་བ་མཐའ་དག་སྲིན་ལ་རག་ལས་པས་མངལ་དང་སྲིན་གཉིས་ཕན་ཚུན་རྟེན་དང་བརྟེན་པའི་འབྲེལ་བ་གྲུབ་པ་དང་། མངལ་སྲིན་ནད་ཀྱི་གྱུར་ཚུལ་དང་བསྐྱེད་པའི་ནད་རིགས་ལ་གཞིགས་ན་ཐ་མལ་བའི་མངལ་སྲིན་དང་རྣམ་གྱུར་མངལ་སྲིན་ནད་གཉིས་ནི་ངོ་བོ་བདག་གཅིག་གི་འབྲེལ་བ་གྲུབ་ཡོད་པ་མ་ཟད། རྒྱུ་འབྲས་ཀྱི་འབྲེལ་བའང་གྲུབ་ཡོད་པས་དུས་དང་རྣམ་པ་ཀུན་ཏུ་ནད་ཀྱི་རྒྱུ་ཕྱི་སྲིན་དང་ནང་སྲིན་གྱི་ཁྱད་པར་དང་། སྲིན་དང་མངལ་གཉིས་གཅིག་ལ་གཅིག་བརྟེན་གྱི་ཚུལ་དུ་གནས་པ། དེ་མིན་སྲིན་ཕན་ཚུན་འགོས་རེས་བྱེད་པ། ནད་གཞི་ཚ་གྲང་གི་ངོ་བོ་བཅས་ཀྱི་རིགས་ལམ་ཡིད་ལ་ངེས་ན་མངལ་སྲིན་ནད་བྱུང་བ་གསོ་བར་སླིམ་པ་དང་མ་བྱུང་བ་སྔོན་འགོག་བྱས་ཏེ་བུད་མེད་ཀྱི་བདེ་སྲུང་ཐད་དུ་ཕན་པ་བླ་མེད་འབྱུང་སྲིད་དོ། །

སྡོམ་ཚང་།

མོ་ནད་ཀུན་གྱི་རྒྱུ་ཟླ་མཚན་ལ་ཕྱི་ནང་གསང་གསུམ་དུ་ངོས་བཟུང་ཡོད་པ་དང་། ཕྱིའི་ཟླ་མཚན་ནི་ཁམས་དམར་གྱི་སླིགས་མའི་སླིགས་མ་བུ་སྣོད་ཀྱི་གནས་སུ་བསྒྲུབ་གསོག་འཕེལ་གསུམ་བྱས་ཏེ་ཟླ་བ་རེ་རེར་སྤྱིའི་ཆ་ནས་ཞག་གསུམ་དུ་འཛག་པ་དེ་དང་། ཁམས་དཀར་གྱི་སླིགས་མའི་སླིགས་མ་ནུ་མར་བབས་ཏེ་མངལ་སྦྲུམ་པའི་དུས་སུ་བུའི་གསོས་སུ་འགྱུར་བ་དང་། མངལ་འཛིན་པའི་ས་བོན་ཁམས་དམར་འཛག་པའི་དུས་སུ་ཆུ་ལྟར་དྭངས་བའི་སྤྲིན་བག་ཙམ་སྐྱེ་ལམ་ནས་ཕྱིར་འཛག་པར་འགྱུར་བ་དེར་འདོད་པ་དང་། མེ་དྲོད་གསུམ་གྱི་ལེགས་པར་སྨིན་མ་ཐུབ་པ་ལས་ཁམས་དམར་གྱི་སླིགས་མའི་དྭངས་མ་ཁམས་དཀར་གྱི་སླིགས་མ་དང་འདྲེས་ཏེ་ཕྱིར་འབབ་པ་ལག་ལེན་ཁྲིད་དངོས་སུ་འཕྲད་རྒྱུ་ཡོད་དེ། ཁམས་དཀར་གྱི་སླིགས་མ་ཕྱིར་འཛག་པའི་སྐབས་སུ་བུད་མེད་ལ་

ལར་དེ་དང་བསྒོངས་ནས་ཁྲག་ཙུང་རྫོལ་བའང་ཡོད་པ་ལྟར་རོ། །ནང་གི་བླ་མཚན་ནི་བསམ་སེའུ་གནས་སུ་ཁམས་དཀར་དམར་དྭངས་སྙིགས་གཉིས་སུ་ཕྱེ་བའི་ཁམས་དམར་གྱི་སྙིགས་མའི་དྭངས་མ་མངལ་བུ་འཛིན་པའི་རྒྱུ་རུ་འགྱུར་བ་དང་། ཁམས་དཀར་གྱི་སྙིགས་མའི་དྭངས་མ་རང་གི་ལུས་ཀྱི་གསོས་སུ་འགྱུར་བ་དེར་འདོད། གསང་བའི་བླ་མཚན་ནི་ཀླད་སྙིང་ནས་དབུས་ཀྱི་ས་བོན་བཅུད་ཀྱི་རྩ་ནས་ཁམས་དཀར་དམར་གཉིས་འཛག་སྟེ་དྭངས་མ་མདངས་སུ་རྒྱས་པ་དང་། སྙིགས་མ་བསམ་སེའུ་གནས་སུ་བབས་ཏེ་ཁམས་དཀར་དམར་དུ་འགྱུར་བར་སྙམ་པས། མདོར་ན་བླ་མཚན་དང་ཁམས་དཀར་དམར་བླ་རེར་འཁོར་ལོ་བཞིན་འཁོར་ཏེ་རེས་མོས་བཞིན་འབབ་པ་དང་། འབབ་པའི་གནས་དང་བྱེད་ལས་སོགས་ལས་ཕྱི་ནང་གསང་གསུམ་གྱི་དབྱེ་བ་དགར་ཡོད།

མོ་ནད་ཀྱི་རྒྱུ་རླུང་ལ་རག་ལས་པ་དང་། རྣམ་པར་གྱུར་པ་དང་མ་གྱུར་པའི་རླུང་ནི་ལུས་ཀྱི་སྨད་ན་གནས་ཏེ། མེ་མཉམ་རླུང་གིས་ཕྱི་ནང་གསང་གསུམ་གྱི་བླ་མཚན་དྭངས་སྙིགས་ཞིགས་པར་འབྱེད་མ་ཐུབ་པ་དེ་ཁྱད་པར་ལུས་ཀྱི་ཆ་ཤས་ཀུན་ལ་གནས་པའི་ཁྱབ་བྱེད་རླུང་གིས་ལུས་ཀྱི་ཕྱི་ནང་བར་གསུམ་དང་སྟོད་སྨད་བར་གསུམ་གང་ཅུང་དུ་ཁྱབ་པར་གྱུར་པ་དང་། ཐུར་སེལ་གྱི་རླུང་གི་བྱེད་ལས་ལོག་པའམ་དམན་པ་དང་། ལྷག་པས་བླ་མཚན་འགག་པའམ་འཁྲིལ་བ། འབྲུམས་པ་སོགས་བསྐྱེད་པས་རྒྱུ་རླུང་དུ་འདོད།

དེ་བཞིན་དུ་ལུས་ལ་ལྷན་སྐྱེས་སུ་ཐ་མལ་དུ་གནས་པའི་མངལ་ནས་སྐྱེས་པར་གྱུར་པའི་སྲིན་རིགས་བཅུའམ། སྐྱེ་གནས་ཀྱི་སྒོའི་སྲིན་རིགས་བཞི། བུད་མེད་ལ་སྐྱེས་པ་ལས་ལྷག་པའི་སྲིན་རིགས་ནི་ཤུ་རྩ་ལྔའི་ཚོགས་ཐམས་ཅད་བདེ་བར་གནས་ན་ལུས་འཚོ་བར་བྱེད་པ་དང་། ནད་རིགས་འགོག་རྐོལ་བྱེད་པ་ཐམས་ཅད་སྲིན་ལ་རག་ལས་ཏེ་ལུས་གནས་པའི་རྒྱུ་བྱེད་པ་དང་། རྐྱེན་ཚོགས་དང་འཕྲད་ན་སྲིན་བུ་རེ་རེས་ལངས་ཁྲོས་གཉིས་སུ་བསྐྱེད་དེ་བུད་མེད་ཀྱི་ལུས་ལ་གནོད་ཅིང་གདུང་བར་བྱེད་ཅིང་། ཚ་རྐྱེན་དང་གྲང་རྐྱེན་གྱི་དབང་གིས་སྲིན་ནད་ཚ་གྲང་གཉིས་སུ་བསྡུ་ཆོག་པ་བཅས་མདོར་ན་མོ་ནད་ཀྱི་རྒྱུ་ལ་ཕྱི་ནང་གསང་གསུམ་གྱི་བླ་མཚན། སྲི་དང་ནང་ཚོགས་དབྱེ་བའི་རླུང་། ཕྱི་སྲིན་དང་ནང་སྲིན་གྱི་དབྱེ་བའི་ལྷན་སྐྱེས་ཀྱི་སྲིན་དང་འགོས་པའི་སྲིན་རིགས་ཐམས་ཅད་འདུ་བར་སྙམ་མོ། །

ས་བཅད་བཞི་པ། ཚབས་ནད་གཉིས་ཀྱི་རིགས་ལམ་གྲུབ་ཚུལ་ལ་དཔྱད་པ།

གླེང་སློང་།

སྤྱིར་ཚབས་ཞེས་པ་ནི་བུད་མེད་ཀྱི་ཁམས་དཀར་དམར་རང་རང་གི་ཁམས་ན་ཡོད་པའི་མེ་དྲོད་གསུམ་གྱིས་སྨུག་བཞུ་དྭངས་སྙིགས་ཚུལ་བཞིན་དུ་འབྱེད་མ་ཐུབ་པར་ཟླ་མཚན་དང་ཆུ་སེར་རླུང་གི་ཡང་གཡོས་ལུས་ཀྱི་ཕྱི་ནང་གི་རྩའི་སྲུབས་སུ་ཕྱུལ་བས་ནད་ཚབས་ཆེ་བའི་སྐབས་སུ་གོ་བ་མང་དུ་མཆིས་མོད། ཡིན་ཡང་རང་ཉིད་ཀྱི་འདོད་ཚུལ་དེ་དང་ཅུང་མི་འཐད་དེ། ཚབས་ནད་ཀྱི་ཐ་སྙད་འདི་མང་ཆེ་བ་མོ་ནད་སྐབས་སུ་བཀོལ་སྤྱོད་བྱེད་པ་ལས་སྐབས་གཞན་དག་ལ་བཀོལ་བཞིན་པ་ཅུང་ཙམ་བས་ན། སྨན་དཔྱད་ཟླ་བའི་རྒྱལ་པོ་ལས། ཚབས་ནད་བུད་མེད་དག་ལའོ། །ཞེས་གསུངས་པ་དང་། ཉམས་ཡིག་ཁག་ཏུའང་རླུང་ཚབས། ཟུས་ཚབས། ཁྲག་ཚབས། སྟོད་ཚབས། སྨད་ཚབས། བར་ཚབས། སྲིན་ཚབས། རྣག་ཚབས། ཚབས་སྐྲན། མཆེར་ཚབས། མཆིན་ཚབས། སྙིང་ཚབས་སོགས་གསུངས་ཡོད་པ་ལྟར། ཚབས་ནད་ནི་མོ་ནད་ཆེད་སྤྱོད་ཀྱི་ཐ་སྙད་ལས་མོ་ནད་བྱུང་བ་ཐམས་ཅད་ནད་གཞི་ཚབས་ཆེ་བའམ་ཡང་ན་མོ་ནད་ནི་མན་ངག་རྒྱུད་ཀྱི་སྐབས་བཅོ་ལྔ་ཅུ་བསྟན་པའི་ནད་གཞི་དག་ལས་ཚབས་ཆེ་ཞེས་པའི་དོན་མིན་སྙམ་ལ། དེར་ལྟར་སྣང་འཕྲུལ་གྱི་ནད། ཡོངས་གྲུབ་ཚེ་ཡི་ནད། ཀུན་བཏགས་གདོན་གྱི་ནད་དང་གཞན་དབང་སྔོན་ལས་ཀྱི་ནད་བཅས་ནད་བདག་ཡོད་མེད་དང་། མ་བཅོས་པར་ཡང་ལྟར་སྣང་འཕྲུལ་གྱི་ནད་གསོ་སླ་བའམ་རང་བཞིན་གྱིས་སོས་པ་འབྱུང་སྲིད་པས་ཚབས་ཆེ་བ་པོ་ནར་བཀོལ་ན་མི་རུང་ངོ་། །གཞུང་དང་ཉམས་ཡིག་ཁག་ཏུ་བསྟན་པའི་མོ་ནད་ཀྱི་རྣམ་གྲངས་ལ་སོ་དྲུག་ བཞི་བཅུ། ཞེ་གཉིས་བགྲངས་ཡོད་པས་དེ་དག་ཐམས་ཅད་བསྡུས་ན་ཁྲག་མཁྲིས་ཤས་ཆེ་བའི་ཁྲག་ཚབས་དང་རླུང་ཤས་ཆེ་བའི་རླུང་ཚབས་གཉིས་ལས་མ་འདས་ལ། ནད་ཀྱི་དབྱེ་བ་དཀར་ལུགས་མི་འདྲ་བའི་དབང་གིས་མོ་ནད་ཀྱི་རྣམ་གྲངས་ཡང་མི་འདྲ་བ་མང་དུ་སྣང་སྟེ། གསོ་རིག་རྒྱུད་བཞིའི་ལུགས་ལྟར་ན་མོ་

ནད་ལ་བཞི་བཅུ་ཐམ་པའི་གྲངས་སུ་བགྲངས་ཡོད་པ་དང་། གཞུང་ལ་ལར་མོ་ནད་གཙོ་བོ་སུམ་ཅུ་རྩ་བཞི་དང་ཕལ་བའི་ནད་བརྒྱད། ཚབས་ནད་གཉིས་བཅས་བསྡོམས་པས་བཞི་བཅུ་གཉིས་སུ་བགྲངས་ཡོད་པའང་ཡོད་དེ། ཞང་བོད་གསོ་རིག་དགའ་སྟོན་རོལ་བའི་རྒྱན་ལས། མངལ་ནད་ལྔ་དང་རྩ་ནད་བཅུ་དྲུག་དང་། །སྐྲན་གྱི་ནད་དགུ་སྲིན་ནད་གཉིས་དང་བཅས། །མོ་ནད་གཙོ་བོ་སུམ་ཅུ་རྩ་བཞི་དང་། །ཕལ་བའི་ནད་བརྒྱད་བཞི་བཅུ་གཉིས་སུ་འགྱུར། །ཞེས་མོ་ནད་གཙོ་བོ་སུམ་ཅུ་རྩ་བཞི་དང་ཕལ་བའི་ནད་བརྒྱད་བཅས་བསྡོམས་པས་བཞི་བཅུ་གཉིས་སུ་བགྲངས་ཡོད་པ་ཞིབ་བརྩིས་བྱས་ན་ལྔ་དང་བཅུ་དྲུག དགུ། གཉིས་བཅས་ཀྱི་བསྡོམས་སུམ་ཅུ་རྩ་གཉིས་ལས་རྩ་བཞིའི་གྲངས་མི་འབྱུང་བ་དང་། མོ་ནད་གཙོ་བོ་སུམ་ཅུ་རྩ་བཞིའི་གྲངས་སུ་བགྲངས་པ་ནི་གཙོ་བོ་ཁྲག་ཚབས་དང་རླུང་ཚབས་གཉིས་མོ་ནད་ཀུན་གྱི་སྤྱི་ལ་ཁྱབ་པའི་ངོ་བོ་ཚ་གྲང་དང་དུས་སྐབས་ཕྱིའི་འཕེལ་རིམ་སོགས་ལ་མ་གཞིགས་པར་རྣམ་གྲངས་བཞི་བཅུ་གཉིས་སུ་བགྲངས་པ་ནི་ནོར་ཡོད་པ་གོང་གི་གསོ་རིག་རྒྱུད་བཞིའི་མོ་ནད་ཀྱི་དབྱེ་བ་དཀར་ལུགས་སྐབས་བཞི་སྟོན་ལས་ལུང་དྲངས་ཏེ་སྨྲས་ཡོད་པ་ལྟར་དོན་དུ་མོ་ནད་བཞི་བཅུ་ཐམ་པ་ཀུན་ལ་ཁྱབ་པའི་ཁྲག་ཚབས་དང་རླུང་ཚབས་གཉིས་ལ་ནད་གཞིའི་འཕེལ་རིམ་དང་དུས་གསར་རྙིང་སོགས་ཀྱི་ཁྱད་པར་ཡོད་པས་འདིར་རེ་རེ་བཞིན་དཔྱད་པར་བྱའོ། །

དང་པོ། ནད་གཞིའི་འཕེལ་རིམ་དང་དུས་གསར་རྙིང་གི་དབྱེ་བ་དཀར་ལུགས།

གསོ་རིག་རྒྱུད་བཞིའི་ལུགས་ལྟར་ན་ཁྲག་ཚབས་དང་རླུང་ཚབས་གཉིས་ནི་མོ་ནད་སྤྱི་ལ་ཁྱབ་པའི་ནད་གཞི་ཚ་གྲང་གི་ངོ་བོ་གཙོ་བོར་བསྟན་ཡོད་པ་དང་། དེ་ཡང་བོད་ལུགས་གསོ་རིག་སྤྱིའི་དགོངས་དོན་ལ་གཞིགས་ན་ནད་གཞིའི་འཕེལ་རིམ་ལས་དུས་གསར་རྙིང་གི་ཁྱད་པར་ཡོད་པར་འདོད་པས་རེ་རེ་བཞིན་རང་ནུས་ཀྱིས་བཀྲོལ་ཞེ་ཐུབ་ཀྱི་ཐད་དུ་དཔྱད་པ་རེ་བཏང་ན། གསོ་རིག་འབུམ་བཞི་ལས། དབྱེ་བ་ཁྲག་ཚབས་རླུང་ཚབས་རྣམ་པ་གཉིས། །དེ་རྒྱུ་དང་པོ་ཟླ་མཚན་ལས་བྱུང་ཕྱིར། །གསར་བའི་དུས་ལ་ཁྲག་ཚབས་ཞེས་ཀྱང་བྱ། །རྙིང་ནས་རླུང་དང་བསྡོམ་(བསྡོངས་)པས་རླུང་ཚབས་སོ། །ཞེས་རྒྱུ་ཕྱི་ནང་གསང་གསུམ་གྱི་ཟླ་མཚན་ལས་བྱུང་བའི་མོ་ནད་ནི་གསར་བའི་དུས་ན་ཁྲག་མཁྲིས་ཤས་ཆེ་བས་ཁྲག་ཚབས་དང་། རྙིང་ནས་རླུང་དང་བསྡོངས་

པའི་རླུང་ཚབས་བསྟན་ཡོད། གཞུང་ལྟར་ཁྲག་ཚབས་བཅུ་དང་རླུང་ཚབས་དྲུག་གི་རྣམ་གྲངས་ལ་གཞིགས་ན་ཁྲག་ཚབས་བཅུ་སྟེ་གློ་སྙིང་མཆིན་མཆེར་མཁྲིས་པ་མཁལ་མ་རྒྱུ་མ་འོ་མ་ནུ་མ་གོར་པ་བཅས་བཅུ་དང་། རླུང་ཚབས་དྲུག་ནི་མགོ་དང་ཉུས་པ་སྙིང་མཁལ་མ་ཕོ་བ་རྒྱུ་མ་བཅས་ཀྱི་ཚབས་ལས། ཁྲག་ཚབས་བཅུའི་གནས་ནི་དོན་གློ་སྙིང་མཆིན་མཆེར་མཁལ་མ་དང་སྣོད་མཁྲིས་པ་དང་རྒྱུ་མ་བཅས་ཁྲག་མཁྲིས་ཚ་བའི་གནས་གཙོ་ཆེ་བ་དང་། སྨན་དཔྱད་ཟླ་བའི་རྒྱལ་པོ་ལས། མཆིན་པ་དག་དང་མཁྲིས་པ་ནི། །མཁྲིས་(གྲང་མི་སྲིད་)པའི་གནས་ཏེ་ཤེད་(སྟག་ཡོས་)གི་ཁམས། །སྣོད་མཁྲིས་གྲང་བ་མི་སྲིད་དོ། །ཞེས་པ་ལྟར་དང་། རླུང་ཚབས་དྲུག་གི་གནས་ནི་དོན་ལྔ་ལས་སྙིང་དང་མཁལ་མ། སྣོད་དྲུག་ལས་ཕོ་བ་དང་རྒྱུ་མ་བཅས་བསྟན་ཡོད་དེ། སྙིང་དང་རྒྱུ་མ་ཁྲག་མཁྲིས་ཚ་བའི་གནས་ཡིན་པ་དང་། མཁལ་མ་དང་ཕོ་བ་བད་ཀན་གྲང་བའི་གནས་ཡིན་པས་གནས་ཀྱི་ངོ་བོ་གདགས་སྲིབས་དང་། ནད་གཞིའི་ཉེས་པ་ཤས་ཆེ་ཆུང་གིས་ཁྲག་ཚབས་དང་རླུང་ཚབས་གཉིས་སུ་དགར་ཡང་། དོན་སྙིང་དང་སྣོད་རྒྱུ་མ་གཉིས་ནི་ཚབས་ནད་གཉིས་ཀྱི་ཐུན་མོང་གི་གནས་སུ་འཛོག་དོན་ཅི་ཡིན་སྙམ་ན། སྙིང་གི་ཁྲག་ཚབས་དང་རླུང་ཚབས་ནད་དཔེ་མཚོན་དུ་བཀོད་དེ་ནད་རྟགས་ཀྱི་འགྱུར་བར་གཞིགས་ན། གསོ་རིག་རྒྱུད་བཞི་ལས། དེ་རྟགས་སྙིང་གི་ཁྲག་ཚབས་རོ་སྟོད་གཟེར། །རྒྱུ་ཞབས་ཚ་ཞིང་གཏུབས་པ་སྙམ་དུ་བྱེད། །ཅེས་དང་། སྙིང་གི་རླུང་ཚབས་དྲན་པ་མི་གསལ་ཞིང་། །མགོ་འཁོར་རྣ་བ་འུར་ཞིང་སྨྱོ་འབོག་བྱེད། །ཅེས་ཐུན་མོང་གི་གནས་གཅིག་སྟེ་སྙིང་གི་ཁྲག་ཚབས་ཀྱི་སྐབས་སུ་སྟོད་གཟེར་ཞིང་མཁྲིས་པའི་མཚན་ཉིད་ཀྱི་ཟུར་ཚ་རྫ་འཕེལ་བས་ཚ་དྲོད་ཆེ་ཞིང་རྒྱུ་ཞབས་ཏ་ཙང་ཟུག་གཟེར་ཆེ་བ་དང་། ཁྲག་ཚབས་ཚ་བའི་སྐབས་ཀྱི་དུས་ལས་ཅུང་འདས་ན་སྙིང་གི་གནས་སུ་རླུང་གི་ཡང་གཡོ་འཕེལ་བའི་རྟགས་སུ་དྲན་པ་མི་གསལ་ཞིང་མགོ་བོ་འཁོར་བ། རྣ་བ་འུར་ཞིང་སྨྱོ་འབོག་བྱེད་པ་བཅས་དོན་དུ་ཚ་བ་སྤྱིའི་རིགས་ལམ་ལྟར་ནད་གཞིའི་འཕེལ་རིམ་རྒྱུན་གཅིག་གི་སྟེང་ནས་གཞིགས་ན་དུས་སྔ་ཕྱིའི་གོ་རིམ་ལས་ཁྲག་ཚབས་དང་རླུང་ཚབས་གཉིས་སུ་དགར་ཡོད་དེ། མན་ངག་པོ་ཏི་དམར་པོ་ལས། སྤྱིར་མཁྲིས་པ་ཡན་ལག་ཏུ་ཕྱེས་ན། ཚ་བའི་དུས་དང་གྲང་བའི་དུས་གཉིས་སོ། །དང་པོ་ཟླ་ཕྱེད་དམ་ཞག་ཉི་ཤུའི་ཡན་ཆད་གྲང་བའི་དུས་ཡིན་ཏེ། ཆུ་དམར་བ་དང་མིག་སེར་པོ་བྱུང་ཡང་དྲོད་འབབ་ཞིག་གིས་བཅོས་སོ། །དེ་དུས་གཏར་ཁ་དང་བསིལ་བཏང་ན་ངེས་པར་འཆི་བར་འགྱུར། དུས་ཡུན་རིང་དུ་ལོན་ཏེ་སྐྲ་འཕྲི་བ་དང་། སེན་མོ་ནག་པོ་དང་། ཕྱི་ས་སེར་པོ་བྱུང་ན་དྲོད་མི་བཏང་

བར་བསིལ་དང་བཤལ་འབབ་ཞིག་གིས་བཅོས་པ་མན་ངག་ཡིན། རླན་པོ་འགའ་ཞིག་གིས་ནད་འགྲིམས་ཟེར་གཏར་བྱེད་དེ། གཅིག་གཏར་ན་སྦྱོངས། གཉིས་གཏར་ན་སྐྲན་དང་དམུ་འོར་དུ་འགྲོ གསུམ་གཏར་ན་སྲོག་དང་འབྲལ་ལོ། །ཞེས་ཚ་བའི་ནད་བྱུང་བ་དུས་སུ་མ་བཅོས་པའམ་བཅོས་མ་སླེབས་པ། བཅོས་ལོག་པ་སོགས་ལས་ཟླ་ཕྱེད་དམ་ཉིན་ཉི་ཤུའི་ཡན་ཆད་རླུང་ཤས་ཆེ་བས་སྐྲན་དང་དམུ་འོར་དུ་འགྲོ་བ་དང་། སྲོག་དང་འབྲལ་བར་འགྱུར་བ་སོགས་བསྟན་ཡོད་པས། ནད་གཞིའི་འཕེལ་རིམ་རྒྱུན་གཅིག་གི་སྟེང་ནས་དུས་གསར་རྙིང་ངམ་སྔ་ཕྱིའི་ཁྱད་པར་ལས་ཚབས་ནད་གཉིས་ཀྱི་དབྱེ་བ་དཀར་ཡོད་པ་དང་། ནད་ཀྱི་ཚ་གྲང་གི་ངོ་བོ་ནི་ནད་གཞིའི་འཕེལ་རིམ་ལས་འགྱུར་ལྡོག་འབྱུང་བཞིན་ཡོད་པར་འདོད་དོ། །

གསོ་རིག་རྒྱུད་བཞི་ལས་དངོས་སུ་བསྟན་པའི་མངལ་སྲིན་ལངས་ཁྲིས་རྣམ་གཉིས་ལ་གཞིགས་ནའང་། སྲིན་དང་ཆུ་སེར་ཚ་གྲང་ཐུན་མོང་གནས། །ཞེས་ཚ་རྐྱེན་དང་གྲང་རྐྱེན་གྱི་དབང་གིས་ནད་ཚ་གྲང་གཉིས་སུ་ལྡོག་པ་དང་། དེའང་ཉམས་ཡིག་ཁག་ཏུ་སྲིན་ཚབས་སུ་ངེས་ཡོད་དེ། གསོ་རིག་རྒྱུད་བཞི་ལས། མ་རུ་ཙེ་དང་ཨ་སོ་རྣམ་པ་གཉིས། །མངལ་གྱི་སྲིན་བུ་ལངས་ཁྲིས་ནད་གཉིས་སྐྱེད། །ཅེས་ཚིག་དོན་ལ་གཞིགས་ན་མ་རུ་ཙེ་དང་ཨ་སོ་རྣམ་གཉིས་མངལ་དུ་ལྷན་སྐྱེས་སུ་གནས་པའི་ནང་སྲིན་ཡིན་མིན་དངོས་སུ་བསྟན་མེད་ཀྱང་དེའུ་དམར་གསོ་རིག་གཅེས་བཏུས་ཀྱི་སྲིན་ནད་ཡ་མའི་བཅོས་བསྡུས་དོན་གསུམ་པ་ལས། མ་ར་ཙེ་ཞེས་མངལ་གྱི་སྲིན་དང་དགུ། །ཞེས་མ་རུ་ཙེ་ནི་མངལ་སྲིན་གྱི་གྲས་སུ་བགྲངས་ཡོད་པ་དང་། ཨ་སོ་མངལ་སྲིན་གྱི་གྲངས་སུ་བགྲངས་མེད་པར་གཞིགས་ན་སྔ་མ་མངལ་དུ་གནས་པའི་ལྷན་སྐྱེས་ཀྱི་སྲིན་ཚོགས་སམ་ནང་སྲིན་ཡིན་པ་དང་། ཕྱི་མ་ཕྱི་སྲིན་ཡིན་ནམ་སྙམ་པའི་དོགས་གཞི་ཡོད་པས་ད་དུང་ནུ་མཐུད་དུ་དཔྱད་དགོས། དེ་བས་ནད་ཀྱི་དབྱེ་བ་དཀར་ལུགས་ཀྱང་སྲིན་བུ་མ་རུ་ཙེ་ཡིས་མངལ་སྲིན་ལངས་པ་དང་ཁྲིས་པའི་ནད་སྐྱེད་པ་དང་། སྲིན་བུ་ཨ་སོ་ཡིས་མངལ་སྲིན་ལངས་པ་དང་ཁྲིས་པའི་ནད་གཉིས་སྐྱེད་ཅེས་གོ་བ་བླངས་ན་ཚོག་སྟེ། གསོ་རིག་རྒྱུད་བཞི་ལས། མངལ་གྱི་སྲིན་བུ་ལངས་པས་ཚ་བའི་ནད། །མཚང་ར་མཚན་མ་གཡའ་འཕོལ་ནུ་མ་རྒྱས། །སེམས་འཁྱོ་གཉིད་མེད་འགྲོ་འདོད་སྐྱེས་པ་འདོད། །ཤ་སྐམ་མོ་མཚན་དྲི་མ་ཤིན་ཏུ་མནམ། །ཁྲིས་པ་དེ་དུས་སྐྱེས་པ་མ་འཕྲད་པས། །མཛུབ་མོ་ཤིང་བུས་ཕྱུགས་པས་སྲིན་ཁྲིས་ཏེ། །མངལ་ཁ་སྐྲངས་ཤིང་ཆུ་སེར་འཛག་པ་དང་། །ཤིན་ཏུ་སྲ་ཞིང་ན་ལ་མཚན་མ་སྒྲོ། །ཞེས་དང་། རྒྱུད་བཞིའི་འགྲེལ་ཆེན་དྲང་སྲོང་ཞལ་ལུང་ལས། སྲིན་བུ་

ཁྲིས་པ་ནི་དེ་དུས་སྐྲིས་པ་དང་མ་ཕྲད་རྐྱེན་མཇུབ་མོ་ཤིང་བུ་སོགས་ཀྱིས་མཆན་མ་ཕྱུགས་པས་སྲིན་དེ་ཁྲིས་ཏེ་མངལ་ནང་ཀུན་ཏུ་རྒྱུགས་ཏེ་ཐོས་པས་མངལ་ཁ་སྐྲངས་ཤིང་ཆུ་སེར་འཛག་པ་ཞེས་དེ་དུས་ཞེས་པའི་ཚིག་ནན་གྱིས་གསུངས་ཡོད་པ་དང་ཁྲིས་ཏེ་མངལ་ནང་ཀུན་ཏུ་རྒྱུགས་པ་སོགས་ལ་གཞིགས་ན་མངལ་སྲིན་ལངས་པ་གཞིར་བཞག་གི་སྟེང་ཁྲིས་པ་བྱུང་བ་དང་། ལངས་ཁྲིས་ནད་གཉིས་ནི་སྲིན་བུ་རིགས་གཅིག་གིས་བསྐྱེད་པའི་ནད་རིགས་རྒྱུན་གཅིག་གི་དུས་སྔ་ཕྱིའི་གོ་རིམ་ཞིག་ཏུ་ངེས་ཤིང་དེང་རབས་གསོ་རིག་གི་སྨྱུར་གཤིས་དང་དལ་གཤིས་ཀྱི་ཁྱད་ཆོས་ལྡན་པར་འདོད་པས་ནད་གསར་རྙིང་གི་ཁྱད་ཆོས་ཡོངས་སུ་མངོན་ཐུབ་ལ། དེར་མ་ཟད་ནད་རྟགས་ལ་གཞིགས་ན་ཤུགས་ཏུ་ཚ་གྲང་གི་འགྱུར་ལྡོག་ཞིག་སྟོན་བཞིན་ཡོད་པས། མ་ཏྲ་ཙེ་ཡིས་མངལ་སྲིན་ལངས་པའི་ནད་བསྐྱེད་པ་དང་། ཨ་སོས་ཁྲིས་པའི་ནད་བསྐྱེད་ཅེས་པའི་དོན་མིན་པར་སྲིན་རིགས་རེ་རེས་མངལ་སྲིན་ལངས་པ་དང་ཁྲིས་པ་བསྐྱེད་པར་འདོད་པས་ད་དུང་ཞིབ་མཐུད་དུ་དཔྱད་དགོས། དེ་མིན་མངལ་སྲིན་ལངས་ཁྲིས་ནད་གཉིས་ལ་ནད་ཚབས་ཆེ་ཆུང་ཡོད་སྙམ་སྟེ། མངལ་སྲིན་ལངས་པའི་ནད་ནི་ནད་ཚབས་ཅུང་ཆུང་ལ་ཁྲིས་པ་ནད་ཚབས་ཆེ་བ་དང་། དེ་ཡང་ནད་ཚབས་ཆེ་ཆུང་གཙོ་བོ་གསོ་བཅོས་དཀའ་མིན་དང་དུས་གསར་རྙིང་ལ་རག་ལས་པས་ནད་གཞི་འཕེལ་རིམ་རྒྱུན་གཅིག་གི་སྟེང་ནས་དུས་ཀྱི་སྔ་ཕྱིའི་གོ་རིམ་དང་གསར་རྙིང་གི་ཁྱད་ཆོས་ཡོངས་སུ་མངོན་ཡོད་པར་སེམས།

གཉིས་པ། ན་ཚོད་དང་རང་བཞིན་གྱི་དབྱེ་བ་དཀར་ལུགས།

བོད་ལུགས་གསོ་བ་རིག་པའི་གཞུང་དུ་ན་ཚོད་ལ་དབྱེ་ན་བྱིས་པ་དང་དར་མ་རྒན་པོ་གསུམ་དུ་དབྱེ་ཡོད་པ་དང་། གོང་དུ་ན་ཚོད་དང་འབྲེལ་ཏེ་བུད་མེད་ཀྱི་གནས་ལུགས་བཤད་པའི་སྐབས་སུ། འཛམ་གླིང་འགྲོད་བསྟེན་ཚོགས་པས་ན་ཚོད་བཞི་རུ་དཀར་བ་ནི་རང་ལུགས་དང་མཐུན་པར་སྨྲས་ཡོད་པ་བཞིན། འདིར་ན་ཚོད་ལས་ཚབས་ནད་གཉིས་ཀྱི་དབྱེ་བ་དཀར་ལུགས་ལ་དཔྱད་ན། གསོ་རིག་རྒྱུད་བཞི་ལས། རྒས་པ་ཆུང་མི་དར་མ་མཁྲིས་པའི་མི། །བྱིས་པ་བད་ཀན་མི་ཡིན་ན་སོས་གཉན། །ཞེས་པ་ལྟར། རང་ལུགས་ལྟར་ན་འཛམ་གླིང་འགྲོད་བསྟེན་ཚོགས་པའི་བྱིས་པ་དང་ན་གཞོན་ནི་བྱིས་པའི་ཁོངས་སུ་འདུ་བ་དང་། ལོ་དགུའི་ཡར་སྟོན་ཏེ་ལུས་སྟོབས་ཀྱི་ཕོ་ལག་ཡོངས་

སུ་མ་རྫོགས་པའི་དུས་ཡིན་པ་དང་། ཕྱི་ནང་གསང་གསུམ་གྱི་ཟླ་མཚན་དུས་གཅིག་ཏུ་ཡོངས་སུ་སྐྱིན་མེད་ཅིང་ཕྱིའི་ཟླ་མཚན་རྒྱུ་བའི་སྐབས་མེད་པ་དང་། བད་ཀན་གྱི་མི་དང་ལུས་སྟོབས་འཚར་སྐྱེས་ཀྱི་སྐབས་ཡིན་ལ། ན་གཞོན་ནི་ལུས་སྟོབས་འཚར་སྐྱེས་བྱུང་ཞིང་སྐྱིན་པའི་དུས་ཡིན་ལ་བད་ཀན་རང་བཞིན་ཤས་ཆེ་བར་འདོད་པ་དང་། ལུས་བསིལ་ཞིང་ཚོ་ཆེ་ལ་ཤ་རྒྱས་ཤིང་མདོག་དཀར་གཉིད་ཐུག་པ། འདམ་རིང་བ་བཅས་ཀྱི་ཁྱད་ཆོས་ལྡན་པས། བད་ཀན་བསྐྱེད་པའི་ཟས་སྐོམ་དུ་ལོ་བཤུར་དང་འོ་མ་སོགས་བསྟེན་པ་དང་། སྤྱོད་ལམ་ཟས་རྗེས་དལ་བར་འདུག་པ་སོགས་ལས་བད་ཀན་འཕེལ་བས་ལུས་སྙི་དང་སྙོམས་སུ་ཕྱི་ནང་གསང་གསུམ་གྱི་ཟླ་མཚན་འབབ་པའི་གནས་ལས་ཀླད་གཞུང་ནི་སྟོད་ན་གནས་པས་བད་ཀན་གྱི་གནས་དང་། བསམ་སེའུ་ནི་སྨད་ན་གནས་ཀྱང་མདོག་དང་ངོ་བོ། བྱེད་ལས་ཀྱི་ཆ་ནས་བད་ཀན་གྱི་གནས་ཡིན་སྙམ་པ་ལ་རང་རང་གི་ཁམས་ན་ཡོད་པའི་མེ་དྲོད་གསུམ་གྱིས་ཁམས་དཀར་དམར་དྭངས་སྙིགས་ཚུལ་བཞིན་དུ་འབྱེད་མ་ཐུབ་པས་གནས་དང་ནད་གཞི། རང་བཞིན། ན་ཚོད་བཅས་བད་ཀན་ཤས་ཆེ་བས་བད་ཀན་གྱི་ནད་སྟོབས་ཆེར་འཕེལ་སྲིད། དཔེར་ན་དེང་རབས་གསོ་རིག་གི་སྦོད་མང་བསམ་སེའུ་རྟགས་འདུས་[①]ནི་བད་ཀན་གྱི་འཛམ་འགྱུར་རྟུལ་བ་སོགས་འཕེལ་བས་ཚོན་ལྡན་སྦྲ་བརྒྱལ་འོག་བསམ་སེའུ་ཆེར་རྒྱས་པ་དང་། ཀློ་བརྟན་སོགས་འཕེལ་བས་གཉེན་པོའི་ཁ་ན་ཀློ་སྐྱེ་གསོ་རྩུང་དཀའ་བ་མ་ཟད། བྱིས་པ་དང་ན་གཞོན་བད་ཀན་ཅན་གྱི་མིར་ནད་རིགས་འདི་འབྱུང་མང་བའང་དེའི་དོན་ཡིན་ནོ། །

དར་མ་ལུས་སྟོབས་ཆེ་ཞིང་ཁྲག་མཁྲིས་ཤས་ཆེ་བས་དུས་དེར་ཟས་སྐོམ་ཚ་སྐྱུར་རྣོ་བ་དང་སྤྱོད་ལམ་དྲག་ཤུལ་གྱི་རིགས་བསྟེན་དྭགས་པས་ཁྲག་མཁྲིས་ཚ་བའི་ནད་འབྱུང་བ་དང་། དེ་བཞིན་དུ་རང་བཞིན་བདུན་ལས་མཁྲིས་པའི་རང་བཞིན་ཤས་ཆེ་བའི་མིའམ་ལྡན་པའི་རང་བཞིན་ལས་བད་མཁྲིས། མཁྲིས་རླུང་ཤས་ཆེ་བའི་རིགས་ལ་སུར་པན་དང་བཙོང་སྒོག་སོགས་ཚ་སྐྱུར་གྱི་ཟས་སྐོམ་དང་། དྲག་ཤུལ་གྱི་ལས་བསྟེན་དྭགས་པས་ལུས་ཀྱི་ཁམས་ན་གནས་པའི་མཁྲིས་པའི་རྣོ་ཚ་རྐྱེན་ཟས་སྤྱོད་མཐུན་པར་གྱུར་པ་ལས་མཁྲིས་པའི་སྟོབས་ལྷག་ཏུ་འཕེལ་ཏེ་རྟེན་ཁྲག་འཕེལ་ཏེ་མངལ་ཁྲག་འབྱམས་པའམ། ཡང་ན་གསང་ཤ་ཆེ་ཆུང་དང་མངལ་སྒོ་སོགས་ཀྱི་གནས་སུ་ཁྲག་མཁྲིས་ཚ་བ་འཕེལ་བས་གནས་དེ་སྐྲངས་ཤིང་དམར་པོར་གྱུར་པ། རྣག་ཏུ་སྨིན་པ་སོགས་ནད་ཐོག་ལག་ལེན་གྱི་སྟེང་དངོས་སུ་འཕྲད་སྲིད་པ་ལྟར་ཁྲག་མཁྲིས་

① སྦོད་མང་བསམ་སེའུ་རྟགས་འདུས། 多囊卵巢综合征

ཚ་བ་ཤས་ཆེ་བའི་ཁྲག་ཚབས་ནད་འབྱུང་སླའོ། །

རྒན་པོ་ནི་ལུས་ཀྱི་སྟོབས་བྲི་ཞིང་རླུང་ཤས་ཆེ་བས་ཕྱིར་ན་རླུང་ནད་ཀྱི་རིགས་འབྱུང་སླ་བ་དང་། ཁྱད་པར་དུ་མིའི་རང་བཞིན་བདུན་ལས་རླུང་ཤས་ཆེ་བའི་མི་ལ་ཤ་སྐེམ་ཞིང་མདོག་སྔོ་ལ་སྙ་བ་མང་བ་དང་། གྲང་ལྷགས་མི་བཟོད་པ་དང་ལུས་པོངས་ཆུང་བ་བཅས་ཀྱི་ཁྱད་ཆོས་ལྡན་པ་དང་། དེར་མཐུན་གྱི་རྐྱེན་ཡང་ལ་རྩུབ་པའི་ཟས་རིགས་བསྟེན་དགོས་པ་དང་། ཆགས་པས་དུབ་པ་དང་ཁྲག་མང་དུ་ཟགས་པ། ཁ་ཡི་སྐྱ་བ་མང་བ། བཅུད་མེད་ཀྱི་ཁ་ཟས་ཡུན་ལ་བསྟེན་པ་བཅས་ལུས་ཀྱི་རང་བཞིན་དང་ནད་རྐྱེན་མཐུན་པར་གྱུར་ཏེ་རླུང་གི་ཡང་གཡོ་གྲང་བ་ཤས་ཆེར་འཕེལ་བས་རྒན་པོའི་རིགས་ལ་རླུང་ཚབས་ཤས་ཆེར་འབྱུང་བའང་ཕྱིར་ལྟར་ན་དེ་ལྟར་ཡིན་སྙམ། འོན་ཀྱང་རང་བཞིན་ནི་མི་ཚེ་ རྫིལ་བོར་འགྱུར་ལྡོག་མེད་པ་ཞིག་མ་ཡིན་པས། དུས་དང་སྤྱོད་ལམ། ན་ཚོད་དང་ཟས་སྐོམ་སོགས་ལས་འགྱུར་ལྡོག་འབྱུང་བཞིན་ཡོད་དེ། བུད་མེད་ཀྱི་སྐྱེ་འཕེལ་དུས་རིམ་སོ་སོར་གཞིགས་ན། ལོ་45རྗེས་ནས་རིམ་བཞིན་ཁྲག་མཁྲིས་ཀྱི་ཁམས་ཟད་པས་མངལ་སྒོ་དང་བུ་སྣོད། བསམ་སེའུ་རིམ་བཞིན་འཁུམས་པ་དང་། ཁྱད་པར་དུ་མོ་ནད་བརྟག་དཔྱད་ཀྱི་སྐབས་སུ་ཆུ་བུར་མིག་གི་མཐོང་ཡུལ་དུ་གྱུར་པའི་མངལ་སྒོའི་མདོག་ནི་དར་མའི་དུས་ཀྱི་དམར་ཤས་ཆེ་བ་ཟད་དེ་སྐྱ་བོའམ་ཅུང་དཀར་ཤས་ཆེ་བ་དང་། ན་ཚོད་འདིར་བད་ཀན་གྱི་ལྷོ་བརྟུལ་བརྟན་འཛམ་སོགས་འཕེལ་ན་བུད་མེད་མང་ཆེ་བའི་ལུས་པོ་སྦར་ལས་ཤ་རྒྱས་པ་དང་ཀྲུས་ཚིགས་མི་མངོན་པ། ལས་མཐའ་རིང་བའི་ཁྱད་ཆོས་ལྡན་ལ། ཟས་སྐོམ་མངར་ལ་ལྷོ་ཞིང་བསིལ་བའི་རིགས་བསྟེན་དགོས་པ་དང་། རྣན་སྟེང་དུ་ཉལ་བོ་སྒྱུད་དགོས་པ། གོས་སྲབ་འཁྲུགས་པ་བཅས་རང་བཞིན་དང་རྐྱེན་གྱི་མཚན་ཉིད་ཀྱི་ཟུར་ཕན་ཚུན་སྦྱོར་མཚུངས་སུ་གྱུར་པས་བད་ཀན་འཕེལ་བ་དང་། དུས་དེར་ཕྱིའི་ཟླ་མཚན་ཆད་པ་ལ་མངོན་པར་ཕྱོགས་པ་ནི་མངལ་ཆགས་པའི་སྟོབས་དང་ལྡན་པ་ནས་སྟོབས་མེད་པར་གྱུར་པའི་འགྱུར་ལྡོག་གི་དུས་རིམ་ཞིག་སྟེ། ཁྲག་མཁྲིས་ཁམས་ཅུང་ཟད་ཙམ་བད་ཀན་འཕེལ་བས་དེར་མཐུན་གྱི་ནད་རྟགས་སོགས་དམིགས་གཟེར་ཞིང་བརྗིད་ངས་ཆེ་ལ། ལོ་60ནས་65ཡན་འདས་ན་བད་ཀན་གྱི་ཁམས་ཅུང་ཟད་དེ་ལུས་པོངས་ཆུང་ལ་ཤ་སྐེམ་པ། སྐྱ་བ་མང་བ། དུས་དེར་བད་རླུང་གྲང་ཤས་ཆེ་བས་རླུང་ཚབས་ཀྱི་ནད་མང་དུ་འབྱུང་སྲིད། དེ་མིན་ཚབས་ཆེ་ན་སྙིང་རླུང་དང་སྨྱོ་འབོག་གི་ནད་འབྱུང་བ་དང་། དེ་དག་ཀྱང་རང་བཞིན་དང་ན་ཚོད། ཡུལ་དུས་དང་སྤྱོད་ལམ་མི་འདྲ་བའི་དབང་གིས་ནད་གཞི་ཚབས་ཆེ་ཆུང་མི་འདྲ་བ་འབྱུང་ངོ་། །

གསུམ་པ། ནད་གཞིའི་ངོ་བོ་ཚ་གྲང་གི་དབྱེ་བ་དགར་ལུགས།

ནད་ལ་བཞི་བརྒྱ་རྩ་བཞི་དང་། སྟོང་དང་དྲུག་བརྒྱ་སོགས་ཀྱི་དབྱེ་བ་དཔག་ཏུ་མེད་ཀྱང་ངོ་བོ་ཚ་གྲང་གཉིས་སུ་བསྡུས་པ་བཞིན། མོ་ནད་ཉེས་པ་དང་། རིགས། གནས་ཀྱི་སྒོ་ནས་དགར་བ་ཐམས་ཅད་བསྡུས་ན་ཚ་གྲང་གཉིས་སུ་མ་འདུས་པ་ཞིག་མེད་པས་ཁྲག་མཁྲིས་ཚ་བ་ཤས་ཆེ་བའི་ནད་གཞི་ལ་ཁྲག་ཚབས་དང་། བད་རླུང་གྲང་བ་ཤས་ཆེ་བས་རླུང་ཚབས་དང་། དེར་མཐུན་ནད་གཞི་ཚ་གྲང་གི་ངོ་བོར་གཞིགས་ཏེ་གཉེན་པོ་བསྟེན་ཐབས་ཀྱང་བསིལ་དྲོད་གཉིས་སུ་བསྟན་ཡོད་པ་ལྟར། འདིར་ཉམས་ཡིག་ཁག་ཏུ་བསྟན་པའི་ཁྲག་ཚབས་དང་རླུང་ཚབས་གཉིས་ཀྱི་ནད་རྟགས་ལ་དཔྱད་བསྡུར་ཙམ་བྱས་ན།

1. ཁུ་རྫུར་འབུམ་ལས་མོ་ནད་ཀྱི་ནད་རྟགས།

<table>
<tr><td rowspan="2">ཁྲག་ཚབས།</td><td>ཚུ། ཚུ་རྩའི་ཁུ་བ་འདྲ།</td></tr>
<tr><td>ལུས་ཀྱི་ཤ་སྦོ་བ་དང་། འཕྲིག་པ་དང་། ཚ་ཧུབ་ཧུབ་བྱེད་པ་དང་། ཡང་ན་སྐབས་སུ་ཚ་ཝུར་ཝུར་བ་དང་། ཚོར་བ་ཆུང་བ་དང་། སྣ་དང་སྨིན་མ་བྱི་བ་དང་ཟ་ཡ་[གཡའ་]འབྱུང་། ཁ་མཚུལ་དང་ཚིགས་པ་སྐྲངས་ནས་འགྲུལ་སྐྱོད་དཀའ་བ་འབྱུང་བར་གདའ། དྲག་ཤུལ་ལམ་མེ་དང་ཉི་མས་རྐྱེན་བྱས་ནས་སྟོད་བརྒྱངས་མཐིང་བ་རེངས། མིག་དང་མཆོག་མ་ན་ཞིང་ཁྲག་རྫའི་ན་ལུགས་དང་འདྲ་བ་འབྱུང་། འདི་ནི་ཁྲག་ཚབས་བྱེར་ཏེ་ཐ་མར་མཛེ་ཏུ་འགྲོ་བའི་དཔེ་ཡོད།</td></tr>
<tr><td rowspan="2">རླུང་ཚབས།</td><td>རྩ་ཡང་ཕྲ་ཞིང་དལ་ལ་སྟོང་བ་འབྱུང་།</td></tr>
<tr><td>ལྟེ་རྙིལ་དང་མཆུ་ལ་སོགས་པ་སྐྱ། མིག་མི་གསལ། སྙིང་མི་དགའ། ཟས་དང་གར་མི་ཡོང་། ཁྲད་པར་གནས་འཕོར་བ་དང་། ལུས་གུད་པ་དང་། གྲང་ལྷགས་ཀྱིས་ཐོག་པའི་ཚེ་མགོ་བོ་འཁོར། ཉུས་ཚིགས་ཀུན་ཁོལ་ཞིང་ན། ཤ་ཡང་ཁོལ་བའམ་འཆགས་[ཆགས་]སུ་མི་འདོད་པ། ཡང་ན་མངལ་སྐྲན་འབྱུང་བས། ཟླ་མཚན་དུས་སུ་མི་འབྱུང་བའམ། འགའ་ཞིག་ཟླ་མཚན་རྒྱུན་དུ་འཛག་པ་དང་། ཁེད་པ་དང་ཉུས་སྨད་འཁྲིལ་ཞིང་ན་བ་དང་། ལུས་སྦྲིད་ཅིང་བེམ་པོར་གྱུར་ཏེ་ཚོར་བ་ཆུང་བ། དྲོད་ཆུང་བ། གྲང་རླུང་གི་ནད་འབབ་ཞིག་ཡིན་གསུངས།</td></tr>
<tr><td colspan="2">ཁྲག་ཚབས་དང་རླུང་ཚབས་གཉིས། མཁྲིས་ཤས་ཆེ་བ་དང་རླུང་ཤས་ཆེ་བ་ལ་བརྟགས་[བརྟག་]པ་ཡིན་གསུངས།</td></tr>
</table>

2. གཙང་སྟོད་ཟྲིན་ཐིག་དང་ཡང་ཐིག་ལས་སོ་ནད་ཀྱི་ནད་རྟགས།

ཁྲག་ཚབས་ཚ་བའི་རྟགས།	ཀ་པོ་ཕན་ཆད་ཏུས་ཁོལ་ཚ། །སྙོ་འབྱུང་རོ་རྒྱབ་མཆིན་དྲི་གཟེར། །རྒྱུ་ཞབས་ན་ཞིང་ཚ་འཕྲབ་ཆེ། །མངལ་ཏུ་རྣག་ཞུགས་རྣག་ཆུ་འཇག །མངལ་ཁྲག་འཁྲིལ་ཞིང་རྩ་རྣམས་འཕྱུག །བཞིན་དང་ལུས་ཀུན་ཚོར་མེད་བེམ། །མདོག་དམར་ཤ་སྐྲངས་ཆེ་ལ་ཚ། །ཤུ་བ་འབྱུམ་བུ་ཡོང་ཞིང་ཟ། །མགོ་ན་དྲོད་ཆེ་རྣག་ཁྲག་ཡོང་། །ལྕི་ཞིང་སྐྱེ་དང་མཁལ་རྐེད་ན། །འཐིབས་ལ་མི་དགའ་ཚོག་པ་ཟ། །དང་ག་མི་བདེ་སྦྲིད་ལ་སོགས། །ཁྲག་ཚབས་ཀྱི་ཡི་ནད་རྟགས་ཡིན། །གཞན་རྣམས་ཐང་གཤེར་སྐབས་སུ་གསལ། །
རླུང་ཚབས་གྲང་བའི་རྟགས།	ཤ་མདངས་གྲང་ཞིང་ཏུས་པ་ཁོལ། །མགོ་འཁོར་མིག་འཁྲིབ་སྙིང་འདར་འཚེ[འཚྭོ]། །བརྒྱལ་འདོག་བརྗེད་ངས་ཆེ་བ་དང་། །སྐྱོ་ཞིང་ཆུ་སྐྱེམས་[སྐྱོམ་]རྒྱུ་ཞབས་ཚ། །ཟ་ཁུར་གྱུར་པའི་ཆུ་ནད་དང་། །གཉིད་མེད་གཞུམ་[ཞུམ་]ཀོད་ཟླ་མཚན་འཕྱམས། །ལུས་གཡོ་འདར་ཞིང་རྐལ་ཚོགས་ན། །གསལ་ཡང་[གཡལ་མང་]མཆི་མ་འཇག་ཁོལ་ན། །ཡན་ལག་བཤལ་ལམ་རེངས་དང་སྦོ། །ཆུ་གྲང་མི་དགའ་སྨ་བ་མང་། །དགོངས་དང་ཐོ་རངས་ལྷག་པར་ན། །ཟོས་ན་ཟ་ལ་འཁྲུགས་ན་ན། །འཁྲུགས་ཞུན་[ཞུ་]མཚམས་སུ་ཁོལ་བ་རྣམས། །རླུང་ཚབས་ཀྱི་ཡི་ནད་རྟགས་ཡིན། །

3. མན་ངག་པོ་ཏི་དམར་པོ་ལས་སོ་ནད་ཀྱི་ནད་རྟགས།

<table>
<tr><td>ཁྲག་ཚབས།</td><td>རྩ་འཕྲང་ལ་རྒྱས་པ་འབྱུང་། ཆུ་ནི་ཆུ་རྩའི་ཁུ་བ་འདྲ། མདོག་དམར་རམ་སྨུག་མིག་དམར། ལུས་ཀྱི་ཤ་སྲོ། འཁྲིག་པ་དང་ཚ་རྔབ་རྔབ་བྱེད་པ་དང་། ཡང་ན་སྐབས་སུ་ཚ་ཟུར་ཟུར་བ་དང་། ཚོར་བ་ཆུང་བ་དང་། སྣ་དང་སྨིན་མ་འཁྱི་ཞིང་ཟ་གཡའ་འབྱུང་། ཁ་མཚུལ་དང་སོགས་སྲང་[སྐྲངས་]ནས་སྐྱལ་སྐྱེད་[སྐྱལ་སྐྱོད་]དཀའ། དྲག་ཤུལ་མེ་དང་ཉི་མས་རྐྱེན་བྱས་ཏེ་སྟོད་རྒྱངས་འཛིངས་[མཛིང་]པ་རེངས། མིག་དང་འཚོགས་[མཚོགས་]མ་ན་ཞིང་། ཁྲག་རོའི་ན་ལུགས་དང་འདྲ་བ་འབྱུང་། ཁ་ཁ། ཤེས་པ་ལྡི། སྙིད་པ་སྐྱུར། དྲན་པ་མི་གསལ། ཤེས་པ་འཚུབ། འདི་ནི་ཁྲག་ཚབས་བྱེར་བ་ཡིན་ཞེས་བྱ་སྟེ། ཐ་མ་མཛོ་ཏུ་འགྲོ་བའི་ཉེན་ཡོད་དོ། །</td></tr>
<tr><td>རླུང་ཚབས།</td><td>ལྕེ་སྙིལ་[རྙིལ་]དང་མཆུ་ལག་པ་སྐྱ། མིག་མི་གསལ། སྙིང་མི་དགའ། ཟས་ཡི་ཁར་མི་ཡོང་། ཁྱད་པར་དུ་ནམ་མཁའ་འཁོར་བ་དང་། ལུས་རྒྱུད་པ་དང་། དྲང་ལྷག་[གྲང་ལྷགས་]ཐོག་པའི་ཚེ། མགོ་འཁོར་ཏུས་སོགས་ཀུན་ཁོལ་ཞིང་ན། ཤ་ཡང་ཁོལ་བའམ། ཡང་ན་འཆགས་སུ་མི་འདོད་པ་དང་། ཡང་ན་མངལ་སྲུན་[སྐྲུན་]འབྱུང་བའམ། ཟླ་མཚན་དུས་སུ་མི་འབྱུང་བའམ། འགའ་ཞིག་ཟླ་མཚན་རྒྱུན་དུ་འཇག་པ་དང་། སྐྲེད་[རྐེད་]པ་དང་སྒྱུ་[རྒྱུ་]སྨད་འཕྲོལ་ཞིང་ན་བ་དང་། ལུས་སྦྲིད་ཅིང་བེམ་བེམ་པོར་འགྱུར་ཏེ། ཚོར་བ་ཆུང་བ་དང་། རྩ་ཕྲ་ཞིང་དལ་ལ་སྟོང་བར་འབྱུང་སྟེ། འདི་ནི་རླུང་ཚབས་ཞེས་བྱ་སྟེ། གྲང་རླུང་གི་ནད་འབའ་ཞིག་ཡིན།</td></tr>
<tr><td colspan="2">ཁྲག་ཚབས་དང་རླུང་ཚབས་གཉིས་ནི་ཁྲག་ཤས་ཆེ་བ་དང་། རླུང་ཤས་ཆེ་བ་ལས་རྟག་(བརྟག་)པ་ཡིན་གསུངས།</td></tr>
</table>

4. གསོ་རིག་འབུམ་བཞི་ལས་མོ་ནད་ཀྱི་ནད་རྟགས།

ཁྲག་ཚབས།	རྐེད་སོ་མན་ཆད་ཟུག་པས་[པ་]ཁོལ་ཞིང་ཚ། །རྒྱུ་ཞབས་ཚ་ནས་མཆིན་དྲི་གཟེར་ཞིང་ན། །རྩ་རྣམས་འཁྲུག་ཅིང་ཤ་བ་འབྲུམ་ཕྲན་འོང་། །མངལ་ཁྲག་འཛག་གམ་འཁྲིལ་དང་རྣག་ཏུ་འགྱུར། ।
རླུང་ཚབས།	རླུང་ཚབས་ཟུག་པ་འཕོར་[ཁོལ་]ཞིང་སྙིང་མི་དགའ། །མགོ་འཁོར་མགོའི་ཟུག་པ་གྲངས་[གྲང་]ཤིང་བསིལ། །ལུས་ཀུན་བསིལ་ཞིང་ཤ་མདངས་བར་ན་ན། །རྣག་ཁྲག་གཡོ་ཞིང་སྡོམ་ལ་སྦྲིད་པ་དང་། །མིག་འཁྲིབ་བསྐོ་[སྐྱོ་]ཞིང་འགོག་ལ་བརྗེད་ངས་ཆེ། །ཆུ་སོ་རྒྱུ་ཞབས་བསྒམས་ཤིང་ཟ་ཁུར་འབབ། །ཟླ་མཚན་མི་ཆོད་རྒྱུན་དུ་འབྱུང་པར་བྱེད། ।

5. མན་ངག་བྱེ་བ་རིང་བསྲེལ་པོད་གསུམ་མ་ལས་མོ་ནད་ཀྱི་ནད་རྟགས།

ཁྲག་ཚབས།	རྩ་གྲིམ་ཆུ་དམར་སྐྲོམ་དད་ཆེ། སྨད་དུ་རྗོག་པོར་འཁྲིལ་ཞིང་ན་ཚབ་བྱེད་པ་དང་། ཤ་ལྤགས་ནུ་མ་ཡང་མི་བདེ། ཁ་སོ་མན་ཆད་ཀྱི་ཟུག་པ་ཁོལ་ཞིང་ཚ། རོ་རྒྱབ་གཟེར། རྒྱུ་ཞབས་ན་ཞིང་ཚ་ལ་ཐབ། མངལ་ནས་ཁྲག་འཛགས་པ་དང་། འབྲུམ་པ་འོང་བ་ནི་ཁྲག་ཚབ་[ཚབས་]ཡིན།
ཆུ་སེར་ཚབས།	རྩ་གྲིམ་སྤུས་ཆུང་འཁྲིག་ལ་ཚ། གྲམ་འབྲུམ་འོང་། ཚིག་[ཚིགས་]བཞིན་ན་ལ་སྐྲང་ཐབས་བྱེད་པ་འོང་། གྱིར་ཚད་པའི་རྟགས་མང་དུ་སྟོན་པ་ཡིན།
རྣག་ཚབས།	མགོ་ན་ཁ་མངལ་སྐྱིད་[སྐྱིད་]པ་སྐྱུར། རྟལ་ཁ་སྙིང་[སྙི་]རོ་སྟོད་ན། ཁྱད་པར་དུ་གྲང་རྟལ་རྒྱུན་མི་ཆད། བུ་སྣོད་ཀྱི་ནང་དུ་ཐྲིང་ཐྲིང་བྱེད། མིག་མི་གསལ་ཕོ་མཆིན་ན་ཟུ་ཚ་ཡོང་འོང་།
རླུང་ཚབས།	རྩ་སྟོང་ཞིང་དལ་བར་འཕར། ལུས་སྦྲིད་ལ་ཤེས་པ་མི་གསལ། གསང་རྣམས་གཟེར་བ་སྐྲམས་[སྐྲམ་]བྱེད་པ་ཡིན་ནོ། །གློ་སྙིང་འཕར་དང་སྦྲུ་[ལྦྲུ་]བར་སྒྲུགས། གྱེན་ལ་དལ། ནུབ་གཉིད་ཆུང་། མིག་ཚག ནྭ་བ་ཙུར་སྨྲ་ཆེ།

གོང་ལྟར་སྤྱིའི་ཆ་ནས་ཁྲག་ཚབས་དང་རླུང་ཚབས་གཉིས་སུ་དབྱེ་ཡོད་པ་དང་། མན་ངག་བྱེ་བ་རིང་བསྲེལ་པོད་གསུམ་མ་ལས་རྒྱུ་བསྡུས་ཚབས་བཞི་རུ་བགྲངས་པའང་དོན་དུ་ཁྲག་ཚབས་དང་རླུང་ཚབས་གཉིས་ཀྱི་ཁོངས་སུ་འདུས་ཏེ། ཆུ་སེར་ཚབས་དང་རྣག་ཚབས་ཁྲག་ཚབས་གསུམ་གྱི་ངོ་བོ་ཁྲག་ཚབས་ཀྱི་ཁོངས་སུ་བསྡུས་པ་དང་། མཁྲིས་པའི་ཚ་བ་འཕེལ་བས་རྩ་རྒྱུད་གྲིམས་ཤིང་ཆུ་ཁམས་ཟད་པས་སྐྲོམ་དད་ཆེ་བ། ཆུ་མདོག་དམར་བ། མེ་ཉེ་དང་སྦྱོད་ལམ་དྲག་ཤུལ་བསྟེན་པས་མཁྲིས་པའི་རྣོ་ཚའི་ཟུར་དང་སྦྱོར་མཚུངས་སུ་གྱུར་ཏེ་ཁྲག་མཁྲིས་འཕེལ་ཞིང་མེ་རླུང་གྱེན་དུ་འགྲོ་བས་མངལ་ན་གནས་ཀྱང་སྟོད་དུ་འབར་ཏེ་གློ་སྙིང་མི་བདེ་ཞིང་རོ་སྟོད་དང་མཆིན་དྲི་གཟེར་བ། མགོ་བོ་ན་ཞིང་དྲོད་ཆེ་བ། རྒྱུ་ཞབས་ཀྱི་གནས་སུ་ཚ་འཐབ་བྱེད་པ་དང་ཚ་བ་མྱུར་དུ་སྨིན་ཏེ་རྣག་མདོན་པ། གནས་གང་དུ་ཁྲག་མཁྲིས་འཕེལ་ན་དེའི་མདོག་དམར་ཞིང་ཚ་བ་ཆེ་ལ་སྣང་བས་

པ། ཤ་ལྤགས་ཀྱི་གནས་སུ་ཞུགས་ན་ཤུ་བ་དང་འབྲུམ་བུ་འབྱུང་བ་དང་ཟ་འཕྲུག་མངོན་པ། ཁྲག་རྒྱུ་བའི་རྩ་རྣམས་འཁྲུག་པར་བྱེད་པ་དང་མངལ་ཁྲག་འཛག་གམ་འཁྲིལ་བ་བཅས་འབྱུང་། འདིར་ཁྲག་ཤས་ཆེ་བ་དང་རླུང་ཤས་ཆེ་བ་ཐམས་ཅད་ལ་མངལ་ཁྲག་འཛག་གམ་འཁྲིལ་བའི་ནད་རྟགས་འབྱུང་བ་ཅི་ཡིན་སྙམ་ན། སྤྱིའི་ཆ་ནས་མངལ་ཁྲག་འཁྲིལ་བ་དང་འཛག་པ་ནི་ཐུར་སེལ་གྱི་རླུང་གི་བྱེད་ནུས་རྩོལ་བཞིན་དུ་མ་ཐོན་པས་དེ་ལྟར་འབྱུང་བ་དང་། ཁྲག་ཚབས་ནི་ཉེས་པ་མཁྲིས་པ་གཙོ་བོ་རྒྱུད་ལྡན་འདུས་གསུམ་གྱི་སྒོ་ནས་འཕེལ་ཟད་འཁྲུགས་གསུམ་དུ་གྱུར་པ་ལ། མཁྲིས་པ་འཕེལ་བས་ཁྲག་འཕེལ་ཏེ་བད་ཀན་ཟད་པས་མངལ་ཁྲག་དུས་མིན་དུ་འཛག་པ་དང་། མངལ་ཁྲག་འཁྲིལ་བ་ནི་བད་མཁྲིས་འཕེལ་ཏེ་འཇམ་འབྱར་གྱི་ཤས་ཆེ་ཞིང་མཁྲིས་པའི་དྲོད་ཀྱིས་བསྐོལ་བས་གནས་གཅིག་ཏུ་བསྡོངས་ཏེ་འཁྲིལ་བ་ཡིན་པར་འདོད། དེ་ལྟར་འཛག་པའི་ཟླ་མཚན་གྱི་མདོག་ལས་ནད་ངོས་བཟུང་བ་ནི་གལ་ཆེ་སྟེ། གཙང་སྟོད་ཟིན་ཐིག་དང་ཡང་ཐིག་ལས། བུ་མི་ཆགས་པའི་ཐེར་མོ་ལ། །ཟླ་མཚན་མདོག་ལ་ནད་ངོས་བཟུང་། །འོ་ཁ་ཆུར་ཁུ་བད་ཀན་རྒྱས། །ཆུ་སེར་འཛག་ན་རླུང་གི་རྟགས། །དུད་ཁུ་འདྲ་ན་མཁྲིས་པ་རྒྱས། །ཞེས་འདིར་བུ་མི་ཆགས་པའི་རིགས་ཀྱི་ཟླ་མཚན་ལ་ངོས་བཟུང་བ་ཡིན་ཡང་། དོན་དུ་ཟླ་མཚན་དཀར་དམར་གྱི་མདོག་ལས་ནད་ངོས་བཟུང་རྒྱུ་ནི་ཧ་ཅང་གལ་ཆེ་བས་མཁྲིས་པ་འཕེལ་ཏེ་རང་མདོག་སེར་བ་དང་ཁྲག་མདོག་དམར་པོ་འདྲེས་པ་ལས་དུད་ཁུ་ལྟར་འགྱུར་བ་དང་། མཁྲིས་པ་མེད་པར་ཚ་བ་མི་འབྱུང་བས་ཁྲག་ཚབས་ནད་ཀྱི་ཟླ་མཚན་མདོག་དུད་ཁུ་ལྟར་དང་། ཁྲག་མཁྲིས་ཚ་བའི་ནད་ལ་གཉེན་པོ་སྨན་དཔྱད་ཟས་སྤྱོད་བསིལ་བསྟེན་དགོས་ཀྱང་། མོ་ནད་ཐམས་ཅད་ཀྱི་རྒྱུ་རླུང་ཡིན་པས་གཉེན་པོ་བསིལ་དྲོད་སྙོམས་མས་ཐོག་མར་རླུང་གི་རྩེ་གཞིལ་བ་དང་། བར་དུ་མཁྲིས་པའི་ཚ་བ་ཐང་དང་ཁྲུས་གཤེར་གྱིས་བསྡུ་གསོད་སྦྱངས་གསུམ་སྒོ་ནས་བཅོས་དགོས་ཏེ། གསོ་རིག་རྒྱུད་བཞི་ལས། དེ་ལ་ཁྲག་ཚབས་ཁྲུས་གཤེར་དག་གིས་བཅོས། །ཁྲག་ཚབས་བཙུ་པོ་བསིལ་དྲོད་ཁྲིའུ་བཅོས། །ཞེས་པ་ལྟར་དང་། མཁྲིས་པའི་ནད་ལ་བཤལ་ལས་མི་འདའ་བའི་ཕྱིར་ལུས་ཀྱི་ནང་དང་མངལ་ནས་ཁྲུས་གཤེར་གྱི་སྦྱོར་བ་དང་དེས་མ་ཐུབ་ན་རྩ་སྦྱོངས་གཙོ་ཆེར་བསྟན་པའང་ཁྲག་ཚབས་ཚ་བའི་ནད་ལ་དམིགས་པས། ཁྲུ་ཚུར་འབུམ་ལས། ཁྲག་ཚབས་ཀྱི་ནད་ལ་བྱེར་བ་ཐང་གིས་སྟུད་པ་དང་། འདུས་པ་བཤལ་གྱིས་སྦྱངས་པ་དང་། ཕྱི་ནད་ལུམས་ཀྱིས་དྲངས་པ་དང་། ཕྱི་རྫས་སྨན་གྱིས་བཅད་པ་དང་བཞི་ཡིན་གསུངས། ཞེས་བསྟན་པ་ལྟར་རོ། །

རླུང་ཚབས་ཀྱི་ནད་རྟགས་ལ་གཞིགས་ན། གྲང་ལྷགས་མི་བཟོད་པ། རླུང་གི་གནས་རྩུས་པ་སོགས་སུ་བྱེར་བས་རྩུས་པ་ཁོལ་ཞིང་སྙིང་གི་གནས་སུ་བྱེར་བས་སྙིང་མི་དགའ་བར་བརྗེད་ངས་ཆེ་བ། མགོ་ལ་བྱེར་བས་ཡང་གཡོའི་དབང་གིས་མགོ་ཡུ་འཁོར་ཞིང་གྲང་སིལ་བྱེད་པ། ལུས་ཀུན་གྲང་ཞིང་ཤ་མདངས་བར་བྱེར་བས་ཤ་རྣམས་གཡོ་ལ་སྦྲིད་པ་དང་། མིག་ལ་བྱེར་བས་མིག་འཁྲིབ་པ་དང་། ཆུ་ལམ་དང་ལྒང་བའི་གནས་སུ་བྱེར་བས་ཆུ་སོ་དང་རྒྱུ་ཞབས་བསྡམས་ཤིང་ཟ་ཁུར་འབབ་པ། ཐུར་སེར་རླུང་གི་བྱེད་ལས་ཉམས་པས་ཟླ་མཚན་མི་ཆོད་རྒྱུན་དུ་འབྱུང་བར་བྱེད་པ། རླུང་གི་དུས་དགོང་དང་ཐོ་རེངས་ཀྱི་དུས་སུ་ལྷག་པར་ན་བ་བཅས་གྲང་རླུང་གི་ནད་རྟགས་འབའ་ཞིག་མངོན་པས། གཙང་སྟོད་ཟིན་ཐིག་དང་ཡང་ཐིག་ལས། རླུང་ཚབས་ལས་གྱུར་ནད་རྣམས་ལ། །འཁྲུགས་པ་རྡོད་ཀྱིས་བཞུ་བ་འདྲ། །ཞེས་པ་ལྟར། བཅོས་ཐབས་ནི་གཙོ་བོ་རྡོད་བཙུད་བསྙེན་ཏེ་རླུང་སྔ་བཀྲན་ཞིང་རླུང་རོ་བསལ་བ་སྟེ། གསོ་རིག་རྒྱུད་བཞི་ལས། གཉིས་པ་རླུང་ཚབས་བཙུད་གཤེར་དག་གིས་བཅོས། །རླུང་ཚབས་དྲུག་པོ་རྡོད་དང་བཙུད་ཀྱིས་བཅོས། །ཞེས་དང་། ཁུ་ཚུར་འབུམ་ལས། བཙུད་བཤེར་[གཤེར་]གྱིས་གྲང་རླུང་རྩ་བཅད་པ། སྨན་གཤེར་གྱིས་སྐྱོན་བསལ་བ། མེ་བཙའི་མེ་རྡོད་ཀྱིས་རོ་བླང་བ། སྨན་མར་གྱིས་ནད་ཀྱི་ཕྱི་རྗེས་བཅད་པ་དང་བཞི་ཡིན་གསུངས། ཞེས་ནད་ཀྱི་ངོ་བོ་གྲང་རླུང་ལ་གཉེན་པོ་རྡོད་བཙུད་བསྙེན་དགོས་པ་དངོས་སུ་བསྟན་ཡོད་པ་དང་། ནད་ཀྱི་རྒྱུ་དང་གནས། ན་ཚོད་དང་རང་བཞིན། དུས་སོགས་ལ་གཞིགས་ཏེ་ནད་གཞི་ཚབས་ཆེ་ཆུང་ལས་གཉེན་པོའང་སྟོབས་ཆེ་ཆུང་རིམ་གྱིས་རིག་པས་འཕྲུལ་ཤེས་བྱེད་དགོས། འོ་ན་ཁྲག་ཚབས་དང་རླུང་ཚབས་ཞེས་ཁྲག་ཚབས་སྐབས་སུ་རྟེན་ལུས་ཀྱི་ཟུངས་ཁྲག་གནོད་བྱ་གཙོ་བོ་བསྟན་ཡོད་པ་དང་། རླུང་ཚབས་ཞེས་གནོད་བྱེད་ཉེས་པ་རླུང་གཙོ་བོར་བསྟན་དོན་ཅི་ཞེ་ན། ཁྲག་དང་མཁྲིས་པ་རྟེན་དང་བརྟེན་པའི་འབྲེལ་བ་གྲུབ་པས་ཁྲག་བསྟན་པ་ལས་ཤུགས་སུ་མཁྲིས་པའི་ཁམས་འཕེལ་འཁྲུགས་སུ་གྱུར་པ་རྟོགས་ནུས་པ་དང་། ཁྱད་པར་དུ་བུད་མེད་ཀྱི་ལུས་ཉིད་ཁྲག་ཤས་ཆེ་བ་ལ། བྱེ་བྲག་ལུས་སྟོད་སྨད་བར་གསུམ་ལས་སྨད་རླུང་ཤས་ཆེ་བས་ཐ་སྙད་ཀྱང་དེ་ལྟར་བསྟན་པ་ཡིན་ནམ་སྙམ།

རྒྱུ་སྲིན་ལས་གྱུར་པའི་སྲིན་ཚབས་ལངས་ཁྲོས་ཀྱི་རྟགས་མངོན་ཚུལ་ལ་གཞིགས་ན། སྲིན་ལངས་པས་མཆང་ར་དང་མཚན་མ་གཡའ་ཞིང་ན་མ་རྒྱས་པ་དང་། གཡའ་བ་དེའི་དབང་གིས་སེམས་འཚྭ་ཞིང་གཉིད་མེད་པར་གནས་གཅིག་ནས་འདུག་མི་ཚུགས་པར་འགྲོ་འདོད་པ་དང་། སོ་

མཚན་གྱི་དྲི་མ་ཤིན་ཏུ་མནམ་པ་དང་ཤ་སྐམ་པ་སོགས་ཀྱི་ནད་རྟགས་འབྱུང་། མངལ་སྐྱིན་ཁྲིས་པའི་ནད་རྟགས་སུ་སྐྱིན་ལངས་པ་དེ་དུས་སྐྱེས་པ་མ་འཕྲད་པས་མཇུབ་མོ་ཤིང་བུས་ཕྱུགས་པས་སྐྱིན་ཁྲིས་པ་ལས་ནད་རྟགས་སུ་མངལ་ཁ་སྐྲངས་ཤིང་ཆུ་སེར་འཛག་པ་དང་། མཚན་ཕྱིའི་གནས་སུ་ཤིན་ཏུ་སྲ་ཞིང་ན་ལ་མཚན་མ་སྦོ་སྐམ་བྱེད་པ་བཅས་མངོན་ཞིང་། དེའུ་དམར་གསོ་རིག་གཅེས་བཏུས་སྐྱིན་ནད་བཅོས་བསྡུས་ཡ་མ་དོན་གསུམ་མ་ལས། བུད་མེད་ཚབས་ནད་ཅན་ལ་ཁྱད་པར་དུ། །རྒྱུ་ཞབས་ཚ་འབྲབ་ རླ་མཚན་སྐྱིའམ་འཁྱམས། །ཁྲག་ནག་ཆུ་སེར་ཤ་ཁུ་མ་ངེས་འབབ། །མཚན་མ་སྐྲངས་ཤིང་ཟ་ལ་འཕྲུག་བཟོད་བྲལ། །ཆགས་པ་ཆེ་ཞིང་སྤྱད་ན་བག་རེ་བདེ། །འཕྲུག་པས་ཁྲིས་ན་སླང་ཐབས་ལྟ་བུར་གཟེར། །མངལ་སྐྱིན་ཞེས་བྱ་ཁྲག་ལས་གྱུར་ཤས་ཆེ། །ཞེས་གསུངས་པས་མངལ་སྐྱིན་སྤྱི་དང་བྱེ་བྲག་མངལ་སྐྱིན་ལངས་ཁྲིས་ཀྱི་ནད་རྟགས་བསྟན་ཡོད་པ་དང་། མདོར་ན་སྐྱིན་ནད་སྤྱིའི་ནད་རྟགས་སུ་མཚན་ཕྱི་དང་སྐྱི་ལམ་དུ་ཟ་འཕྲུག་ལངས་པ་དང་། གྲང་དཀར་རྒྱུན་ལྡན་མིན་པར་ཆུ་སེར་རམ་མདོག་མ་ངེས་པ། མཚན་མ་སྦོ་བ་བཅས་སྐྱིན་ལངས་ཁྲིས་ཀྱི་རང་བཞིན་ལྟར་དབྱེ་བ་དགར་ཡོད། གསོ་རིག་རྒྱུད་བཞི་ལས། མཁྲིས་སྐྱིན་སོ་མིག་ལྷགས་གཞང་མཚན་མར་གནས། །ཞེས་དང་། གོང་དུ་མངལ་སྐྱིན་ནི་ཁྲག་ཤས་ཆེ་བ་དང་འོག་ཏུ་མཁྲིས་ཤས་ཆེ་བར་སྨྲོས་ཡོད་པས་འགལ་ཟླར་གྱུར་པ་ཡིན་ནམ་སྙམ་ན། མིན་ཏེ། ཁྲག་མཁྲིས་གཉིས་རྟེན་དང་བརྟེན་པའི་འབྲེལ་བ་གྲུབ་ཅིང་ངོ་བོ་ཚ་བའི་སྐྱིན་ནད་འབྱུང་མང་བས་དངོས་སུ་བསྟན་པ་དང་ཤུགས་སུ་གྲང་བའི་སྐྱིན་ནད་རྟོགས་པའི་དགོས་པ་ཁྱད་པར་ཅན་ལ་དམིགས་པའོ། །

དེ་བཞིན་དུ་སྨན་ནད་དགུའམ་བཅུ་གཉིས་ཀྱང་ངོ་བོའི་སྒོ་ནས་ཚབས་ནད་གཉིས་ཀྱི་ཁོངས་སུ་བསྡུ་ཚོག་སྟེ། སྨན་ནད་སྤྱི་ལ་ཚ་སྨན་དང་གྲང་སྨན་གྱི་དབྱེ་བ་དགར་ལུགས་ཡོད་པ་བཞིན། མོ་ནད་སྐབས་སུའང་དེ་ལས་མ་འདས་པས་གསོ་རིག་དགོས་པ་ཀུན་འབྱུང་ལས། མདོར་ན་ཁྲག་སྨན་རླུང་སྨན་གཉིས། །རླུང་སྨན་འཕོ་ལ་ཁྲག་མི་འཕོ། །ཁྲག་སྨན་རླུང་གིས་བསྐྱོད་ན་འགྱུལ། །ཞེས་པ་ལྟར་སྨན་ནད་བཅུ་གཉིས་པོ་གྲང་རླུང་དང་ཁྲག་གི་ངོ་བོ་ལས་ཚ་གྲང་གཉིས་སུ་འདུ་བར་བསྟན་ཡོད།

བཞི་པ། བརྟེན་པ་གནས་ཀྱི་སྒོ་ནས་དབྱེ་བ་དགར་ལུགས།

དེ་ཡང་དྭངས་མ་ཁྲག་ཤ་ཆིལ་རུས་རྐང་ཁུ་བ་དང་དྲི་མ་རྟུལ་བཤང་གཅི་བཅས་ལུས་ཟུངས

བདུན་ལ་ཉེས་པ་གསུམ་པོ་རྟེན་དང་བརྟེན་པའི་ཚུལ་དུ་གནས་པ་དང་། ལུས་ཟུངས་རང་རང་གི་གནས་སུ་མེ་དྲོད་གསུམ་གྱིས་སྨུགས་བཞུ་དྭངས་སྙིགས་ཚུལ་བཞིན་དུ་འབྱེད་མ་ཐུབ་པས་ཉེས་པ་དེ་དག་འཁྲིལ་ཟད་ཀྱི་རྣམ་པ་གང་ཙང་དུ་གྱུར་པའི་སྐབས་དྭངས་མའི་རྟ་ལ་བསྐྱོན་ཏེ་གནས་རང་རྒྱུད་གནོད་བྱ་ལུས་ཀྱི་འཇུག་སྒོ་དྲུག་སྟེ་པགས་ལ་གྲམས་ཤིང་ཤ་ཙ་རྒྱས་པ། རྩ་ཙ་རྒྱུ་ཞིང་ཙུས་ལ་ཞེན་པ། དོན་ལ་འབབ་ཅིང་སྣོད་དུ་ལྷུང་བ་བཅས་དེར་མཐུན་གྱི་ནད་རྟགས་སྟོན་པ་དང་། མོ་ནད་སོ་དྲུག་ཁུ་དཀར་བའི་སྐབས་སུ་གཙོ་བོ་འཇུག་སྒོ་དྲུག་ཁུ་ཞུགས་པའི་གནས་གཙོ་བོར་བསྟན་ཡོད་ལ། མོ་ནད་བཞི་བཅུ་ཐམ་པ་ཙ་བགྲངས་པའི་སྐབས་སུ་མངལ་ནད་ལྔ་ནི་མངལ་རང་གི་གནས་ཀྱི་ཉེས་པ་འཁྲིལ་ཟད་འབྲུགས་གསུམ་དུ་གྱུར་པ་དང་། རྩ་ནད་བཅུ་དྲུག་ནི་གཞན་གནས་དོན་སྣོད་ཀྱི་གནས་དང་། དེ་མིན་རྣམ་པར་གྱུར་དང་མ་གྱུར་པའི་ལུས་སྟོད་སྨད་བར་གསུམ་གྱི་ཉེས་པའི་གནས་སྟངས་དང་དོན་སྣོད་ཀྱི་ཁྱད་ཆོས་ལ་དམིགས་ཏེ་དཀར་བ་ཡིན་པར་འདོད། འོ་ན་ཁྲག་ཚབས་དང་རླུང་ཚབས་ཀྱི་གནས་སར་ཁྱད་པར་ཅི་ཡོད་སྙམ་ན། མན་ངག་པོ་ཏི་དམར་པོ་ལས། ཁྲག་ཚབས་སྟོད་དང་རླུང་ཚབས་སྨད་ན་གནས། །ཞེས་དང་། ལྟེ་བ་མན་ཆད་ན་ན་ཁྲག་ཚབས་ཡིན། །ལྟེ་བ་ཡན་ཆད་ན་ན་རླུང་ཚབས་ཡིན། །ཞེས་ཁྲག་ཚབས་དང་རླུང་ཚབས་ཀྱི་གནས་སྟངས་འགལ་ཟླར་གྱུར་ཡོད་པ་ལྟར་སྣང་ཡང་། དོན་དུ་མོ་ནད་ཐོག་མར་ཞུགས་པའི་དུས་བུད་མེད་ཀྱི་ཕྱི་ནང་གི་སྐྱེ་འཕེལ་མ་ལག་གི་གནས་གང་ཙང་ནས་འཇུག་པ་ཡིན་པས་ནད་ཀྱི་འཕེལ་རིམ་དང་དུས་གསར་རྙིང་གི་ཁྱད་པར་ལས་ཁྲག་ཚབས་ནད་གསར་བའི་དུས་ལྟེ་བ་མན་ཆད་དུ་བསྟན་པ་དང་། རླུང་ཚབས་ལྟེ་བ་ཡན་ཆད་དུ་གནས་པ་ནི་གཙོ་བོ་ནད་གཞི་རང་གནས་ལས་གཞན་གནས་གློ་སྙིང་མཆིན་མཆེར་སོགས་ཀྱི་གནས་སུ་བྱེར་ཏེ་རྙིང་པའི་དུས་ལ་དགོངས་པ་ཡིན་སྙམ། དེ་ཡང་མན་ངག་བྱེ་བ་རིང་བསྲེལ་པོད་གསུམ་པ་ལས། དེ་ལྟར་མོ་ནད་ཐམས་ཅད་ནི། །དང་པོ་མངལ་ནས་འཇུག་པ་ཡིན། །དེ་ཡི་རྒྱུ་རྐྱེན་འདི་ལྟར་ཏེ། །མངལ་གྱི་བུ་སྣོད་ནང་དུ་ནི། །ལུས་ཀྱི་རྩ་རྣམས་ཐམས་ཅད་འདུས། །དང་པོ་རྩ་ཆེན་གསུམ་ལས་ཞུགས། །དེ་ལ་བཙོས་མ་སླེབས་པའམ། །མ་བཙོས་ནད་དེ་བྱེར་དང་འགྲམས། །བྱེར་འགྲམས་རྩ་རྒྱུད་འཁྲིམས་ནས་སུ། །ལུས་ཀྱི་མགོ་མཇུག་བར་གསུམ་ཁྱབ། །ཅེས་པ་ལྟར། མོ་ནད་ཐམས་ཅད་ཐོག་མར་མངལ་ནས་འཇུག་པ་དང་། ནད་སྟོབས་ཆེ་ཆུང་དང་། མིའི་རང་བཞིན། བསྲུངས་བླའི་གྲོགས། བཙོས་མ་སླེབས་པའམ་བཙོས་ཉེས་པས་ནད་རྩ་མིག་འཁྲིམས་ནས་གཞན་གནས་དོན་སྣོད་དུ་བྱེར་བའི་སྐབས་དེར་ནད་གཞིའི་འཕེལ་རིམ་གྱི་དུས

སྔ་ཕྱིའི་གོ་རིམ་ཞིག་ཡོད་པས་དེར་དགོངས་པ་དང་། གཞན་ཡང་མངལ་གྱི་གནས་གང་རུང་དུ་ངོ་བོ་ཁྲག་མཁྲིས་ཚ་བའི་ནད་ཞུགས་པ་ལ་ཡུན་རིང་དུ་གསོ་བཅོས་མ་བྱས་པའམ་བཅོས་མ་ཐེབས་པ་ལས་རླུང་ཚབས་ཏུ་འགྱུར་བ་ཡོད་དེ། དཔེར་ན། ཕྱི་ལུགས་གསོ་རིག་གི་ཚང་ཁོག་ཚ་ནད་①ལྟ་བུ་ནི་བུད་མེད་ཀྱི་ནང་གི་སྐྱེ་འཕེལ་དབང་པོ་བསམ་སེའུ་དང་ཁམས་འདྲེན་སྦུ་གུ། བུ་སྣོད་ཀྱི་ནང་སྐྱི་བཅས་སུ་གཉན་ཚད་རྒྱས་པའམ། ཁམས་འདྲེན་སྦུ་གུ་དང་བསམ་སེའུ་གནས་སུ་རྣག་སྐྲན་དུ་གྱུར་པའི་སྤྱིའི་ནད་གཞི་ཞིག་ཡིན་ལ། དེ་ཡུན་རིང་དུ་གསོ་བཅོས་མ་བྱས་པའམ་བཅོས་མ་ཐེབས་པས་གནས་དེའི་རླུང་ཚབས་ནད་དུ་འགྱུར་སྲིད་དེ། དེང་རབས་གསོ་རིག་གི་མོ་ནད་སྦྲུམ་ནད་རིག་པར། གལ་ཏེ་ཚང་ཁོག་ཚ་ནད་དུས་ལྟར་དུ་བརྟག་བཅོས་མ་བྱས་པའམ་གཉེན་པོ་དམན་ལྷག་གི་ཉེས་སྐྱོན་བྱུང་ན་ནད་ཀྱི་གཞུག་ལུས་ཏེ་རླུང་ཤས་ཆེ་བར་བསྟན་ཡོད་པ་ལྟར། བོད་ལུགས་གསོ་རིག་གི་མོ་ནད་སྤྱིའི་འཕེལ་རིམ་ལ་གཞིགས་ན། མངལ་ནད་མ་བཅོས་རྙིང་པའམ་བཅོས་ཉེས་པས་དོན་སྣོད་ཀྱི་གནས་སུ་བྱེར་བ་དང་། ཡུན་རིང་ན་གྲང་བའི་ནད་རྟགས་སམ་དུས་ལས་འདས་ན་ནད་རྟགས་ཅུང་ཚབས་ཆེ་བར་མངོན་ཏེ། དཔེར་ན་སྙིང་གི་ཁྲག་ཚབས་ལ་རྒྱུ་ཞབས་ཚ་ཞིང་གཏུབས་པ་ལྟ་བུའི་ནད་རྟགས་མངོན་པ་དང་། དེ་ལས་འདས་ནས་ངོ་བོ་གྲང་རླུང་དུ་གྱུར་ན་སྨྱོ་འབོག་གི་ནད་རྟགས་འབྱུང་བ་ལས་ཤེས་ཐུབ། དེའི་ཕྱིར་དེ་གཉིས་ནི་གཙོ་བོ་དུས་མཚམས་ཀྱི་གཅོད་སྟངས་མི་འདྲ་སྟེ། སྤྱིའི་དབང་གིས་རླུང་ཚབས་ལྟེ་བ་ཡན་ཆད་དུ་གནས་པའོ་ཞེས་ནད་ཀྱི་གནས་དང་། དུས་སྔ་ཕྱི། ནད་ཀྱི་འཕེལ་རིམ་ལ་གཞིགས་ཏེ་དེ་ལྟར་དགར་བ་ཡིན་ལ། ཁྲག་ཚབས་སྟོད་དང་རླུང་ཚབས་སྨད་ན་གནས་ཞེས་པའི་སྐབས་སུ། ནད་རང་གནས་ལས་འདས་ཏེ་གཞན་གནས་སུ་བྱེར་ཡོད་པའི་དུས་སྐབས་དེ་ལ་ཉེས་པའི་གནས་ས་དང་ནད་འཕེལ་རིམ་གྱི་དུས་མཚམས་འཛིན་སྟངས་མི་འདྲ་བའི་དབང་གིས་དགོངས་པ་ཡིན། གཞན་ཡང་རྒྱུད་དུ། ཁྲག་ཚབས་གློ་སྙིང་མཆིན་མཆེར་མཁྲིས་པ་མཁལ། །རྒྱུ་མ་འོ་མ་ཉུ་མ་གོར་པ་བཅུ། །རླུང་ཚབས་མགོ་དང་རུས་པ་སྙིང་མཁལ་མ། །ཕོ་བ་རྒྱུ་མའི་ཚབས་དང་དྲུག་ཏུ་བཤད། །ཅེས་པ་ལྟར། ཁྲག་ཚབས་སྐབས་དོན་སྟོད་ལས་དོན་དུ་བྱེར་བ་གཙོ་ཆེར་བསྟན་ཡོད་པ་དང་། རླུང་ཚབས་ནི་སྟོད་དང་རུས་པར་བྱེར་བ་གཙོ་བོར་བསྟན་ཡོད་པས། གསོ་རིག་རྒྱུད་བཞི་ལས། དོན་ཚ་སྟོད་ལ་གྲང་བ་འབྱུང་སྲིད་ཀྱི། །སྟོད་ཚ་དོན་ལ་གྲང་

① ཚང་ཁོག་ཚ་ནད། 盆腔炎性疾病

བ་འབྱུང་མི་སྲིད། །ཅེས་པ་ལྟར་དོན་གདགས་དང་སྣོད་སྲིབས་ཏེ་དོན་གྱི་ངོ་བོ་ཚ་བ་དང་སྣོད་ཀྱི་ངོ་བོ་གྲང་བ་དང་། ཁྲག་ཚབས་ལྟེ་བ་མན་དུ་གནས་ཞེས་པའི་སྐབས་སུ་རང་གནས་མངལ་འཛིན་མཚམས་གཙོ་བོར་བཟུང་སྟེ་ནད་གཞིའི་འཕེལ་རིམ་གྱི་དུས་སྨད་ཕྱི་ལས་གསར་བའི་དུས་དང་། ཁྲག་ཚབས་སྟོད་ན་གནས་ཞེས་པའི་སྐབས་སུ་བློ་མཚན་ཚུ་སེར་ལྡུང་གིས་བྱེར་བའི་གཞན་གནས་འཛིན་མཚམས་གཙོ་བོར་བཟུང་བ་ལས་དོན་སྣོད་དུ་བྱེར་བའི་སྐབས་སུ་ཕྱིར་རང་གནས་མངལ་གནས་ཀྱི་ནད་ཅུང་ཞིང་བར་གྱུར་ཏེ་གྲང་ལྡུང་འབའ་ཞིག་གི་ངོ་བོར་གྱུར་ཡོད་པས་དེ་ལྟར་ཡིན་སྙམ་པས་དཔྱད་པར་མཚལ་ལོ། །དེ་ལྟར་ཚབས་ནད་གཉིས་ལ་ལུས་སྟོད་སྨད་དང་དོན་སྣོད་ཀྱི་ཉེས་པའི་གནས་སྟངས་ཀྱི་ཁྱད་ཆོས་ལས་དབྱེ་བ་དཀར་ལུགས་དང་ནད་སྟོབས་ཆེ་ཆུང་ཡོད་དོ། །

དེ་བཞིན་དུ་ཚབས་སྨན་དགུའི་གནས་ས་བསྟན་པ་ལ། གསོ་རིག་རྒྱུད་བཞི་ལས། ཚབས་སྨན་ཞེས་བྱ་དབྱེ་བ་དགུ་རུ་འགྱུར། །ཞེས་དང་། མངལ་སྨན་ཚུ་བུར་ཅན་ནི་རྒྱ་སྨད་སྤོ། །ཞེས་ཚབས་སྨན་དང་མངལ་སྨན་གྱི་ཐ་སྙད་ལ་གཞིགས་ན། དེ་གཉིས་ནི་ནད་ཀྱི་རྒྱུ་འདུ་ཡང་གནས་ཀྱི་དབང་གིས་ནད་གཞིའི་ཁྱབ་ཁྱ་ཆེ་ཆུང་ཡོད་སྙམ་སྟེ། མངལ་སྨན་དགུ་པོ་ནི་བློ་མཚན་ཚུ་སེར་ལྡུང་གིས་མངལ་ཞེས་བུད་མེད་ཀྱི་ཕྱི་ནང་སྐྱེ་འཕེལ་མ་ལག་གི་གནས་གང་ཅུང་དུ་འབྱུང་བའི་སྨན་ཡིན་པ་དང་། ཚབས་སྨན་ཞེས་པའི་སྐབས་སུ་གསོ་རིག་དགོས་པ་ཀུན་འབྱུང་དུ། བཞི་པ་སྨན་ནི་བཅུ་གཉིས་ཞེས་བྱ་བ། །དོན་གྱི་ཡུལ་དུ་གྱུར་པའི་གློ་མཆིན་དང་། །མཆེར་མཁལ་བཞི་སོགས་སྨན་ནད་བཞི་པོ་དང་། །སྣོད་ཀྱི་ཡུལ་དུ་གྱུར་པའི་ཕོ་ལོང་དང་། །བུ་སྣོད་ཕང་ཕུག་ལ་སོགས་སྨན་བཞི་དང་། །བསམ་བསེ་[སེའུ་]རྒྱ་ལོང་གཞང་སྨན་བཅུ་གཉིས་སོ། །ཞེས་རྒྱུ་བློ་མཚན་ཚུ་སེར་ལྡུང་གིས་བསྐྱིལ་བའི་གནས་མངལ་ལས་འདས་ཏེ་དོན་སྣོད་ཀྱི་ཡུལ་དུ་བྱེར་བས་གནས་གཅིག་ཏུ་བསྐྱིལ་ནས་ཚབས་སྨན་འབྱུང་བར་བསྟན་ཡོད་པ་དང་། མངལ་སྨན་ཞེས་པའི་སྐབས་སུ་སྐྱེ་འཕེལ་མ་ལག་གང་ཅུང་གི་གནས་སུ་འབྱུང་སྲིད་པའི་སྨན་རིགས་བསྟན་ཡོད་པ་ལྟར། བྱེ་བྲག་གི་གནས་རྒྱས་པར་བཀྲོལ་ན་སྨན་གྱི་དབྱེ་བའང་མང་དུ་འབྱུང་སྟེ། བུ་སྣོད་ཀྱི་སྨན་ཚུ་བུར་ཅན། བསམ་སེའུ་སྨན་ཚུ་བུར་ཅན། མངལ་སྒོའི་ཤ་སྨན། བུ་སྣོད་ཀྱི་ཤ་སྨན་བཅས་སུ་གདགས་ཆོག་ལ། དེར་མ་ཟད་བྱེ་བྲག་སྐྱེ་འཕེལ་དབང་པོའི་གྲུབ་ལུགས་ཀྱི་དབང་གིས་ཀྱང་དབྱེ་བ་དཀར་ཆོག་སྟེ། དཔེར་ན་ཤ་སྨན་ཟེམ་པོ་ནི་བུ་སྣོད་ཀྱི་གནས་སུ་འབྱུང་མང་བ་དང་། བུ་སྣོད་ཀྱི་གནས་ལུགས་ལྟར་ན་བུ་སྣོད་ཤ་ལྷེབས་

བར་གྱི་ཤ་སྐྲན།[①] བུ་སྣོད་སྐྱ་སྐྱི་འོག་གི་ཤ་སྐྲན།[②] བུ་སྣོད་འབྱར་སྐྱི་འོག་གི་ཤ་སྐྲན་[③]བཅས་ཕྱི་ནང་བར་གསུམ་གྱི་ཤའི་གྲུབ་ལུགས་ལྟར་ནད་རིགས་གཅིག་ལ་གནས་ཀྱི་དབྱེ་བ་མི་འདྲ་བ་དགར་ཡོད་པ་ལྟར་རོ། །

ཕྱི་ལུགས་གསོ་རིག་ཏུ་མངལ་སྲིན་ནད་ཀྱི་རྣམ་གྲངས་རྣམ་པ་བདུན་དུ་དགར་ཡོད་པ་དང་། སྲིན་གྱི་རང་བཞིན་ལས་BV VVC AV རྒྱས་པ་རང་བཞིན་གྱི་མངལ་སྲིན་ནད། ཕྱིས་པའི་མངལ་སྲིན་ནད། འཁྲི་འབུ་རང་བཞིན་གྱི་སྐྱེ་ལམ་ཚ་ནད།[④] འདྲིས་མའི་མངལ་སྲིན་ནད་བཅས་དང་། དེ་དག་ནི་གཙོ་བོ་ནད་བསྐྱེད་པའི་སྲིན་གནས་ཕྱི་ནང་གང་གི་རིགས་ཡིན་པ་དང་། ན་ཚོད་དང་ནད་ཐོག་ལག་ལེན་སྟེང་རྒྱུན་མཐོང་དུ་གྱུར་ཡོད་མེད་ལྟར་དབྱེ་བ་དགར་ཡོད་པས། བོད་ལུགས་གསོ་རིག་གི་མངལ་སྲིན་ནད་ཀྱང་གནས་ཀྱི་དབང་གིས་དབྱེ་བ་དགར་ཚོག་ཚོག་ཡིན་ལ། ཕྱི་ནང་གི་སྐྱེ་འཕེལ་མ་ལག་ཡོངས་སུ་འདུ་བས་སྐྱེ་ལམ་གྱི་མངལ་སྲིན་ནད་དང་། མངལ་སྣོའི་མངལ་སྲིན་ནད་བཅས་སུ་དབྱེ་ཆོག་པ་མ་ཟད། སྲིན་རིགས་མི་འདྲ་བ་དང་ལངས་ཁྲིས་ཀྱི་རྣམ་པ་མི་འདྲ་བ་ལས་ཀྱང་ནད་རིགས་མི་འདྲ་བའི་དབྱེ་བ་དགར་ཆོག་སྙམ་སྟེ། དཔེར་ན་སྐྱེ་ལམ་གྱི་མ་ཏུ་ཙེ་ལངས་བའི་ནད། སྐྱེ་ལམ་གྱི་མ་ཏུ་ཙེ་ཁྲིས་པའི་ནད། མངལ་སྣོའི་ཨ་སོ་ལངས་བའི་ནད། མངལ་སྣོའི་ཨ་སོ་ཁྲིས་པའི་ནད་ལྟར་དགར་ཆོག་འདོད་དོ། །

སྡོམ་ཆུང་།

མདོར་ན་ཁྲག་ཚབས་དང་རླུང་ཚབས་གཉིས་ནི་མོ་ནད་བཞི་བཅུ་སྤྱི་ལ་ཁྱབ་པའི་ནད་གཞིའི་ངོ་བོ་ཚ་གྲང་གི་རྣམ་གཞག་ཞིག་ཡིན་པས། བཅོས་ཐབས་སུའང་ཁྲག་ཚབས་བསིལ་དང་གཏར་གྱིས་བཅོས་པ་དང་། རླུང་ཚབས་སྡོད་དང་བཅུད་ཀྱིས་བཅོས་པར་རྒྱུད་དང་ཉམས་ཡིག་ཁག་ནས་བསྟན་ཡོད་པ་ལྟར་དང་། དེར་མ་ཟད་ནད་གཞིའི་འཕེལ་རིམ་དང་དུས་གསར་རྙིང་གི་ཁྱད་པར་ཡོད་དེ། ཟླ་མཚན་ཆུ་སེར་རླུང་གིས་ཆུ་རྩ་དང་འཕར་རྩ། སྡོད་རྩ་བཅས་བརྒྱུད་དེ་རིམ་

① བུ་སྣོད་ཤ་ལྡེབས་བར་གྱི་ཤ་སྐྲན། 子宫肌壁间肌瘤
② བུ་སྣོད་སྐྱ་སྐྱི་འོག་གི་ཤ་སྐྲན། 子宫浆膜下肌瘤
③ བུ་སྣོད་འབྱར་སྐྱི་འོག་གི་ཤ་སྐྲན། 子宫粘膜下肌瘤
④ འཁྲི་འབུ་རང་བཞིན་གྱི་སྐྱེ་ལམ་ཚ་ནད། 寄生虫性阴道炎

བཞིན་མངལ་རང་གི་གནས་ལས་འདས་ཏེ་དོན་སྣོད་ཀྱི་གནས་གང་རུང་དུ་བྱེར་བར་རང་གནས་དང་གཞན་གནས་ལ་དུས་སྡུ་ཕྱིའི་གོ་རིམ་ཡོད་པ་མ་ཟད། ནད་གཞི་གནས་གཅིག་ཏུ་ཞུགས་པར་དུས་སྔ་ཕྱིའི་གོ་རིམ་གྱི་ཁྱད་པར་ལས་ཚ་གྲང་གི་ངོ་བོ་འགྱུར་བ་དང་། དེ་བཞིན་དུ་གནས་ཀྱི་ཁྱད་པར་ལས་ཀྱང་ནད་གཞི་ཚ་གྲང་གི་ངོ་བོ་དང་ནད་སྟོབས་ཆེ་ཆུང་མི་འདྲ་སྟེ། ཟླ་མཚན་ཆུ་སེར་འཕར་རྩ་བརྒྱུད་དེ་ཞུགས་པ་ལས་རླུང་ཁྲག་གཉིས་འདོམས་ཀྱི་རྩ་ཡིན་པས་ངོ་བོ་ཚ་གྲང་འཐབ་པ་དང་། ཆུ་རྩ་བརྒྱུད་དེ་ཞུགས་པ་ལས་ཆུ་རྩ་ནི་རླུང་རྒྱུ་བ་ཤས་ཆེ་བས་ངོ་བོ་གྲང་བ་དང་། དེ་བཞིན་དུ་སྡོད་རྩ་ནི་ཁྲག་གི་ངོ་བོ་ཤས་ཆེ་བས་ངོ་བོ་ཁྲག་མཁྲིས་ཚ་བ་ཤས་ཆེ་བ། དེ་མིན་གནས་དོན་དང་སྣོད་ཀྱི་ངོ་བོ་ཚ་གྲང་གི་ཁྱད་པར་ལས་ནད་གཞི་ཚ་གྲང་གི་ངོ་བོ་དང་ནད་སྟོབས་ཆེ་ཆུང་མི་འདྲ་སྟེ། སྤྱི་ཙ་དོན་གདགས་དང་སྣོད་སྲིབས་ཀྱི་དབང་གིས་དོན་ལ་བྱེར་བ་ངོ་བོ་ཚ་བ་དང་སྣོད་དུ་བྱེར་བ་ངོ་བོ་གྲང་བ་བཅས་ཀྱི་ཁྱད་ཆོས་མངོན་སླམ། ནད་ཀྱི་ངོ་བོ་ཚ་གྲང་གང་ལྟར་རུང་ན་ཚོད་དང་རང་བཞིན། དུས་ཀྱི་ཁྱད་ཆོས་བཅས་ནད་དཀྱིལ་ཛོགས་མིན་ལས་ནད་སྟོབས་ཆེ་ཆུང་མངོན་པས། གཉེན་པོ་ཟས་སྤྱོད་སྨན་དཔྱད་ཀྱི་སྟོབས་ཆེ་ཆུང་ཀྱང་རིག་པས་འཕྲུལ་ཤེས་དགོས། མདོར་ན་ཚབས་ནད་གཉིས་ནི་ནད་གཞིའི་འཕེལ་རིམ་དང་དུས་གསར་རྙིང་། ན་ཚོད་དང་རང་བཞིན། བརྟེན་པ་གནས་ཀྱི་ཁྱད་པར་ལས་དབྱེ་བ་དཀར་ལུགས་ཡོད་པ་མ་ཟད། བོད་ལུགས་གསོ་བ་རིག་པའི་རྣམ་གཞག་ལྟར་ངོ་བོ་ཚ་གྲང་གི་སྒོ་ནས་དབྱེ་བ་དཀར་ལུགས་སྦྱོག་ཤིང་དུ་བཟུང་ཡོད་དོ། །

ས་བཅད་ལྔ་པ། ཚབས་ནད་གཉིས་དང་ཕལ་བ་བརྒྱད་ཀྱི་འབྲེལ་ཁྱད་ལ་དཔྱད་པ།

གླེང་སློང་།

གསོ་རིག་དཔལ་ལྡན་རྒྱུད་བཞི་རུ་མོ་ནད་ཕལ་བ་བརྒྱད་དུ་བགྲངས་ཡོད་པ་དང་། ཉམས་ཡིག་ཁག་ཏུ་མོ་ནད་རྣམ་ལྔ་བཅོས་པ་དང་། ཕོར་བུའི་ནད་སོགས་ཐ་སྙད་འདོགས་སྟངས་མི་འདྲ་བ་མང་དུ་མཆིས་པ་མ་ཟད། ནད་ཀྱི་རྣམ་གྲངས་ཀྱང་བརྒྱད་ལས་འདས་ཏེ་བགྲངས་ཡོད་ལ། དཔེར་ན་གསོ་རིག་དགོས་པ་ཀུན་འབྱུང་དུ་གཙོ་བོ་མངལ་ཆགས་ནས་སྐྱེས་པའི་བར་གྱི་ནད་གཞི་བང་ཞབས་སེལ་བའི་བདུད་རྩི་དང་། གཞང་དང་བུ་སྣོད་ལུག་པ་བཅོས་ཐབས། བུ་དང་ཤ་མ་འདོན་པའི་མན་ངག བུད་མེད་བུ་བཙས་ནས་ཁྲག་མ་ཆོད་པ་བཅད་ཐབས་སོགས་དོན་ཚན་བཅུ་གསུམ་གྱི་སྒོ་ནས་བསྟན་ཡོད་དེ། དང་པོ། བྱིས་པ་བཙས་རྗེས་བང་ཞབས་ནི། །ཟླ་གཅིག་རྩུབ་ལ་སྟོད་དུ་འཁྲིམས། །ཞེས་པ་ལྟར་བྱིས་པ་བཙས་རྗེས་སུ་ཟླ་གཅིག་གི་རྩུབ་ལ་བྱུང་བའི་ནད་ཅིག་ཡིན་པ་ཤེས་ཐུབ་པ་དང་། ས་ཆ་ལ་ལར་ཁ་སྐད་དུ་བྱིས་པ་བཙས་པ་ནས་ཟླ་གཅིག་གི་རིང་དུ་བུད་མེད་ཀྱི་མིང་ལ་བང་མ་དང་། བང་མ་དེ་ཉིད་ལ་ཕྱིའི་བསེར་བུ་མི་ཕོག་པ་དང་ལུས་ཕུང་གསོ་བ། ཉི་མས་མི་ཕོག་པར་བྱེད་པ་བཅས་ལུས་སྟོབས་གསོ་བ་ལ་བང་ནང་དུ་འདུག་པ་ཞེས་ཟེར། དུས་དེར་ཟས་སྤྱོད་ལོག་པ་ལས་བང་མའི་ལུས་ལ་ཚ་བ་རྒྱས་ཏེ་ཚད་རྟགས་སྟོན་པའི་ནད་ལ་བང་ཚད་ཟེར་བ་སོགས་མདོར་ན་བང་མ་དང་བང་ནང་དུ་འདུག་པ། བང་ཚད་ཅེས་དོན་དུ་བྱིས་པ་བཙས་རྗེས་སུ་ཟླ་གཅིག་གི་རྩུན་དུ་བྱུང་བའི་རླུང་གིས་ངན་ཁྲག་གྱེན་དུ་དེད་དེ་བྱུང་བའི་ནད་དོ། །གཉིས་པ་གཞང་དང་བུ་སྣོད་ལུག་པའི་བཅོས་ཐབས་ནི་གཙོ་བོ་བུ་བཙས་པའི་རྗེས་སུ་གཞང་དང་བུ་སྣོད་ལུག་ན་རང་སར་གཞུག་པའི་བཅོས་ཐབས་བསྟན་ཡོད་པ་དང་། གསུམ་པ་བུ་དང་ཤ་མ་འདོན་པའི་མན་ངག་ནི་གཙོ་བོ་བུད་མེད་ཀྱི་བུ་ཁོང་དུ་ཤི་བ་དང་ཡང་ན་བུ་རོགས་འདོན་པའི་ཐབས་དང་། དེ་མིན་བུ་དང་རོགས་མ་ཐོན་པའམ། ནལ་བུ་ཤི་བ་མ་ཐོན་པ་བཅས་ཀྱི་བཅོས་ཐབས་བསྟན་

ཡོད། བཞི་པ་བུད་མེད་ཀྱི་ཟླ་མཚན་རྒྱུན་དུ་འཛག་པ་བཅོས་པ་ནི་ཁྲག་མ་ཆོད་པ་དང་བུད་མེད་ཀྱི་ཟླ་མཚན་མར་ལ་མི་ཡོང་བའི་ཐབས་བཅས་སོགས་ཀྱི་དོན་འདུས་ཏེ་བཅོས་ཐབས་བསྟན་ཡོད། ལྔ་པ་བུད་མེད་བུ་བཙས་ནས་ཁྲག་མ་ཆོད་པ་ནི་བུ་བཙས་རྗེས་སུ་ཁྲག་གཅོད་པའི་གསོ་བཅོས་ལ་སྨན་དཔྱད་དང་ སྔགས་ཀྱི་བཅོས་ཐབས་བསྟན་ཡོད། དྲུག་པ་ཟླ་མཚན་འཁྲིལ་བ་བཅོས་པ་ནི་ཟླ་མཚན་འཁྲིལ་བ་འདྲིན་པ་དང་ཁྲག་འཁྲིལ་བ་བཤིག་པ་བཅས་རྣམ་པ་གཉིས་ཀྱི་སྒོ་ནས་བསྟན་ཡོད། བདུན་པ་བུ་མ་ཐོན་པ་བཅོས་པ་རྟེན་འབྲེལ་ཟབ་མོ་སྔགས་དང་བཅས་སྡེ་ཚན་བཅུ་བདུན་གྱི་སྒོ་ནས་བསྟན་ཡོད་པ་དང་། བརྒྱད་པ་སྦྲུམ་མ་བུ་སྐྱེ་བའི་གདམས་པ་ནི་གཙོ་བོ་ལྟེ་བ་བསྒྱུར་ཐབས་བསྟན་ཡོད། དགུ་པ་བུ་ཐོན་ཐབས་བདུན་ནི་གཙོ་བོ་བུད་མེད་ཀྱི་བུ་མ་ཐོན་པ་དང་བུ་རོགས་མ་ཐོན་པའི་བཅོས་ཐབས་བསྟན་ཡོད་པ་དང་། བཅུ་པ་བུ་ཐོན་ཐབས་དཔལ་དུས་ཀྱི་འཁོར་ལོའི་འཇལ་བྱེད་ཀྱི་གདམས་པ། བཅུ་གཅིག་བུ་དང་ཤ་མ་འདོན་པའི་མན་ངག་བཅས་དོན་ཚན་དགུ་པ་དང་བཅུ་པ། བཅུ་གཅིག་བཅས་ནི་བཅོས་ཐབས་མི་འདྲ་བ་མ་གཏོགས་དོན་དུ་ནད་རིགས་བུ་དང་བུ་རོགས་མ་ཐོན་པའི་རིགས་གཅིག་པར་སྣང་། བཅུ་གཉིས་ཁྲག་ཚབས་བཅོས་པ་ནི་མོ་ནད་སུམ་ཅུ་ཙ་དྲུག་ཚ་གྲང་གཉིས་སུ་དཀར་བའི་ཚ་བའི་ཐོངས་སུ་གཏོགས་ཀྱང་། འདིའི་སྐབས་སུ་རྒྱུ་གཙོ་བོ་ནི་བུ་བཙས་པས་ལུས་ཀྱི་རྩ་ཁྲན་མང་པོ་ཆད། དེ་ལ་ཆང་བཙུད་དང་། ཉིན་མོའི་གཉིད་ཤོར། ལས་དང་བྱ་བས་ཁྲག་སྐྱིད་པ་ལས་བྱུང་སྟེ་བུ་བཙས་པའི་རྗེས་ཀྱི་ཚ་བའི་ནད་དང་། བཅུ་གསུམ་པ་བུད་མེད་ཀྱི་ངོ་ཚ་བའི་ནད་ནི་སྲིན་བུ་ཀྲི་ཏ་རྩེ་དང་ཀ་དོན་ཏས་མངལ་དཀྲུགས་ནས་ན་ཚ་བསླངས་བ་ཡིན་ཏེ་ཞེས་དོན་དུ་མངལ་སྲིན་ལས་བསླངས་བའི་ནད་གཞི་ཡང་ཕལ་བའི་གྲས་སུ་བགྲངས་ཡོད་པ་སྟེ། མདོར་ན་འདིའི་ནང་དུ་མོ་ནད་ཕལ་བའི་རིགས་དོན་ཚན་བཅུ་གསུམ་གྱིས་བསྟན་ཀྱང་དོན་དུ་ནད་རིགས་མི་འདྲ་བ་དགུ་ལ་བཅོས་ཐབས་མི་འདྲ་བ་རེ་རེ་བཞིན་བསྟན་ཡོད་དོ། །

གཙང་སྟོད་ཟིན་ཐིག་དང་ཡང་ཐིག་ཏུ་ཕལ་བའི་ནད་ཀྱི་རྣམ་གྲངས་སོ་གསུམ་གྱི་བཅོས་ཐབས་རྒྱས་པར་བསྟན་ཡོད་པ་གཤམ་ལྟར།

ཨང་རིམ།	ནད་གཞི།	བཅོས་ཐབས།
1	དུས་མིན་ཁྲག་འཛག་མངལ་ཁ་ཐོར་བ།	ཤ་བཅུད་ཆང་བཅུད་སྨན་བཅུད།
2	མོ་གཤམ།	ཁྲུས་གསེར་དང་རྩ་གསེར། དེ་ལ་བཅུད་གསེར།
3	བུ་ལྟོ་རུ་ཤི་བ།	ཆང་དང་ཕག་ཚིལ་སྦྲང་དང་སྦྱར།
4	མགོ་མཇུག་ལོག་པར་བཙའ་བ།	ཁད་ཀྱིས་འཐེན་པར་བྱ་བ། ཡང་ན་ཕྱུལ་ནས་བསྒྱུར།
5	ཕྲུ་མ་རལ་བ།	ཤི་ན་མཚོགས་མ་བརྟོལ་ལ་འཐེན།
6	མངལ་དུ་ཤི་བ་མ་ཐོན་ན།	མཛུབ་མོར་གྱི་སྐྱོན་གཏུབས་ལ་དབྱུང་།
7	རང་བཞིན་འགག་ན།	ཐ་རམས་དང་། རྟོངས་ཕྱུ། ཕྱི་ཐོའི་སྣ་སྲིག་གཞོབ། སྤྲུལ་ལྤགས། འཕྱི་བའི་མགོ་བསྲིགས་པའི་ཐལ་བ་སྦྱར་ལ་བཏང་།
8	བཙས་རྗེས་དྲན་པ་ཉམས་པ།	ཕྱི་སྣ་ཆག་གང་ཁད་ཀྱིས་འཐེན།
9	བུ་རོ་ལུས་ན།	རྒྱ་ཐལ་གྱི། །དྲིག་པ་ཀ་ཤོ་ཀན་ཏ་[ཨ་ཤོ་གན྄ྡྷ་]དང་། །རྒྱ་རུས་ས་ལེ་ལྦང་པ་དང་། །རང་གི་སྤུ་གསུམ་བསྲིགས་པའི་འཛོས[གཞོབ]། །ཆང་ལ་བཏབ་ལ་བཏང་པར་བྱ། །
10	བུ་སྣོད་ལུག་ན།	ལེགས་པར་བཀྲུ། །ལྤགས་པ་བསྒོས་པས་རན་པར་བདུག །སྐྱམ་བསྐུས་ལག་པ་བཀྲུས་པས་གཞུག །
11	བུ་སྣོད་རལ་ན།	བཅུད་བཏང་ཞིང་རྨ་སྨན་གྱིས་གསོ་བར་བྱ།
12	སྨད་ནས་ཁྲག་བྱུང་།	འབྲི་མོག་བསྲེ། འགྲམས་ན་མེ་དང་འཇམ་རྩིས་གསོ།
13	རྣག་ཆུ་བྱུང་ན།	སྦྱོངས་ཀྱིས་དབྱུང་།
14	འཆུས་ན།	བསྒྱུར་ཞིང་བཅོས་པར་བྱ།
15	ཆུ་སེར་འཁྲིལ་ནས་ན་བ།	ཕྱུམ་རྩ་དང་བ་སྤྲུ་ཨ་རུ་ར། མཛེ་ཚ་རྒྱ་ཚ་ཤིང་ཚ་སྦྱར།
16	ཁྲག་ཞབས་བུ་སྣོད་འཁྲིམས་པ་ལ།	རྒྱ་ཚ་ཤིང་ཚ་ཁ་རུ་ཚ། ལན་ཚྭ་བུལ་ཏོག་ལོ་མར་སྦྱར།
17	མངལ་དུ་ཚ་བ་སྐྱེས་པ་ལ།	ཙ་གང་གུར་གུམ་གི་ཞང་རྣམས། །ཚ་བའི་ཆུ་ལ་སྦྱར་ལ་བཏང་། །

18	མངལ་ཁྲག་འབྱམས་ནས་མ་ཆོད་ན།	བུ་རམ་ཁུས་ཁུ་བསྐུས་པ་ལ། །ཚོས་ཁུ་དོམ་མཁྲིས་བྲག་ཞུན་དང་། །ཐར་ནུའི་ཐལ་བ་སྦྱར་ལ་བཏང་། །
19	དུས་ཀྱི་ཟླ་མཚན་འཁྲིལ་བ་ལ།	ཤིང་ཚ་ལྕུམ་རྩ་མཚུ་སྐྱུང་གསུམ། །ཞིབ་བཏགས་ཆང་ལ་སྦྱར་ལ་བཏང་། །
20	མངལ་ཁྲག་རྩ་ལ་གྲམ་པ།	ཁྲུས་ཀྱིས་སྦྱུང་ཞིང་གཏང་བ།
21	གཞང་ལུག	སྨུམ་ཀྱིས་དུགས་བྱས་ལ། །འཇམ་རྩི་བཏང་བ་བསྟགས་པ་ཡིན། །ཡང་ན་ཞིགས་བཀྲུས་དར་གྱིས་དགབ། །མཛེ་གུས་དཀྱིལ་དུ་ཕུལ་ལ་གཞུག །
22	ནུ་ཞོ་མེད་ན།	ཕག་པ་ཡི་རྨིག་པ་བསྲེགས་པ་ཆུ་བསྐོལ་བཏང་། །བཙུད་བཏང་ཆང་ཞིམ་བཏུང་བར་བྱ། །
23	ཞོ་ཐུམ།	ཕག་ཟེས་བུ་ག་བསྲུལ། །ཁན་དྲག་འཛིབ་ཅིང་བཙིར་བར་བྱ། །གྲང་ན་དུགས་བྱ་སླེང་རྩ་གཏར། །རྩིབས་ལོག་ནུ་ཐང་རྩ་རྣམས་གཏར། །ནན་བྱས་མ་ཐུབ་ལུམས་སུ་གཞུག །
24	ཞོ་ཐུམ་རྣག་ཏུ་སྨིན་ན།	གཤག་ལ་དབྱུང་། །ཕྱང་ཕྱོས་མཁན་པའི་ལུམས་སུ་གཞུག །མཁྲིས་པའི་སྦྱོར་བ་སྔ་ཚོགས་བྱ། །
25	སྐྱིགས་བུ་དུས་སུ་མ་ཆོད་ན།	ཁྲིའུ་འཕྲུང་བའི་ནུ་ཞོ་ལ། །ཙན་དན་དཀར་པོ་བཏབ་ལ་བཏང་། །གུར་གུམ་བུ་རམ་སྦྱར་ལ་བཏང་། །འབབ་ཆའི་དུགས་ཀྱིས་མཚོགས་མ་བདུག །ཤུ་བ་ཤ་རོ་བྱུག་པས་གསོ། །
26	བེམ་སྲིད་ཚོར་མེད་གྲང་ཐག་ཆད་པ།	ནས་ཀྱི་ལུམས་དང་མེ་ཏོག་ལུག་མིག་དུགས་བཅས་ལུམས་བདུག་གཉིས་ཀྱི་སྦྱོར་བ་དང་བསྙེན་ཐབས་བསྟན་ཡོད།
27	རྩུ་འགགས་ན།	རྡིག་སྲིན་དང་བྱང་བ། རྒྱ་ཚ་ལྕུམ་པ་སྡེབ་པ།
28	རྩུ་སླི་ན།	སླི་ན་ཟ་ཁུའི་བཙོས་ཐབས་བྱ།
29	ལམ་ཞུགས་ལོག་པ།	ཁང་གཉིས་རྣམ་འཐེན་དཀྲུག
30	བུ་སྣོད་ལུག་པ།	རྩུ་ལ་བཀྲུ། །ཕྱི་ནང་སློག་ལ་སྲིད་པ་བཏོན། །མ་རྒྱུད་ཁང་བཏེག་ཚང་ར་བཏེག །རྒྱུད་ནས་འཕོངས་སྟོད་ཐུས་དམའ་ཉལ། །
31	བཙས་རྗེས་ཁྲག་མ་ཆོད་པ།	ནས་ཚོགས་ཁུ་བ་ལ། །དོམ་མཁྲིས་སྨྲ་གཞོབ་ཆང་སྦྱར་བཏང་། །
32	དུག་ཐབས།	ཡང་ན་བསིལ་རྡོད་ཁྲིའུ་བཏང་། །ལར་ན་ཚ་གྲང་སྲིལ་ཏེ་བཏང་། །
33	བུ་མ་ཕྱིན་པ།	མོའི་སྤྱི་སྨྲ་ཕོ་ཡི་སྨྲ་ར་བསྲེགས། ཐལ་བ་རྒྱ་ཚྭ་གཙོད་ཚྭ་བསེ་ཚྭ་གསུམ་ཞིབ་པར་ཆང་སྦྱར་བཏང་བས་འབྱུང་།

གོང་གི་རེའུ་མིག་ཕུད། དེ་བཞིན་དུ་གསོ་རིག་དགོས་པ་ཀུན་འབྱུང་དུ་འབང་ཕལ་བའི་ནད་རིགས་བཅུ་གསུམ་བསྟན་ཡོད་ལ། དེ་ལས་གཞན་གཞུང་དང་ཉམས་ཡིག་ཁག་ཏུ་ཕལ་བའི་རྣམ་གྲངས་མི་འདྲ་བ་མང་དུ་བསྟན་ཡོད་ཀྱང་འདིར་ཡིག་ཚོགས་མང་བར་དོགས་པས་མི་སྤྲོའོ། །གསོ་རིག་རྒྱུད་བཞི་རུ་མངལ་བུ་ཆགས་པ་ནས་བཙས་རྗེས་ཀྱི་ཟླ་གཅིག་གི་བར་དུ་འབྱུང་བའི་ནད་རིགས་རྣམ་གྲངས་བརྒྱད་དུ་བགྲངས་པ་ནི་ཉིན་ཚབས་ཆེ་ཆུང་དང་། འབྱུང་མང་བའི་རིགས་གྲངས་སུ་བསྡུས་ཏེ་སྤྲོས་པ་མ་གཏོགས་ནད་ཀྱི་རྣམ་གྲངས་མཐའ་ཡས་པ་བགྲངས་ཚོག་པ་དང་། དེ་ལྟར་མོ་ནད་གསོ་ཕལ་གང་ཡིན་རུང་བོད་ཀྱི་གསོ་བ་རིག་པའི་སྤྱི་འགྲོས་ལྟར་ན་ཚ་གྲང་གཉིས་སུ་དགར་རྒྱུ་ནི་ཏ་ཅང་གལ་ཆེ་བར་འདོད་པས་འདིར་ཅུང་དཔྱད་པར་བྱའོ། །

དང་པོ། མོ་ནད་གསོ་ཕལ་གཉིས་སུ་དབྱེ་བའི་ཁྱད་ཆོས་ལ་དཔྱད་པ།

གཞུང་དང་ཉམས་ཡིག་ཁག་ཏུ་མོ་ནད་ཀྱི་དབྱེ་བ་དགར་ལུགས་རྣམ་པ་མི་འདྲ་བ་མང་དུ་ཡོད་ཀྱང་། གསོ་རིག་རྒྱུད་བཞིའི་ལུགས་ལྟར་ན་སྦྲུམ་ལྡན་དང་སྦྲུམ་ལྡན་མ་ཡིན་པའི་སྐབས་གཉིས་ལས་མོ་ནད་གསོ་ཕལ་གཉིས་སུ་དབྱེ་སྟེ། བུད་མེད་ཀྱི་སྐྱེ་འཕེལ་དུས་རིམ་སོ་སོར་འབྱུང་མང་ལ་རྒྱུན་མཐོང་དུ་གྱུར་པའི་ནད་གཞི་གཙོ་བོ་སུམ་ཅུ་སོ་གཉིས་སུ་བསྡུས་ཡོད་པ་དང་། མོ་ནད་ཕལ་བ་བརྒྱད་ནི་མངལ་བུ་སྦྲུམ་པ་ནས་བཙས་རྗེས་ཀྱི་ཐོག་མཐའ་བར་གསུམ་དུ་དུས་སྔ་ཕྱིའི་གོ་རིམ་བཞིན་དུ་འབྱུང་སྲིད་པའི་ནད་གཞི་ཁག་གཙོ་བོར་བསྟན་ཡོད་དེ། ཐོག་མར་མངལ་སྦྲུམ་སྐྱེ་ཕོ་མོའི་མཚན་མ་དོད་པའི་དུས་སུ་འབྱུང་བའི་སྐྱིད་པ་སྐྱུར་བ་དང་ཚིག་པ་ཟ་བ། དང་ག་མི་བདེ་བར་ཟས་སྐོམ་སྣ་ཚོགས་འདོད་པ་ནི་མཚན་མའི་ནད་དང་། མངལ་སྦྲུམ་སྐྱེ་ཕའི་རུས་རྒྱུད་མི་གཅིག་པའི་གནོད་པོ་ནལ་བུ་དབྱུང་བ་དང་། མངལ་བུ་བཙའ་བ་ལ་མངོན་པར་ཕྱོགས་པའི་དུས་སུ་མངལ་གནས་སེམས་ཅན་ཆེ་དྲགས་པའམ། བར་ཚང་རུས་ཀྱི་རུས་མིག་ཆུང་བ་སོགས་ཕྱི་ནང་གི་འགལ་རྐྱེན་གང་རུང་གིས་མངལ་སྒོ་རུ་ཕྱིར་འབྱིན་མ་ཐུབ་པ་བུ་མ་ཕྱིན་པའི་ནད། ཟས་སྤྱོད་མི་མཐུན་པའི་དབང་གིས་ཕྲུ་གུ་མངལ་ནང་དུ་འཆི་བའམ། མངལ་གནས་ཀྱི་སྡོད་སྟངས་མ་ལེགས་པའི་བུ་རྐྱེན་གྱིས་མགོ་མཇུག་ལོག་པའམ་འཕོངས་ནས་འོང་བས་བཙའ་དཀའ་བ། བཙས་རྗེས་བུ་རོག་མ་ཕྱིན་མངལ་དུ་ལུས་པ་དང་། བཙའ་བའི་དུས་སུ་ཤུགས་དྲག་པས་བུ་སྣོད་མངལ་སྒོ་དང་སྐྱེ་ལམ་

ནས་ཕྱིར་ལུག་པའི་ནད། བྱིས་པ་བཙའ་བའི་དུས་སམ་བཙས་རྗེས་ཁྲག་གི་ཁམས་ཀྱི་བད་ཀན་འཛམ་འགྱུར་ཟད་པའམ་ཤ་མ་མ་ཐོན་པས་ཟུངས་ཁྲག་མ་ཆོད་པར་ཤོར་བ། བཙས་རྗེས་ནད་ལྷག་འདྲིལ་བས་ནད་གཞུག་ལུས་པ། བྱིས་པ་བཙས་རྗེས་སུ་ཁྲག་མཁྲིས་ཚ་བ་སྐྱེད་པའི་ཟས་སྤྱོད་བསྟེན་པས་མོ་ནད་དུག་ཐབས་བསྐྱེད་པ་བཅས་མདོར་ན་མངལ་བུ་སྦྲུམ་པ་ནས་སྐྱེས་ནས་ཟླ་གཅིག་གི་བར་དུ་གོ་རིམ་བཞིན་དུ་བྱུང་བའི་ནད་གཞི་བཅས་དུས་སྔ་ཕྱི་གཙོ་བོར་བཟུང་སྟེ་མོ་ནད་གཙོ་ཕལ་ཁག་གཉིས་སུ་བསྟན་ཡོད་པ་ལས། མོ་ནད་གཙོ་བོ་ཚབས་ཆེ་ཞིང་ཕལ་བ་ཚབས་ཆུང་བས་གཙོ་ཕལ་གཉིས་སུ་དབྱེ་བ་མ་ཡིན་ཏེ། དཔེར་ན་བྱིས་པ་བཙས་རྗེས་མངལ་ཁྲག་ཤོར་བ་ནི་བུད་མེད་ཀྱི་སྲོག་ཤོར་བའི་ནད་གཞི་ཚབས་ཆེན་ཞིག་སྟེ། སྤྱི་ལོ་2000ལོའི་ཟླ་9པར་མཉམ་འབྲེལ་རྒྱལ་ཚོགས་ཀྱིས་སྦྲུམ་མ་དང་བང་མའི་བདེ་སྲུང་དམིགས་འབེན་དུ་བཟུང་སྟེ། སྤྱི་ལོ་1990ལོ་ནས་སྤྱི་ལོ་2015ལོར་འཛམ་གླིང་གི་སྦྲུམ་མ་དང་བང་མའི་ཤི་ཚད་$\frac{3}{4}$ཟེ་དམའ་རུ་གཏོང་བའི་གྲོས་འཆར་བཏོན་པ་དང་། དབྱེ་ཞིབ་བྱས་པ་ལྟར་ན་རང་རྒྱལ་གྱི་སྦྲུམ་མ་དང་བང་མའི་ཤི་ཚད་ཀྱི་རྒྱུ་རྐྱེན་ཆེས་མཐོ་ཤོས་ནི་མངལ་ཁྲག་ཤོར་བ་ཡིན་ལ། སྤྱི་ལོ་2000ལོ་ནས་སྤྱི་ལོ་2008ལོར་སྦྲུམ་མ་དང་བང་མར་མངལ་ཁྲག་ཤོར་བའི་ཤི་ཚད་40.5%དང་34.2%ཟིན་ཡོད། གཞན་མངལ་སྦྲུམ་པའམ་བཙའ་བའི་དུས་སུ་མགོ་ཆུ་མའི་རྩ་ལམ་དུ་ཤོར་བས་མྱུར་བ་མྱུར་དུ་མའི་སྲོག་ལ་གོལ་བའི་ནད་རིགས་དང་། མངལ་སྦྲུམ་པའི་སྐབས་ཀྱི་ཁྲག་རླུང་འཕེལ་བའི་ནད། གཅིན་སྙི་ཟ་ཁུའི་ནད་བཅས་ནད་གཞི་ཚབས་ཆེན་གྱི་རིགས་མོ་ནད་གཙོ་བོ་དག་ལས་ཉེན་ཚབས་ཆེ་ཞིང་མང་དུ་འབྱུང་བས་མོ་ནད་ཕལ་བའི་རྣམ་གྲངས་བརྒྱད་ནི་སྦྲུམ་ལྡན་དུས་སུ་འབྱུང་སྲིད་པའི་ནད་རིགས་གྲངས་བསྡུས་སུ་བཅད་དེ་རིགས་ལམ་བསྟན་པ་མ་གཏོགས། ནད་ཐོག་ལག་ལེན་ཁྲོད་དུ་རྣམ་གྲངས་བརྒྱད་ཀྱི་ཁོངས་སུ་མ་འདུས་པའི་ནད་ཀྱི་རྣམ་གྲངས་མང་དུ་ཡོད་པ་མ་ཟད། སྦྲུམ་ལྡན་དུས་སྐབས་ཀྱི་ནད་ཕལ་ཆེ་བ་ཚབས་ཆེ་ཞིང་མ་བུ་གཉིས་ཀའི་སྲོག་ལ་གོལ་སླ་བ་བཅས་ཀྱི་ཁྱད་ཆོས་མངོན་ཡོད་ལ། མོ་ནད་གཙོ་བོ་སུམ་ཅུ་སོ་གཉིས་ནི་ཉེས་པ་རྒྱུད་ལྡན་འདུས་གསུམ་འཕེལ་ཟད་འཁྲུགས་གསུམ་གང་རུང་དུ་གྱུར་ཏེ་མངལ་རང་གི་གནས་དང་། རྩ་མིག་བརྒྱད་དེ་གཞན་གནས་གློ་སྙིང་མཆིན་མཆེར་མཁྲིས་པ་མཁལ་མ་བཅས་དོན་སྣོད་ཀྱི་གནས་སུ་གནས་པ་དང་། རླུང་གིས་གཅིག་ཏུ་བསྒྲིལ་བས་ཚབས་སྲན་དུ་གྱུར་པ་དང་། སྲིན་བུ་མ་རུ་ཙེ་དང་ཨ་སོས་མངལ་གྱི་སྲིན་བུ་ལངས་ཁྲིས་རྣམ་གཉིས་བསྐྱེད་པ་བཅས་ནད་གཞིའི་ཁྱད་ཆོས་དང་བྱེ་བྲག་གནས་སོ་སོའི་ཁྱད་ཆོས་ལས་

དེར་མཐུན་གྱི་ནད་རྟགས་མངོན། མདོར་ན། མོ་ནད་གཙོ་ཕལ་གཉིས་ནི་ སྦྲུམ་ལྡན་མ་ཡིན་པའི་དུས་སུ་འབྱུང་བའི་ནད་རིགས་ཁག་དང་སྦྲུམ་ལྡན་གྱི་དུས་ཁོ་ནར་འབྱུང་བའི་ནད་རིགས་ལྟར་དགར་བ་ལས། ནད་ཚབས་ཆེ་ཆུང་གི་སྒོ་ནས་གཙོ་ཕལ་གཉིས་སུ་དབྱེ་བ་མ་ཡིན་ནོ། །

གཉིས་པ། ཚབས་ནད་གཉིས་དང་ཕལ་བ་བརྒྱད་ཀྱི་འབྲེལ་བར་དཔྱད་པ།

གསོ་རིག་དཔལ་ལྡན་རྒྱུད་བཞི་རུ་མོ་ནད་ཕལ་བ་བརྒྱད་ནི་མཚན་མའི་ནད་དང་། བུ་མ་ཕྱིན་པ་དང་། མགོ་མཇུག་ལོག་པ། རོག་མ་ཕྱིན་པ་དང་། བུ་སྣོད་ལུག་པ་དང་། ཁྲག་མ་ཆོད་པ་དང་། ནད་གཞུག་ལུས་པ་དང་། དུག་ཐབས་སུ་གྱུར་པ་བརྒྱད་དུ་བགྲངས་ཡོད་པ་དང་། ཉམས་ཡིག་ཁག་ཏུ་མོ་ནད་རྣམ་ལྔ་བཅོས་པ་དང་། ཐོར་བུའི་ནད་བཅོས་པ་སོགས་ཐ་སྙད་འདོགས་སྟངས་མི་འདྲ་བ་མང་དུ་མཆིས་ཀྱང་། སྤྱིར་ཚབས་ནད་ཅེས་པ་ནི་མོ་ནད་ཀྱི་ཆེད་སྤྱོད་ཐ་སྙད་ཅིག་ཡིན་པ་གོང་དུ་སྨོས་པ་བཞིན། མོ་ནད་གསོ་བའི་སྐབས་སུ་ནད་གཞི་ཚ་གྲང་གི་ཐ་སྙད་ལ་ཁྲག་མཁྲིས་ཚ་བ་ཤས་ཆེ་བའི་ཁྲག་ཚབས་ཀྱི་ནད་དང་བད་རླུང་གྲང་བ་ཤས་ཆེ་བའི་རླུང་ཚབས་ཀྱི་ནད་བཅས་གཉིས་སུ་དབྱེ་ཡོད་པ་ལྟར། མངལ་སྦྲུམ་པའི་སྐབས་ཡོད་མེད་དང་ཕྱིར་མཐོང་ཆོས་སུ་གྱུར་པའི་ཟླ་མཚན་འབབ་པའི་སྐབས་ཡོད་མེད་ལས་མོ་ནད་གཙོ་ཕལ་གཉིས་སུ་དབྱེ་ཡོད་ཀྱང་། གཙོ་ཕལ་གང་ཡིན་རུང་བོད་ལུགས་གསོ་རིག་གི་སྤྱིའི་སྒྲོམ་གཞི་ལྟར་ན་ནད་གཞི་ཚ་གྲང་གཉིས་སུ་དགར་རྒྱུ་ནི་ཏ་ཅང་གལ་ཆེ་བར་འདོད། གཞུང་ལ་ལར་མོ་ནད་བཞི་བཅུ་ཞེ་གཉིས་ཞེས་ཚབས་ནད་གཉིས་ཀྱང་ཁོངས་སུ་བགྲངས་ཡོད་ཀྱང་། གསོ་རིག་རྒྱུད་བཞི་ལས། མངལ་ནད་ལྔ་དང་རྩ་ནད་བཅུ་དྲུག་དང་། །སྐྲན་ནད་དགུ་དང་སྲིན་བུའི་ནད་རིགས་གཉིས། །མོ་ནད་གཙོ་བོ་སུམ་ཅུ་རྩ་གཉིས་དང་། །ཕལ་བའི་ནད་བརྒྱད་བཞི་བཅུ་ཐམ་པར་འགྱུར། །ཞེས་རང་གི་འདོད་ལུགས་ལྟར་ན་མོ་ནད་རྣམ་གྲངས་བཞི་བཅུ་ཐམ་པ་བགྲངས་པའི་སྐབས་སུ་རྣམ་གྲངས་བཞི་བཅུ་ནི་ནད་རེ་རེ་བཞིན་མཇུབ་ཚོགས་སུ་བགྲངས་ཡོད་པ་དང་། ཁྲག་ཚབས་དང་རླུང་ཚབས་གཉིས་ནི་ནད་བཞི་བཅུ་ཐམ་པ་སྤྱི་ལ་ཁྱབ་པའི་ངོ་བོ་ཚ་གྲང་གི་རྣམ་གཞག་ནད་གཞི་རེ་རེའི་ཤུགས་སུ་རང་བཞིན་དུ་གནས་པ་བསྟན་ཡོད་པ་གོང་དུ་བཤད་ཟིན་ལ། ཁུ་ཚུར་འབུམ་ལས། མི་གཅིག་གི་ལུས་པོ་ལ་སྤྱི་བོའི་གཙུག་ནས་རྐང་མཐིལ་ཡན་ཆད། བ་སྤུའི་བུ་ག་ནས་སོ་སེན་རྩ་བ་རྩུབ་ཆད་གང་ན་བའམ། ཇི་ལྟར་ན་ཡང་རུང་། ནད་ཚ་གྲང་གཉིས་

ལས་མེད་པས། ཡང་ན་མིང་གཅིག་བཏགས་སུ་རུང་བའི་ནད་ཐམས་ཅད་ལ་ཚ་གྲང་གཉིས་ལས་མ་གྱུར་པ་མེད་དེ། སྨན་ལ་གཉིས། རིམས་ལ་གཉིས། འབྲུགས་ལ་གཉིས། འོར་ལ་གཉིས། ཆུ་སེར་ལ་གཉིས། དེ་བཞིན་གློ་བ་ལ་ཚ་གྲང་གཉིས། སྙིང་ལ་གཉིས། དེ་ལྟར་དོན་སྟོད་གང་ན་ཡང་། ཚ་གྲང་གཉིས་སུ་མ་ཕྱེད་པར་ན་ལུགས་ཕྱོགས་རེ་ཙམ་ལ་སྦྱར་ནས་ངོ་མཚར་དུ་རེ་བའམ། མིང་སྣ་ཚོགས་སུ་བཏགས་ནས་གསོ་བའི་ཐབས་ཁྱད་པར་དུ་འཕགས་པ་བྱས་ཀྱང་། ནད་ཀྱི་གཉེན་པོར་མི་འགྱུར་ལ། སྨན་པའི་བློ་གཏོར་འགྲོ་བ་ཡིན་གསུངས། ཞེས་པ་ལྟར་དང་། གཙང་སྟོད་ཟིན་ཐིག་དང་ཡང་ཐིག་ལས་མོ་ནད་དྲུག་ཐབས་ཀྱི་བཅོས་ཐབས་ལ། སྨན་བསིལ་ཟས་དྲོད་བཏང་བའོ། །ཡང་ན་བསིལ་དྲོད་ཁྲིའུ་བཏང་། །ལར་ན་ཚ་གྲང་སྤེལ་ཏེ་བཅོས། །དྲོད་བཅུད་ཞབས་ལས་ སྤྲ་མ་ཡོང་། །ཞེས་པ་ལྟར། མོ་ནད་དྲུག་ཐབས་ནི་ཚ་གྲང་སྤེལ་མའི་སྒོ་ནས་བཅོས་ཐབས་རྒྱས་པར་གསུངས་ཡོད་པ་དང་། མོ་ནད་ཐམས་ཅད་བསྡུས་ན་ནད་ཚ་གྲང་གཉིས་སུ་འདུ་བས་མོ་ནད་ཕལ་བ་བརྒྱད་ཀྱང་ཚབས་ནད་གཉིས་ཀྱི་ཁོངས་སུ་གཏོགས་ལ། ཁུ་ཚུར་འབུམ་ལས། བུ་སྣོད་ནད་ཀུན་ཚ་གྲང་རྣམ་པ་གཉིས། །ཞེས་པ་ལྟར་བུ་སྣོད་དུ་ཞུགས་པའི་ནད་ལ་ཚ་གྲང་གཉིས་སུ་བསྟན་ཡོད་པ་དང་། དཔེར་ན་བུ་བཙས་པའི་རྗེས་སུ་སྐྱོད་ལམ་ཉེན་མོར་གཉེད་ལོག་པ་དང་ཆང་བཅུད་བཅས་ཚ་རྐྱེན་བསྟེན་པས་ཚ་བའི་ནད་བསིལ་གྱིས་གསོ་བཅོས་བྱེད་པ་ལ་ཁྲག་ཚབས་དང་། གྲང་རྐྱེན་ལྟོ་བ་སྐྱ་བ་དང་རྩོལ་བས་དུབ་པ། ཆུ་ལ་ཞུགས་པས་ལུས་སྐྲངས་ཤིང་ཤ་འགྲུལ་འཕྲིག་བྱེད་པ། ལུས་ཐམས་ཅད་ལ་ན་ཟུག་འབྱུང་ཞིང་ཟས་མི་འཇུ་བ་སོགས་གྲང་བའི་རྟགས་སྟོན་པ་ལ་དྲོད་ཀྱིས་གསོ་བཅོས་བྱེད་པར་རླུང་ཚབས་བཅས་མོ་ནད་ཕལ་བ་བརྒྱད་པོ་མདོར་ན་ནད་གཞི་ཁྲག་ཚབས་རླུང་ཚབས་གཉིས་ཀྱི་ཁོངས་སུ་འདུ་བ་དང་། གཞན་མོ་ནད་ཕལ་བ་བརྒྱད་ནི་ནད་རིགས་ཀྱི་རིགས་ལམ་གྲངས་སུ་བཅད་དེ་བརྒྱད་དུ་བསྡུ་བ་མ་གཏོགས། དོན་དངོས་སུ་ནད་གཞིའི་རིགས་དང་། གནས་ཀྱི་ཁྱད་པར། འཕེལ་རིམ་གྱི་འགྱུར་ལྡོག ལྷ་གཉན་གྱི་ནད་དང་དེ་མིན་ནད་གཞི་ཕན་ཚུན་ལྡོག་ཚུལ་ལས་ནད་ཀྱི་རྣམ་གྲངས་མཐའ་ཡས་པར་དཀར་ཆག་གོ །

གསུམ་པ། ཕལ་བ་བརྒྱད་དང་ནད་རིགས་བྱེ་བྲག་ཁག་གི་འབྲེལ་བར་དཔྱད་པ།

དེ་ལྟར་མངལ་སྦྲུམ་པ་ནས་བཙའ་བའི་བར་དུ་མའི་ལུས་ལ་ཉེན་ཚབས་ཆེ་ཞིང་མྱུར་བ་མྱུར་དུ

སྲོག་ལ་རྒོལ་བའི་ནད་རིགས་དག་འབྱུང་སྲིད་ཀྱང་། མོ་ནད་གཙོ་བོའི་རིགས་སུ་ཕན་ཚུན་ལྡོག་སྲིད་དེ། མངལ་དུ་བུ་རོ་མ་ཐོན་པར་ལུས་ཏེ་ཡུན་རིང་འགོར་ན་ཤ་སྐྲན་དུ་འགྱུར་བ་དང་། བཙས་རྗེས་སུ་བང་མའི་ལུས་པོ་མ་སོས་པར་ཉལ་བོ་སྤྱད་པས་མངལ་ནད་རླུང་གྱུར་དང་མཁྲིས་གྱུར་སོགས་སུ་ལྡོག་པ། བཙས་རྗེས་སུ་ནུ་མའི་བུ་ག་མ་བསལ་བར་ནུ་ཞོ་འགག་པའམ། ནུ་ཞོ་འཛིབ་མ་ཚར་བར་ལུས་པས་ནུ་ཚབས་ཀྱི་ནད་དང་ནུ་མའི་སྐྲན་དུ་འགྱུར་བའང་མིག་མཐོང་ལག་ཟིན་ཏུ་གྱུར་ཡོད། བཙས་རྗེས་བུད་མེད་ཉིད་ངལ་གསོ་ལེགས་པོ་བྱེད་མ་ཐུབ་པར་གཉིད་ཆག་པ་དང་སེམས་ལས་ཆེ་བས་སྙིང་གི་རླུང་ཚབས་བྱུང་ཚད་ཧ་ཅང་མང་བ་མ་ཟད། ཚབས་ཆེ་ན་རང་སྲོག་གཅོད་པའི་ཚོད་ཀྱང་ཧ་ཅང་མཐོ་བར་སྣང་། བུ་བཙས་པའི་རྗེས་སུ་ཁྲག་རོ་འདྲིལ་བས་སྐྲན་རོ་ནག་པོར་འགྱུར་བ་དང་། བུ་བཙས་པའི་རྗེས་སུ་རྩ་འགྲམས་ནས་རྩ་ལ་སྐྲན་ཆགས་པ་བཅས་མངལ་ནད་དང་། རྩ་ནད། ཚབས་སྐྲན་གྱི་རིགས་སུ་ལྡོག་བཞིན་ཡོད་པ་མ་ཟད། ནད་ཐོག་ལག་ལེན་གྱི་ཁྲོད་དུ་དེ་དང་དེ་ལྟ་བུའི་དཔེ་མཚོན་ཅན་གྱི་ནད་པ་མང་དུ་མཐོང་རྒྱུ་ཡོད་དེ། སྤྱི་ལོ་2018ལོའི་ཟླ་5པར་རང་ཉིད་ཀྱི་དངོས་སུ་གསོ་བཅོས་བྱས་པའི་ནད་པའི་གནས་ཚུལ་བཀོད་དེ་དཔྱད་ན། ནད་པ་ཉིད་བྱིས་པ་བཙས་རྗེས་སུ་ཉིན་ལྔ་བཅུའི་སྐབས་སུ་མངལ་ཁྲག་དུས་མིན་དུ་འཛག་པ་དང་། གཡོན་ངོས་ཀྱི་རྩིབ་འདབས་སུ་ལྷང་དུབ་ཅན་གྱི་ན་ཟུག་ལྡང་བ། ལུས་ཐང་ཆད་པ་དང་ཁོག་པ་སྦོ་བརྒྱངས་བྱེད་པ། བཤང་བ་འགག་པ་སོགས་ཀྱི་ནད་རྟགས་མངོན་པ་དང་། འབྲེལ་ཡོད་བརྟག་དཔྱད་ལས་གཅིན་བསིང་ཕྱེ་རྫབས་[①] 1000U/Lདང་། བསམ་སེའུ་གཡས་སྙིང་ལི་སྨི་6.7×5.0ཅན་དང་། གཡོན་ཕྱོགས་སུ་ལི་སྨི་4.6×4.8ཅན་གྱི་སྐྲན་ཁྲིམ་མངོན་པས། མཆེར་ཚབས་ལྟར་ངོས་བཟུང་ཞིང་སྔོན་ལ་ནད་གཞི་གང་སྟོབས་ཆེ་བ་གསོ་བཅོས་བྱས་ཏེ་གཅིན་ལས་བསིང་ཕྱེ་རྫབས་ལྷང་ཚད་དུ་བབས་རྗེས་སུ་སྨན་ཁང་ནས་ཕྱིར་བུད་དེ་ཁོང་སྨན་དུ་འོལ་སེ་ཉེར་ལྔ་དང་སྐྲན་བཤིག་གི་སྨན། རླུང་སྨན་སོགས་བསྟེན་པ་དང་། ཉིན་བཅོ་ལྔའི་རྗེས་སུ་བསྐྱར་བརྟག་བྱས་པ་ན། གཡས་ཕྱོགས་ཀྱི་བསམ་སེའུ་སྙིང་སྐྲན་ཁྲིམ་གྱི་ཆེ་ཆུང་ལི་སྨི་2.0×2.3ཅན་དང་། གཡོན་ཕྱོགས་སུ་ལི་སྨི་1.8×2.0མངོན་ལ་སྔར་ལས་ལྷབ་འགྱུར་གྱི་ཇེ་ཆུང་དུ་གྱུར་ཡོད། འོན་ཀྱང་བསམ་སེའུ་སྐྲན་མ་བྱུང་བའི་སྔོན་དུ་མཆེར་ཚབས་བྱུང་བ་དང་། ཡང་ན་མཆེར་ཚབས་བྱུང་རྗེས་བསམ་སེའུ་སྐྲན་བྱུང་བ་བཅས་ནད་གཞིའི་འཕེལ་རིམ་གྱི་སྔ་རྗེས་གསལ་པོར་ཐག་གིས་གཅོད་དཀའ་ཡང་། ནད་པ་ཉིད་བྱིས་པ་བཙས་རྗེས་སུ་མངལ་ཁྲག་དུས་མིན་དུ་འཛག་པ་དང་

① གཅིན་བསིང་ཕྱེ་རྫབས། 尿淀粉酶

རིམ་བཞིན་གཡོན་ངོས་ཀྱི་རྩིབ་འདབས་སུ་གཟེར་བས་རྒྱུ་བུ་བཅས་རྗེས་སུ་མཆེར་ཚབས་སུ་གྱུར་པ་ཡིན་ནམ་སྙམ་ལ། བྱིས་པ་བཅས་རྗེས་སུ་བྱུང་བས་ཕལ་བའི་ནད་གཞི་མོ་ནད་གཙོ་བོ་མཆེར་ཚབས་དང་མངལ་སྐྲན་དུ་ལྡོག་པ་ཡིན་ནམ་སྙམ། དེ་བཞིན་དུ་མོ་ནད་གཙོ་བོའི་རིགས་ཀྱང་ཕལ་བའི་ནད་དུ་ལྡོག་སྲེ། གསོ་རིག་རྒྱུད་བཞི་ལས། སྔོང་སྐྱུགས་བྱེད་ཅིང་ནད་གཞི་གར་ཡོད་ལྷང་། །ཞེས་པ་ལྟར་མཚན་མའི་ནད་བསྟན་པའི་སྐབས་སུ། མངལ་སྒྲུམ་སྐྲེ་ཕོ་མོའི་མཚན་མ་དོད་པའི་དུས་སུ་མཚན་མའི་ནང་དུ་ཉིང་ལོ་འབྱུང་བ་དང་། སྔོང་སྐྱུགས་བྱེད་པ། སྔར་ནད་གཞི་གར་ཡོད་ལྷང་བར་བྱེད་དེ། རྒྱུ་མཚན་ནི་མངལ་སྒྲུམ་པའི་བདུན་ཕྲག་རེ་རེར་རླུང་གི་བྱེད་པ་ལ་བརྟེན་ནས་གོར་གོར་མེར་མེར་ནར་ནར་ལས་ཕོ་མོ་མ་ནིང་གི་མཚན་མ་རིམ་པར་དོད་པ་དང་། སྒྲུམ་མའི་ལུས་ཀྱི་རང་བཞིན་ཡང་སྐབས་དེར་ཕལ་ཆེ་བ་རླུང་ཤས་ཆེ་བས་ལུས་རིད་པར་འགྱུར་བ་དང་། གཡལ་རྒྱུང་བྱེད་པ། ཡི་ག་འགག་པ་བཅས་རླུང་འཕེལ་བའི་རྟགས་མངོན་པ་དང་། རླུང་ནི་ནད་ཀུན་སྣ་འདྲེན་མཐུག་སྡུད་དང་འཁོར་བར་བྱེད་པས་ན་མངལ་མ་ཆགས་པའི་སྔོན་དུ་ནད་གཞི་གར་ཡོད་རླུང་གི་བྱེད་པ་ལ་བརྟེན་ནས་སླར་ལྷང་བར་བྱེད་པ་དང་། དཔེར་ན་སྔར་སྐྱེ་ལམ་དུ་མངལ་སྲིན་ལངས་ཁྲིས་ནད་ཅི་རིགས་བྱུང་ཡོད་པ་ལ་མངལ་སྒྲུམ་པའི་དུས་སུ་སླར་ལྷང་བར་བྱེད་པའམ། ཡང་ན་སྔར་གསོག་པའི་ནད་ལྷང་བར་བྱས་ཏེ་མཚན་ཕྱི་དང་སྐྱེ་ལམ་གྱི་གནས་སུ་ཟ་འཕྲུག་ལྷང་བ། འཛག་པ་དཀར་པོའི་མདོག་འགྱུར་བ་སོགས་འབྱུང་སྲིད་པས། ཕལ་བའི་ནད་དེ་དག་ལས་མོ་ནད་གཙོ་བོ་དང་། མོ་ནད་གཙོ་བོ་དེ་དག་ཀྱང་ཕལ་བའི་ནད་ལ་བརྟེན་ཏེ་ནད་གཞི་གར་ཡོད་སླར་ལྷང་བ་སོགས་གང་ལ་དེ་འབྲེལ་གྱི་ཚུལ་དུ་འགྱུར་ལྡོག་འབྱུང་བཞིན་ཡོད་དོ། །

སྡོམ་ཚུང་།

མོ་ནད་གཙོ་ཕལ་གཉིས་ནི་ནད་གཞི་ཚབས་ཆེ་ཆུང་ལྟར་དགར་བ་མ་ཡིན་པར་དུས་རྒྱུན་དུ་འབྱུང་བའི་ནད་རིགས་ཁག་ལ་མོ་ནད་གཙོ་བོ་དང་མངལ་སྒྲུམ་པའི་སྐབས་ཁོ་ནར་འབྱུང་བའི་ནད་རིགས་ཁག་ལ་མོ་ནད་ཕལ་བ་བཅས་གཉིས་སུ་དབྱེ་ཡོད་པ་དང་། བོད་ཀྱི་གསོ་བ་རིག་པའི་སྤྱི་འགྲོས་ལྟར་ན་མོ་ནད་ཕལ་བ་བརྒྱད་སོ་སོར་ཚ་གྲང་གི་དབྱེ་བ་དགར་རྒྱུ་ཡོད་པས་ཚབས་ནད་གཉིས་ཀྱི་ཁོངས་སུ་འདུས་པ་མ་ཟད། མངལ་སྒྲུམ་པའི་ཐོག་མཐའ་བར་གསུམ་དུ་རྒྱས་པར་བཀྲོལ་ན་ནད་ཀྱི་

རྣམ་གྲངས་ཕལ་བ་བརྒྱད་ལས་འདས་ཏེ་མཐའ་ཡས་པ་བགྲང་དུ་ཡོད་པ་ལས་རྒྱས་འབྲིང་བསྡུས་གསུམ་དུ་དབྱེ་ཆོག་ལ། ཕལ་བའི་ནད་རིགས་རྐྱེན་གང་ཅུང་གིས་མོ་ནད་གཙོ་བོར་ཕོག་སྲིད་པ་དང་། དེ་བཞིན་དུ་མོ་ནད་གཙོ་བོའི་ནད་རིགས་ཀྱང་མོ་ནད་ཕལ་བར་ཕོག་སྲིད་པ་ལྟར་རོ། །

ས་བཅད་དྲུག་པ། ཚབས་ནད་གཉིས་དང་འབྲེལ་ཏེ་ རྩ་ནད་བཅུ་དྲུག་ལ་དཔྱད་པ།

གླེང་སློང་།

གསོ་རིག་རྒྱུད་བཞི་ལྟར་ན་འབབ་སའི་གནས་ལས་རྩ་ནད་བཅུ་དྲུག་ཏུ་བགྲངས་ཡོད་པས། བོད་ཀྱི་གསོ་བ་རིག་པའི་ལས་དང་པོར་འཇུག་པ་ཚོར་མཚོན་ན་ཁྲག་ཚབས་དང་རླུང་ཚབས་གཉིས་ནི་མོ་ནད་བཞི་བཅུ་ཐམ་པ་སྦྱི་ལ་ཁྱབ་པར་ངོས་མི་བཟུང་བའི་ཐབ་སྐྱོན་འབྱུང་སྲིད་པས། རྩ་ནད་བཅུ་དྲུག་ཏུ་དབྱེ་བའི་རིགས་ལམ་གྲུབ་ཚུལ་དང་དེ་དག་རྒྱས་པར་བཀྲོལ་ཏེ་སོ་སོའི་གྲུབ་ཚུལ་དང་། སློང་རྐྱེན་ན་ལུགས། གསོ་ཚུལ་དང་གསོ་ཐབས། ལྷ་གཉན་ནད་བཅས་ལ་དབྱེ་ཞིབ་རགས་ཙམ་བྱེད་ཐུབ་ན། ནད་དང་གཉེན་པོ་བྲང་སྦྲོད་ཀྱི་རིགས་ལམ་ཇེ་གསལ་དུ་འགྲོ་ཐུབ་འདོད་པས་འདིར་རང་ནུས་ཀྱིས་ཙུང་དཔྱད་པར་བྱའོ། །

དང་པོ། རྩ་ནད་བཅུ་དྲུག་ཏུ་དབྱེ་བའི་རིགས་ལམ་གྲུབ་ཚུལ་ལ་དཔྱད་པ།

མོ་ནད་བཞི་བཅུའི་བྱེ་བྲག་རྩ་ནད་བཅུ་དྲུག་ནི་རྣམ་གྲངས་ཀྱི་ཆ་ནས་བཅུ་དྲུག་ཏུ་བགྲངས་ཡོད་ཀྱང་། གོང་གི་ཉམས་ཡིག་ཁག་ཏུ་མོ་ནད་སོ་དྲུག་བགྲངས་པའི་སྐབས་སུ་ན་བ་དགུ་ནི་གནས་ཕྱི་ནང་བར་གསུམ་ལས་ཕྱི་ཤ་ལྤགས་ཀྱི་ནད་གསུམ། བར་རུས་པའི་ནད་གསུམ། ནང་དོན་སྣོད་ཀྱི་ནད་གསུམ་བཅས་རིམ་པ་བཞིན་འཇུག་སྒོ་དྲུག་ལ་ཞུགས་ཏེ་ལུས་ཀྱི་སྟོད་སྨད་བར་གསུམ་དུ་གནས་པས་སྟོད་ཚབས། སྨད་ཚབས། བར་ཚབས་གསུམ་དུ་དགར་བའི་རིགས་ལམ་ཀྱང་དེ་ལྟར་བྱུང་ལ། མོ་ནད་ཀྱི་གྲུབ་ཚུལ་ལ་གཞིགས་ན་ལུགས་འབྱུང་ལྟར་འཇུག་སྒོ་དྲུག་གི་རིམ་པ་བཞིན་བྱེར་བ་གཙོ་ཆེར་བསྟན་ཡོད་ཀྱང་། ནད་ལ་ལ་ཞིག་ལུགས་ལྡོག་གི་ཚུལ་དུ་དོན་སྣོད་ནས་ཕྱིར་བྱེར་བའང་ཡོད་སྲིད། གསོ་རིག་རྒྱུད་བཞི་ལྟར་ན་རང་གནས་མངལ་གྱི་ནད་ཐམས་ཅད་དུས་སུ

མ་བཅོས་པའམ་བཅོས་མ་སླེབས་པས་ཡུན་གྱིས་རྩ་མིག་འགྲིམས་ཏེ་དོན་སྣོད་ཀྱི་གནས་སུ་བྱེར་བ་ལ་སྙོ་ཚབས་དང་། སྙིང་ཚབས། མཆིན་ཚབས་དང་། མཆེར་ཚབས། མཁྲིས་པའི་ཚབས། ཕོ་བའི་ཚབས། རྒྱུ་མའི་ཚབས་བཅས་གནས་གཙོ་བོར་བཟུང་སྟེ་བསྟན་པ་དང་། དེ་ལྟར་གཞན་གནས་སུ་བྱེར་བའི་ནད་དེ་དག་དོན་སྣོད་སོ་སོའི་ཁྱད་ཆོས་ལ་གཞིགས་ན་སྙོ་སྙིང་མཆིན་མཆེར་དང་མཁྲིས་པ། རྒྱུ་མ་བཅས་ནི་རྗེན་ཁྲག་དང་ཁྲག་གི་སྙིགས་མ་མཁྲིས་ཁུ་བཅས་གསོག་པའི་སྣོད། དོན་དང་སྣོད་ཀྱི་འབྲེལ་འཁོར་ལས་གནས་ཀྱི་ངོ་བོ་ཚ་བ་དང་། དེ་བཞིན་དོན་མཁལ་མ་དང་སྣོད་ཕོ་བ་ནི་བད་ཀན་གྱི་གནས། དབང་པོ་ལྷའི་རྗེན་མགོ་ནི་བད་ཀན་གྱི་གནས་དང་རུས་པ་རླུང་གི་གནས་བཅས་གནས་ཀྱི་ཚ་གྲང་གི་ཁྱད་པར་དང་ཉེས་པ་ཤས་ཆེ་ཆུང་གིས་ཁྲག་མཁྲིས་ཚ་བའི་ནད་ལ་ཁྲག་ཚབས་དང་། བད་རླུང་གྲང་བ་ཤས་ཆེ་བའི་ནད་ལ་རླུང་ཚབས་བཅས་གཉིས་སུ་དཀར་ཡོད་པ་མ་ཟད། ནད་གཞིའི་འཕེལ་རིམ་དང་དུས་གསར་རྙིང་གི་དབང་གིས་ནད་ཀྱི་ངོ་བོ་ཚ་གྲང་གཉིས་སུ་དཀར་ཡོད། མདོར་ན་རྩ་ནད་བཙུ་དྲུག་ནི་ཟླ་མཚན་ཆུ་སེར་རླུང་གིས་ལུས་ཕྱི་ནང་ཀུན་ཏུ་བྱེར་བའི་གནས་གཙོ་བོར་བཟུང་སྟེ་མོ་ནད་ཀྱི་རྣམ་གྲངས་བཙུ་དྲུག་ཏུ་བགྲངས་ཡོད་པ་དང་། ཉམས་ཡིག་ཁག་ཏུ་བསྟན་པའི་མོ་ནད་ཀྱི་དབྱེ་བ་དཀར་བའི་སྐབས་སུ་གནས་ཕྱི་ནང་བར་གསུམ་ལྟར་དཀར་ཡོད་པར་གཞིགས་ན། ནད་ཀྱི་རྣམ་གྲངས་བཙུ་དྲུག་ལས་འདས་ཏེ་གྲངས་དང་མིང་གིས་དབྱེ་དཀའ་བར་མཐའ་ཡས་པས། རྩ་ནད་བཙུ་དྲུག་ནི་རིགས་ལམ་གྱི་བློ་སྒོ་འབྱེད་པའི་ལྡེ་མིག་ལྟ་བུ་ཞིག་ཡིན་པ་ལས་ནད་ཀྱི་རྣམ་གྲངས་བཙུ་དྲུག་ལས་བགྲང་དུ་མེད་པ་ནི་མ་ཡིན་སྙམ་མོ། །

གཉིས་པ། རྩ་ནད་བཙུ་དྲུག་སྤྱིའི་གྲུབ་ཚུལ་ལ་དཔྱད་པ།

མན་ངག་བྱེ་བ་རིང་བསྲེལ་པོད་གསུམ་མ་ལས། དེ་ལྟར་མོ་ནད་ཐམས་ཅད་ནི། །དང་པོ་མངལ་ནས་འཇུག་པ་ཡིན། །དེ་ཡི་རྒྱུ་རྐྱེན་འདི་ལྟར་ཏེ། །མངལ་གྱི་བུ་སྣོད་ནང་དུ་ནི། །ལུས་ཀྱི་རྩ་རྣམས་ཐམས་ཅད་འདུས། །ཞེས་དང་། སྨན་དཔྱད་ཟླ་བའི་རྒྱལ་པོ་ལས། སྲིད་པའི་འཁོར་ལོའི་རྩ་དག་ནི། །བུ་སྣོད་ཁ་ན་ཡོད་པ་སྟེ། །ཞེས་བུ་སྣོད་ལྟག་མཚན་དུ་གནས་པས་སྲོག་ལུས་ཀྱི་རྩ་ཆགས་པས་བུ་སྣོད་ཀྱི་ནང་དུ་སྲོག་རྩ་དང་སྲིད་རྩ་ཆུ་རྩ་ཐམས་ཅད་འདུས་ཤིང་ཀླད་པ་དང་དོན་སྣོད། ཡན་ལག་བཅས་གནས་སོ་སོར་འབྲེལ་ཡོད་དེ། རྩ་བཞིར་གྱེས་པའི་གཅིག་ཀླད་པ་འབྲེལ་

བའི་མ་བུ་ཟླུངས་ཀྱི་རྩའི་ཡན་ལག་གཅིག་རྒྱུངས་པ་དང་འབྲེལ་ཞིང་ཁྲག་བསྐྱེད་པ་དང་། གཅིག་སྣད་པའི་ཁྲི་ལ་གནས་ཏེ་དབང་པོ་རྒྱུ་བྱེད་ཀྱི་འཁོར་བ་བསྐྱེད་པའི་རྩའོ། །དབང་པོ་རྒྱུ་བྱེད་ཀྱི་རྩ་དེ་གཉིས་སུ་གྱེས་ཏེ་ནུ་མ་གཉིས་ནས་ཕྱིར་བྱུང་ཁོག་པའི་རྩ་སྦྱོང་དང་། སྲིད་པ་འཁོར་ལོ་བསྒྱུར་བྱེད་ཀྱི་རྩའི་ཡན་ལག་ནང་དོན་སྣོད་དང་ཕྱི་ཡན་ལག་བཞི་ལ་གྱེས་ཡོད་པས། རྩ་ནད་བཅུ་དྲུག་གི་ཕྱུར་ཚུལ་ཀྱང་རྩའི་གྱེས་ཚུལ་ལ་ཏ་ཅང་རག་ལས་ཡོད་སྙམ་པས། མན་ངག་བྱེ་བ་རིང་བསྲེལ་པོ་གསུམ་མ་ལས། སྲོག་རྩ་སྲིན་[སྲིད་]རྩ་ཆུ་རྩ་གསུམ། །དེ་གསུམ་མདོ་དོན་འཛུག་[མཛུག་]སྒོ་ཡིན། །ཞེས་གསུངས་པ་ལྟར་ཕྱི་ནང་གསང་གསུམ་གྱི་ཟླ་མཚན་དྭངས་སྙིགས་ཚུལ་བཞིན་དུ་ཕྱེད་མ་ཐུབ་པའི་དྭངས་སྙིགས་འདྲེས་པ་ཡང་གཡོ་རླུང་གི་བྱེད་པ་ལ་བརྟེན་ནས་དྭངས་མའི་རྩ་ལམ་དུ་ཤོར་བས་ལུས་ཀྱི་གནས་གང་ཅུང་དུ་བྱེར་བ་དང་། ཁྱད་པར་དུ་ལུགས་འབྱུང་ལྟར་ན་མོ་ནད་ཕལ་ཆེ་བ་དང་པོ་མངལ་གྱི་གནས་སུ་བྱུང་ལ་དེ་མ་བཅོས་པར་ཡུན་རིང་དུ་འགོར་བའམ་བཅོས་ཀྱི་གཉེན་པོ་དམན་ཏེ་ནད་སྙིང་དུ་མ་སླེབས་པས་སྲོག་རྩ་སྲིད་རྩ་ཆུ་རྩའི་འཛུག་སྒོ་འགྲིམས་ནས་དོན་སྣོད་སྙིང་དང་གློ་བ། མཆིན་པ། མཆེར་བ། མཁལ་མ། ཕོ་བ་དང་རྒྱུ་མ་བཅས་ཀྱི་གནས་སུ་བྱེར་བ་གཙོ་བོར་བསྟན་ཏེ་རྩ་ནད་བཅུ་དྲུག་གི་རྣམ་གྲངས་བགྲངས་ཡོད་ཀྱང་། མན་ངག་བྱེ་བ་རིང་བསྲེལ་པོད་གསུམ་མ་ལས། དང་པོ་རྩ་ཆེན་གསུམ་ལས་ཞུགས། །དེ་ལ་བཅོས་མ་སླེབས་པའམ། །མ་བཅོས་ནད་དེ་བྱེར་དང་འགྲམས། །བྱེར་འགྲམས་རྩ་རྒྱུད་འགྲིམས་ནས་སུ། །ལུས་ཀྱི་མགོ་མཇུག་བར་གསུམ་ཁྱབ། །ཅེས་དོན་དུ་གནས་དེ་དག་ལས་གཞན་ཕྱི་ཤ་ལྤགས་དང་བར་རྩ་རུས་སོགས་གནས་གང་ཅུང་དུ་བྱེར་སྲིད་པས་ནད་ཀྱི་རྣམ་གྲངས་མཐའ་ཡས་པ་དགར་ཚོག་པ་གོང་དུའང་བཤད་ཟིན་པ་ལྟར་དང་། ལྷག་པར་ཕྱི་ཤ་ལྤགས་ཀྱི་གནས་སུ་བྱེར་བ་ནད་ཐོག་ལག་ལེན་ཁྲིད་དུ་དངོས་སུ་མཐོང་རྒྱུ་ཡོད་དེ། ཐུར་སེལ་རླུང་གི་བྱེད་ནུས་ལོག་པ་སོགས་རྐྱེན་གང་ཅུང་གིས་ཕྱིའི་ཟླ་མཚན་ཏེ་ལུས་ཕྱིར་མཐོང་ཆོས་སུ་གྱུར་པའི་མངལ་ཁྲག་འགག་ན། བརླ་དང་རྐང་བའི་ནྭ་བཅས་རོ་སྨད་ཀྱི་གནས་སུ་སྦུ་ཐིག་ཀོ་ལེར་འབྱུང་བ་དང་། དེ་བཞིན་དུ་མངལ་ཁྲག་འགག་སྐྱེ་དུས་ཡུན་ཙུང་འགོར་ན་བརླ་དང་རྐང་བའི་ནྭ་སོགས་རོ་སྨད་ཀྱི་གནས་ལས་འདས་ཏེ་རོ་སྟོད་དང་། ཡན་ལག་གི་གནས་སུ་སྦུ་ཐིག་ཀོ་ལེར་འབྱུང་བའང་མིག་མཐོང་ལག་ཟིན་གྱི་དོན་དངོས་རེད། དེ་བཞིན་དུ་རྟེན་བུད་མེད་ཡིན་པ་ལ་ཟླ་མཚན་ཆུ་སེར་ལུས་ཀྱི་ཚིགས་དམིགས་སུ་བྱེར་བའི་རྟགས་སུ་དྲིག་གྲུམ་ལྟར་ན་ཞིང་འགྲུལ་སྐྱོད་དཀའ་བའི་ནད་རྟགས་འབྱུང་བས། ཚ་གྲུམ་གྲང་གྲུམ་གང་གི་གཉེན་པོ་བསྟེན་ཀྱང་ཕན་

སྐྱིད་མེད་པར་སྡྱི་སྨན་འོལ་སེ་ཉེར་ལྔ་དང་། རྒྱ་རུ་བཅུ་བཞི། སྤོས་དཀར་བཅུ་པ་དང་དེ་མིན་ཀྲུང་སྨན་ཨ་གར་སོ་ལྔ་དང་མ་ནུ་བཞི་ཐང་སོགས་གཉེན་པོ་གང་འཚམས་སྦྱར་ན་ཕན་སྐྱིད་འབྱུང་བ་དང་། བུད་མེད་ཀྱི་སྐྱེ་འཕེལ་མ་ལག་ནི་མདུན་ཕྱང་བ་དང་རྒྱབ་གཉེ་མར་ཐག་ཉེ་བས་ན། མངལ་ནད་ཕྱང་བའི་གནས་སུ་བྱེར་བ་ལས་གཅིན་ཁ་སྐྱི་ཞིང་ཆུ་སྲི་བ་དང་། དེ་བཞིན་དུ་གཉེ་མའི་གནས་སུ་བྱེར་བ་ལས་གཞང་ཁར་ཟ་འཕྲུག་ལངས་བ་དང་། བཤད་བ་འགག་པའམ་སྲི་བ་སོགས་ནད་ཐོག་ལག་ལེན་གྱི་ཁྲིད་དངོས་སུ་འཕྲད་པའི་དོན་དངོས་ཀྱི་བྱ་བ་ཧག་ཧག་རེད། དེ་བས་རྩ་ནད་བཅུ་དྲུག་ནི་གྲངས་བསྡུས་ཀྱི་རིགས་ལམ་བཀོལ་ཏེ་ནད་ཀྱི་རྣམ་གྲངས་བཅུ་དྲུག་ཏུ་བགྲངས་པ་ལས་ནད་བྱེར་བའི་གནས་ཚབ་མཚོན་རང་བཞིན་ཅན་འདེམས་ཏེ་ཀློ་སྙོ་འཆེད་པའི་ལྡེ་མིག་ལྟ་བུ་ལས་དོན་དུ་ལུས་ཕྱི་ནང་གང་ཅུང་དུ་བྱེར་སྲིད་པ་ཤུགས་སུ་རྟོགས་ནུས། དེ་ལྟར་གོང་དུ་བཤད་པའི་རྩ་ནད་བཅུ་དྲུག་གི་གྱུར་ཚུལ་ནི་དང་པོ་མངལ་ནས་ཞུགས་ཏེ་ལུགས་འབྱུང་ལྟར་རྩ་རྒྱུད་འགྲིམས་ནས་ཕྱི་ཤ་ཕྲགས་དང་ནང་དོན་སྣོད་དུ་བྱེར་བ་གཙོ་བོར་བསྟན་ཡོད་པ་དང་། དེ་ལས་གཞན་དྭངས་མ་ནས་ཁྲག་ཤ་ཚིལ་རུས་རྐང་ཁུ་བ་བཅས་ལུས་ཟུངས་བདུན་པོ་རིམ་པ་བཞིན་དུ་དྭངས་མའི་དྭངས་མ་སྨིན་མ་ཐུབ་པས་ཁམས་དཀར་དམར་གཉིས་སྨིན་པའི་རྒྱུ་སྐབས་སོ་སོ་ནས་འགག་པའམ་འཁྲིལ་བ་འབྱུང་སྲམ་སྟེ། དཔེར་ན་དྭངས་མ་མཆིན་པའི་གནས་སུ་དྭངས་སྙིགས་ཚུལ་བཞིན་དུ་འབྱེད་མ་ཐུབ་ན་ལུས་ཟུངས་ཕྱི་མ་ཁྲག་དང་ཁུ་བ་སྨིན་པའི་རྒྱུ་འགག་པས་ཁུ་བ་ཚུལ་བཞིན་དུ་སྨིན་མི་ཐུབ་ལ་དེ་བཞིན་དུ་སྨད་སྙིང་ནས་ས་བོན་གྱི་བཅུད་འབབ་པས་དེ་ནས་འགག་ནའང་མོ་ནད་བསྐྱེད་སྲིད། ནད་ཐོག་ལག་ལེན་གྱི་ཁྲིད་དུ་ཟླ་མཚན་འགག་པའམ་མངལ་བུ་མི་ཆགས་པའི་རིགས་ལ་སྨད་པའི་རྒྱུངས་གཟུགས་ཀྱི་ནུས་པར་བརྟག་དཔྱད་བྱས་ཏེ་སྐྱུལ་རྩི་ལྡང་ཚད་དང་ལྡན་མིན་ལས་ནད་རྒྱུ་བརྟག་པའང་དོན་དུ་གསང་བའི་ཟླ་མཚན་ཚུལ་བཞིན་དུ་རྒྱུ་བར་གེགས་བྱེད་པ་དེ་རྩ་ནད་ཀྱི་གྱུར་ཚུལ་དུ་བཞག་ཆོག་སྙམ། མདོར་ན་རྩ་ནད་བཅུ་དྲུག་གི་གྱུར་ཚུལ་ནི་ལུགས་འབྱུང་ལྟར་ན་མངལ་ནད་རྩ་མིག་འགྲིམས་ཏེ་ནང་དོན་སྣོད་བཅས་ལ་བྱེར་བ་དང་། ལུགས་ལྡོག་ལྟར་ན་ལུས་ཟུངས་བདུན་པོ་རིམ་པ་བཞིན་དུ་དྭངས་སྙིགས་ཚུལ་བཞིན་དུ་འབྱེད་མ་ཐུབ་པས་ལུས་ཟུངས་ཕྱི་མ་ཕྱི་མ་སྨིན་མ་ཐུབ་པ་དང་། ཁྱད་པར་དུ་སྨད་སྙིང་ནས་ས་བོན་བཅུད་ཀྱི་རྩ་དང་བསམ་སེའུ་གནས་སུ་ཁམས་དཀར་དམར་འབབ་པའི་གནས་གང་ནས་འགག་ནའང་ཟླ་མཚན་ལེགས་པར་རྒྱུ་མི་ཐུབ་པ་དང་མངལ་བུ་མི་ཆགས་པ་སོགས་ཀྱི་རྒྱུ་རུ་འགྱུར་སྲིད་དོ། །

གསུམ་པ། རྩ་ནད་བཅུ་དྲུག་སོ་སོར་དཔྱད་པ།

གསོ་རིག་རྒྱུད་བཞི་ལས། ཁྲག་ཚབས་གློ་སྙིང་མཆིན་མཆེར་མཁལ་མ་དང་། །རྒྱུ་མ་འོ་མ་ནུ་མ་གོར་པ་བཅུ། །རླུང་ཚབས་མགོ་དང་རུས་པ་སྙིང་མཁལ་མ། ཕོ་བ་རྒྱུ་མའི་ཚབས་དང་དྲུག་ཏུ་བཤད། །ཅེས་གསུངས་པ་ལྟར། རྩ་ནད་བཅུ་དྲུག་ནི་ཟླ་མཚན་ཆུ་སེར་རླུང་གིས་ཁྱེར་བའི་གནས་དོན་སྣོད་ཀྱི་ཉེས་པ་ཤས་ཆེ་ཆུང་དང་ཚ་གྲང་གི་ངོ་བོ། ཟླ་མཚན་ཆུ་སེར་ཁམས་ཀྱི་ཉེས་པ་ཤས་ཆེ་ཆུང་བཅས་ལས་ཁྲག་མཁྲིས་ཚ་བའི་ངོ་བོ་ཤས་ཆེ་བ་ལས་ཁྲག་ཚབས་བཅུ་དང་། བད་རླུང་གྲང་བའི་ངོ་བོ་ཤས་ཆེ་བར་རླུང་ཚབས་དྲུག་བཅས་ནད་གཞི་རེ་རེ་བཞིན་རགས་ཙམ་དཔྱད་ན།

གཅིག སྙིང་གི་ཁྲག་ཚབས།

1. གྱུར་ཚུལ།

ཕྱི་ནང་གི་ཟླ་མཚན་ཆུ་སེར་རླུང་གི་བྱེད་པ་ལ་བརྟེན་ནས་རྩ་བརྒྱུད་དེ་སྙིང་ལ་ཁྱེར་བས་སྙིང་གི་ཁྲག་ཚབས་སུ་གྱུར་པ་དང་། ནད་གཞིའི་འཕེལ་རིམ་ལ་གཞིགས་ན་མངལ་ནད་མ་བཅོས་རྙིང་བའམ་བཅོས་མ་སླེབས་པར་སྙིང་གི་ཁྲག་ཚབས་སུ་འགྱུར་སྙམ།

2. ནད་རྟགས།

གསོ་རིག་རྒྱུད་བཞི་ལས། དེ་རྟགས་སྙིང་གི་ཁྲག་ཚབས་རོ་སྟོད་གཟེར། །རྒྱུ་ཞབས་ཚ་ཞིང་གཏུབས་པ་སྙམ་དུ་སེམས། །ཞེས་གསུངས་པ་ལྟར། ཐུར་སེལ་རླུང་གི་བྱེད་ལས་ལོག་སྟེ་དྭངས་སྙིགས་འདྲེས་པའི་ཟླ་མཚན་གྱེན་དུ་ཚེ་སྲོག་སེམས་ཀྱི་རྟེན་སྙིང་གི་གནས་སུ་ལོག་པས་རོ་སྟོད་མདུན་རྒྱབ་གཟེར་ཞིང་། ལུས་ཡོངས་ཀྱི་ཁྲག་རྒྱུན་འཁོར་རྒྱུགས་སྙིང་གི་བསྐུམས་ཤུགས་དང་བརྒྱངས་ཤུགས་ལ་རག་ལས་པས་དྭངས་སྙིགས་འདྲེས་པའི་ཟླ་མཚན་དོན་སྣོད་དང་ལུས་ཕྱིའི་ཤ་ལྤགས་སོགས་སུ་ཁྱེར་བདེ་བ་དང་། ཁྱད་པར་དུ་ཟླ་མཚན་རྒྱུ་བའི་ཐ་གཞུག་ཏུ་རྒྱུ་ཞབས་ཚ་ཞིང་གཏུབས་པ་ལྟ་བུའི་ཚོར་བ་ཡོད་པ་བཅས་ཀྱི་རྟགས་མངོན།

3. བཅོས་ཐབས།

སྤྱི་བཅོས་སྙིང་གཤེར་གྱི་ཐང་ཆེན་མ་ནུ་བཞི་ཐང་སོགས་ཀྱིས་ཁྱེར་བ་བསྡུ་ཞིང་བསྡུ་བ་

གསོད་པ་དང་བསད་རྗེས་སྨྲངས་བ་བཅས་བསྡུ་གསོད་སྨྲངས་གསུམ་གྱི་སྔོ་ནས་གསོ་བཅོས་བྱེད་པ་དང་། གཤེར་ཐང་ལ་ཨ་རུ་དང་རྒྱམ་ཚྭ། ཤིང་ཚའི་ཐང་གཤེར་བཏང་ཞིང་སྨྲངས་རྗེས་སྟོད་ཀ་བཅས་སྙིང་རྩ་གཏར་བ་དང་། འབྲས་བུ་གསུམ་གྱི་སྨན་མར་བསྙེན་པ་དང་རྒྱབ་ཀྱི་ཚིགས་པ་དྲུག་བདུན་བཅས་མེ་ཡིས་བསྲེགས་པར་བྱའོ། །གཞན་ཡང་བུར་ཆང་སོགས་བསྙེན་ཉུང་སྟེ། དམར་ཁྲིད་མན་རྒྱུད་གསེར་མཆན་དུ། བུར་ཆང་ནས་དང་གཟེ་མ་བསྲེ། །ལིགས་བཙོས་ལངས་པའི་སླུམ་[སླུམ་]ནང་དུ། །བུ་རམ་ཆུས་སྨྲངས་སླང་[ལངས་]བར་བྱས། །བསིངས་པའི་ཁུ་བ་རན་ཙམ་བཏང་། །རླུང་ཚབས་སྤྱི་ལ་བསྟགས་པ་སྟེ། །ཁྱད་པར་མཁལ་རླུང་ཉུས་པ་དང་། །གློ་སྙིང་དོན་གྱི་ཚབས་ལ་བསྟགས། །ཞེས་པ་ལྟར་རོ། །

གཉིས། སློ་བའི་ཁྲག་ཚབས།

1. གྱུར་རྩུལ།

སློ་བའི་ཁྲག་ཚབས་ཀྱི་གྱུར་རྩུལ་ནི་བུ་སྟོད་ལྷག་མཆན་དུ་གནས་པས་སྲོག་ལུས་ཀྱི་རྩའི་གྲེས་རྩུལ་བསྟན་པ་ལས། འབྱུང་བ་བསྐྱེད་བྱེད་གཟུགས་འབྲེལ་ཟན་གྱི་རྩ་དོན་ལྔ་སྟོད་དྲུག་བཅས་བཅོ་བརྒྱད་དུ་གྲེས་པ་ལས། བུ་སྟོད་ནས་སློ་བར་གྲེས་པའི་རྩ་བརྒྱད་དེ་སློ་བའི་གནས་སུ་ཟླ་མཚན་ཆུ་སེར་རླུང་གིས་བྱེར་བ་ལས་འབྱུང་བ་ཡིན་སྐམ།

2. ནད་རྟགས།

གསོ་རིག་རྒྱུད་བཞི་ལས། སློ་ཡི་ཁྲག་ཚབས་སློ་མང་རོ་སྟོད་གཟེར། །རྩེའི་འགྲེང་ཡན་ལག་སྦྲིད་ཅིང་ཁ་གདོང་སྐྲངས། །ཞེས་པ་ལྟར། སློ་ལུ་བ་དང་བྲང་རྒྱབ་རོ་སྟོད་གཟེར་བ། རྩེའི་འགྲེང་ཞེས་ཆུ་སེར་ཚ་བ་སྟོད་དུ་བྱེར་བས་རྩེ་ཆུང་སོགས་རྩ་རྣམས་ཙུང་རེངས་པར་གྱུར་པ་དང་རྐང་ལག་སྦྲིད་ཅིང་ཁ་གདོང་སྐྲངས་པ། རྩ་ཚ་ལ་ཐ་མ་མཛེ་རུ་འགྲོ་བ་ཡོད། གཙང་སྟོད་ཟིན་ཐིག་དང་ཡང་ཐིག་ལས། རླུང་ཆུ་སེར་བསྐྱོངས་ཏེ་སློ་ལ་ཐོས། སློ་ལུ་བྲང་རྒྱབ་ན། རྩེའུ་བསྡེབས། གདོང་སྐྲངས། རྐང་ལག་སྦྲིད། ཤ་འགྱུར་ཞིང་རྩ་ཚ་རླུང་བེམ་པོ་བྱ་བ་ཐ་མ་མཛེ་རུ་འགྲོ། ཞེས་པ་ལྟར་རོ། །

3. བཅོས་ཐབས།

སོ་ནད་སྤྱི་བཅོས་སྙིང་བྱེ་བྲག་སློ་བའི་གནས་སུ་བབས་པ་ལ་ཙུ་གང་བདེ་བྱེད་འབྲིང་པོ་སྟེ་ཙུ་གང་བདུན་པའི་སྙིང་རྒྱན་འབྲུམ་དང་ཤིང་མངར་བསྣན་པ་བསྙེན་པ་དང་། རྩེ་ཆུང་དང་རུ

ཐུང་། ཆུ་སེར་གདོང་རྩ་གཏར་བ་དང་། ཚིགས་པ་ལྡེ་དང་བདུན་བསྲེག་ལ། དུགས་དང་ལུམས་གང་འོས་བྱ་བ། ཁ་ཟས་སྨོམས་པར་བསིལ་དྲོད་སྲོལ་མར་བསྙེན་པ་ལས་ཤ་ཆང་དྲོད་དྲགས་སོགས་སྤང་དགོས། གསོ་རིག་རྒྱུད་བཞི་ལས། སྐྱི་ཚབས་ལྕི་གཤེར་ཆུང་བས་སྦྱང་བྱ་སྟེ། །དྲུག་འགོ་གཏར་ལ་བདེ་བྱེད་འབྲིང་པོ་སྦྱར། །རྫེས་ལ་དམར་གསུམ་མར་སྦྱར་བཞི་ལྡེ་བསྲེག །ཅེས་པ་ལྟར་རོ། །

གསུམ། མཆིན་པའི་ཁྲག་ཚབས།

1. གྱུར་ཚུལ།

རླུང་དང་ཆུ་སེར་བསྔོངས་ཏེ་མཆིན་པའི་རྩ་ཏུ་རྒྱས་པ་ལས་བྱུང་བ་དང་། གཙང་སྟོད་ཟིན་ཐིག་དང་ཡང་ཐིག་ལས། རླུང་ཆུ་སེར་བསྔོངས་ཏེ་མཆིན་རྩ་རྒྱས་པས། ཞེས་དང་། ཕྱི་ལུགས་གསོ་རིག་ཏུ། བུད་མེད་ཀྱི་ཚང་ཁོག་ཚ་ནད་དང་། ཁྱད་པར་དུ་ཁམས་འདྲེན་སྲུ་གུའི་ཚ་ནད་བྱུང་བའི་ནད་པ་5%-10%ལ་མཆིན་པའི་ཚ་ནད་འབྱུང་བར་བསྟན་ཡོད་པ་དང་། དེ་དག་ནི་གཙོ་བོ་རྩ་མིག་བརྒྱུད་དེ་མཆིན་པའི་གནས་སུ་བྱེར་བ་དང་། མཆིན་པའི་ངོ་བོར་འགྱུར་བ་མེད་པར་མཆིན་པའི་ཕྱི་ཤུན་གྱི་གནས་སུ་ཆུ་སྐྲངས་སམ་རྣག་མངོན་པ་དང་། ཐོག་མར་རྒྱུ་ཞབས་ན་བ་དང་རྗེས་སུ་མཆིན་མཁྲིས་ཀྱི་གནས་སུ་གཟེར་བའམ། ཡང་ན་རྒྱུ་ཞབས་དང་མཆིན་མཁྲིས་ཀྱི་གནས་སུ་མཉམ་དུ་གཟེར་བའི་རྟགས་འབྱུང་སྲིད། དེ་མིན་བུ་སྣོད་ནང་སྐྱི་གནས་གཞན་ནད་[1]ལས་ཟླ་མཚན་ཚུལ་བཞིན་དུ་འབབ་མ་ཐུབ་པར་ལུགས་ལྡོག་ལྟར་ཁ་ནས་འབབ་པའམ་མཆིན་པའི་གཤམ་དུ་ཁྲག་ཐུམ་དང་ཆུ་སེར་མངོན་པའི་ནད་པ་རེས་འགའ་དངོས་སུ་མཐོང་རྒྱུ་ཡོད་དོ། །

2. ནད་རྟགས།

མཆིན་པ་སྐྲངས་ཤིང་རོ་སྟོད་ལྟོ་ལ་ཐལ་གོང་རྩིབ་སྐང་གཡས་གཡོན་གཟེར། མཆིན་པ་ནི་ཁྲག་གི་མཚོ་དང་མཆིན་པ་ནས་མིག་རྩ་གྱེས་ལ་མཆིན་པའི་མེ་ཏོག་མིག་ཡིན་པས་མིག་ཟླིན་དམར་རམ་ཡང་ན་སེར་བ་དང་། མཆིན་པའི་ཁྲག་གི་དྲོད་ རླངས་བར་ན་གནས་ཀྱང་སྟོད་དུ་འབར་བར་བྱེད་པས་མགོ་བོ་ན་བ་བཅས་ཀྱི་ནད་རྟགས་འབྱུང་། གསོ་རིག་རྒྱུད་བཞི་ལས། མཆིན་པའི་ཁྲག་ཚབས་མིག་ཟླིན་དམར་རམ་སེར། །མཆིན་པའི་སྙིང་དང་མགོ་བོ་ན་བའོ། །ཞེས་པ་ལྟར་དང་། གཙང་སྟོད་ཟིན་ཐིག་དང་ཡང་ཐིག་ལས། མཆིན་པ་སྐྲངས་ཤིང་ན། རོ་སྟོད་ལྟོ་ཞིང་ཐལ་གོང་རྩིབ་སྐང་གཡས་གཡོན་གཟེར། ཞེས་

[1] བུ་སྣོད་ནང་སྐྱི་གནས་གཞན་ནད། 子宫内膜异位症

གསུངས་སོ། །

3. བཅོས་ཐབས།

གསོ་རིག་རྒྱུད་བཞི་ལས། མཆིན་ཚབས་གུར་གུམ་ཤིང་ཚ་པི་པི་ལིང་། །ཨ་རུ་ཆང་སྦྱར་སྦྱངས་ལ་རུ་ཐུང་གཏར། །གུར་གུམ་བདུན་སྦྱར་རྗེས་ལ་བརྒྱད་པ་བསྲིགས། །ཞེས་པ་ལྟར། སྤྱི་བཅོས་སྡེང་སྨན་དུ་གུར་གུམ་བདུན་པའི་སྦྱོར་བ་གཏོང་བ་དང་། དཔྱད་དུ་རུ་ཐུང་གཏར། ཚོགས་པ་བརྒྱད་པ་དང་དགུ་པ། ལྡེན་སྣའི་གནས་སུ་མེ་བཙའ་གདབ་དགོས། །

བཞི། མཆེར་བའི་ཁྲག་ཚབས།

1. རྒྱུར་ཚུལ།

ཟས་སྐྱོམ་སྣུམ་ཞག་ཆེ་བ་དང་སྤྱོད་ལམ་དལ་བར་བསྡད་པས་མཆེར་བའི་གནས་སུ་དྭངས་སྙིགས་ཚུལ་བཞིན་དུ་འབྱེད་མ་ཐུབ་པས་ལུས་ཟུངས་ཕྱི་མ་ཁམས་དཀར་དམར་སྨིན་པར་གེགས་བྱེད་པ་དང་། ཡང་ན་མངལ་གནས་ཀྱི་དྭངས་སྙིགས་འདྲེས་པའི་ཟླ་མཚན་ཆུ་སེར་ལྡུང་གིས་མཆེར་བའི་གནས་སུ་བྱེར་ཏེ་བསྐྱེད་པའོ། །

2. ནད་རྟགས།

རྐྱ་ཞབས་ན་ཞིང་གཟེར་བ་དང་། མཆེར་བའི་གནས་སུ་གཟེར་ཞིང་སྦོ་བ་སོགས་ཀྱི་རྟགས་མངོན་ཏེ། གསོ་རིག་རྒྱུད་བཞི་ལས། མཆེར་བའི་ཁྲག་ཚབས་རྐྱ་ཞབས་ན་ཞིང་གཟེར། །ཞེས་གསུངས་པ་ལྟར་རོ། །

3. བཅོས་ཐབས།

གསོ་རིག་རྒྱུད་བཞི་ལས། མཆེར་ཚབས་རྒྱ་ཚ་ཤིང་ཚ་དུར་བྱིད་སྦྱང་། །སེ་འབྲུ་བརྒྱད་སྦྱར་བཅུ་གཅིག་མཆེར་སྡེང་བསྲིགས། །ཞེས་པ་ལྟར། མཆེར་བ་ནི་འབྱུང་བ་ལྔ་ལས་སའི་ཁམས་ཤས་ཆེ་བ་དང་། རྡོ་འབིག་གི་ནུས་པ་དང་ལྡན་པའི་རྒྱ་ཚ་དང་། གྲང་ལྡུང་འཇོམས་པའི་ཤིང་ཚ་དང་ཐུར་དུ་སྦྱོང་བར་ནུས་པའི་དུར་བྱིད་བཅས་ཀྱིས་སྦྱང་རྗེས་སེ་འབྲུ་བརྒྱད་པ་བསྟེན་པ་དང་། རྒྱབ་ཀྱི་ཚིགས་པ་བཅུ་གཅིག་དང་མཆེར་སྡེང་དུ་བསྲིགས་དགོས།

ལྔ། མཁྲིས་པའི་ཁྲག་ཚབས།

1. གྱུར་ཚུལ།

མཁྲིས་པའི་ཁྲག་ཚབས་ནི་ཟླ་མཚན་ཆུ་སེར་ཀླུང་གིས་མཁྲིས་པའི་གནས་སུ་བྱེར་བ་ལས་བྱུང་བའོ། །

2. ནད་རྟགས།

གསོ་རིག་རྒྱུད་བཞི་ལས། མཁྲིས་པའི་ཁྲག་ཚབས་ཉམ་ཆུང་སྐྱོམ་དད་ཆེ། །སྐྱོ་ལྤ་ཤ་ལྷགས་སེར་པོར་འགྲོ་བ་ཡིན། །ཞེས་པ་ལྟར་ཟླ་མཚན་ཆུ་སེར་ཀླུང་གིས་མཁྲིས་པའི་གནས་སུ་བྱེར་བ་ལས་མཁྲིས་པའི་ནུས་ཀྱིས་ལུས་ཀྱི་གཤེར་བའི་ཆ་རྣམས་བྲི་བས་སྐྱོམ་དད་ཆེ་བ་དང་། སྐྱོ་ལྤ་ཞིང་ཤ་དང་ལྷགས་པར་མཁྲིས་པའི་རང་མདོག་མངོན་ཏེ་མདོག་སེར་པོར་འགྲོ་བ་ཡིན།

3. བཅོས་ཐབས།

གསོ་རིག་རྒྱུད་བཞི་ལས། མཁྲིས་ཚབས་ཨ་རུ་ཁྲོན་བུ་གསེར་མེ་ཏོག །ཐང་ཁྲུས་རྗེས་ལ་ཏིག་ཏ་བརྒྱད་པ་སྦྱར། །མཁྲིས་རྩ་གཏར་ཞིང་ཚོགས་པ་བཅུ་བཞི་བསྲིགས། །ཞེས་པ་ལྟར། མཁྲིས་པའི་ནད་ལ་བཤལ་ལས་མི་འདའ་བས་ཐུར་དུ་སྦྱོང་བའི་ནུས་པ་དང་ལྡན་པའི་སྨན་ཨ་རུ་མཆུ་སྲུང་དང་ཁྲོན་བུ། མཁྲིས་ཚད་གསོད་པའི་གསེར་གྱི་མེ་ཏོག་བཅས་ཀྱི་ཐང་བཏང་ཞིང་སྦྱངས་བར་བྱེད་པ་དང་། ཞི་བྱེད་ཀྱི་སྨན་ལ་ཏིག་ཏ་བརྒྱད་པ་བསྟེན་ཞིང་དཔྱད་དུ་མཁྲིས་པ་གཤའ་རེངས་སོགས་གཏར་ཏེ་ཚ་བ་ཤེད་དམད་ཚུལ་དུ་བཅོས་པ་དང་། རྒྱབ་ཀྱི་ཚིགས་པ་བཅུ་བཞི་པར་མེ་བཙའ་གདབ་པའོ། །

དྲུག མཁལ་མའི་ཁྲག་ཚབས།

1. གྱུར་ཚུལ།

མཁལ་མའི་ཁྲག་ཚབས་ནི་མཁལ་མའི་གནས་སུ་ཟླ་མཚན་ཆུ་སེར་ཀླུང་གིས་བྱེར་ཏེ་ནད་གཞི་གསར་བའི་སྐབས་སུ་ཁྲག་མཁྲིས་ཚ་བ་ཤས་ཆེ་བ་སྟེ། བསམ་སེའུ་དང་ཁམས་འདྲེན་སྲུ་གུའི་ནད་གཞི་མཁལ་མའི་གནས་སུ་ཐུང་བྱེར་བདེ་བར་སྣམ།

2. ནད་རྟགས།

གསོ་རིག་རྒྱུད་བཞི་ལས། མཁལ་མའི་ཁྲག་ཚབས་འདོམས་གཡའ་མོ་མཚན་ཚ། །ཞེས་པ་ལྟར། ནད་རྟགས་སུ་ཟླ་མཚན་ཆུ་སེར་ཀླུང་གིས་མཁལ་མའི་གནས་སུ་བྱེར་བ་དང་། མཁལ་མ་དང་བསམ་སེའུ་གཡོན་པ། དེ་ནས་མོ་མཚན་དང་འབྲེལ་ཞིང་ཆུ་སེར་རང་གི་ལྷང་ཚད་ལས་འདས་

པས་འདོམས་གཡའ་ཞིང་མོ་མཚན་ཚ་བ་དང་། མཁལ་མ་ཡ་གཅིག་གམ་གཉིས་ཀ་གང་ཏུང་དུ་ཞུགས་པས་མཁལ་མ་གཅིག་གམ་གཉིས་ཀ་ན་བ་དང་། བརླ་གཉིས་ཀྱང་གང་ཏུང་འཁྱུག་པར་བྱེད་པ། ཡང་ན་ལ་ལར་ཆུ་སྐྱི་ཞིང་སྲི་བ། འབྲིལ་འཁོར་གྱི་དབང་གིས་རྣ་ཡིས་སྒྲ་མི་ཐོས་པ་སོགས་ཀྱི་ནད་རྟགས་འབྱུང་སྲིད།

3. བཅོས་ཐབས།

གསོ་རིག་རྒྱུད་བཞི་ལས། མཁལ་མའི་ཚབས་ལ་ཤིང་ཚ་ཆང་ལ་བསྐོལ། །རྒྱ་ཚ་རྒྱ་ཏུ་བ་སྤྲུ་ཙཏྲ་ཡི། །ཁ་ཚར་བཏབ་བཏང་བྱིན་གཞུག་རྩ་ལ་གཏར། །རྫིས་ལ་རྩ་བ་ལྔ་སྦྱར་བཙུ་བཞི་བསྲེག །ཅེས་པ་ལྟར། མཁལ་མའི་ཚབས་ལ་གྲང་རླུང་སེལ་ཞིང་ནུས་པ་རྣོ་བའི་ཤིང་ཚ་དང་ཆང་། རྒྱ་ཚ། ཐུར་དུ་སྦྱོང་བར་ནུས་པའི་རྒྱ་ཏུ་དང་བ་སྤྲུ། འོལ་མོ་སེ་བཅས་ཁ་ཚར་བཏབ་པ་དང་། བྱིན་གཞུག་རྩ་གཏར་ཞིང་རྩ་བ་ལྔ་ཡི་སྨན་མར་སྦྱར་བ་དང་། ཚིགས་པ་བཙུ་བཞི་པ་བསྲེག་པའོ། །

བདུན། རྒྱུ་མའི་ཁྲག་ཚབས།

1. གྱུར་ཚུལ།

རྒྱུ་མའི་ཁྲག་ཚབས་མང་ཆེ་བ་ཕུ་སྣོད་ཀྱི་ནད་རྒྱུ་མའི་གནས་སུ་བྱེར་བ་ལས་འབྱུང་བ་དང་། ཕུ་སྣོད་ཀྱི་ནད་ཁྲག་མཁྲིས་ཤས་ཆེ་བ་རྒྱུ་མའི་གནས་སུ་བྱེར་ན་ནད་གཞི་དང་གནས་ཀྱི་ངོ་བོ་སྦྱོར་མཚུངས་སུ་གྱུར་པས་ཚ་བའི་ནད་སྟོབས་ཆེན་དུ་འགྱུར་ལ། རིམ་བཞིན་ནད་གཞི་རྙིང་པར་གྱུར་ན་རྒྱུ་མའི་རླུང་ཚབས་སུ་འགྱུར་སྐམ།

2. ནད་རྟགས།

གསོ་རིག་རྒྱུད་བཞི་ལས། རྒྱུ་མའི་ཁྲག་ཚབས་ཚ་ཞིང་གཏུབས་སྐམ་བྱེད། །ཅེས་པ་ལྟར། ནད་གཞི་ཁྲག་མཁྲིས་ཚ་བ་ཤས་ཆེ་བ་གསར་བའི་དུས་ཡིན་པས་ལུས་ཡོངས་སམ་རྒྱུ་ཞབས་དང་འདོམས་བཅས་ལ་ཚ་བ་རྒྱས་པ་དང་། མཁྲིས་པའི་ཚ་རྡོ་ཤས་ཆེ་བས་ན་ཟུག་བཟོད་ཐག་མེད་པར་འབྱུང་ཞིང་གཏུབས་པ་སྐམ་དུ་སེམས་པ་བཅས་ཀྱི་ནད་རྟགས་འབྱུང་སྲིད། ལྷག་པར་དུ་ཕུ་སྣོད་གནས་ཀྱི་ནད་གཞི་རྒྱུ་མའི་གནས་སུ་བྱེར་བདེ་སྐམ་པ་དང་། རྒྱུ་མ་ནི་ཁྲག་མཁྲིས་ཚ་བའི་གནས་དང་ཕུ་སྣོད་ཀྱང་ཚ་བའི་གནས་ཡིན་སྐམ་པས་མཁྲིས་པའི་མཚན་ཉིད་ཀྱི་བྱུར་སྦྱོར་མཚུངས་སུ་གྱུར་ན་ན་ཟུག་བཟོད་ཐག་མེད་པར་འབྱུང་སྐམ།

3. བཅོས་ཐབས།

གསོ་རིག་རྒྱུད་བཞི་ལས། རྒྱུ་ཚབས་ལྷུམ་རྩ་ཨ་རུའི་ཐང་གཤེར་སྦྱང་། །འོམ་བུ་བདུད་རྩིའི་དུགས་བདུག་བཅུ་བདུན་བསྲེག །གཞན་མོའི་གློ་བ་སྨ་དང་མར་རྙིང་བཏང་། །ཞེས་པ་ལྟར། རྒྱུ་ཚབས་ཀྱི་བཅོས་ཐབས་ནི་སྔོད་ཚད་ཐུར་དུ་སྦྱོང་བར་བྱེད་པའི་ལྷུམ་རྩ་དང་ཨ་རུ་མཆུ་སྒུང་གི་ཐང་གིས་སྦྱངས་ཤིང་། འོམ་བུའི་དུགས་བདུག་ཅིང་ཚོགས་པ་བཅུ་བདུན་རྒྱུ་མའི་གསང་དུ་བསྲེག་པ་དང་། གཞན་མོའི་གློ་བ་དང་སྨ་མར་རྙིང་བཏང་བའོ། །

བརྒྱད། འོ་ཚབས།

1. ཀུར་ཚུལ།

གླད་སྙིང་དང་དབུས་ཀྱི་ས་བོན་བཅུད་ཀྱི་རྩ། བསམ་སེའུ་བཅས་ཀྱི་གནས་སུ་ཁམས་དཀར་ཚུལ་བཞིན་དུ་དྭངས་སྙིགས་འབྱེད་མ་ཐུབ་པ་དང་། བུད་མེད་རང་གི་ལུས་ཀྱི་གསོས་སུ་མ་ཀུར་པར་ནུ་མའི་གནས་དང་བུ་སྣོད་ཀྱི་ནང་དུ་ཤོར་བའམ། ཡང་ན་ལུས་ཟུངས་བདུན་ལས་ སྔ་མ་སྔ་མ་ཚུལ་བཞིན་དུ་དྭངས་སྙིགས་འབྱེད་མ་ཐུབ་པར་ཕྱི་མ་ཕྱི་མ་སྨིན་པར་གེགས་བྱས་པ་ལས་ཁམས་དཀར་ཡང་ཚུལ་བཞིན་དུ་རྒྱུ་མ་ཐུབ་པར་ཟླ་མཚན་གྱི་མདོག་འོ་མ་ལྟར་འཛག་པར་སྨྲས།

2. ནད་རྟགས།

ལུས་ཟུངས་ཀྱི་ཕྱི་མ་ཁམས་དཀར་ནུ་མའི་གནས་དང་བུ་སྣོད་དུ་ལྷུང་བས་སྐྱེ་ལམ་ནས་ཁམས་དཀར་པོ་འཛག་པ་དང་། འཛག་པའི་དུས་སུ་ལུས་ཐང་ཆད་པ། དྭངས་མ་མདངས་སུ་རྒྱས་པར་གེགས་བྱས་པས་མདངས་ཤོར་བ། མདངས་ནི་སྙིང་ལ་གནས་པས་མདངས་ཟད་པས་སྙིང་འཁྱོ་བ། ཆུ་སོ་ན་ཞིང་ལུས་སྟོབས་ཤོར་བས་རླུང་འཕེལ་ཏེ་སྨྱུག་སྨྲམ་བྱེད་པ་དང་མངལ་བུ་སྦྲུམ་མི་ཐུབ་པ་སོགས་ཀྱི་ནད་རྟགས་མངོན། གསོ་རིག་རྒྱུད་བཞི་ལས། འོ་ཚབས་ཟླ་མཚན་འོ་ཁ་ཆུ་འདྲ་འཛག །སྙིང་འཁྱོ་ཆུ་སོ་ན་ཞིང་སྨྱུག་སྨྲམ་བྱེད། །ཅེས་གསུངས་ཡོད། ཡང་ན་བད་ཀན་གྱི་རང་མདོག་ཁམས་དཀར་པོ་འཕེལ་ཏེ་ལུས་ཤ་རྒྱས་ཤིང་བུ་ག་འགག་པས་མངལ་བུ་ཆགས་མི་ཐུབ་པ་དང་། ཚོགས་རྒྱས་ལ་ལས་མཐའ་རིང་བ། ཟླ་མཚན་གྱི་བོངས་ཚུང་ཞིང་ནུ་ཞོ་འཛག་པ་བཅས་ཀྱི་རྟགས་མངོན་ལ། ཕྱི་ལུགས་གསོ་རིག་གི་འོ་ཟགས་རྒྱུ་མཐོ་བའི་ཁྲག་ནད་[①]ནི་འོ་ཚབས་ཀྱི་ཁོངས་སུ་གཏོགས་པར་སྨྲས།

① འོ་ཟགས་རྒྱུ་མཐོ་བའི་ཁྲག་ནད། 高泌乳素血症

3. བཅོས་ཐབས།

བད་ཀན་གྱི་ཁམས་དཀར་འཕེལ་བ་ཉམས་དམད་དེ་ལྷང་ཚད་དང་ལྡན་པ་སྤྱིའི་གསོ་ཚུལ་དུ་ངེས་པས། གསོ་རིག་རྒྱུད་བཞི་ལས། ཝ་ཚབས་འབྲུ་སྣ་འི་དུགས་བྱ་ཚ་མར་བྱུག །ཤིང་ཚ་གཟེ་མ་ར་སྣ་སྨུ་ལ་སྨ །ཕྱང་རྒྱན་དཀར་པོ་བུ་རམ་སྦྱར་ལ་བཏང་། །ཞེས་གསུངས་པ་ལྟར། འབྲུ་རིགས་སྣ་ལྔ་བརྗོས་པའམ་བཙོས་པ་གང་རུང་གིས་ན་སར་དུགས་བྱ་བ་དང་། ཁྲད་པར་སྨན་ཕྱེ་སོགས་ངོ་བོ་རྩུབ་པའི་ཟས་རིགས་བསྟེན་ཞིང་བད་ཀན་གྲང་རླུང་སེལ་བའི་ཤིང་ཚ། ཆུ་སེར་སྐེམ་པའི་གཟེ་མ་བཅས་ལ་བད་ཀན་གྱི་ནད་སེལ་བའི་ཏ་བུ་རམ་སྦྱར་ལ་བཏང་བར་བྱའོ། །

དགུ། ཉུ་ཚབས།

1. གྱུར་ཚུལ།

ཉུ་ཚབས་ནི་མངལ་ནད་སོ་སོ་དུས་སུ་མ་བཅོས་པར་ཁྲག་དང་ཆུ་སེར་རླུང་གི་ཡང་གཡོའི་ནུས་པ་ལ་བརྟེན་ནས་གོང་དུ་གསང་བའི་ཟླ་མཚན་སྐབས་སུ་བཤད་ཟིན་པའི་ཉུ་མ་ནས་ཕོ་མོའི་མཚན་མའི་གནས་སུ་འབྲེལ་བའི་རྩ་མིག་འགྲིམས་ནས་སྟོད་དུ་བྱེར་ཏེ་ཉུ་མའི་གནས་སུ་རྒྱས་སྐམ་ལ། གཙང་སྟོད་ཟིན་ཐིག་དང་ཡང་ཐིག་ལས། རླུང་ཁྲག་ཆུ་སེར་དང་གདོངས་[བསྡོངས་]ནས། རྩ་ཏུ་རྒྱས་པས་ཟླ་མཚན་ཉུ་ཞོར་འགྲོས་[འཐྲོས་]སྟེ། ཉུ་ཞོ་ཁྲག་རྣག་ཏུ་འཛག་ཅིང་། ཞེས་གསུངས་པ་ལྟར་དང་། ཡང་ན་ཀླད་གཞུང་ནས་དབུས་ཀྱི་ས་བོན་བཅུད་ཀྱི་རྩའི་གནས་སུ་ཁམས་དཀར་ལེགས་པར་སྨིན་མ་ཐུབ་པར་ཆུ་སེར་ཉུ་མར་བབས་པ་ལས་བྱུང་བ་དང་། ཕྱི་རྐྱེན་བུ་བཙས་རྗེས་སུ་ཉུ་མའི་བུ་ག་མ་བསལ་བར་ཉུ་ཞོ་འགག་པའམ་ཡང་ན་ཉུ་ཞོ་མང་དྲགས་ཏེ་ཉུ་རོ་ལུས་པ་སོགས་ལས་གྱུར་པ་ཡིན་ནམ་སྙམ་ལ། དེར་མ་ཟད་རྒྱུ་སྲིན་འཕེལ་བ་ལས་ཀྱང་ཉུ་ཚབས་འབྱུང་བ་ནད་ཐོག་ལག་ལེན་སྟེང་དངོས་སུ་འཕྲད་པས་ནད་རྒྱུ་མི་འདྲ་བ་ལས་ནད་རྟགས་ཀྱི་མངོན་ཚུལ་དང་བཅོས་ཐབས་སོགས་ཀྱང་མི་འདྲའོ། །

2. ནད་རྟགས།

གསོ་རིག་རྒྱུད་བཞི་ལས། ཉུ་ཚབས་ཉུ་མ་སྐྲངས་ཤིང་ཟུག་གཟེར་ཆེ། །ཞེས་པ་ལྟར། ཕྱི་ནང་གསང་གསུམ་གྱི་ཟླ་མཚན་ལེགས་པར་མ་སྨིན་པར་སྐྱེ་འཕེལ་མ་ལག་གི་ཉེས་པ་འཕེལ་ཟད་འབྲུགས་གསུམ་ཅི་རིགས་སུ་གྱུར་པས་རྩ་རྒྱུད་འགྲིམས་ཏེ་ཉུ་མའི་གནས་སུ་བྱེར་བ་དང་། ནད་རྐྱེན་ཉུ་ཞོ

འགག་པ་བཅས་ལས་ནད་རྟགས་སུ་ནུ་མ་སྐྲངས་ཤིང་ཟུག་གཟེར་ཆེ་བ་དང་། རྐོས་སུ་ནད་རྒྱུ་དང་ནད་རྐྱེན་མི་འདྲ་བས་ནད་རྟགས་ཀྱི་མངོན་ཚུལ་སོ་སོར་འབྱུང་བར་འདོད་དེ། ཀླད་གཞུང་དང་དབུས་ཀྱི་ས་བོན་བཅུད་ཀྱི་རྩའི་གནས་སུ་ནད་འགྱུར་བྱུང་སྟེ་ཁམས་དཀར་དམར་ལེགས་པར་སྨིན་མ་ཐུབ་ན། གསོ་རིག་རྒྱུད་བཞི་ལས། ཙུས་ལས་ཀླད་གཞུང་རྐང་དུ་འགྱུར་བའི་ཕྱིར། །ཞེས་དང་། ཙུས་ལས་རྐང་འགྱུར་རྐང་ལས་ཁུ་བར་འགྱུར། །ཞེས་པ་ལྟར། ལུས་ཟུངས་བདུན་གྱི་གྱུར་ཚུལ་ལ་གཞིགས་ན་ཙུས་པ་ནས་ཀླད་གཞུང་རྐང་དུ་གྱུར་ཏེ་ཁམས་དཀར་དམར་གཉིས་སུ་སྨིན་པའི་ཕྱིར་ན། གསོ་རིག་རྒྱུད་བཞི་ལས། གཉིས་པ་ལུས་ཀྱི་མེ་དྲོད་རང་གནས་འདུག །ཆ་ཤས་ལུས་ཟུངས་ཀུན་ལ་གནས་པ་དེ། །འབར་དང་བྲི་བས་འཕེལ་དང་ཟད་པར་འགྱུར། །དང་པོས་ཕྱི་མ་རྒྱས་དང་འགྲིབ་བྱེད་ཡིན། །དྲི་མ་ཐོགས་དང་ཤིན་ཏུ་འབྱུང་ལས་ཤེས། །ཞེས་མེ་དྲོད་འབར་བས་ཟས་རྐྱལ་ལེགས་པར་ཞུ་སྟེ་ལུས་ཟུངས་བདུན་པོ་རང་རང་ཆ་ཤས་ཀྱི་མེ་དྲོད་ཀྱིས་ལུས་ཟུངས་ཕྱི་མ་ཕྱི་མ་རྒྱས་པར་བྱེད་པ་དང་། མེ་དྲོད་ཀྱི་མཐུ་ཉམས་ཏེ་བྲི་བས་ལུས་ཟུངས་སྨོན་མ་ལེགས་པར་སྨིན་མ་ཐུབ་ན་ཕྱི་མ་ཕྱི་མའང་རྒྱས་མི་ཐུབ་པས་ནུ་ཞོའི་རྟེན་ནུ་མའམ་ཕྱི་ནང་གི་སྐྱེས་འཕེལ་མ་ལག་འཚར་སྐྱེས་འབྱུང་བ་ལ་གེགས་བྱས་ཏེ་བྱིས་པ་མ་སྐྱེས་པར་ནུ་ཞོ་འཛག་པ་དང་། ཟླ་མཚན་འགག་པའམ་ཇེ་ཉུང་དུ་འགྲོ་བ། ཆགས་པ་འཕེལ་མི་ནུས་པ་སོགས་ཀྱི་ནད་རྟགས་མངོན་པ་དང་། རྐྱེན་བུ་བཙས་རྗེས་ནུ་ཞོ་འགག་པའམ་ནུ་རོ་ལུས་པ་ལས་ནུ་མ་སྐྲངས་ཤིང་གཟེར་བ་དང་། སྐྲངས་མདོག་དམར་བ། རྣག་ཏུ་སྨིན་སླ་བ། ནུ་མ་གཡས་གཡོན་གང་སྐྲངས་ན་གཞོགས་དེའི་མཆན་འོག་གི་རྨེན་བུ་ཁྲིས་པ་སོགས་ཀྱི་ནད་རྟགས་མངོན་སྲིད་དོ། །

3. བཅོས་ཐབས།

སྤྱིར་སྨན་དཔྱད་ཟས་སྤྱོད་བཞིའི་སྒོ་ནས་ནུ་ཚབས་ཀྱི་བཅོས་ཐབས་བསྟན་ཡོད་ཀྱང་། དོན་དུ་ནད་རྒྱུ་དང་ནད་རྐྱེན་མི་འདྲ་བ་ལས་བཅོས་ཐབས་ཀྱང་མི་འདྲ་བ་བསྟན་ཡོད་དེ། ནུ་མའི་བུ་ག་འགག་པའི་ཞོ་ཐུམ་གྱི་རིགས་ལ་བུ་ག་བསལ་ཏེ་ནུ་ཞོ་ཕྱིར་བཏོན་པ་སྤྱིའི་བཅོས་ཐབས་ཏེ། གཙང་སྟོད་ཟིན་ཐིག་དང་ཡང་ཐིག་ལས། ཞོ་ཐུམས་[ཐུམ་]ཕག་ཟེས་བུ་ག་བསྒྲུལ། །སྐན་[རྐན་]དྲག་འཇིབ་ཅིང་བཙིར་བར་བྱ། །གྲང་ན་དུགས་བྱ་སླིང་རྩ་གཏར། །རྩིབས་ལོག་ནུ་བྲང་རྩ་རྣམས་གཏར། །ནན་བྱས་མ་ཐུབ་ལུམས་སུ་གཞུག །རྣག་ཏུ་སྨིན་ན་གཤག་ལ་དབྱུང་། །ཕྱང་སྦྱོས་མཁན་པའི་ལུམས་སུ་གཞུག །ཞོ་དོད་ཁྲག་འཛག་ཅིང་[བཅིང་]བ་དང་། །མཁྲིས་པའི་སྦྱོར་བ་སྣ་ཚོགས་བྱ། །ཞེས་གསུངས་

པ་ལྟར་སྨན་དཔྱད་སོ་སོའི་སྒོ་ནས་རགས་ཙམ་དཔྱད་ན།

(1) སྨན།

བ་ཤ་ག ཀྱི་ལྡེ། ཨ་རུ་ར་གསུམ་གྱི་ཐང་བཏང་ཞིང་འབྲས་བུ་གསུམ་གྱི་སྨན་མར་བསྐྱེན་ལ། འབྲས་ནས་སོ་བ་གསུམ་མནན་པ་ལ་སླུམ་བྲེ་དོ། མར་བྲེ་ཕྱེད་བསྲེས་ལ། ཚ་བ་གསུམ། ཁ་རུ་ཚ། ཤིང་ཚ། ཆུ་བྲེ་དོ་ལ་བསྐུས་ཏེ་ཆུ་ཆོད་པ་དང་ཚགས་མིག་ནས་བཙོན་ཏེ་བུར་སྤྲང་བཏབ་ལ་བཏང་བ་དང་། གསོ་རིག་རྒྱུད་བཞི་ལས། ནུ་མའི་ཁྲག་ཚབས་མཚལ་གྱི་ཉ་དགུས་མནན། །བ་ཤ་ག་དང་ཀྱི་ལྡེ་དཀར་པོ་དང་། །ཨ་རུའི་ཐང་བཏང་འབྲུ་སྣའི་སྨན་མར་སྦྱར། །ཞེས་པ་ལྟར་ནུ་མའི་གནས་སུ་བྱེར་བ་ཐང་གིས་བསྡུ་ཞིང་འབྲས་གསུམ་གྱི་སྨན་མར་བསྐྱེན་པའོ། །ནུ་མའི་ཁྲག་ཚབས་ལ་མཚལ་གྱི་ཉ་དགུས་མནན་པའི་རྒྱུ་མཚན་ནི། སྐྱེམས་འགྲེལ་ལས། སྐྲངས་དང་ཟུག་ཡོད་པར་མཚལ་གྱི་ཉ་ཞེས་པ་དགུ་བྲིས་ཏེ་མནན་ནོ། །ཞེས་གསུངས་པ་ལྟར་དང་། རྩ་སྦྱོངས་ཀྱི་སྐབས་སུ། གུར་གུམ་རྩ་མཉེན་མཚལ་གྱིས་དྭངས་སྙིགས་འབྱེད། །ཅེས་པ་ལྟར། མཚལ་གྱིས་ཐ་འདུབ་པ་དང་། རུལ་བ་གཙོད་ཅིང་ཤའུ་སྐྱེད། ཐ་ཚད་གཅོག་པ་དང་ཐ་འབྲས་གཅོད་པའི་ནུས་པ་དང་ལྡན་པས། ཉ་དགུ་མནན་པ་ནི་གཙོ་བོ་སྐྲངས་པ་དང་ཟུག་གི་གནས་མི་འཕོ་ཞིང་གཞན་གནས་སུ་མི་བྱེར་བའི་ཆེད་དུ་ཡིན་སྙམ། ཁམས་གཙང་འབྲུག་རྒྱལ་གྱི་སྨན་ཡིག་ལས། ནུ་མ་སྐྲངས་ལ་བྱུག་པའི་གདམས་པ་དང་། །རྣག་མེད་སྒྲོག་ལྟར་འཁྱུག་པའི་ནུ་གཟེར་ལ། །ར་ཐུག་རིལ་མ་དྲི་ཆུས་འདུལ་བ་བྱུག །ནུ་ཆུ་འགག་ལ་འོམ་བུའི་ཁུ་བས་བཀྲུ། །སྤྲུབ་ག་ལྤ[སྤ་]ཏིག་ལྕགས་ཀྱུ་ཀྱི་ལྡེ་ཧོང་། །སྟག་ཤ་ཨུག་ཆོས་རི་དྭགས་དྲི་ཐོན་བྱ། །དྲི་ཆུ་སྦྱར་བྱུག་མྱུར་དུ་སྐྲངས་ཟུག་ཞི། །ཞེས་པ་ལྟར་ནུ་མ་སྐྲངས་གཟེར་འཇོམས་པའི་གདམས་པ་གསུངས་ཡོད་པ་ལྟར་རོ། །

(2) དཔྱད།

རྒྱབ་རྩ་དྲུག་འདུས་གཏར་ཞིང་ཚོགས་པ་གསུམ་པ་མཁྲིས་པའི་གསང་དང་། བདུན་པ་སྙིང་གི་གསང་རྣམས་མེ་ཡིས་བསྲེགས་པར་བྱ་ལ། འགྲོ་བ་འདྲེན་པ་དང་ཟུག་ཏུ་དབྱུང་ཐབས་ཀྱི་བཙུན་མོ་ནུ་མའི་བཤལ་སོགས་བསྟེན་པར་བྱའོ། །

བཅུ། ཁྲག་ཚབས་གོར་བ།

1. གྱུར་ཚུལ།

མངལ་དུ་ཟླ་མཚན་འཁྲིལ་ནས་ཞོ་ལྟར་ཆགས་པའི་ནད་དེ། གཡུ་ཐོག་དགོངས་རྒྱན་ལས། ནད་ཀྱི་རྟགས་ལ་བརྟོས་ནས་བཏགས་པའི་བུད་མེད་ཀྱི་མངལ་དུ་ཟླ་མཚན་འཁྲིལ་བའི་ནད་ཀྱི་མིང་སྟེ། བཀྲ་འབུམ་པས་མཛད་པའི་རྒྱུད་བཞིའི་དཀའ་འགྲེལ་ལས། ཁྲག་ཚབས་གོར་པ་ནི། མངལ་དུ་ཟླ་མཚན་འཁྲིལ་ནས་ཞོ་ལྟར་ཆགས་ཏེ་སྐབས་འགར་བུ་སྙོད་ནང་དུ་གོར་གོར་ལྟ་བུ་ཞིག་འདྲིལ་བའི་ཉམས་བྱེད་པས་མིང་ཡང་དེ་ལྟར་དུ་གྲགས་སོ། །ཞེས་གསུངས་པ་ལྟར་རོ། །

2. ནད་རྟགས།

ཐུར་སེལ་རླུང་གི་བྱེད་ནུས་ཚུལ་བཞིན་དུ་མ་ཐོན་པ་ལས་ཟླ་མཚན་ཚུལ་བཞིན་དུ་རྒྱུ་མ་ཐུབ་པར་བུ་སྣོད་ཀྱི་གནས་སུ་འཁྲིངས་པ་ལས་རྒྱུ་སྐྱད་གང་ཞིང་ལྟང་དུབ་ན་བ་དང་འགྲོ་མི་ནུས་ཏེ། གསོ་རིག་རྒྱུད་བཞི་ལས། ཁྲག་ཚབས་གོར་པ་ལུས་ལྕི་འགྲོ་མི་ཤེས། །རྒྱུ་སྐྱད་ཁེངས་ཤིང་ལྟང་དུབ་ན་བར་བྱེད། །ཅེས་གསུངས་པ་ལྟར་རོ། །

3. བཅོས་ཐབས།

སྨན་དུ་ཤ་རུ་དང་འོལ་མོ་སེ། རྒྱ་ཚ་བཅས་རྩ་ནད་སྦྱོངས་ཤིང་ནུས་པ་རྣོ་ལ་མྱུར་བའི་ཆང་དང་སྦྱར་ཏེ་ཁོང་དུ་བསྟེན་པ་དང་། དཔྱད་དུ་འབྲུའམ་རྩ་དུགས་དང་ལོང་རྩ་ཡོབ་གོང་གཏར་བར་བྱ། ཟས་སྤྱོད་བཙུད་བསྟེན་པ་སྟེ། གསོ་རིག་རྒྱུད་བཞི་ལས། ཁྲག་ཚབས་གོར་པ་འབྲུའམ་རྩ་དུགས་བྱ། །ཤ་རུ་འོལ་མོ་རྒྱ་ཚ་ཆང་སྦྱར་བཏང་། །ལོང་རྩ་ཡོབ་གོང་རྩ་གཏར་ཟས་སྤྱོད་བསྟེན། །ཞེས་གསུངས་པ་ལྟར་རོ། །

བཅུ་གཅིག མགོ་ཡི་རླུང་ཚབས།

1. གྱུར་ཚུལ།

གཙང་སྟོད་ཟིན་ཐིག་དང་ཡང་ཐིག་ལས། ཁྲག་དང་ཆུ་སེར་བསྡོངས་ནས། མ་བུ་ཟུངས་ཀྱི་རྩ་ལ་ཞེན་ནོ། །མགོ་འཁོར་མིག་འཁྲིབ་རྣ་བ་ན་རྣག་འཛག་ཅེས་པ་ལྟར། ཕྱི་ནང་གསང་གསུམ་གྱི་ཟླ་མཚན་ལེགས་པར་མ་སྨིན་པ་ཁྲག་དང་ཆུ་སེར་བསྡོངས་ནས་བུ་སྣོད་ལྟག་མཚན་དུ་གནས་པས་སྲོག་ལུས་ཀྱི་རྩ་ཆགས་པའི་རྩ་བཞིར་གྱེས་པའི་རྩ་གཅིག་གླད་པ་ལ་འབྲེལ་བའི་མ་བུ་ཟུངས་ཀྱི་རྩ་ལ་

ཞེན་པ་ལས་བསྐྱེད་པ་ཡིན་སྙམ།

2. ནད་རྟགས།

ཁྲག་དང་ཆུ་སེར་མ་དུ་ཟུངས་ཀྱི་རྩ་བརྒྱུད་དེ་མགོར་ཞེན་པའི་དབང་གིས་ནད་རྟགས་སུ་མགོ་ཡུ་འཕོར་ཞིང་། མགོ་ཡི་གནས་སུ་དབང་པོ་ལྔ་པོ་གནས་པས་རིམ་བཞིན་དུ་རྣ་བ་འུར་བ་དང་། མིག་འཁྲིབ་ཅིང་རྣ་བ་ན་ཞིང་རྣག་འཛག་ཅིང་མིག་གི་ལིང་ཐོག་མེད་པ་དང་། སོ་འགྲམ་ན་བ་སོགས་ཀྱི་ནད་རྟགས་མངོན་པས། གསོ་རིག་རྒྱུད་བཞི་ལས། མགོ་ཡི་རླུང་ཚབས་མགོ་འཕོར་ལིང་ཐོག་མེད། །རྣ་བ་འོན་ཞིང་རྣག་འཛག་སོ་འགྲམ་ན། །ཞེས་པ་ལྟར་རོ། །

3. བཅོས་ཐབས།

ལུག་མགོ་ཡི་ཤ་རུས་རླད་པར་སྐྱོད་བཏབ་པ་གྲོད་པར་བཟངས་པ་མགོ་ལ་བདུག་ཅིང་མཆོག་གསང་དང་། སྤྱི་གཙུག ལྟག་ཁུང་རྣམས་སུ་མེ་ཡིས་བསྲེགས་ཤིང་མནན་པ་དང་། དཔྲལ་བའི་ཟུར་རྩ་ཐུང་གཏར། དེ་ལྟར་མགོ་ཡི་གནས་རླུང་ཚབས་སུ་བགྲངས་པའི་རྒྱུ་མཚན་ནི་གཅིག་ན་མགོ་ནི་བད་ཀན་གྱི་གནས་ཡིན་པ་དང་། གཉིས་ན་ཟླ་མཚན་ཆུ་སེར་ལུས་ཀྱི་ཕྱི་ནང་བར་གསུམ་གང་རུང་དུ་བྱེར་ཞིང་མཇུག་མཐར་ལུས་ཀྱི་མཐའ་མགོ་ཡི་དབང་པོ་ལྔར་བྱེར་སྐབས་མིག་རྣ་སྣ་ལྕེ་བཅས་ལ་ནད་ཚབས་ཆེ་ཆུང་མི་འདྲ་བའི་ནད་རྟགས་ཀྱི་མངོན་ཚུལ་མི་འདྲ་བ་མ་ཟད། དབང་པོ་སྒོ་ལྔའི་ནད་ཀྱི་བཅོས་ཐབས་ཀྱང་མི་འདྲ་སྟེ། གཙང་སྐྱོད་ཟིན་ཐིག་དང་ཡང་ཐིག་ལས། གནོད་པ་ཀུན་ལ་རུས་བཅུད་བཏང་། །ད་ཅིན་སྐྱིན་གོར་ཆེ་ཆུང་སྦྱར། །མིག་གི་དབང་པོ་ཉམས་པ་ལ། །སྐྲ་འཕྲུན་འབྲིན་པ་མར་བཙོས་ལ། །ལྒྲགས་སྤྱི་གོ་སྐྱོད་ཚ་བ་གསུམ། །ཁ་ཚར་བཏབ་ལ་བཏང་བར་བྱ། །ལུག་མགོ་ཆང་བཙོས་བཅུད་བསྐུས་ལ། །ཚ་བ་གསུམ་བཏབ་རྣ་བ་གསོ། །ཞེས་པ་ལྟར་ནད་གྱི་སྟོབས་ཆེ་ཆུང་དང་གནས་ལ་དམིགས་ཏེ་གང་ལ་དེ་འཚམས་ཀྱི་གསོ་བཅོས་བསྟན་ཡོད་པ་ལྟར་དང་། ཕྱི་མ་རྒྱུད་དུ་བསྟན་པའི་མར་ཆང་ནི་མགོ་ཡི་རླུང་ཚབས་དང་ཁྱད་པར་མིག་ལ་ཕྲོས་པར་ཕན་པས། གསོ་རིག་རྒྱུད་བཞི་ལས། རླུང་ཚབས་མགོ་དང་མིག་ལ་ཕྲོས་པ་གནོན། །ཞེས་གསུངས་ཡོད།

བཅུ་གཉིས། རུས་པའི་རླུང་ཚབས།

1. གྱུར་ཚུལ།

ཟླ་མཚན་དྭངས་སྙིགས་ལེགས་པར་མ་སྨིན་པ་རླུང་གི་བྱེད་ལས་ལ་བརྟེན་ནས་རུས་མིག་ཏུ་བྱེར་

བའམ། ཡང་ན་བུ་བཙས་རྗེས་སུ་ཟས་སྤྱོད་ལོག་པ་བསྟེན་པས་ཆུ་སེར་དང་རླུང་རུས་སིག་ཏུ་ཕྱིར་ཏེ་རུས་པའི་རླུང་ཚབས་ཀྱི་ནད་བསྐྱེད་པ་དང་། རུས་པ་ནི་རླུང་གི་གནས་ཡིན་པས་ཟླ་མཚན་ཆུ་སེར་རུས་པའི་གནས་སུ་ཕྱིར་ན་རླུང་ཤས་ཆེ་ཞིང་གྲང་བའི་ནད་རྟགས་འབའ་ཞིག་མངོན་པར་སྨྲམ།

2. ནད་རྟགས།

ལུས་ཀྱི་རུས་ཚིགས་ཁག་གཟེར་ཞིང་གྲང་བ་དང་། སྨད་མི་ཐེག་པར་མཁལ་རྐེད་ཆད་སྙམ་བྱེད་པའི་ནད་རྟགས་མངོན་ཀྱང་། ནད་ཐོག་ལག་ལེན་ཁྲིད་དུ་ལུས་ཡོངས་ཀྱི་རུས་ཚིགས་ཁག་གཟེར་བ་ནི་མི་ནོར་བའི་གཟེར་ལྟ་བུ་དང་། གྲུམ་བུའི་ནད་དང་འབྲུལ་སླ་བས་གྲུམ་བུའི་ནད་ལྟར་གསོ་བཅོས་ལས་ཕན་སྐྱིད་ཆེར་མི་མངོན་པས་རྟོགས་ཐུབ། གསོ་རིག་རྒྱུད་བཞི་ལས། རུས་པའི་རླུང་ཚབས་རུས་པ་འཕོལ་ཞིང་གྲང་། །ཚིགས་རྐང་མཚང་ར་བེམ་པོ་བཟོད་པ་ཆེ། །ཞེས་པ་ལྟར་རོ། །

3. བཅོས་ཐབས།

གཙང་སྟོད་ཟིན་ཐིག་དང་ཡང་ཐིག་ལས། རུས་པ་བཙུད་གཤེར་སྦྲགས་མས་གསོ། །ཞེས་པ་ལྟར། བཙུད་ཀྱི་སྦྱོར་བར་སྨན་བཙུད་དང་ཆང་བཙུད་དང་ཤ་བཙུད་གསུམ་ཡོད་པ་ལས། ཟླ་མཚན་ཆུ་སེར་རླུང་གིས་རུས་ཚིགས་སུ་ཕྱིར་བ་དག་ལ་སྨན་དུ་རྒྱ་རུ་བཅུ་བཞི་དང་སྤོས་དཀར་བཅུ་པ་བཅས་གང་ལ་གང་འཚམས་ལྟག་སྤྱོད་དུ་གཏོང་བ་དང་། ཆང་བཙུད་ལ་རུས་ཆང་དང་བུར་ཆང་སོགས་བསྟེན་ཏེ། གཙང་སྟོད་ཟིན་ཐིག་དང་ཡང་ཐིག་ལས། རུས་ཆང་ནས་གླུམ་ལེགས་པོ་ལ། །གཞུག་ཆུང་རུས་པ་བུ་རམ་ལ། །ཐོང་ཚེར་རུས་སྣ་བསྲུས་པ་ཡི། །ཁུ་བ་བསིངས་པའི་ཆང་དེ་ནི། །རན་ཙམ་ཁྱིའུ་སུས་དུས་བཏང་ན། །རླུང་ཚབས་སྤྱི་ལ་བསྟུགས་པ་ཡིན། །ཁྱད་པར་རུས་པའི་རླུང་ལ་བསྟུགས། །ཞེས་དང་། རླུང་ཚབས་ཆུ་སེར་བསྡོངས་ནས་ཚིགས་ཕྱིར་སེལ། །རུས་ཚད་མཁལ་ཚད་རླུང་ལྡན་ཆུ་སེར་འདོན། །ཞེས་བུར་ཆང་གི་སྦྱོར་བ་དང་ལག་ལེན་སོགས་གསལ་པོར་བསྟན་ཡོད།

བཅུ་གསུམ། སྙིང་གི་རླུང་ཚབས།

1. རྒྱུ་རྐྱེན།

གཙང་སྟོད་ཟིན་ཐིག་དང་ཡང་ཐིག་ལས། རླུང་ཁྲག་ཆུ་སེར་ཟླ་མཚན་དང་བསྡོངས་ཏེ་སྙི་སྙིང་གི་རྩ་ལ་རྒྱས་པས། ཞེས་སྙིང་གི་རླུང་ཚབས་ནི་སྙིང་གི་ཁྲག་ཚབས་དུས་ལྟར་གསོ་བཅོས་མ་

བྱས་པའམ་བཅོས་མ་སྨིན་པར་ནད་རྙིང་བར་གྱུར་པའི་ངོ་བོ་གྲང་རླུང་འབའ་ཞིག་གམ། ཡང་ན་སྨད་དུ་གནས་པའི་བད་རླུང་ཤས་ཆེ་བའི་ནད་གཞི་སྙིང་གི་གནས་སུ་བྱེར་ལས་འབྱུང་བ་དང་། མང་ཆེ་ཤས་རྒན་པོའི་རིགས་ལ་འབྱུང་མང་།

2. ནད་རྟགས།

གསོ་རིག་རྒྱུད་བཞི་ལས། སྙིང་གི་རླུང་ཚབས་དྲན་པ་མི་གསལ་ཞིང་། །མགོ་འཁོར་རྣ་བ་ཅུར་ཞིང་སྨྱོ་འབོག་བྱེད། །ཅེས་པ་ལྟར། ནད་གཞིའི་ངོ་བོ་གྲང་རླུང་ཤས་ཆེ་བས་སྙིང་གི་བུ་ག་སྒྲིབ་དང་ལྡན་པས་དྲན་པ་མི་གསལ་བ་དང་། མགོ་བོ་ཟྭི་འཁོར་བྱེད་པ་དང་། སྐྱོ་མི་བདེ། རྣ་བ་ཅུར་བ། གདོང་སྐྲངས། ཤ་ཉུས་བེམ་པ། སྨྱོ་ཞིང་འབོག་པར་བྱེད་པ། རྟུལ་ཁ་སྙི་བ། སེམས་ཁམས་མི་སྐྱིད་པ་བཅས་རླུང་གིས་ཤེས་པ་འཁྱོ་བའི་རྟགས་འབྱུང་སྲིད་པ་དང་། གཙང་སྟོད་ཟྭིན་ཐིག་དང་ཡང་ཐིག་ལས། དེ་གཉིས་ན་དབུགས་མི་བདེ་ཁར་ཚངས་[འཚང་]འགྲོ་མི་ནུས། གདོང་སྐྲངས་ཤ་ཉུས་བེམ་བེམ་བྱེད། རླུང་ཚབས་སྙིང་ཤུགས་[ཞུགས་]ཡིན། ཞེས་པ་ལྟར་དང་། དེང་རབས་གསོ་རིག་གི་ཟླ་མཚན་སྐམ་ཆད་རྟགས་འདུས་ནད་[1]ནི་སྙིང་གི་རླུང་ཚབས་ཀྱི་གྲས་སུ་གཏོགས་སྲམ་སྟེ། ན་ཚོད་ཀྱི་དབང་གིས་ཕྱིའི་ཟླ་མཚན་ཆད་ཅིང་བད་ཀན་དང་རླུང་འཕེལ་བའི་དུས་ལ་སླེབས་པ་དང་། ནད་གཞིའི་ངོ་བོ་བད་རླུང་གྲང་ཤས་ཆེ་བ་སྙིང་གི་གནས་སུ་བབས་པ་བཅས་གྲང་བའི་ནད་རྟགས་འབའ་ཞིག་མངོན་ནོ། །

3. བཅོས་ཐབས།

གསོ་རིག་རྒྱུད་བཞི་ལས། སྙིང་ཚབས་སྦྲི་དོམ་འཕྱི་བའི་སྙིང་གཙོ་བྱས། །སྙིང་སྣ་ཚོགས་ཚད་བརྟུངས་ཏེ་གྲོད་པར་བླུག །ཛཱ་ཏི་སུག་སྨེལ་ཤིང་ཚ་སྙིང་ཞོ་ཤ །རྣ་ཚ་དྷ་ཚ་ཨ་རུ་ཁ་རུ་ཚ། །ཁ་ཚར་བཏབ་སྟེ་ཆུ་ལ་འཚོས་པར་བཙོས། །དེ་དང་ལུག་ཤ་བསྲེས་ཏེ་ཁྱིའི་སུས་བསྟེན། །འབྲས་བུ་མར་སྦྱར་ཚོགས་པ་དྲུག་བདུན་བསྲེག །ཅེས་པ་ལྟར། རིགས་མཐུན་གྱི་ནུས་པའི་དབང་གིས་སྦྲི་དོམ་བཅས་སྲོག་ཆགས་ཀྱི་སྙིང་སྣ་ཚོགས་ཚད་ལ་དོན་སྙིང་གི་ཁ་འཛིན་གྱི་སྨན་ཛཱ་ཏི་དང་སུག་སྨེལ། ཤིང་ཚ་དང་སྙིང་ཞོ་ཤ་བཅས་བད་རླུང་གྲང་བ་སེལ་བའི་སྨན་སྣ་བཏབ་སྟེ་ཆུ་ལ་འཚོས་པར་བཙས་རྗེས་དུས་མེད་ཅི་གྱུར་གཏོང་བ་དང་། འབྲས་བུ་གསུམ་གྱི་སྨན་མར་དང་རྒྱབ་ཀྱི་ཚོགས་པ་དྲུག་བདུན་ལ་མེ་བཙའ་གདབ་པར་བྱའོ། །

[1] ཟླ་མཚན་སྐམ་ཆད་རྟགས་འདུས་ནད། 围绝经期综合征

བཅུ་བཞི། མཁལ་མའི་ཀླུང་ཚབས།

1. ངོས་འཛིན།

མཁལ་མའི་ཀླུང་ཚབས་ནི་སྤྱིར་ན་ནད་གསར་བ་ཁྲག་ཤས་ཆེ་བའི་དུས་སུ་མ་བཅོས་པའམ་བཅོས་ཉེས་པ་དང་། བསམ་སེའུ་གནས་ཀྱི་ནད་རིགས་མཁལ་མའི་གནས་སུ་བྱེར་ཙུང་བདེ་སྐམ།

2. ནད་རྟགས།

གསོ་རིག་རྒྱུད་བཞི་ལས། མཁལ་མའི་ཀླུང་ཚབས་རྐེད་ཚིགས་འཕོལ་ཞིང་ན། །གྲང་ན་ན་ཞིང་རྐེད་པ་མན་ཆད་བཤལ། །ཞེས་པ་ལྟར། མཁལ་མ་ནི་ཆུ་ཁམས་བད་ཀན་གྲང་བའི་གནས་ཡིན་པས་གྲང་ན་མཁལ་རྐེད་ན་བ། ཆུ་རྩ་བརྒྱུད་དེ་གཞོགས་གཡས་གཡོན་གྱི་མཁལ་མའི་གནས་སམ་མཁལ་མ་ཡ་གཅིག་གི་གནས་གང་ཟུང་དུ་ཞུགས་པས་རྐང་པ་གཡས་གཡོན་ནམ་གཞོགས་ངོས་དེའི་རྐང་པ་བཤལ་བ་བཅས་ཀྱི་ནད་རྟགས་འབྱུང་བ་དང་། མན་ངག་པོ་ཏི་དམར་པོ་ལས། མཁལ་མ་གཅིག་གམ་གཉིས་ཀ་ན། །བླ་[བརླ་]གཉིས་གང་ཟུང་འཁུགས་པར་བྱེད། །ཆུ་ཐི་[སྐྱི་]ཡང་ན་སྲི་བ་འབྱུང་། །རྣ་བ་འོན་ནམ་སྒྲ་བཅས་འབྱུང་། །མཁལ་མའི་ཚབས་ནད་ཡིན་པའོ། །ཞེས་པ་ལྟར་མཁལ་མའི་གནས་སུ་དྲི་ཆུ་དྭངས་སྙིགས་འབྱེད་བཞིན་ཡོད་པས་ཆུ་སྐྱི་བའམ་ཡང་ན་སྲི་བ་བཅས་འབྱུང་བ་དང་། གཞན་ཡང་མཚན་ཕྱི་དང་སྐྱེ་ལམ་གྱི་ནད་ལྷང་བ་དང་ཆུ་སོའི་གནས་སུ་བྱེར་བས་ཀྱང་ཆུ་སྐྱི་བའམ་ཆུ་སྲི་སོགས་འབྱུང་སྲིད། མཁལ་མ་དང་རྣའི་འབྲེལ་འཁོར་གྱི་དབང་གིས་རྣ་བ་འོན་པ་བཅས་ཀྱི་ནད་རྟགས་ཅི་རིགས་འབྱུང་སྲིད་དོ། །

3. བཅོས་ཐབས།

གསོ་རིག་རྒྱུད་བཞི་ལས། མཁལ་ཚབས་ར་ལུག་ཐུག་པོའི་མཁལ་མ་དང་། །རྟ་དང་གླང་གི་མཁལ་མས་གསོ་བྱས་ལ། །མཁལ་སྣ་ཚིལ་བཅས་གཏུབས་ཏེ་གྲོད་པར་བླུག །ཤིང་ཚ་དྭ་ཚ་སུག་སྨེལ་ཨ་རུ་ར། །ཙ་ཚ་སྤོད་སྣ་བ་སྤྲུ་མཁལ་ཞོ་ཤ །གཟེ་མ་འབྲས་སྣ་གསུམ་བཏབ་བཙོས་བྱས་ལ། །ལུག་ཤ་བསྲེས་ཏེ་ཚ་བ་ཁྲིའུ་སུམ་བསྟེན། །ཡང་ན་ལུག་ཐོང་མཁལ་མ་ཚིལ་དང་བཅས། །ཤིང་ཚ་སྨྱུག་ཤུན་བཏབ་བཙོས་གྲང་པ་དང་། །བཙོང་དང་ཤིང་ཚ་ཚ་བ་གསུམ་བཏབ་བཏང་། །ཞེས་གསུངས་པ་ལྟར་མཁལ་སྣ་ཚོགས་ཚད་ཚིལ་དང་བཅས་པ་གཏུབས་ཏེ་གྲོད་པར་བླུག་ཅིང་ཤིང་ཚ་དྭ་ཚ་སུག་སྨེལ་ཨ་རུ་ར་བཅས་དང་། ཙ་ཚ་ཞེས་པ་སྐྱེམས་འགྲེལ་དུ། མཁལ་ཚབས་ཀྱི་ཙ་ཚ་ནི། ཚ་བཟོ་

བདུད་རྩི་མེ་ལོང་དུ། གཡག་རྒོད་ར་ལུག་རྣ་བའི་རྭ། །ཆ་མཉམ་སེར་བསྲེག་ཕྱེ་མ་དང་། །བྱིང་རྩ་ལྷད་མེད་རྩ་མཉམ་པ། །རང་ནུབ་ཙམ་གྱི་བ་ཚུ་དང་། །བརྒྱད་འགྱུར་ཚུར་བསྐོལ་དཀྲུག་ཅིང་བཙོ། །དེ་ལ་རྒྱམ་ཚ་རྩ་ལ་གཞུག །བུལ་ཏོག་ཅུང་ཟད་ཁ་ཚར་བཏབ། །ཟན་ཙམ་གྱུར་ཚེ་གོང་དུ་བྱ། །རྣ་ཙ་སྨན་མོའི་ནང་དུ་གཞུག །རྭ་རྩེ་ཁ་བཅད་མེ་མུར་དུ། །ཞག་གསུམ་སྦས་པ་རྭ་རྩའོ། །ཞེས་དང་། སྦྱོད་སྣ་ཚོགས་ཚད་ནི་ཚ་བ་གསུམ་ལ་ལ་ཕུད་ཨུ་སུ་དང་བ་སྤྱི། མཁལ་མ་ཞོ་ཤ གཟེ་མ་འབྲས་སྣ་གསུམ་བཏབ་སྟེ་བཙོས་པ་ལ་ལུག་ཤ་བསྲེས་ནས་ཁྱིའུ་སུས་ཞེས་དང་པོ་ཉུང་ཤས་དང་རྗེས་སུ་ཇེ་མང་བསྟེན་པ་དང་། ཡང་ན་ལུག་ཐོང་ཆེར་གྱི་མཁལ་མ་ཚིལ་དང་བཅས་པར་ཤིང་ཚ་དང་སྨུག་ཤུན་བཏབ་སྟེ་བཙོས་རྗེས་གྲང་བ་དང་བཙོང་། ཤིང་ཚ། ཚ་བ་གསུམ་སོགས་བཏབ་པ་བཏང་། གཙང་སྟོད་ཟིན་ཐིག་དང་ཡང་ཐིག་ལས། གཟེ་ཆང་གཟེ་མ་ནས་བསྲེས་བཙོས། །ལེགས་པར་ལངས་པའི་སྐྱུམ་དག་ལ། །གཟེ་མ་ཚུར་བསྡུས་ཁུ་བས་བསིངས། །དེ་ནས་རྒྱམ་ཚ་ཤིང་ཚ་དང་། །མཆིལ་བའི་ཤ་དང་སྐྱད་པ་དང་། །སྐྱ་རྩི་ཐིག་སྲིན་བུ་རམ་རྣམས། །ཞིབ་བཏགས་ཕྱེ་མ་ནང་ནུབ་བཏང་། །ཡང་ན་ཆང་ལ་བཏབ་ལ་བཏང་། །དེ་ནི་མཁལ་མའི་རླུང་ཚབས་དང་། །མངལ་དང་རྒྱུ་མའི་རླུང་ཚབས་དང་། །རླུང་ཚབས་མཁལ་མ་གྲང་ལ་བསྟུགས། །ཞེས་པ་ལྟར་ནུས་པ་དྲོ་ལ་སྙོ་བའི་གཟེ་ཆང་བསྟེན་ཏེ་མཁལ་མའི་རླུང་ཚབས་གདོན་པའོ། །

བཅོ་ལྔ། ཕོ་བའི་རླུང་ཚབས།

1. གྱུར་ཚུལ།

ཕྱི་ནང་གསང་གསུམ་གྱི་རྐྱེན་མཚན་དྭངས་སྙིགས་ཚུལ་བཞིན་དུ་འབྱེད་མ་ཐུབ་པ་དེ་རླུང་གིས་ཕོ་བའི་གནས་སུ་བྱེར་བའམ་ཐུར་སེལ་རླུང་གི་བྱེད་ལས་ལོག་པས་བསྐྱེད་དེ་བད་རླུང་གྲང་ཤས་ཆེ་བ་དང་། གཙང་སྟོད་ཟིན་ཐིག་དང་ཡང་ཐིག་ལས། བུ་བཙས་ཁྲག་འཛམས[འཛེམས]། ཚུ་དང་[སྐོམ་]འཕྲུངས་པས་སྟོད་དྲོད་ཉེར། རེས་འཁྲུ་ཆུ་སྲི་ཆུངས་ནས། ཚབས་སྟོད་དུ་རླུང་[ལྷུང་]བ་བྱ། ཞེས་པ་ལྟར། བུ་བཙས་རྗེས་སུ་བསིལ་བའི་ཟས་སྐོམ་རིགས་བསྟེན་པས་སྟོད་ཀྱི་དྲོད་ཉེར་བས་ཀྱང་ཕོ་བའི་རླུང་ཚབས་ཀྱི་ནད་བསྐྱེད་སྲིམ།

2. ནད་རྟགས།

གསོ་རིག་རྒྱུད་བཞི་ལས། ཕོ་བའི་རླུང་ཚབས་སྒྱོ་འདྲིལ་ལྷང་དུབ་བྱེད། །ཁ་ཟས་འཇུ་དཀའ་

བསིལ་ཟས་ཤིན་ཏུ་གནོད། །ཅེས་པ་ལྟར། ཕོ་བའི་གནས་སུ་སྒོ་བརྒྱངས་བྱེད་པ་དང་འདྲིལ་ཉམས་བྱུས་ཏེ་ལྷང་དུབ་ན་བ། ཕོ་བ་ནི་བད་ཀན་གྱི་གནས་ཡིན་པས་བསིལ་རྩུལ་སོགས་མཚན་ཉིད་ཀྱི་ཟུར་འཕེལ་བས་མེ་དྲོད་ཀྱི་མཐུ་ཉམས་ཏེ་ཁ་ཟས་འཇུ་དཀའ་བ་དང་། བསིལ་བའི་ཟས་སྐོམ་དང་ཕོ་བའི་བད་ཀན་གྱི་བསིལ་བ་སྦྱོར་མཚུངས་སུ་གྱུར་པས་མེ་དྲོད་ལ་གནོད་དེ་བསིལ་བའི་ཟས་ཤིན་ཏུ་གནོད་པ་དང་། དཔེར་ན་དེང་རབས་གསོ་རིག་གི་བུ་སྣོད་ནང་སྐྱི་གནས་གཞན་ནད་[1]ལྟ་བུ་སྟེ། ཐུར་སེལ་རླུང་གི་བྱེད་ལས་ལོག་པ་ལས་ཕྱིའི་ཟླ་མཚན་ཚུལ་བཞིན་དུ་རྒྱུ་མ་ཐུབ་པར་བུ་སྣོད་ནས་གྱེན་དུ་ལོག་པས་ཕོ་བ་ནས་མིད་པ་བརྒྱུད་ཁ་ནས་སྐྱུགས་པ་དང་། ཟླ་མཚན་རྒྱུ་དུས་རྒྱུ་ཞབས་དང་ཕོ་བའི་གནས་སུ་ལྷང་དུབ་ཅན་གྱི་ན་ཟུག་ལངས་བ་སོགས་ཀྱི་ནད་རྟགས་མངོན།

3. བཅོས་ཐབས།

གསོ་རིག་རྒྱུད་བཞི་ལས། ཕོ་བའི་རླུང་ཚབས་བྱ་བྲའམ་བོང་བསྲེགས་བདུག །སེ་འབྲུའི་ཅུར་ནིས་འཕྱི་བ་གོང་མོ་བཏང་། །མདུན་རྒྱབ་མེས་མནན་སྨོག་སྐྱིའི་སྨན་མར་སྦྱར། །ཞེས་གསུངས་པ་ལྟར། མེ་དྲོད་བསྐྱེད་ཕྱིར་བྱ་བྲ་ཞེས་ཕུག་རོན་གྱི་བྲུན་དང་། བོང་ང་བསྲེགས་པའི་དུགས་ཀྱིས་ཕོ་བའི་གནས་སུ་བདུག་པ། སྨན་དུ་ཕོ་བའི་མེ་དྲོད་བསྐྱེད་པའི་སེ་འབྲུའི་སྦྱོར་བ་དང་། འཕྱི་བ་དང་གོང་མོའི་ཤ་བསྟེན་པ། མདུན་གྱི་ཕོ་བའི་གསང་དང་རྒྱབ་ཀྱི་ཚིགས་པ་བཅུ་གཉིས་པ་མེ་ཡི་བསྲེགས་པ། རླུང་ནད་མ་ལུས་སེལ་ཞིང་བཅུད་ལེན་དུ་འགྱུར་བའི་སྨོག་སྐྱིའི་སྨན་མར་བཅས་བསྟེན་པར་བྱའོ། །གསོ་རིག་རྒྱུད་བཞི་ལས། སྨོག་སྐྱ་སྲང་བརྒྱད་འབྲི་མར་ཆ་མཉམ་སྦྱར། །བཅུ་གཉིས་ནས་ཀྱི་གསེབ་ཏུ་ནུས་པ་བསྐྱེད། །རླུང་ནད་མ་ལུས་སེལ་ཞིང་བཅུད་ལེན་འགྱུར། །ཞེས་གསུངས་པ་ལྟར་རོ། །

བཅུ་དྲུག རྒྱུ་མའི་རླུང་ཚབས།

1. གྱུར་ཚུལ།

ཕྱི་ནང་གསང་གསུམ་གྱི་ཟླ་མཚན་མེ་དྲོད་ཀྱིས་ལེགས་པར་འཇུ་མ་ཐུབ་པར་དྭངས་སྙིགས་འདྲེས་པ་རྒྱུ་མའི་གནས་སུ་བྱེར་བས་བསྐྱེད་པ་དང་། ཡང་ན་རྒྱུ་མའི་ཁྲག་ཚབས་མ་བཅོས་སྔིང་པའམ་བཅོས་མ་སླེབས་པས་བསྐྱེད་པར་སྣམ། བུད་མེད་ཀྱི་མངལ་སྐྱེའི་གནས་ལུགས་ལས་བུ་སྣོད་དང་ཁམས་འདྲེན་སྲུ་གུའི་ནད་ཚང་ར་དང་རྒྱུ་མའི་གནས་སུ་བྱེར་བདེ་བོ་ཡོད་སྣམ་ལ། བད་རླུང་

---

[1] བུ་སྣོད་ནང་སྐྱི་གནས་གཞན་ནད། 子宫内膜异位症

གྲང་བ་ཤས་ཆེ་བའི་ནད་དོ། །

2. ནད་རྟགས།

གསོ་རིག་རྒྱུད་བཞི་ལས། རྒྱུ་མའི་རླུང་ཚབས་བསྣམས་ཤིང་ གླ་མཚན་འབྱུང་། །ཞེས་དང་། མན་ངག་པོ་ཏི་དམར་པོ་ལས། སྒྱུ་[རྒྱུ་]མ་འཁྲོག་ཅིང་རེས་འགའ་བྲོ། །རྒྱུ་མར་རླུང་ཚབས་ཞུགས་པའོ། །ཞེས་པ་ལྟར། བསྣམས་ཞེས་པར། སྐྱེམས་པའི་རྒྱུད་འགྲེལ་དུ། རྒྱུ་མའི་རླུང་ཚབས་སྣམ་(བསྣམ་)ཞིང་གླ་མཚན་འབྱུང་གི་སྣམ་(བསྣམ་)པ་ནི་རྒྱུ་ཞབས་སྣམ་(བསྣམ་)པའམ། ཞེས་གསུངས་པ་ལྟར། རྒྱུ་ཞབས་བསྣམ་པ་ནི་དོན་དུ་གླ་མཚན་བསྣམ་ཞིང་བཀག་པ་སྟེ་མི་འབབ་པའི་དོན་ཡིན་ནམ་སྙམ། གླ་མཚན་འབྱུང་ཏེ་དུས་ངེས་མེད་དུ་འབྱུང་བ། རྒྱུ་མའི་གནས་སུ་འཁྲོག་ཅིང་རེས་འགའ་སྐྲོ་བརྒྱངས་བྱེད་པ་བཅས་ཀྱི་ནད་རྟགས་འབྱུང་ངོ་། །

3. བཅོས་ཐབས།

གསོ་རིག་རྒྱུད་བཞི་ལས། རྒྱུ་མའི་རླུང་ཚབས་ཐོང་ཆེར་ཁྲག་ནང་དུ། །ནྰ་ཚ་དྭ་ཚ་ཤིང་ཚ་སུག་སྨེལ་དང་། །ཨ་རུ་སླེ་ཏྲེས་སྤོད་སྣ་འབྲས་ཕྱེ་སྦྱར། །རྒྱུ་མ་རྒྱངས་བཙོས་ཁྲིའུ་སུས་བསྙེན་པར་བྱ། །ཡང་ན་བཞག་ཤ་ཚིལ་གཏུབས་ཁྲག་དང་བསྲེས། །སྒྱུག་ཤུན་བཙོང་དང་ཤིང་ཚ་རྒྱམ་ཚ་བཏབ། །རྒྱུ་མ་རྒྱངས་བཙོས་ཁྲིའུ་སུས་བསྙེན་པར་བྱ། །ཞེས་གསུངས་པ་ལྟར། ལུག་ཐོང་པ་དང་ཆེར་མོ་གང་རུང་གི་ཁྲག་ནང་དུ་གོང་དུ་བཤད་པའི་ནྰ་ཚ་དང་དྭ་ཚ་ཞེས་སྐྱེམས་འགྲེལ་སོགས་རྒྱུད་བཞིའི་འགྲེལ་བའི་གཞུང་འགར་ཤིང་ཚ་མཐུག་པོར་འདོད་པ་དང་། ཤིང་ཚ་དང་སུག་སྨེལ། ཨ་རུ་དང་སླེ་ཏྲེས། སྤོད་སྣ་ཚོགས་འབྲས་ཕྱེ་དང་སྦྱར་ཏེ་རྒྱུ་མར་རྒྱངས་ཤིང་བཙོས་རྗེས་སུ་ཁྲིའུ་སུས་དུས་སུ་བསྙེན་པའམ། ཡང་ན་བཞག་ཤ་ཚིལ་ཞེས་གཞང་ཤ་ཚིལ་གཏུབས་ནས་ཁྲག་དང་བསྲེས་ཏེ་སྒྱུག་ཤུན་དང་བཙོང་། ཤིང་ཚ་དང་རྒྱམ་ཚ་བཏང་ནས་རྒྱུ་མ་རྒྱངས་བཙོས་ཁྲིའུ་སུས་བསྙེན་པར་བྱ་བ་བཅས་མདོར་ན་ཐྲོད་ལ་བཅུད་པ་དང་། གང་དུ་ནད་བྱུང་བའི་རིགས་མཐུན་གྱི་ནུས་པ་དང་ལྡན་པའི་རྒྱུ་མར་རྒྱངས་ཤིང་བཙོས་ཏེ་བསྙེན་པར་བྱའོ། །

བཞི་པ། རྩ་ནད་བཙུ་དྲུག་གི་གླ་གཉན་ནད་བྱུང་ཚུལ་ལ་དཔྱད་པ།

གླ་གཉན་ནད་ནི་སྔར་ནད་གང་ཡང་ཉུང་བ་ཞིག་ཡོད་པའི་སྟེང་དུ་སླར་ཡང་དེ་ལས་གཞན་

པའི་ནད་གང་ཞིག་བྱུང་བའི་དོན་ཡིན་ལ། གསོ་རིག་རྒྱུད་བཞི་ལས། གླ་གཉན་ནད་ཀྱི་སྙིང་དུ་ནད་གང་ཞིག །བྱུང་བ་དེ་ཡང་དབྱེ་བ་གསུམ་འགྱུར་ཏེ། །ཞུགས་དང་ལོག་དང་འདོམས་པ་ཞེས་སུ་བཤད། །གཅིག་གི་གནས་སུ་ནད་གཞན་ཞུགས་པ་དང་། །རང་མ་ཞི་བར་གཞན་དུ་ལོག་པ་དང་། །ཞེས་གླ་གཉན་གྱི་ནད་ལ་དབྱེ་ན་ནད་གཅིག་གི་གནས་སུ་ནད་གཞན་ཞིག་ཞུགས་པ་དང་། ནད་སྔ་མ་རང་ཉིད་མ་ཞི་བར་གཞན་དུ་ལོག་པ་དང་། སྔར་ན་བའི་ནད་དེ་ཉིད་ཕྱིས་སུ་ནད་གཞན་དང་འདོམས་པས་ནད་སྣ་གཉིས་སུ་འཐབ་པ་བཅས་སྤྱིའི་ཆ་ནས་གསུམ་དུ་དབྱེ་ཡོད་པས། ཙ་ནད་བཅུ་དྲུག་གི་གླ་གཉན་ནད་ཀྱི་བྱུང་ཚུལ་ལ་རགས་ཙམ་དཔྱད་ན། གོང་གི་གཞུང་སོ་སོར་བསྟན་པའི་མོ་ནད་ཀྱི་དབྱེ་བ་དཀར་ལུགས་ལས་གནོད་པ་བདུན་དང་ཉམས་པ་ལྔ་ནི་གླ་གཉན་ནད་ཀྱི་སྒོ་ནས་དབྱེ་ཡོད་དེ། དབྱེ་ཚུལ་ལ་གཞིགས་ན་སྤྱིའི་རྣམ་གྲངས་འདྲེན་སྟངས་འདྲ་ནའང་བྱེ་བྲག་མི་འདྲ་བ་གོང་དུ་བཤད་ཟིན་པ་ལྟར་རོ། །

མདོར་བསྡུས་ན་གླ་གཉན་གྱི་ནད་འབྱུང་ཚུལ་ནི་མོ་ནད་ཀྱི་དབང་གིས་རང་གནས་མངལ་དང་ཕྱི་ནང་གསང་གསུམ་གྱི་ཟླ་མཚན་ལ་གནོད་པས་མངལ་བུ་ཆགས་པར་གནོད་པ་དང་ཆགས་ཀྱང་སྐྱེ་ཏུ་མི་འདོད་པ་ལ་གནོད་པ་མངལ་བུའི་སྐྱེ་མཆེད་དོད་པར་གནོད་པ་སོགས་འབྱུང་བ་དང་། དེ་བཞིན་དུ་གནས་གློ་སྙིང་མཆིན་མཆེར་མཁལ་མ་སོགས་སུ་ཁྱེར་བས་དོན་ལྔ་དང་དབང་པོ་ལྔའི་རྩའི་གྲེས་ཚུལ་གྱི་འབྲེལ་འཁོར་དབང་གིས་དབང་པོའི་གནས་སུ་གནོད་པས་དེར་མཐུན་གྱི་ནད་རྟགས་སྟོན་ཏེ། ཕ་དམ་པ་དང་མ་ཅིག་ལབ་སྒྲོན་གྱི་རྣམ་ཐར་ལས། དེ་ནས་ལྟེ་བ་ལས་མཆིན་པ་དང་། མཁལ་མ་གཉིས། སྙིང་དང་། གློ་བ་དང་། མཆེར་བ་དང་དྲུག་ཏུ་གྲེས་ཏེ། དེ་རྣམས་ལས་སོ་སོར་རྩ་གྲེས་པས་མཆིན་པ་ལས་མིག་རྩ་བྱུང་། མཁལ་མ་གཉིས་ལས་རྣ་བ་གཉིས། སྙིང་ལས་ལྕེ། གློ་བ་ལས་སྣ། མཆེར་བ་ལས་མཆུ་རྩ་གྲེས་སོ། །དེ་ནས་ལྟེ་བ་ལས་རྩ་གྲེས་པ་ཕོ་བ་དང་། ལོང་ག་དང་། རྒྱུ་མ་དཀར་ནག་དང་། མཁྲིས་པ་དང་། ལྒང་བ་དང་། མཚན་ཡུ་དང་། སྣོད་རྣམས་བསྐྱེད་དོ། །ཞེས་དོན་ལྔ་ལས་འབྲེལ་འཁོར་མིག་དང་། རྣ་བ། སྙིང་། སྣ། མཆུ་བཅས་ཀྱི་རྩ་བྱུང་བར་བསྟན་ཡོད་པ་དང་། སྨན་དཔྱད་ཟླ་བའི་རྒྱལ་པོ་ལས། ཡན་ལག་ལྔ་ཡི་མགོ་བོ་ནི། །ཀླད་པ་དབང་པོ་ལྔ་ཡིས་ཁྱབ། །ཀླད་པ་དང་ནི་ཀླད་པའི་སྙིང་། །ལུས་ཀྱི་དབང་རྟེན་ས་བོན་འཛག །དེ་ལ་རྩ་བརྒྱད་མཆིན་པ་མིག །རྣ་བ་མཁལ་མའི་རྩ་དག་དང་། །སྣ་དང་གློ་ཡི་རྩ་དག་དང་། །ལྕེ་དང་སྙིང་གི་རྩ་དག་གོ །ཞེས་དང་། མིག་ནི་ཤ་མིན་ཚིལ་མིན་དང་། །རྣ་བ་ཀུས་མིན་རྒྱུས་མིན་དང་། །སྣ་

ནི་ཤ་མིན་རུས་མིན་དང་། །ལྤེ་ནི་རྩ་མིན་ཤ་མིན་དང་། །མཆུ་ནི་ཤ་མིན་རྣེན་མིན་དང་། །དབང་པོ་རྣམས་ནི་རྒྱ་(ཀླད་)དང་འབྲེལ། །ཞེས་གླད་པ་ནས་དོན་ལྔའི་འབྲེལ་འཁོར་གྱི་རྩའི་འབྱུང་ཚུལ་གསུངས་ཡོད་པ་མ་ཟད། མིག་དང་རྣ་བ་བཅས་ཀྱི་གནས་ལུགས་ཀྱང་བསྟུས་པར་གསུངས་ཡོད། དེ་བས་ཉམས་པ་ལྔ་ནི་གཙོ་བོ་དྭངས་སྙིགས་འབྱེད་པའི་ཟླ་མཚན་ཆུ་སེར་དོན་གྱི་གནས་སུ་གྱུར་བ་ལ། དུས་སུ་མ་བཅོས་པའམ་བཅོས་མ་སླེབས་པས་སྔ་མའི་ནད་མ་ཞི་བར་ཕྱི་མ་དོན་ལྔ་དང་འབྲེལ་བའི་དབང་པོའི་གནས་སུ་ནད་གཞན་ཞིག་སྟོན་མ་བྱུང་སྟེ། དཔེར་ན་མཆིན་ཚབས་ཀྱི་ནད་མ་ཞི་བར་མཆིན་པ་ནས་མིག་གི་རྩ་བརྒྱུད་དེ་མིག་གི་དབང་པོའི་གནས་སུ་ཞུགས་པས་མིག་ཚག་ཅིང་མི་གསལ་བ། གློ་ཚབས་ཀྱི་ནད་མ་ཞི་བར་གློ་བ་ནས་སྣའི་རྩ་བརྒྱུད་དེ་དེའི་གནས་སུ་གྱུར་བས་སྣའི་དབང་པོས་དྲི་མི་ཚོར་བ། སྙིང་ཚབས་ཀྱི་ནད་མ་ཞི་བར་སྙིང་ནས་ལྕེའི་རྩ་བརྒྱུད་དེ་དེའི་གནས་སུ་གྱུར་བས་ལྕེ་ཡིས་རོ་མི་ཚོར་བ། མཁལ་ཚབས་ཀྱི་ནད་མ་ཞི་བར་མཁལ་མ་ནས་རྣའི་རྩ་མིག་བརྒྱུད་དེ་དེའི་གནས་སུ་གྱུར་བས་རྣའི་དབང་པོས་སྒྲ་མི་ཐོས་པ་དང་། དེ་བཞིན་དུ་ཡན་ལག་གི་གནས་སུ་གྱུར་བ་ལས་སྲིད་པའམ་ཞ་རེངས་སུ་འགྱུར་བ་བཅས་ཟླ་གཉན་གྱི་ནད་འབྱུང་སྲིད་ལ། གནོད་པ་བདུན་དང་ཉམས་པ་ལྔ་ལ་གཞིགས་ན་གནོད་པ་བདུན་ནི་མངལ་རང་གི་གནས་དང་དེའི་གནས་ཀྱི་མངལ་བུ་སོགས་ལ་གནོད་པ་ཐེབས་པའི་རྟགས་སྟོན་པ་དང་། ཉམས་པ་ལྔ་ནི་གནས་དེ་དག་ལས་འདས་ཏེ་མིག་བཅས་དབང་པོ་ལྔ་ལ་གནོད་པ་ཐེབས་པའི་རྟགས་བསྟན་ཡོད་པས། སྔ་མ་སྔ་མ་ལས་ཕྱི་མ་ཕྱི་མ་ཧུང་ལྡེ་བར་སྣང་བ་དང་། སྔ་མ་སྔ་མའི་སྐབས་དུས་སུ་མ་བཅོས་པའམ། གསོ་བཅོས་དམན་ལྷག་ལོག་པའི་ཉེས་སྐྱོན་ལས་ཕྱི་མ་ཕྱི་མའི་ཟླ་གཉན་གྱི་ནད་བྱུང་བ་དང་། དེ་བཞིན་དུ་ཕྱི་མའི་སྐབས་སུ་དུས་ལྟར་གསོ་བཅོས་མ་བྱས་ན། ནད་གཞན་གྱི་རྐྱེན་དུ་གྱུར་ཏེ་ཉིང་ནས་མ་བཅོས་མཛེ་ཡི་རྐྱེན་དུ་འགྱུར་བ་དང་། མ་བཅོས་ཉིང་ན་སྲོག་འདོར་བའི་རྐྱེན་དང་སྙིང་རླུང་གི་རྐྱེན་སོགས་སུ་འགྱུར་སྲིད་པས་ཉམས་ཡིག་ཁག་ཏུ་རྐྱེན་འགྱུར་གསུམ་དུ་བསྟན་ཡོད་དེ། གཙང་སྟོད་ཟིན་ཐིག་དང་ཡང་ཐིག་ལས། དེ་ནས་རྐྱེན་གྱུར་གསུམ་པོ་ནི། །ཉིངས་ནས་མ་བཅོས་མཛེ་ཡི་རྐྱེན། །མ་བཅོས་ཉིངས་ན་སྲོག་འདོར་རྐྱེན། །མ་བཅོས་ཉིངས་ན་སྙིང་རླུང་རྐྱེན། །ཞེས་གསུངས་པ་ལྟར། ཟླ་གཉན་གྱི་ནད་ཕྱི་མ་ཕྱི་མ་སྔ་མ་སྔ་མ་ལས་ལྡི་བར་སྣང་བ་དང་། སྔ་མ་སྔ་མ་གསོ་བཅོས་ཞིགས་པ་ལས་ཕྱི་མ་ཕྱི་མ་འབྱུང་བའི་སྐབས་མེད་པས་དང་གིས་འཚོ་བར་སྨམ།

སྡོམ་ཚུང་།

ཁྲག་ཚབས་དང་རླུང་ཚབས་གཉིས་ནི་སོ་ནད་བཞི་བཅུ་ཀུན་ལ་ཁྱབ་པའི་ནད་གཞི་ཚ་གྲང་གི་རྣམ་གཞག་སྙེང་ནད་གཞིའི་འཕེལ་རིམ་གྱི་སྔ་ཕྱི་དང་དུས་གསར་ཉིད་གི་ཁྱད་པར་ཡོད་པ་དང་། ཙ་ནད་བཅུ་དྲུག་ཏུ་དགར་བ་ནི་མངལ་ནད་རང་གི་གནས་ནས་ནང་དོན་སྣོད་ཀྱི་གནས་སུ་བྱེར་བ་ལ་གྲངས་བཅུ་དྲུག་ཏུ་བགྲངས་ཏེ་རིགས་ལམ་བསྟན་པ་མ་གཏོགས། དོན་དུ་ལ་ལ་ཕྱི་ཤ་ལྤགས་ཀྱི་གནས་སུ་བྱེར་བ་དང་། ལ་ལ་རུས་པའི་གནས་སུ་བྱེར་བ་སོགས་ནད་ཀྱི་གནས་མི་འདྲ་བས་རིགས་དབྱེ་དགར་ལུགས་ཀྱང་མི་འདྲ་བ་མང་དུ་ཡོད་པ་མ་ཟད། དོན་སྣོད་སོགས་གནས་ཀྱི་ཉེས་པ་དང་ནད་གཞིའི་ཉེས་པ་ཤས་ཆེ་ཆུང་དབང་གིས་ནད་རྟགས་ཀྱི་མངོན་ཚུལ་དང་ནད་སྟོབས་ཆེ་ཆུང་མི་འདྲ། འོན་ཀྱང་དེ་དག་ཐམས་ཅད་མི་ནོར་བའི་གཟེར་ནི་རྒྱུ་ཞབས་ན་བ་དང་འབྲེལ་ན་ངེས་ཤིང་། མན་ངག་བྱེ་བ་རིང་བསྲེལ་པོད་གསུམ་མ་ལས། ནད་ཚབ་[ཚབས་]ཆེ་ཆུང་གི་དབང་གིས་ནད་ཀྱི་རྟགས་འདི་རྣམས་སྦྱོགས་[རྫོགས་]པ་དང་། ཕྱེད་ཙམ་སུམ་ཆ་ཙམ་ཚང་བ་འབྱུང་སྟེ། རྒྱུ་ཞབས་ན་བ་དང་འབྲེལ་ན་ཡིན། ཞེས་གསུངས་པ་ལྟར། ནད་རྟགས་ཀྱི་མངོན་ཚུལ་ལས་ནད་སྟོབས་ཆེ་ཆུང་གསལ་ཏེ་ནད་སྟོབས་ཆེ་བར་ནད་རྟགས་ཐམས་ཅད་རྫོགས་པ་དང་། ནད་སྟོབས་ཆུང་བར་སུམ་ཆ་ཙམ་ཚང་བ་སོགས་ནད་སྟོབས་ཆེ་ཆུང་མི་འདྲ་བ་ལས་ནད་གཞི་གསོ་དཀའ་སླའང་མི་འདྲ་བས། གཙང་སྟོད་ཟིན་ཐིག་དང་ཡང་ཐིག་ལས། ལུས་ལ་རྟགས་རྣམས་ཀུན་ལྡན་ན། །ཚབས་ནད་རྒྱས་པས་དགའ་བ་ཡིན། །ན་ཚ་ཐོར་བུའི་རྟགས་ལྡན་ན། །བཅོས་པ་ཤིན་ཏུ་སླ་བ་ཡིན། །ཞེས་པ་ལྟར་ནད་སྟོབས་ཆེ་ཆུང་མི་འདྲ་བས་གཉེན་པོའི་སྟོབས་ཆེ་ཆུང་ཀྱང་མི་འདྲ་བ་མ་ཟད། ཟླ་གཉན་གྱི་ནད་ལ་ཁྲག་ཚབས་ཉིད་ན་ཐ་མ་མཛེ་རུ་འགྲོ་བའི་དཔེ་ཡོད་པ་དང་། དོན་སྣོད་ཀྱི་འབྲེལ་འཁོར་གྱི་དབང་གིས་དབང་པོ་ལྟར་གནོད་པ་ཐེབས་ཏེ་མཆིན་ཚབས་མ་བཅོས་ཉིད་པའམ་བཅོས་མ་སླེབས་པས་མིག་གི་དབང་པོ་ཉམས་པ་དང་། གློ་ཚབས་མ་བཅོས་ཉིད་པའམ་བཅོས་མ་སླེབས་པས་སྣའི་དྲི་མི་ཚོར་བ་སོགས་འབྱུང་བ་ལྟར་རོ། །དེ་ལྟར་རྒྱུ་རླུང་གི་ཡང་གཡོའི་བྱེད་པ་ལ་བརྟེན་ནས་བྱེར་བའི་ཕྱིར། སྤྱིའི་གསོ་ཚུལ་ལ་ཐོག་མ་ཉིད་ནས་དྲོད་བཅུད་ཀྱིས་རླུང་གི་འགག་འཕྲང་གཅོད་པ་དང་། ཁྲག་ཚབས་ནད་ལ་བསིལ་ལ་ཡང་བའི་གཉེན་པོ་བསྟེན་པ་དང་རླུང་

ཚབས་ནད་ལ་ཛྲད་ལ་བཙུད་ཀྱི་གཉེན་པོ་བསྟེན་དགོས། སྔོས་སུ་རྩ་ནད་བཙུ་དྲུག་ནི་དོན་སྣོད་ཀྱི་གནས་སོ་སོའི་ཉེས་པ་ཤས་ཆེ་ཆུང་དང་ཁྱད་ཆོས་ལ་དམིགས་ཏེ་གཉེན་པོ་ཟས་སྤྱོད་སྨན་དཔྱད་བཅས་བསྟེན་རྒྱུ་ནི་ཧ་ཅང་གལ་ཆེ་བར་འདོད། ཁྱད་པར་དུ་གསེར་གྱི་སྦྱོར་བ་བསྟེན་པའི་སྐབས་སུ་དོན་གྱི་ཚབས་ལ་རྩ་གསེར་དང་སྣོད་ཀྱི་ཚབས་ལ་ལྕོ་གསེར། དེ་མིན་གཉེན་པོ་སྨན་ཡང་སྤྱི་སྨན་སྟེང་དོན་སྣོད་སོ་སོའི་ཁྱད་ཆོས་ལ་དམིགས་ཏེ་ཁ་འཛིན་གྱི་སྨན་རིག་པས་འཕྲུལ་ཤེས་བྱེད་རྒྱུ་དེ་བས་ཀྱང་གལ་ཆེའོ། །

ས་བཅད་བདུན་པ། ཚབས་ནད་གཉིས་དང་མངལ་ནད་སྤྱིའི་འབྲེལ་བར་དཔྱད་པ།

སྙིང་བསྡུས།

མངལ་ནད་ལྔ་ནི་བུད་མེད་ཀྱི་ཕྱི་ནང་གི་སྐྱེ་འཕེལ་མ་ལག་ཏུ་བྱུང་བའི་ནད་གཞི་ཡིན་ལ། རྟེན་མངལ་གྱི་གནས་སུ་བརྟེན་པ་ཉེས་པ་རྒྱུད་ལྡན་འདུས་གསུམ་འཕེལ་ཟད་འཁྲུགས་གསུམ་དུ་གྱུར་པས་ཉེས་པའི་སྒོ་ནས་མངལ་ནད་ལྔ་ཞེས་དབྱེ་ཡོད་ཀྱང་། དོན་དུ་མངལ་ནད་ལྔ་ནི་མོ་ནད་ཀྱི་རིག་པའི་སྙོམ་གཞི་དང་རིགས་ལམ་འབྱེད་པའི་ལྡེ་མིག་ལྟ་བུ་ལས་ནད་ཀྱི་རྣམ་གྲངས་དཔག་ཏུ་མེད་པར་དགར་ཚོག་སྣམ་སྟེ། གསོ་རིག་རྒྱུད་བཞི་ལས། ནད་ཀྱི་དབྱེ་བ་རྒྱུ་ཡི་དབྱེ་བ་དང་། །རྟེན་དང་རྣམ་པའི་སྒོ་ནས་དབྱེ་བ་གསུམ། །དང་པོ་རྒྱུ་ཡི་སྒོ་ནས་དབྱེ་བ་ནི། །ཚེ་འདིའི་ཉེས་དང་སྔོན་གྱི་ལས་ལས་བྱུང་། །དེ་གཉིས་འདྲེས་ལས་བྱུང་དང་རྣམ་པ་གསུམ། །རྟེན་གྱི་སྒོ་ནས་དབྱེ་ན་སྐྱེས་པ་དང་། །བུད་མེད་བྱིས་པ་རྒས་པའི་ནད་རིགས་བཞི། །ཀུན་ཁྱབ་ཐུན་མོང་བ་དང་རྣམ་པ་ལྔ། །སྐྱེས་པའི་ནད་ལ་ཁུ་བ་ཟད་རླུགས་གཉིས། །རླིག་རླུགས་ཕོ་མཚན་དྲུག་དགུ་བཅུ་བདུན་བཤད། །བུད་མེད་ནད་ལ་མངལ་ལྔ་མངལ་སྐྲན་དགུ། །མངལ་གྱི་སྲིན་བུ་ལངས་ཁྲིས་རྣམ་པ་གཉིས། །ཟ་ནད་བཅུ་དྲུག་སུམ་ཅུ་རྩ་གཉིས་སོ། །བྱིས་པའི་ནད་ལ་སྦྲ་རགས་ཞིབ་ཚོགས་བརྒྱད། །རྒས་ནད་འབྱུང་བའི་ལུས་སྟོབས་འགྲིབས་པ་ཡིན། ཀུན་ཁྱབ་ཐུན་མོང་ནད་ལ་ཉེས་པ་དང་། །གཙོ་བོ་གནས་དང་རིགས་ཀྱིས་དབྱེ་བའོ། །ཞེས་པ་ལྟར་ནད་ཀྱི་དབྱེ་ཚུལ་ལ་རྒྱུ་ཡི་སྒོ་ནས་དབྱེ་བ་དང་། རྟེན་དང་རྣམ་པའི་སྒོ་ནས་དབྱེ་སྟངས་ཡོད་དེ། རྒྱུ་ཡི་སྒོ་ནས་དབྱེ་ན་ཚེ་འདིའི་ཉེས་པ་ནི་མིའི་ལུས་ལ་ལྷན་སྐྱེས་སུ་ཐ་མལ་དུ་གནས་པའི་རླུང་མཁྲིས་བད་ཀན་གསུམ་རྐྱེན་ཚོགས་དང་འཕྲད་པ་ལས་རྣམ་པར་གྱུར་པའི་ནད་དང་སྔོན་བསགས་ཀྱི་ལས་ལས་བྱུང་བའི་ནད་དང་། དེ་གཉིས་འདྲེས་ལས་བྱུང་དང་རྣམ་པ་གསུམ་ཡོད་པ་དང་། རྟེན་གྱི་སྒོ་ནས་དབྱེ་ན་སྐྱེས་པ་དང་། བུད་མེད། བྱིས་པ་དང་རྒས་པ། ཀུན་ཁྱབ་ཐུན་མོང་བའི་ནད་རིགས་ལྔ་རུ་དགར

ཡོད་པ་ལས་རྐྱེན་བྱུད་མེད་ཀྱི་ནད་རིགས་བཞི་བཅུ་སྤྱིའི་དབྱེ་བ་དཀར་ལུགས་ལ་གཞིགས་ན་ཀུན་ཁྱབ་ཐུན་མོང་བའི་དབྱེ་བ་དཀར་ལུགས་ལྟར། ཉེས་པ་རྒྱུད་བ་ལྡན་འདུས་གསུམ་འཕེལ་ཟད་འཁྲུགས་གསུམ་དུ་གྱུར་པ་ལས་མངལ་ནད་ལྷའམ་བདུན་བཅས་གནོད་བྱེད་ཉེས་པའི་དབྱེ་བ་དང་། མཆོག་དམན་གཙོ་བོ་རང་རྒྱུད་ཅན་དང་གཞན་རྒྱུད་ཅན་གྱི་སྒོ་ནས་དབྱེ་བ། ནད་གང་ལ་བརྟེན་ཞིང་འཛིན་པའི་གནས་ཀྱི་སྒོ་ནས་དབྱེ་བ་དང་། ངོ་བོ་རིགས་ཀྱི་སྒོ་ནས་དབྱེ་བ་སོགས་དཀར་ལུགས་མི་འདྲ་བ་ཡོད་པ་མ་ཟད། དེ་ལས་གཞན་འཆི་བདག་གི་དབང་དུ་སོང་བས་བཅོས་ཀྱང་འཆི་བ་དང་། གདོན་གྱི་ནད་རིམ་གྲོས་གྲོལ་བ་དང་། ཡོངས་སུ་གྲུབ་པ་བཅོས་ན་འཚོ་ལ་མ་བཅོས་ན་འཆི་བ། ལྟར་སྣང་གི་ནད་མ་བཅོས་ཀྱང་རང་གར་བཞག་པས་འཚོ་བ་བཅས་ནད་བདག་ཡོད་མེད་དང་། ནད་བཅོས་དང་མ་བཅོས་འཚོ་འཆི་འབྱུང་མིན་སོགས་ལས་དབྱེ་བ་དཀར་ལུགས་ཡོད་པས་ནད་ཀྱི་རྣམ་གྲངས་དཔག་ཏུ་མེད་པར་དཀར་ཆག འོན་ཀྱང་དེ་དག་ཐམས་ཅད་བསྡུས་ན་ནད་གཞི་ཉེས་པ་གསུམ་དང་ཡང་བསྡུས་ན་ཚ་གྲང་གཉིས་སུ་འདུས་པས། གསོ་རིག་རྒྱུད་བཞིའི་ལུགས་ལྟར་ན་མོ་ནད་ཀྱི་སྐབས་སུ་ཚ་གྲང་གཉིས་ནི་ཁྲག་ཚབས་དང་རླུང་ཚབས་ཀྱི་མིང་དུ་གདགས་ཡོད་པར་འདོད་པ་གོང་དུ་བཤད་ཟིན་པ་ལྟར། མངལ་ནད་དང་ཚབས་ནད་གཉིས་ཀྱི་བར་ལ་འབྲེལ་བ་ངེས་ཅན་ཞིག་ཡོད་སྲིད་པས་འདིར་དཔྱད་པར་བྱའོ། །

དང་པོ། ཚབས་ནད་གཉིས་དང་འབྲེལ་ཏེ་མངལ་ནད་ལ་དཔྱད་པ།

གཅིག མངལ་ནད་ཀྱི་ངོ་བོ་ལས་ཚབས་ནད་གཉིས་སུ་འདུས་ཚུལ་བསྟན་པ།

1. ནད་རྟགས་ཀྱི་མངོན་ཚུལ།

འདིར་གཞུང་དང་ཉམས་ཡིག་བཅུ་གཉིས་ལྷག་གི་མངལ་ནད་ཀྱི་འབྲེལ་ཡོད་ཡིག་ཚང་དག་བསྡུ་ལེན་བྱས་ཏེ་ནད་ཀྱི་དབྱེ་བ་དང་། ནད་རྟགས། བཅོས་ཐབས་རེ་རེར་ཞིབ་ཏུ་དཔྱད་ན། མངལ་ནད་ཀྱི་དབྱེ་བ་སྤྱིའི་ཆ་ནས་ཉེས་པ་རྒྱུད་ལྡན་འདུས་གསུམ་གྱི་སྒོ་ནས་དབྱེ་ཡོད་ཀྱང་། གཞུང་སོ་སོར་བསྟན་པའི་ནད་ཀྱི་རྣམ་གྲངས་མི་འདྲ་བ་ཙུང་ཡོད་པ་དག་བསྡུས་ན་དབྱེ་བ་དཀར་ལུགས་གསུམ་གྱི་ཁོངས་སུ་བསྡུ་ཆོག་སྟེ། ཉེས་པ་རང་རྒྱུད་རྐྱང་པའི་ནད་རླུང་གྱུར་དང་། མཁྲིས་གྱུར། བད་གྱུར་བཅས་གསུམ་དུ་བགྲངས་པ་དང་གཅིག རླུང་གྱུར་དང་མཁྲིས་

གྱུར། ཁྲག་གྱུར་དང་བད་གྱུར། རླུང་མཁྲིས། བད་རླུང་། འདུས་པ་བཅས་ཉིས་པ་རྒྱུད་ལྡན་འདུས་གསུམ་གྱི་སྒོ་ནས་རྣམ་གྲངས་བདུན་དུ་དགར་ཡོད་པ་དང་གཉིས། རླུང་གྱུར་དང་མཁྲིས་གྱུར། ཁྲག་གྱུར་དང་བད་གྱུར། འདུས་པའི་ནད་བཅས་ཉིས་པ་གཉིས་གཉིས་ལྡན་པའི་ནད་ཕུད་པའི་རྣམ་གྲངས་ལྔ་རུ་བགྲངས་པ་དང་གསུམ་བཅས་ཡོད་པ་ལས། མངལ་ནད་ཀྱི་དབྱེ་བ་དགར་བའི་རིགས་ལམ་གྱི་རྩ་བ་ལྟ་བུ་ཉིས་པ་གསུམ་ལ་རག་ལས་པ་ཤེས་ཐུབ་པ་དང་། སློང་བའི་རྐྱེན་ཚོགས་དང་འཕྲད་པ་ལས་རྟེན་མངལ་གྱི་གནས་གང་རུང་དུ་བརྟེན་པ་ཉེས་པ་རྒྱུད་ལྡན་འདུས་གསུམ་འཕེལ་ཟད་འཁྲུགས་གསུམ་དུ་རྣམ་པར་གྱུར་ཏེ་ཉེས་པ་དང་གཙོ་བོ་དང་གནས་ཀྱི་སྒོ་ནས་དབྱེ་བ་དགར་ཡོད་པ་དང་། འདིར་གཞུང་དང་ཉམས་ཡིག་ཁག་ནས་བསྟན་པའི་མངལ་ནད་ཀྱི་དབྱེ་བ་སོ་སོའི་ནད་རྟགས་ལ་དབྱེ་ཞིབ་བྱས་ཏེ་རགས་ཙམ་དཔྱད་ན།

(1) གཡུ་ཐོག་སྨན་ཡིག་ཕྱོགས་བསྒྲིགས།

ནད་གཞི།	ནད་རྟགས།	སྤྱིའི་བཅོས་ཐབས།
རླུང་གྱུར།	མངལ་ནང་ཚོར་མེད་བེམ། །ཟླ་མཚན་ཐུ་[ལྟུ་]བཅས་ཕུང་འཛག་སྐྱ། །སྐྲ་བཅས་ཕུས་མོ་རོ་སྨད་ན། །སེམས་ཅན་ཡོད་སེམས་ཆུ་ཁ་སྐྱེ། །སྐྲན་སྐྱེད་ཁ་ཞིང་ཟླ་མཚན་འཁྲིལ། །ཁ་ཅིག་ཁྲག་མང་འཛག་གམ་སྐམ། །ཁ་འཆུས་ཁུ་བ་སྣོན་ཟུར་ཏར། །མི་བཟད་དུ་མའི་ནད་འབྱུང་འགྱུར། ।	གསོ་ཐབས་མངལ་ནད་ཕལ་ཆེར་རླུང་། །དེ་ཕྱིར་སྨུམ་ཆོས་དུག་[དུགས་]འཇམ་ཚེ[འཇམ་རྩི]། །རླུང་གིས་གསོ་བ་མཆོག་ཏུ་བསྔགས། །དེ་འོག་མཆུས་[འཆུས་]སོགས་ལག་པས་བསྒོང་[བསྒྲིང་]། །ཁ་ཟུམ་སྦྱང་ཞིང་ཐོན་པ་བཞུགས། །རླུང་སོགས་མངལ་གྱི་ནད་རྣམས་ཀུན། །རྩ་སྦྱབ་འཇམ་པོས་སྦྱང་གྱུར་ན། ।
མཁྲིས་གྱུར།	ཚ་འཕྲབ་རྣག་འཛག་རྣམས། །ཟླ་མཚན་སྔོ་ནག་སེར་དྲི་ཆེ། །ཆུ་སོ་ཐྲ་[བཏྲ་]ནང་ལུས་ཚད་སྐྱེད། ।	
ཁྲག་གྱུར།	ཟླ་མཚན་མང་དུ་འཛག	
བད་གྱུར།	བད་ཀན་ཤུགས་ཆུང་སྨད་གྲང་གཡའ། །ཟླ་མཚན་སྤྱི་[སྤྱིན་]བག་འཛག་པ་ཡིན། ।	
རླུང་མཁྲིས།	རླུང་མཁྲིས་རྒྱུན་འཛག་ཤ་མདོག་ཉམས།	
བད་རླུང་།	བད་རླུང་མངལ་བེམ་དཀར་སྤྲིན་འཛག	
བད་མཁྲིས།	བད་མཁྲིས་ཤ་མཛད་[འཛད་]ཁྲག་རོ་འདྲིལ།	
འདུས་པ།	འདུས་པ་ཡིས་ནི་ཀུན་རྟག་[རྟགས་]བྱེད། །དེ་དག་ཀུན་གྱིས་བུ་མི་འཛིན། ।	

(2) གསོ་རིག་རྒྱུད་བཞི།

ནད་གཞི།	ནད་རྟགས།	སྤྱིའི་བཅོས་ཐབས།
རླུང་གྱུར།	མངལ་ནང་ཆོར་མེད་བེམ། །ཟླ་མཚན་སྣ་ཞིང་ལྷུ་བཅས་ཨུང་དུ་འཛག །ཆུ་ཁ་སྐྱི་ཞིང་སེམས་ཅན་ཡོད་སྙམ་སེམས། །ཟླ་མཚན་རྨུགས་སམ་འཁྲིལ་དང་སྐྲན་དུ་འདྲིལ། །ཁ་འཆུས་ཕུ་བ་རྨོན་བུམ་ཏར་པོ་སོགས། །མངལ་ནད་མི་བཟད་དུ་མ་འབྱུང་བར་བྱེད། ।	དེ་ལྟར་མངལ་ནད་ཀུན་གྱིས་བུ་མི་འཛིན། ། བཙོས་ཐབས་མངལ་ནད་ཕལ་ཆེར་རླུང་ཡིན་པས། །སྨུམ་འཚོས་འཇམ་རྩི་དུགས་ཀྱིས་གསོ་བར་བསྟུགས། །དེ་འོག་འཆུས་པ་བསྲུང་ཞིང་ཁ་ཟུམ་སྦྱང་། །རྩ་སྦྱབས་འཇམ་པོས་མངལ་ནད་ཀུན་སྦྱངས་ཏེ། ।
མཁྲིས་གྱུར།	མཁྲིས་གྱུར་ཟླ་མཚན་སེར་ནག་དྲི་མ་ཆེ། །ཚ་འཕྲབ་ཚ་བ་སྐྱེ་ཞིང་རྣག་ཏུ་འཛག ।	
ཁྲག་གྱུར།	ཁྲག་གྱུར་ཟླ་མཚན་མི་ཆད་རྟག་ཏུ་འཛག	
བད་གྱུར།	བད་ཀན་གཡའ་གྲང་ཟུག་ཆུང་སྨིན་བག་འཛག	
འདུས་པ།	འདུས་པ་ལས་གྱུར་ནད་ཀུན་བྱེད་པར་བཤད།	

(3) འབྲི་གུང་རྒྱུད་བཞིའི་དཀའ་མཆན།

ནད་གཞི།	ནད་རྟགས།	སྤྱིའི་བཅོས་ཐབས།
རླུང་གྱུར།	མངལ་ནང་ཆོར་མེད་བེམ། །ཟླ་མཚན་སྣ་ཞིང་ལྷུ་བཅས་ཨུང་དུ་འཛག །ཆུ་ཁ་སྐྱི་ཞིང་སེམས་ཅན་ཡོད་སྙམ་སེམ[སེམས]། །ཟླ་མཚན་རྨུགས་སམ་འཁྲིལ་དང་སྐྲན་དུ་འདྲིལ། །ཁ་འཆུས་སམ་ཕུ་བ་ཕྱིར་ཐྲུག་ནས་རྨོན་པར་གྱུར་བ་དང་མངལ་ཁ་ཟུམ་པའམ་ཡང་ན་ཏར་པོར་ཡོད་སྙམ་པ་སོགས། །མངལ་ནད་མི་བཟད་དུ་མ་འབྱུང་བར་བྱེད།	བཙོས་ཐབས་དང་པོ་མངལ་ནད་ཕལ་ཆེར་རླུང་ཡིན་པས། སྨུམ་འཚོས་འཇམ་རྩི་སྨུམ་དུགས་ཀྱིས་གསོ་བར་བསྟུགས། དེ་འོག་འཆུས་པ་ལག་པས་བསྲུང་ཞིང་ཁ་ཟུམ་སྦྱང་། རྩ་སྦྱབས་འཇམ་པོས་མངལ་ནད་ཀུན་སྦྱངས་ཏེ། ।
མཁྲིས་གྱུར།	ཟླ་མཚན་སེར་ནག་དྲི་མ་ཆེ། །ཚ་འཕྲབ་ཚ་བ་སྐྱེ་ཞིང་རྣག་ཏུ་འཛག ।	
ཁྲག་གྱུར།	ཁྲག་གྱུར་ཟླ་མཚན་མི་ཆད་རྟག་ཏུ་འཛག	
བད་གྱུར།	བད་ཀན་གཡའ་གྲང་ཟུག་ཆུང་སྨིན་བག་འཛག	
འདུས་པ།	འདུས་པ་ལས་གྱུར་ནད་ཀུན་བྱེད་པར་བཤད། །དེ་ལྟར་མངལ་ནད་ཀུན་གྱི་བུ་མི་འཛིན། ।	

(4) ཆ་ལག་བཅོ་བརྒྱད།

ནད་གཞི།	ནད་རྟགས།	སྤྱིའི་བཅོས་ཐབས།
རླུང་གྱུར།	རླུང་གྱུར་མངལ་ནད་ཚོར་མེད་བེམ། ཟླ་མཚན་ལྦུ་བཅས་ཉུང་འཛག་སྣ། །སྣ་བཅས་ཆུ་སེར་སྨད་ན་ན། །སེམས་ཅན་ཡོད་སྙམ་ཆུ་ཁ་སྐྱི། །ཟླ་མཚན་འཁྲིལ་འཕྱངས་སྐྲན་དུ་འདྲིལ། །ཁ་འཆུས་ཁུ་བ་ལྐུག་ཟུམ་ཏར། །མི་ཟད་རྒྱུ་མའི་ནད་འབྱུང་འགྱུར། ।	བཅོས་ཐབས་མངལ་ནད་ཕལ་ཆེར་རླུང་། ། དེ་ཕྱིར་འཇམ་རྩི་སྨན་འཚོས་དུགས། ། རླུང་གིས་གསོ་བ་མཆོག་ཏུ་བསྟགས། ། དེ་འོག་མཆུ་[ཆུ་]སོ་ལག་པས་བསྲུང་། ། ཁ་རླུམ་[ཟླུམ་]སྦྱངས་ཤིང་འཐོན་པ་གཞུག ། རྩ་བཤལ་འཇམ་པོས་དག་སྦྱངས་ལ། ।
མཁྲིས་གྱུར།	མཁྲིས་གྱུར་ཚ་འགྲིབ་[འབྲིབ་]རྣག་དྲི་མཉམ། །ཟླ་མཚན་སྔོ་ནག་སྦྲེ་དྲི་ཆེ། །ཆུ་སོ་སྣ་ལ་ལུས་ཚད་བསྐྱེད། ।	
བད་གྱུར།	བད་ཀན་ཟུག་ཆུང་སྨད་གྲང་གཡའ། །ཟླ་མཚན་ཕྱིན་[སྤྱིན་]བག་འཛག་པ་ཡིན། ।	
ཁྲག་གྱུར།	མདོག་ཉམས་རྒྱུན་དུ་འཛག	
བད་རླུང་།	བད་རླུང་མང་བ་བེམ་དཀར་འཛག་པ་ཡིན།	
བད་མཁྲིས།	བད་མཁྲིས་ཤ་འཛེར་ཁྲག་རོ་འདྲིལ།	
འདུས་པ།	འདུས་པ་ཡི་ནི་ནད་ཀུན་བྱེད། །དེ་དག་ཀུན་གྱིས་བུ་མི་འཛིན། ।	

(5) ཞང་བོད་གསོ་རིག་དགའ་སྟོན་རོལ་པའི་རྒྱན།

ནད་གཞི།	ནད་རྟགས།	སྤྱིའི་བཅོས་ཐབས།
རླུང་གྱུར།	རླུང་གྱུར་ཟླ་མཚན་སྣ་ཞིང་ལྦུ་བཅས་ཉུང་། །ཡང་ན་རླུགས་སམ་འཁྲིལ་དང་སྐྲན་དུ་འགྲིལ། །མངལ་གྱི་ནང་དུ་སེམས་ཅན་ཡོད་སྙམ་སེམས། ।	བཅོས་ཐབས་སྨན་དཔྱད་ཟས་སྤྱོད་ཕྱིར་རྒྱུག་སྟེ། །སྨན་ནི་ཁྲུང་སྙིང་མདོག་ལྡན་སྲན་མེ་ཏོག །གཞིར་བཟུང་རླུང་ལ་ཛཱ་ཏི་མཁྲིས་པ་ལ། །ཞེས་དང་། ཀུན་ལ་རྩ་བ་ལྔ་སྙིང་དམར་པོ་གསུམ། །ཁྲད་མའི་མེ་ཏོག་དོམ་མཁྲིས་ཐང་ཤིང་མཚལ། །ཛཱ་ཏི་རྒྱམ་ཚ་སྣ་པི་པ་ཤ་རྣམས། །མར་རམ་ཕྱེ་མ་སྦྱར་ལ་སྨན་བཅོས་དང་། །འཇམ་རྩི་དུགས་ཀྱིས་གསོ་བ་ཕལ་ཆེར་བསྟགས། །དཔྱད་བཅོས་རྩ་སྦུག་[སྦུབས་]འཇམ་པོས་མངལ་ནད་སྦྱང་། །མཇུག་ཏུ་ཏྲ་ཧའི་སྨན་མར་བསྟེན་པ་དང་། །ཟས་ནི་དྲོ་སྨན་འཇམ་བསྟེན་མངར་སྐྱུར་དང་། །སྤྱོད་ལམ་ཆགས་སྤྱོད་དྲག་ཤུལ་སྤང་བ་གཅེས།. ।
མཁྲིས་གྱུར།	མཁྲིས་གྱུར་ཟླ་མཚན་སེར་ནག་དྲི་མ་ཆེ། །རྣག་ཏུ་འཛག་ཅིང་ཚ་འབྲབ་ཚ་བ་ཆེ། ।	
བད་གྱུར།	བད་ཀན་གཡའ་སྐྲངས་ཟུག་ཆུང་སྤྱིན་བག་འཛག	

(6) ལག་ལེན་བདུད་རྩིའི་གཏེར་སྒྲོམ། མན་ངག་བདུད་རྩིའི་བུམ་བཟང་།

དབྱེ་བ་རླུང་མཁྲིས་བད་ཀན་གསུམ་དུ་དབྱེ་ཡོད་ཀྱང་དོན་དུ་དེ་དག་གི་ནད་རྟགས་གསལ་པོར་གསུངས་མེད་པ་དང་། བཅོས་ཐབས་ལ་དེ་དག་ཕལ་ཆེར་རླུང་ལ་འབྱུང་བ་སྟེ། །སྨུམས་[སྨུམ་]བཅོས་འཇམ་རྩི་དུག་[དུགས་]ཀྱིས་གསོ་བ་བརྟགས། །དཔྱད་བཅོས་རྩ་སྦུགས་འཇམ་པོས་མངལ་ནད་སྦྱོང་། །མཇུག་ཏུ་ཙ་རྟའི་སྨན་མར་གཞུང་བཞིན་བསྟེན། །

(7) གཅེས་བསྡུས་སྙིང་ནོར།

ནད་གཞི།	ནད་རྟགས།	སྤྱིའི་བཅོས་ཐབས།
རླུང་གྱུར།	རླུང་གྱུར་ཟླ་མཚན་སྣ་ཞིང་ལྦུ་བཅས་ཤུང་། །ཡང་ན་རླུགས་སམ་འཁྲིལ་དང་སྐྲན་དུ་འགྲིལ། །མངལ་གྱི་ནང་དུ་སེམས་ཅན་ཡོད་སེམས་འབྱུང་། །	བཅོས་ཐབས་སྨན་ནི་བྲ་ཁྲུང་ལྡེ་སྟེང་ལ། །མདོག་ལྡན་སྲད་མའི་མེ་ཏོག་གཞིར་བཟུང་ལ། །ཞེས་དང་། ཕལ་ཆེར་རླུང་ལས་འབྱུང་ཕྱིར་སྨུམ་དུགས་བརྟགས། །མངལ་ནད་སྦྱར་[སྦྱོར་]དང་ཙོང་ཞི་བཙོ་གཅིག་གཏོང་། །ཙ་རྟའི་སྨན་མར་ཟས་སྨུམ་འཇམ་པ་[པོ་]བསྟེན། །
མཁྲིས་གྱུར།	མཁྲིས་གྱུར་ཟླ་མཚན་སེར་ནག་དྲི་མ་ཅན། །རྟག་ཏུ་འཛག་ཅིང་ཚ་འཕྲབ་ཚ་བ་ཆེ། །	
བད་གྱུར།	བད་ཀན་གཡའ་སྐྲངས་ཟུག་ཚུང་སྤྲིན་བག་འཛག	

(8) མཆན་བརྒྱབ་ལྷན་ཐབས།

ནད་གཞི།	ནད་རྟགས།	སྤྱིའི་བཅོས་ཐབས།
རླུང་གྱུར།	རླུང་གྱུར་ན་མངལ་ནང་དུ་དངོས་སུ་ཆོར་རྒྱུ་མེད་ལ་བེམ་པོར་ན་ལ་ཟླ་མཚན་སྣ་ཞིང་ལྦུ་བཅས་ཤུང་དུར་འཛག་པ་དང་། །ཡང་ན་ཟླ་མཚན་མི་ཆད་པར་རླུགས་སམ་འཁྲིལ་དང་སྐྲན་དུ་འགྲིལ། །མངལ་གྱི་ནང་དུ་སེམས་ཅན་ཡོད་སྙམ་སེམས་འབྱུང་བ་དང་། ཁ་འཆུས་ནས་ཁུ་བ་ཕྱིར་རློན་ཞིང་ཁ་ཟུམ་པ་དང་ཧར་པོ་སོགས་མངལ་ནད་དུ་མི་ཟད་[བཟད་]པ་དུ་མ་འབྱུང་བར་བྱེད། །	དེ་དག་ཕལ་ཆེར་རླུང་ལས་འབྱུང་བ་སྟེ། །སྨུམ་བཅོས་འཇམ་རྩི་དུགས་ཀྱིས་གསོ་བ་བརྟགས། །ཞེས་དང་། དཔྱད་བཅོས་རྩ་སྦུགས་འཇམ་པོས་མངལ་ནད་སྦྱོང་། །མཇུག་ཏུ་ཙ་རྟའི་སྨན་མར་རྒྱུད་བཞིན་བསྟེན། །ཟས་ནི་ཟོ་སྨུམ་འཇམ་བསྟེན་རླུང་བསྐྱེད་དང་། །ནད་ཟུག་ལྡན་ན་མངར་སྦྱར་ལ་སོགས་དང་། །སྤྱོད་ལམ་དག་[དྲག་]ཤུལ་ཉལ་པོ་སྤང་བར་བྱ། །
མཁྲིས་གྱུར།	ཟླ་མཚན་སེར་རམ་ནག་པོ་དྲི་མ་ཆེ་བ་འཛག། །རྟག་ཏུ་འཛག་ཅིང་ཚ་འཕྲབ་ཚ་བ་ཆེ། །	
ཁྲག་གྱུར།	ཟླ་མཚན་མི་འཆད་པར་རྟག་ཏུ་མང་བར་འཛག	
བད་གྱུར།	མངལ་གཡའ་སྐྲངས་ལ་ཟུག་ཚུང་ཞིང་སྤྲིན་བག་ནལ་པོར་འཛག	
འདུས་པ།	ནད་རྟགས་གཅིག་ཏུ་མ་ངེས་པ་ཀུན་གྱི་རྟགས་བྱེད་པར་བཤད་ལ་དེ་ལྟ་བུའི་མངལ་ནད་ཡོད་པ་ཀུན་གྱིས་སྐྱེས་པའི་ས་བོན་བུ་མི་འཛིན།	

(9) མན་ངག་རིན་ཆེན་འབྱུང་གནས།

ནད་གཞི།	ནད་རྟགས།	སྤྱིའི་བཅོས་ཐབས།
རླུང་ཤུར།	ཟླ་མཚན་སྣ་ཞིང་ལྷུ་བ་ཤུང་། །ཡང་ན་རླུགས་སམ་འཁྲིལ་དང་སྐྲན་དུ་འདྲིལ། །མངལ་གྱི་ནང་དུ་སེམས་ཅན་ཡོད་སེམས་འབྱུང་། །	གྱི་སྨན་བྱ་ཁྱུང་ལྔ་པ་ཚད་ལྡན་སྟེང་། །མདོག་ལྡན་སྲད་མའི་མེ་ཏོག་གཞིར་བཟུང་ལ། །
མཁྲིས་ཤུར།	ཟླ་མཚན་སེར་ནག་དྲི་མ་ཆེ། །རྣག་ཏུ་འཛག་ཅིང་ཚ་འཕྲབ་ཚ་བ་སྐྱེ། །	
བད་ཤུར།	བད་ཀན་གཡའ་སྐྲངས་ཟུག་ཆུང་སྤྲིན་བག་འཛག	

(10) གསོ་རིག་འབུམ་བཞི།

ནད་གཞི།	ནད་རྟགས།	སྤྱིའི་བཅོས་ཐབས།
རླུང་ཤུར།	རླུང་ཤུར་མདར་[མངལ་]ནང་ཚོར་མེད་བེམ། །ཟླ་མཚན་སྣ་ཞིང་སྦུ་[ལྷུ་]བཅས་ཤུང་དུ་འཛག །ཆུ་ཁ་སྙིང་[སྙི་]ཞིང་ཆུ་སོར་སེམས་ཅན་ཡོད་དམ་སྙམ། །ཟླ་མཚན་ལྷུག་[རླུགས་]སམ་འཁྲིལ་ནས་སྐྲན་དུ་འདྲིལ། །ཁ་འཆུས་ཁུ་བ་སྔོན་རླུམ་[ཟུམ་]ཏར་པོར་སྨོས། །མངལ་ནད་མི་འདྲ་མང་པོ་འོང་བར་བྱེད། །	བཅོས་ཐབས་མངལ་ནད་ཕལ་ཆེ་རླུང་ཡིན་པས། །དང་པོ་སྨུམ་འཆོས་འཇམ་རྩི་དུགས་ཀྱིས་གསོ། །དེ་འོག་ལག་གི་མཆུས་བསྲུང་ཁ་ཟུམ་སྦྱང་། །ཚ་སྤྲུབས་འཇམ་པོས་མངལ་ནད་ཀུན་སྦྱོང་སྟེ། །
མཁྲིས་ཤུར།	འཁྲིས་ཀ་ཟླ་མཚན་སེར་ནག་དྲི་མ་ཆེ། །མངལ་གནས་ཚ་བབས་ཚ་རྒྱས་རྣག་ཏུ་འཛག །	
ཁྲག་ཤུར།	ཁྲག་ཤུར་ཟླ་མཚན་རྒྱུན་ཆད་མེད་པར་འཛག	
བད་ཤུར།	བད་ཀན་རོ་སྨད་གཡའ་སྐྲང་ཟུག་ཆུང་སྤྲིན་བག་འཛག	
འདུས་པ།	འདུས་པ་ལས་ཤུར་ནད་ཀུན་བྱེད་པར་བཤད། །དེ་ལྟར་མངལ་ནད་ཀུན་གྱིས་བུ་མི་འཛིན། །	

(11) སྟེ་དགེ་རྒྱུད་བཞི།

ནད་གཞི།	ནད་རྟགས།	སྤྱིའི་བཅོས་ཐབས།
རླུང་གྱུར།	རླུང་གྱུར་མངལ་ནང་ཚོར་མེད་བེམ། །ཟླ་མཚན་སྣ་ཞིང་ལྷུ་བཅས་ཉུང་དུ་འཛག །ཆུ་ཁ་སྐྱི་ཞིང་སེམས་ཅན་ཡོད་སྙམ་སེམ། །ཟླ་མཚན་རླུགས་སམ་འཁྲིལ་དང་སྐྲན་དུ་འདྲིལ། །ཁ་འཆུས་ཁུ་བ་རྔོན་ཟུམ་ཏར་པོ་སོགས། །མངལ་ནད་མི་བཟད་དུ་མ་འབྱུང་བར་བྱེད། །	མངལ་ནད་ཕལ་ཆེར་རླུང་ཡིན་པས། །སྨན་འཆོས་འཇམ་རྩི་དུགས་ཀྱིས་གསོ་བར་བསྡུགས། །དེ་འོག་འཆུས་པ་བསྲེང་ཞིང་ཁ་ཟུམ་སྦྱང་། །རྩ་སྦུབས་འཇམ་པོས་མངལ་ནད་ཀུན་སྦྱངས་ཏེ། །
མཁྲིས་གྱུར།	མཁྲིས་གྱུར་ཟླ་མཚན་སེར་ནག་དྲི་མ་ཆེ། །ཚ་འབྲབ་ཚ་བ་སྐྱེ་ཞིང་རྣག་ཏུ་འཛག །	
ཁྲག་གྱུར།	ཁྲག་གྱུར་ཟླ་མཚན་མི་འཆད་རྟག་ཏུ་འཛག	
བད་གྱུར།	གཡའ་གྲང་ཟུག་ཆུང་སྤྱིན་བག་འཛག	
འདུས་པ།	འདུས་པ་ལས་གྱུར་ནད་ཀུན་བྱེད་པར་བཤད། །དེ་ལྟར་མངལ་ནད་ཀུན་གྱི་བུ་མི་འཛིན། །	

(12) མན་ངག་ལྷན་ཐབས།

ནད་གཞི།	ནད་རྟགས།	སྤྱིའི་བཅོས་ཐབས།
རླུང་གྱུར།	ཟླ་མཚན་སྣ་ཞིང་ལྷུ་བཅས་ཉུང་། །ཡང་ན་རླུགས་སམ་འཁྲིལ་ལ་སྐྲན་དུ་འདྲིལ། །མངལ་གྱི་ནང་དུ་སེམས་ཅན་ཡོད་སེམས་འབྱུང་། །	སྤྱི་ལ་སྨན་དཔྱད་ཟས་སྤྱོད་རྣམ་པ་བཞི། །སྨན་ནི་བྱ་བྲུང་ལྒ་པ་ཚད་ལྡན་སྔེང་། །མདོག་ལྡན་སྲན་མའི་མེ་ཏོག་གཞིར་བཟུང་ལ། །
མཁྲིས་གྱུར།	མཁྲིས་གྱུར་ཟླ་མཚན་སེར་ནག་དྲི་མ་ཆེ། །རྣག་ཏུ་འཛག་ཅིང་ཚ་འབྲབ་ཚ་བ་ཆེ། །	
བད་གྱུར།	བད་ཀན་གཡའ་སྐྲངས་ཟུག་ཆུང་སྤྱིན་བག་འཛག	

གོང་གི་གཞུང་དང་ཉམས་ཡིག་ཁག་ནས་བསྟན་པའི་མངལ་ནད་ཀྱི་དབྱེ་བ་སོ་སོའི་ནད་རྟགས་ཀྱི་མངོན་ཚུལ་ལ་གཞིགས་ན། རླུང་གྱུར་གྱི་ནད་རྟགས་སུ་ཟུག་ཟུང་ཆུང་བས་ཚོར་བ་མེད་པར་བེམ་པོ་ལྟ་བུ་དང་། རླུང་གི་ཡང་གཡོའི་ཆ་འཕེལ་བས་མངལ་གྱི་ནང་དུ་སེམས་ཅན་གྲོག་མ་ཡོད་པ་ལྟ་བུའི་ཚོར་སྣང་ཡོད་པ། ཐུར་སེལ་རླུང་གི་བྱེད་ནུས་མ་ཐོན་པའམ་བྱེད་ལས་ལོག་པས་ཟླ་མཚན་འབྱུང་བའམ་ཡང་ན་འཁྲིལ་བ། ཡང་ན་སྐྲན་དུ་འདྲིལ་བ་སོགས་སྐྱེ་འཕེལ་མ་ལག་གི་བྱེ་བྲག་གནས་མི་འདྲ་བའི་དབང་གིས་ནད་རྟགས་ཀྱང་མི་འདྲ་བ་མངོན་ལ། མདོར་ན་མངལ་ནད་

ཀུན་གྱི་རྒྱུ་ནི་ཟླ་མཚན་དང་རླུང་ལ་རག་ལས་པ་བཞིན། གསོ་རིག་རྒྱུད་བཞི་ལས། རླུང་ནི་ཚ་གྲང་གཉིས་ཀའི་ཁྱབ་བྱེད་དེ། །ཉི་མ་ལྡན་ན་བསྲེག་པའི་གྲོགས་བྱེད་ཅིང་། །ཟླ་བར་ལྡན་ན་བསིལ་བའི་གྲོགས་བྱེད་པས། །སྟོད་སྨད་ཕྱི་ནང་མ་ལུས་ཁྱབ་པར་རྒྱུ། །ཞེས་པ་ལྟར་མཁྲིས་གྱུར་དང་བད་གྱུར་སོགས་མངལ་ནད་མི་བཟད་པ་དུ་མ་འབྱུང་བར་བྱེད་དོ། །དེ་བཞིན་དུ་མཁྲིས་གྱུར་ནི་མཁྲིས་པའི་ཚ་བ་དང་དྲི་མནམ་པ་སོགས་མཚན་ཉིད་ཀྱི་ཟུར་འཕེལ་བས་རྒྱུ་ཞབས་སུ་ཚ་འབྲབ་བྱེད་པ་དང་གྲང་དཀར་དྲི་མནམ་པའམ། ཚ་བ་ཆེ་ཞིང་རྣག་ཏུ་འཛག་པ་བཅས་ཚ་བའི་ནད་རྟགས་སྟོན་ལ། བད་གྱུར་ནི་བད་ཀན་མཚན་ཉིད་ཀྱི་ཟུར་བསིལ་བ་ལྕི་བ་དང་རྟུལ་བ། འཇམ་བརྟན་འཁྱར་བག་གི་ཟུར་འཕེལ་བས་ལུས་གྲང་ཞིང་ཁྱད་པར་དུ་སྨད་ནི་རླུང་གི་གནས་ཡིན་པས་རླུང་གི་གྲང་བ་དང་བད་ཀན་གྱི་གྲང་བ་ཕན་ཚུན་སྦྱོར་མཚུངས་སུ་གྱུར་ན་ལུས་སྨད་ལ་དྲོད་མི་རྒྱས་པ། སྐྱི་ལམ་ནས་བད་ཀན་རང་གི་ཁ་མདོག་དཀར་པོ་ཅན་སྤྲིན་བག་གི་རྣམ་པ་འཛག་པ་དང་། ཁྲག་གྱུར་ནི་མཁྲིས་པ་འཕེལ་བས་ཁྲག་ཀྱང་འཕེལ་བས་ན་ནད་རྟགས་སུ་ཁྲག་རང་གི་ལྡང་ཚད་ལས་འདས་ཏེ་རྒྱུན་མི་ཆད་པར་འཛག་པ་དང་། བད་རླུང་ནི་ཟུག་ཟུ་སོགས་ཀྱི་ཚོར་བ་ཚུང་ཞན་པར་བེམ་པོར་གནས་པ་དང་བད་ཀན་གྱི་རང་མདོག་གྲང་དཀར་དྲི་མ་མེད་པ་བཅས་འཛག འདིའི་རིགས་ལ་སེ་འབྲུ་ལྦ་པ་དང་འཇམ་འབྲས་དྲུག་པ་སོགས་དྲོད་སྨན་གྱི་རིགས་བསྟེན་དགོས་སོ། །དེ་བཞིན་དུ་བད་མཁྲིས་ནི་བད་ཀན་གྱི་རྟུལ་བ་དང་འཇམ་འབྱར་སོགས་འཕེལ་བས་སྤུ་ག་འགག་པ་དང་། མཁྲིས་པའི་རྔོ་ཚ་སོགས་དང་འཐབ་ནས་སྦུ་གར་བད་མཁྲིས་ཀྱི་སྐྱོན་དང་ལྡན་པས་ཟུངས་ཚུལ་བཞིན་དུ་རྒྱུ་མ་ཐུབ་པར་ཤ་འཛེར་དང་ཁྲག་ རོ་འདྲིལ་བའི་ནད་ཀྱི་རྟགས་མངོན་ལ། རླུང་མཁྲིས་ནི་རླུང་གི་ཡང་གཡོ་ཡིས་མཁྲིས་པའི་རྔོ་ཚ་འཕེལ་བས་ཚ་བ་རྒྱས་ཤིང་མདོག་ཉམས་པའི་རྟགས་འབྱུང་། འདུས་ནད་ནི་ཉེས་པ་གསུམ་དང་ལྡན་པ་སོགས་ཀྱི་ནད་རྟགས་ཀུན་འདུས་པ་དང་། ཉེས་པ་དེ་དག་རེ་རེ་བཞིན་ལྷོག་རྒྱུ་བཅུ་གཉིས་སུ་གྱུར་པས་ཀྱང་ནད་ཀྱི་རྣམ་གྲངས་དབྱེ་བ་དཔག་ཏུ་མེད་པ་འབྱུང་། མདོར་བསྡུས་ན་ནད་གཞི་ཚ་གྲང་གཉིས་ལས་མ་འདས་ཏེ། ཉེས་པ་རྒྱུང་བའི་དབང་གིས་རླུང་གྱུར་དང་བད་གྱུར་ནི་གྲང་བ་དང་། ཁྲག་གྱུར་དང་མཁྲིས་གྱུར་ཚ་བ་ཡིན་པ་ལྟར། གསོ་རིག་རྒྱུད་བཞི་ལས། རླུང་དང་བད་ཀན་གྲང་བ་ཆུ་ཡིན་ཏེ། །ཁྲག་དང་མཁྲིས་པ་ཚ་བ་མེ་རུ་འདོད། །སྲིན་དང་ཆུ་སེར་ཚ་གྲང་ཐུན་མོང་གནས། །ཞེས་པ་ལྟར་ལྡན་པ་དང་འདུས་པ་སོགས་ཀྱང་ཉེས་པ་གང་ཤས་ཆེ་བར་དམིགས་ཏེ་ཚ་གྲང་གཉིས་སུ་དགར་རྒྱུ་ནི་ཅི་ནས་ཀྱང་གལ་ཆེ་བས་

མངལ་ནད་ཀྱི་ངོ་བོ་ཁྲག་ཚབས་དང་རླུང་ཚབས་ཀྱི་ཁོངས་སུ་བསྡུ་ཆོག་ཆོག་རེད་སྙམ།

གོང་གི་གཞུང་དང་ཉམས་ཡིག་ཁག་དང་། སྔོས་སུ་གསོ་རིག་རྒྱུད་བཞིའི་མངལ་ནད་ཀྱི་བཅོས་ཐབས་ནི་མངལ་ནད་ཕལ་ཆེར་རླུང་གིས་བསྐྱེད་པས་སྨན་དཔྱད་ཟས་སྤྱོད་བཞིའི་སྒོ་བཅོས་དང་། ཕྱི་བྲག་ཉེས་པ་ཤས་ཆེ་ཆུང་གི་དབང་གིས་ནད་གཞི་སོ་སོར་དམིགས་ཏེ་སྔོས་བཅོས་སུ་བསྟན་ཡོད་པ་དང་། ཅུང་རྒྱས་པར་བཀྲོལ་ན་སྨན་ལ་ཞི་སྦྱངས་གཉིས་དང་། དཔྱད་དུ་འཇམ་རྩུབ་གཉིས། སྤྱོད་ལམ་ལ་དྲག་དལ་དང་ཟས་སྐོམ་གྱི་སྤྱང་བླང་སོགས་ཚབས་ནད་གཉིས་དང་འབྲེལ་ཏེ་ཅུང་དཔྱད་པར་བྱའོ། །

2. དཔྱད་སྨན་བསྟེན་ཚུལ།

ཕྱིར་ནད་སྟོབས་ཆེ་ཆུང་དང་ཟུངས་སྟོབས་བཟང་ངན་ལ་དཔག་སྟེ་གཉེན་པོ་བཞིའི་ནད་དཔུང་འཇོམས་པར་གོ་རིམ་ངེས་ཅན་ཡོད་དེ། གསོ་རིག་རྒྱུད་བཞི་ལས། སྟོབས་ཆེན་ནད་ལ་སྨན་དཔྱད་ཟས་སྤྱོད་བཞི། །ལག་གཏོད་མི་ཤ་འཕྲང་ཕྲད་ལྟ་བུར་བཅོས། །སྟོབས་ཆུང་ནད་ལ་སྤྱོད་ལམ་ཟས་སྨན་དཔྱད། །སྐྱས་གདང་ལྟ་བུར་མས་འཛེགས་རིམ་པས་བཅོས། །ཞེས་པ་ལྟར། འདིར་མངལ་ནད་ཀྱི་གསོ་བཅོས་ལ་གཞུང་དང་ཉམས་ཡིག་ཁག་ཏུ་མཁས་པ་རེ་རེའི་སྨན་དཔྱད་གཉིས་ཀྱི་སྔ་ཕྱིའི་གོ་རིམ་མི་འདྲ་བ་གཉིས་ཡོད་དེ། གསོ་རིག་རྒྱུད་བཞི་དང་འབྲེལ་བ་ཁག་ཏུ་དཔྱད་སྨན་ཟས་སྤྱོད་ཀྱི་གོ་རིམ་དང་། གཙེས་བསྡུས་སྙིང་ནོར་དང་ཞང་བོད་གསོ་རིག་དགའ་སྟོན་རོལ་བའི་རྒྱན། མཆན་རྒྱབ་ལྷན་ཐབས་སོགས་སུ་སྨན་དཔྱད་ཀྱི་གོ་རིམ་ལྟར་བཞག་ཡོད་པས། རང་ཉིད་ལྟར་ན་སྔ་མའི་བཞེད་ཚུལ་ལ་འཐད་དེ། རྒྱུ་མཚན་ནི་མངལ་ནད་ཕལ་ཆེར་རླུང་གིས་བསྐྱེད་པས་འཇམ་རྩི་དང་སྨུམ་འཚོས་ཀྱིས་རླུང་མགོ་གནོན་པ་དང་བུ་ག་མཉེན་པར་བྱེད་པ། དེའི་རྗེས་སུ་མངལ་ནད་ཀུན་རྩ་སྤུབས་འཇམ་པོས་མ་སྦྱངས་པའི་སྔོན་དུ་བུ་ག་བསལ་རྒྱུ་ནི་ཧ་ཅང་གཙོ་བོ་ཞིག་སྟེ། བུ་ག་མ་བསལ་བར་སྦྱངས་ན་ནད་ཕྱིར་འཇོངས་མི་ཐུབ་པར་བྱེར་བའམ་ཟུག་ཆེ་བའི་སྐྱོན་འབྱུང་བས། མན་ངག་པོ་ཏི་དམར་པོ་ལས། བཅོས་ཐབས་མངལ་ནད་ཕལ་ཆེར་རླུང་། །དེ་ཕྱིར་འཇམ་རྩི་སྨུམ་འཚོས་དུགས། །རླུང་གིས་གསོ་བ་མཆོག་ཏུ་བསྔགས། །དེ་འོག་མཚུ[ཚུ]སོ་ལག་པས་བསྲང་། །ཁ་ཟླུམ[ཟུམ]སྦྱངས་ཤིང་འཐོན་པ་གཞུག །རྩ་བཤལ་འཇམ་པོས་དག་སྦྱངས་ལ། །ཞེས་སྔོན་དུ་དཔྱད་བཅོས་ཀྱི་ཐབས་ལ་བརྟེན་ནས་མངལ་ཁ་འཆུས་པ་བསྲང་ཞིང་ཁ་ཟུམ་པ་སྦྱང་ནས་ནད་ཚུལ་བཞིན་དུ་འཇོངས་བར་སྨ་གོན་བྱེད་དགོས་ཕྱིར་སྔོན་དུ་དཔྱད་བསྟན་པར་དགོས་པ་ཆེན་པོ་འདུག

སྐམ། དེ་རྗེས་སུ་སྨན་སྦྱོར་ལ་ཞི་བྱེད་དང་སྦྱོང་བྱེད་གཉིས་ཡོད་པ་ལས། ཞི་བྱེད་ཀྱི་སྨན་སྦྱོར་གཙོ་བོ་ཁོང་དུ་བསྟེན་པའི་ཕྱི་མ་དང་སྨན་མར་བཅས་དང་། སྦྱོང་བྱེད་ནི་ལྷོ་གཤེར་དང་རྩ་གཤེར་གཉིས་ཡོད་པ་ལས། མངལ་རང་གི་གནས་ནས་གཞན་དུ་མ་བྱེར་བའི་སྐབས་སུ་མངལ་བཤལ་ལམ་མངལ་ཁྲུས་ཀྱི་གཉེན་པོ་གཙོ་བོར་བསྟེན་པ་གལ་ཆེ་སྟེ། རྒྱུ་མཚན་ནི་མངལ་ཁྲུས་ཀྱི་སྦྱོར་བ་མས་བཏང་གི་ཐབས་ལ་བརྟེན་ནས་ནད་གཞི་འོག་ནས་མས་འདྲེན་པར་བྱེད་པ་དང་། དེ་མ་ཡིན་པར་ནད་གཞི་རང་གནས་མངལ་ནས་ནང་དོན་སྣོད་དུ་བྱེར་བའི་སྐབས་སུ་བྱེར་བ་བསྡུ་ཞིང་རྩ་ལམ་ནས་རྩད་ནས་འཕྲིན་པར་ནང་གི་རྩ་གཤེར་དང་ལྷོ་གཤེར་གྱི་སྦྱོར་བ་བསྟེན་དགོས། དེ་ལྟར་རླུང་གི་ཡང་གཡོའི་བསྐྱོད་པ་ལ་བརྟེན་ནས་ཟླ་མཚན་ཆུ་སེར་ལུས་ཕྱི་ནང་བར་གསུམ་དང་རང་གནས་གཞན་གནས་གང་ཟུང་དུ་བྱེར་བས་ཐོག་མ་ཉིད་ནས་རླུང་སེལ་ཏེ་འགག་འཕྲང་བཅད་ན་ཟླ་མཚན་ཆུ་སེར་བྱེར་བ་དང་། མཁྲིས་པའི་རྫོ་ཚ་འཕེལ་བ་དང་བད་ཀན་གྱི་བསིལ་ལྡི་སོགས་བསློངས་བའི་ཧ་ལྟ་བུ་མེད་པས་ན། ཕྱིའི་སྨན་སྦྱོར་ལ་རླུང་སེལ་ཞིང་མེ་དྲོད་བསྐྱེད་པ་དང་། ཆུ་སེར་སྐེམ་པའི་སྨན་སྦྱོར་བསྟེན་པ་གཙོ་ཆེ་བ་མ་ཟད། མཇུག་མཐར་ནད་རོ་སྦྱངས་ཤིང་ལུས་ཟུངས་བརྟས་པའི་སྨན་མར་གྱི་སྦྱོར་བ་བསྟེན་ཏེ་ནད་རྗེས་གཅོད་པའོ། །དེ་བས་རླུང་སེལ་ཕྱིར་སྤྱི་སྨན་དུ་དྲོད་བཅུད་ཀྱི་སྨན་སྦྱོར་གོ་སྙོད་དང་ཤུ་དག པི་པི་ལིང་དང་ཙི་ཏྲ་ཀ རྒྱམ་ཚ་བཅས་དང་། ཟི་ར་དང་ནས་ཚིག་ཐལ་བ། ཁྲག་མཁྲིས་ཚ་བ་སེལ་བའི་སྨན་བ་ཤ་ཀ་སོགས་དང་། སྨན་ཧ་རླུང་གི་གྲང་བ་སེལ་བའི་དྲོ་ལ་བཅུད་པའི་ཆང་། ཡང་ན་སྨན་མར་གང་ཟུང་དུ་སྦྱར་ཏེ་གཏོང་བའོ། །ཡང་ན་གཉན་དང་ཆུ་སེར་འཇོམས་པའི་བྱ་ཁྱུང་རྣམ་པ་ལྔ་ཚད་ལྡན་དུ་སྦྱར་བའི་སྙིང་མདོག་ལྡན་སྲད་མའི་མེ་ཏོག་གི་གཞིར་བཟུང་སྟེ་ཞེས་རྒྱུད་བཞིའི་འགྲེལ་བ་བཻ་སྔོན་དུ་རམ་རྩར་ངོས་བཟུང་བ་དང་། ལག་ལེན་སྙིང་ཕོ་ལྔམ་གྱི་མེ་ཏོག་ལ་ངོས་བཟུང་བ་མང་། མན་ངག་ལྷན་ཐབས་ལས། སྨན་ནི་བྱ་ཁྱུང་ལྔ་པ་ཚད་ལྡན་སྙིང་། །མདོག་ལྡན་སྲན་མའི་མེ་ཏོག་གཞིར་བཟུང་ལ། །རླུང་ལ་ཛཱ་ཏི་མཁྲིས་པར་བ་ཏིག་དང་། །བད་ཀན་སུག་སྨེལ་ཁ་བསྒྱུར་ཁོང་དུ་བསྟེན། །ཞེས་གོང་བཤད་ཀྱི་སྦྱོར་བའི་སྙིང་ཉེས་པ་སོ་སོའི་ཚ་གྲང་གི་ཁྱད་ཆོས་ལ་དམིགས་ཏེ་རླུང་ལ་དྲོད་བཅུད་ལྡན་པའི་ཛཱ་ཏི་དང་། མཁྲིས་པར་བསིལ་སྨན་ཏིག་ཏ། བད་ཀན་ལ་དྲོད་སྨན་སུག་སྨེལ་བཅས་བསྟེན་པ་དང་། དེ་མིན་མཁལ་མའི་གྲང་ནད་དང་རླུང་ཚབས་འདོན་པའི་རྩ་བ་ལྔའི་སྨན་མར་དང་། གསོ་རིག་རྒྱུད་བཞི་ལས། ཀུན་ལ་ཙ་ཧ་རྒྱ་སྤོས་འབྲས་བུ་གསུམ། །ཤུ་དག་ཤིང་ཀུན་ར་མཉེ་ཧོང་ལེན་བཙོད། །ཤིང་མངར་ཉེ་

ཤིང་ཡུང་སྐྱེར་ལ་ལ་ཕུད། །སྨན་མར་མངལ་ནད་ཁུ་བའི་ནད་ཀུན་སེལ། །གདོན་འཇོམས་མངལ་ཆགས་དུས་ཐོས་བུ་འཆི་གསོ། །ཞེས་མཇུག་ཏུ་ནད་རོ་སྦྱངས་ཤིང་ཕྱི་རྗེས་གཙོད་པ་དང་། ལུས་ཟུངས་གསོ་ཞིང་མངལ་གྱི་ནད་དག་པར་བྱེད་པ། ཁམས་དཀར་དམར་ལ་ཉེས་པས་གཙེས་པ་སེལ་ཞིང་ཚེ་རིང་བ་དང་ཡིད་གཞུངས་བར་བྱེད་པ། མངལ་ཆགས་དུས་ཐོས་ནའང་བུ་སོས་པ་སོགས་ཀྱི་ཁྱད་ཆོས་ལྡན་པའི་ཏུ་རུའི་སྨན་མར་གཏོང་བ་བཅས་ལས་མངལ་ནད་ཀུན་ལ་སྤྱིའི་ཆ་ནས་རླུང་སྨན་བསྟེན་པ་དང་། ཉེས་པ་སོ་སོའི་ཁ་བསྒྱུར་གྱི་སྨན་བསྟེན་པར་གཞིགས་ན་ངོ་བོ་ཚ་གྲང་གཞིར་བཞག་སྟེང་གསོ་བཅོས་བྱེད་བཞིན་ཡོད་ལ། ཉེས་པ་བྱེ་བྲག་གི་སྒོས་བཅོས་ལ་གཞིགས་ན། རླུང་ལ་གོ་སྙོད་དང་པི་པི་ལིང་དང་། ཤུ་དག་དང་རྒྱམ་ཚ་སོགས་དྲོད་བཅུད་དང་ཕྱུར་དུ་སྦྱོང་བའི་ནུས་པ་དང་ལྡན་པའི་སྨན་བསྟེན་པ་དང་། མཁྲིས་གྱུར་ལ་ཞུ་མཁན་དང་། ཏུ་རུ། བ་ཤ་ཀ་བཅས་བསིལ་བའི་སྨན་སྦྱོར་དང་། བད་ཀན་ལ་བུ་རམ་གྱི་ཆང་དང་ཨ་རུའི་ཆང་བཅས་རླུང་ནད་འཇོམས་པའི་སྨན་ཆང་སྟེང་། པི་པི་ལིང་དང་ཨ་རུ་ལྷུགས་ཕྱེ། ནག་མཚུར་སོགས་དྲོད་སྨན་བད་ཀན་གྱི་གྲང་བ་སེལ་ཞིང་འཇམ་འབྱེར་གཅོད་པའི་སྨན་སྦྱོར་བསྟེན་པ་བཅས། མདོར་ན་བད་རླུང་གྲང་བའི་ནད་ལ་དྲོད་བཅུད་དང་ཁྲག་མཁྲིས་ཚ་བའི་ནད་ལ་བསིལ་སྨན་བསྟེན་པས་ནད་ཀྱི་ངོ་བོ་ཚ་གྲང་གི་སྒོ་ནས་ཚབས་ནད་གཉིས་ཀྱི་ཁོངས་སུ་བསྡུ་ཆོག་སྙམ། གསོ་རིག་རྒྱུད་བཞི་ལས། རྣམ་པའི་སྒོ་ནས་དཔག་ཏུ་མེད་པར་དབྱེ། །ཉེས་པ་གནོད་བྱ་ཉི་ཤུ་རྩ་ལྔ་ལ། །རྒྱུད་པ་ལྡན་འདུས་དུ་མའི་རིགས་འགྱུར་བས། །གྲངས་དང་མིང་གི་ངེས་བསྟན་ཡོད་མ་ཡིན། །འོན་ཀྱང་ཉེས་པ་གསུམ་ལས་ནད་མི་འདའ། །གནོད་བྱ་བཅུ་ལས་ནད་ཀྱི་གནས་མི་འདའ། །དཔེར་ན་འདབ་ཆགས་བྱ་ཡིས་གར་འཕུར་ཡང་། །ནམ་མཁའི་མཐོངས་ལས་འཕུར་ས་མེད་པ་བཞིན། །བད་རླུང་གྲང་ལ་ཁྲག་མཁྲིས་ཚ་བས་ན། །དུ་མར་ཕྱེ་ཡང་ཚ་གྲང་གཉིས་སུ་འདུས། །ཞེས་པ་ལྟར་རོ། །

3. ཟས་སྤྱོད་བསྟེན་ཚུལ།

ཞང་བོད་གསོ་རིག་དགའ་སྟོན་རོལ་བའི་རྒྱན་ལས། ཟས་ནི་དྲོ་སྨུམ་འཇམ་བསྟེན་མངར་སྐྱུར་དང་། །སྤྱོད་ལམ་ཆགས་སྤྱོད་དྲག་ཤུལ་སྤང་བ་གཅེས། །ཞེས་པ་ལྟར་མི་ན་བར་གནས་པ་དང་ན་བ་གསོ་བའི་ཆེད་དུ་མོ་ནད་ཀྱི་འགོག་བཅོས་ལ་ཟས་ཚ་སྐྱུར་རིགས་དང་། བཅུད་མེད་པའི་ཁ་ཟས། བསིལ་ཟས་སོགས་ཡུན་ལ་གཏད་པ་སྤང་ཞིང་དྲོད་ལ་སྨུམ་བཅུད་འཇམ་པའི་ཁ་ཟས་བསྟེན་པར་བྱ་བ་དང་། ནད་གཞི་གསོ་བཅོས་ཀྱི་གོ་རིམ་ཁྲིད་སྨན་ནུས་ཚུལ་བཞིན་དུ་ཐོན་པ་དང་ཟས་

སྨོམ་དམན་ལྷག་ལོག་པའི་སྐྱོན་མི་འབྱུང་བའི་ཆེད་དུ་སྲུང་སྐྱོང་ཚུལ་བཞིན་དུ་བསྟེན་པ། གསོ་བཅོས་རྗེས་སུ་ནད་རྗེས་གཅོད་ཕྱིར་ནད་གཞིའི་སྟོབས་ཆེ་ཆུང་ལ་དཔག་སྟེ་དུས་ཡུན་ངེས་ཅན་ཞིག་ཏུ་ཟས་སྨོམ་གྱི་སྲུང་སྐྱོང་ཚུལ་བཞིན་དུ་བསྲུང་དགོས་སོ། །དེ་བཞིན་སྤྱོད་ལམ་གྱི་སྲུང་སྐྱོང་བསྟན་པ་ནི། ཆགས་སྤྱོད་དང་དྲག་ཤུལ་གྱི་ལས་རིགས་སྤང་བར་གཅེས་ཞེས་དོན་དུ་མཐའ་གཅིག་ཏུ་ཆགས་སྤྱོད་སྤང་བ་ནི་མ་ཡིན་པར། ནད་གཞི་སྔོན་འགོག་ལ་སྤྱོད་ལམ་གྱི་སྒོ་ནས་གང་ཐུབ་ཏུ་ཆགས་སྤྱོད་མི་བྱེད་པར་བསྟན་པ་ཡིན་ཏེ། རྒྱུ་མཚན་ནི་ལུས་རྟེན་གྱི་པོ་ལག་མ་རྫོགས་པར་ཆགས་སྤྱོད་བྱེད་པ་དང་། ཡུལ་གང་བྱུང་དུ་ཕོ་མོའི་འདུ་འཁྲིད་ལ་ཞུགས་པའམ། ཁྲག་འཛག་དུས་དང་བྱིས་པ་བཙས་རྗེས། མངལ་ཁྲུས་རྗེས་ལ་ཆགས་སྤྱོད་བྱས་པ་ནི་གཤམ་དུ་མངལ་ནད་ཀྱི་རྒྱུའི་སྐབས་སུ་གསལ་པོར་སྨྲས་ཡོད་པ་ལྟར་མཚན་མའི་འགོས་ནད་དང་། མཚན་མའམ་མངལ་སྒོ་བསྣད་འགྲམས་སོགས་གང་རུང་འབྱུང་སྲིད་པས་བུད་མེད་ལང་ཚོ་དར་ལ་མ་བབས་པའི་སྔོན་དུ་ཆགས་སྤྱོད་མི་རུང་བ་དང་། ཆགས་སྤྱོད་གང་བྱུང་དུ་མི་སྤྱོད་པ་སོགས་ནང་དོན་མང་པོ་ཞིག་འདུས་པས་སྔོན་འགོག་བྱ་དགོས་པ་དང་། དེ་མ་ཡིན་པར་ནད་གཞི་རྣམ་པར་གྱུར་ཏེ་གསོ་བཅོས་བྱེད་པའི་སྐབས་སུ་གོང་བཞིན་ནད་གཞི་སོས་པའི་ཆེད་དུ་ཆགས་སྤྱོད་དང་དྲག་ཤུལ་གྱི་ལས་ལ་འཛེམ་པ་དང་། གསོ་བཅོས་རྗེས་ལ་ནད་གཞི་སླར་མི་ལྡོག་པའི་ཕྱིར་སྤྱོད་ལམ་གྱི་སྲུང་སྐྱོང་དུས་ངེས་ཅན་ཞིག་ལ་ཚུལ་བཞིན་དུ་བསྟེན་དགོས། མཇུག་ཏུ་ཏྲ་ཀའི་སྨན་མར་བསྟེན་པ་དང་། །ཞེས་མངལ་ནད་ཀུན་གསོ་བཅོས་རྗེས་ལ་ཏྲ་ཀའི་སྨན་མར་བསྟེན་པར་བྱའོ། །

གཉིས། གཉན་སྲིན་HPVབསྐྱོངས་པའི་མངལ་སྐྱེའི་ཚ་ནད་ཚབས་ནད་གཉིས་སུ་འདུས་ཚུལ་བསྟན་པ།

གོང་དུ་ཟླ་མཚན་དང་རླུང་། སྲིན་བཅས་ནི་མོ་ནད་ཀྱི་རྒྱུ་རྐྱེན་བཞག་ཡོད་པ་ལྟར། ནད་ཀྱི་རྒྱུ་དང་གནས་མི་འདྲ་བས་ནད་གཞིའི་འཕེལ་རིམ་དང་ནད་རྟགས། ཟླ་གཉན་གྱི་ནད་སོགས་ཀྱང་མི་འདྲ་བས། འདིར་གཉན་སྲིན་HPVལས་བསྐྱེད་པའི་དེང་རབས་གསོ་རིག་གི་མངལ་སྐྱེའི་ཚ་ནད་ཚབས་ནད་གཉིས་སུ་འདུས་མིན་ཐད་ནད་ཐོག་ལག་ལེན་སྟེང་ནས་ཞིབ་འཇུག་བྱས་པ་རགས་ཙམ་བཀོད་ན། མངལ་སྐྱེའི་ཚ་ནད་ནི་བུད་མེད་དར་མའི་རྒྱུན་མཐོང་གི་ནད་རིགས་ཤིག་སྟེ། ནད་རྒྱུ་ལ་གཞིགས་ན་ནང་སྲིན་འཁྲུགས་པ་དང་ཕྱི་སྲིན་འགོས་པ། དེ་མིན་བསྣད་འགྲམས་སོགས་ཀྱིས་བསྐྱེད་ཅིང་ཡང་དང་བསྐྱར་དུ་ལྡང་བའི་ནད་གཞི་ཞིག་ཡིན། ནད་རྒྱུ་མི་འདྲ་བས་ནད་ཀྱི་ཚབས་

ཆེ་རྒྱུང་ཡང་མི་འདྲ་བར་སྣང་། དཔེར་ན་གཉན་སྲིན་HPVའགོས་ཤིང་ཡུན་རིང་དུ་མངལ་སྒོའི་གནས་སུ་ཚང་བཅས་པས་འབྲས་ནད་དུ་འཕེལ་འགྱུར་འབྱུང་བཞིན་ཡོད་དེ། ཞིབ་འཇུག་བྱས་པ་ལྟར་ན་མངལ་སྒོའི་འབྲས་ནད་95%ནི་གཉན་སྲིན་HPVའགོས་པ་དང་འབྲེལ་བ་དམ་ཟབ་ཡོད་པ་མ་ཟད། སྤྱི་ལོ་2019ལོར་འཛམ་གླིང་འགྲོད་བསྟེན་ཚོགས་པས་འཛམ་གླིང་སྟེང་བུད་མེད་ཀྱི་འབྲས་ནད་ཨང་བཞི་པའི་གྲས་སུ་བགྲངས་ཤིང་ཤི་ཚད་7.5%སླེབས་པ་དང་། མངལ་སྒོའི་འབྲས་ནད་ཐམས་ཅད་གཉན་སྲིན་HPVཡིས་བསྐྱེད་པར་བསྒྲུགས་ཡོད། དེ་བས་གཉན་སྲིན་HPVལས་བསྐྱེད་པའི་མངལ་སྐྱེའི་ཚ་ནད་འགོག་བཅོས་བྱེད་པ་ནི་མངལ་སྒོའི་འབྲས་ནད་སྔོན་འགོག་བྱེད་པའི་གནད་དམ་པ་ཞིག་ཡིན་ལ། བོད་ལུགས་གསོ་རིག་གིས་འབྲས་ནད་ཀྱི་རྒྱུ་རྐྱེན་ལ་ནད་རྒྱུ་ཁྲག་དང་ནད་རྐྱེན་གཉན། ནད་དངོས་འབྲས་ཞེས་པའི་དགོངས་དོན་དང་ཡོངས་སུ་མཐུན་པ་རེད། དེང་རབས་གསོ་རིག་གིས་གཉན་སྲིན་HPVལས་བསྐྱེད་པའི་མངལ་སྐྱེའི་ཚ་ནད་ལ་གཤགས་བཅོས་དང་དངོས་ལུགས་ཀྱི་གསོ་བཅོས་བྱེད་བཞིན་ཡོད་མོད། དོན་དངོས་སུ་གཉན་སྲིན་HPVརྩ་བ་ནས་འཇོམས་ཐུབ་མིན་གསལ་པོར་ཐག་གཅོད་ཐུབ་མེད། དེ་བས་སྤྱི་ལོ་2019ལོའི་ཟླ་5པའི་ཚེས་25ནས་སྤྱི་ལོ་2020ལོའི་ཟླ་5པའི་ཚེས་10བར་ཉེན་ཆེའི་HPVགཉན་སྲིན་རང་བཞིན་གྱི་མངལ་སྐྱེའི་ཚ་ནད་དུ་ངོས་བཟུང་པའི་ནད་པ་196གི་ནད་ཐོ་བསྡུ་ལེན་བྱས་ཏེ་རྩ་རྒྱུ་ན་ལུགས་དང་སྨན་གྱི་བསྟེན་ཐབས་བཅས་ལ་དབྱེ་ཞིབ་བྱས་པ་ལྟར་ན།

1. ནད་ཐོག་གི་རྒྱུ་ཆ།

(1) ངོས་འཛིན་ཚད་གཞི།

ཀྲུང་དྭ་མོ་ནད་སྨྲུམ་ནད་རིག་པའི་མངལ་སྐྱེའི་ཚ་ནད་ཀྱི་ངོས་འཛིན་ཚད་གཞི་ལྟར་ནད་རྟགས་སུ་གྲང་དཀར་འབྱམས་ཤིང་ངོ་བོ་འགྱུར་བག་གམ་རྣག་ཅན་ནམ་ཁྲག་ཤ་འདྲེས་པ་དང་། ཡང་ན་འཁྲིག་སྤྱོད་རྗེས་སུ་ཁྲག་ཐུང་མངོན་པ་དང་སྨྲུགས་མཁལ་རྐེད་ན་ཞིང་རྒྱུ་ཞབས་མི་བདེ་བ་བཅས་དང་། མངལ་སྒོའི་གནས་སུ་སྐྲངས་ཤིང་ཁྲག་རྫོལ་སླ་བ། TCTསོགས་མངལ་སྒོའི་རིམ་གསུམ་ཅན་གྱི་ངོས་འཛིན་ཚད་གཞིར་གཞི་བཅོལ་བ་དང་། HPVབརྟག་དཔྱད་ལས་གཉན་སྲིན་16 18 31 33 35 39 45 51 52 56 58 59 66 68 82བཅས་རིགས་གང་རུང་གདགས་གཤིས་མངོན་པའོ། །

(2) བོད་ལུགས་གསོ་རིག་གི་ངོས་འཛིན་ཚད་གཞི།

ནད་པ་196གི་ནད་རྟགས་དང་གསོ་རིག་རྒྱུད་བཞིའི་ཁྲག་ཚབས་དང་རླུང་ཚབས་ཀྱི་ངོས་

འཛིན་ལ་གཞི་བཅོལ་ཏེ། ཁྲག་ཚབས་ནད་ལ་གྲང་དཀར་འཁྱམས་ཤིང་མདོག་སེར་ལ་དྲི་མ་མནམ་པ་དང་རྒྱུ་ཞབས་ཚ་འཁྲབ་བྱེད་པ་བཅས་ནི་ནད་རྟགས་གཙོ་བོ་དང་། རྩ་རྒྱུད་ཕྲ་ལ་གྲིམས་པ་དང་དྲི་ཆུའི་མདོག་དམར་རམ་སེར་བ། རོ་སྟོད་གཟེར་ཞིང་འདོམས་གཡའ་བ་ནི་ནད་རྟགས་ཕལ་བ་བཅས་གཙོ་ཕལ་གཉིས་སུ་དབྱེ་བ་དང་། རླུང་ཚབས་ཀྱི་ནད་ལ་གྲང་དཀར་ཆུ་འདྲ་འཁྱམས་ཤིང་མདོག་དཀར་ལ་དྲི་མ་མེད་པ། རྒྱུ་ཞབས་སྲོ་བརྒྱངས་བྱེད་པ་དང་མཁལ་རྐེད་གྲང་ན་ན་བ་བཅས་ནི་ནད་རྟགས་གཙོ་བོ་དང་། སྙིང་ཁམས་མི་བདེ་བ་དང་རྩ་སྟོངས་ལ་སྦོམ་པ། ཆུ་མདོག་དཀར་ལ་སོ་བ། ལུས་པོ་སྐྲངས་ཤིང་ཤ་མདངས་བར་བཅེ་བ་ནི་ནད་རྟགས་ཕལ་བ་བཅས་གཙོ་ཕལ་གཉིས་སུ་དབྱེ་ཡོད། གོང་གི་ནད་རྟགས་ལས་གཙོ་བོ་གཉིས་དང་ཕལ་བ་གཉིས་འཛོམས་པ་ལས་མངལ་སྐྱེའི་ཚ་ནད་ལ་ངོས་བཟུང་ཆོག

(3) ཞིབ་འཇུག་བྱ་ཡུལ།

TCTལས་མངལ་སྐྱེའི་ཚ་ནད་དང་། ཉེན་ཆེའི་གཉན་སྲིན་HPVརིགས་གང་རུང་གདགས་གཤིས་མངོན་པ། བོད་ལུགས་གསོ་རིག་གི་ཁྲག་ཚབས་དང་རླུང་ཚབས་ནད་ཀྱི་ངོས་འཛིན་ཚད་གཞི་དང་མཐུན་པ། ནད་པའི་ལོ་ཚོད་18-75བར་བཅས་ཡིན་དགོས།

(4) ཞིབ་འཇུག་གྲས་སུ་མི་ཚུད་པའི་རིགས།

གོང་གི་ངོས་འཛིན་ཚད་གཞི་དང་མི་མཐུན་པའམ། མངལ་སྦྲུམ་པ་དང་ནུ་མ་བསྣུན་བཞིན་པའི་བུད་མེད། སྙིང་དང་ཁྲག་རྩ། མཆིན་པ་དང་མཁལ་མ་བཅས་ལ་ནད་གཞི་ཚབས་ཆེན་ཡོད་པ། བོད་སྨན་གྱི་གསོ་བཅོས་ལ་མོས་མཐུན་མེད་པའི་རིགས་བཅས་ནི་ཞིབ་འཇུག་གི་གྲས་སུ་མི་ཚུད།

2. ཞིབ་འཇུག་གི་ཐབས་ལམ།

གོང་གི་བརྟག་བཅོས་ཚད་གཞི་དང་མཐུན་པའི་ནད་པ་196གི་ནད་ཐོ་བསྡུ་ལེན་བྱས་ཏེ་འབྲེལ་ཡོད་ཡིག་ཆ་དག་Excelནང་འཇུག་བྱས་པ་དང་། གྲང་ལུགས་གསོ་རིག་རྒྱུད་འཛིན་ཆ་འཕྲིན་མ་ལག V3.0བེད་སྤྱོད་དེ་གནས་བསྡུས་དབྱེ་ཞིབ་ལས་ནད་རྟགས་དབྱེ་ཞིབ་དང་སྨན་སྦྱོར་དབྱེ་ཞིབ་མནན་ཏེ་ནད་རྟགས་དང་སྨན་སྦྱོར། སྨན་རྫས་ཀྱི་བསྟུད་འབྱུང་གྲངས་དང་འབྲེལ་གྲུབ་སོགས་ལ་དབྱེ་ཞིབ་བྱས་པ་ཡིན།

3. མཇུག་འབྲས།

(1) ནད་ཀྱི་དབྱེ་བ་དང་སྨན་སྦྱོར་བསྡུད་འབྱུང་གྲངས།

ཚ་གྲང་གི་རྣམ་གཞག་དང་འབྲེལ་ཏེ་ཉེན་ཆེའི་གཉན་སྲིན་HPVརིགས་ལས་བསྐྱེད་པའི་མངལ་སྐེའི་ཚ་ནད་ཀྱི་ནད་པ་196གི་རྩ་ཆུ་ན་ལུགས་ལས་ནད་ལ་རིགས་དབྱེ་དགར་ན། ཁྲག་མཁྲིས་ཤས་ཆེ་བའི་ཁྲག་ཚབས་ཀྱི་ནད་པ་63.8%ཟིན་པ་དང་། བད་རླུང་ཤས་ཆེ་བའི་རླུང་ཚབས་ཀྱི་ནད་པ་36.2%ཟིན། ཉེན་ཆེའི་གཉན་སྲིན་HPVརིགས་ཀྱི་ཁྱབ་ཚུལ་ལས་16 52 31 58རིགས་བཅས་རིམ་པ་བཞིན་སྔ་མ་སྔ་མ་གདགས་གཤིས་སུ་མངོན་པའི་གྲངས་ཙུད་མཐོ་བར་སྣང་མོད་ཁྱབ་ཚུལ་གྱི་ཁྱད་པར་ལ་དོན་སྙིང་ཆེར་མི་ལྡན།(རི་མོ་1ལས་གསལ) ཚབས་ནད་གཉིས་ཀྱི་ནད་རྟགས་ལས་རིམ་བཞིན་གྲང་དགར་ལ་དྲི་མནམ་པ་དང་། རྒྱུ་ཞབས་ཚ་འབྲབ་བྱེད་པ། རྩ་རྒྱུད་ཐྲ་ལ་གྲིམས་པ་བཅས་སྔ་མའི་བསྡུད་གྲངས་མཐོ་ལ་ཕྱི་མ་ཕྱི་མ་དམའ་བའོ། །(རེའུ་མིག་1ལས་གསལ།) རྒྱབ་སྐྱོར་ཚད་60%དང་ཡིད་རྟོན་ཚད་90%ལ་འཛོག་དུས། སྨན་བཀོལ་སྤྱོད་ཀྱི་བསྡུད་འབྱུང་གྲངས་28ཡན་ཆད་ཀྱི་སྨན་སྦྱོར་ནི་མ་ནུ་བཞི་ཐང་དང་ཨ་གར་སོ་ལྔ། སུག་སྨིལ་བཅུ་པ་བཅས་མངོན།(རེའུ་མིག་2དང་རི་མོ་2ལས་གསལ།)

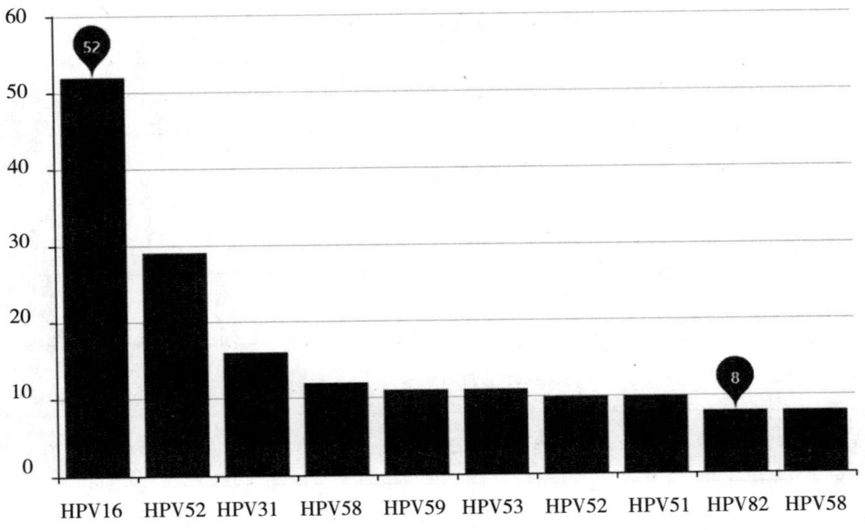

རི་མོ་1 ཉེན་ཆེའི་གཉན་སྲིན་HPVཁྱབ་ཚུལ་རི་མོ།

རེའུ་མིག་1 ཉེན་ཆེའི་HPVམངལ་སྐྱེའི་ཚ་ནད་ཀྱི་ནད་རྟགས་ཁྲབ་ཚུལ་དང་བསྟུད་འབྱུང་གྲངས།

No	ནད་རྟགས།	བསྟུད་གྲངས།
1	གྲང་དཀར་དྲི་མནམ།	111
2	རྒྱུ་ཞབས་ཚ་འབྲབ།	108
3	རྩ་རྒྱུད་ཕྲ་གྲིམས།	99
4	ལྟེའི་དྲིག་པ་སྲབ།	98
5	ཆུ་མདོག་དམར་སེར།	96
6	ཆུ་ཁ་སྐྱི་བ།	93
7	ལྟེ་མདོག་དམར།	88
8	གྲང་དཀར་འབྱམས།	86
9	མགོ་བོ་གཟེར་བ།	85
10	འདོམས་གཡའ་བ།	80
11	མཁལ་རྐེད་ན་བ།	79
12	རོ་སྟོད་གཟེར་བ།	71
13	ལྟེའི་དྲིག་པ་མཐུག	69
14	ཁྲིས་མ་མཐུག་པ།	67
15	གཅིན་ལམ་ཚ་ཤར།	54
16	སྙིང་ཁམས་མི་བདེ།	50

རེའུ་མིག་2 གཉེན་པོ་སྨན་གྱི་བསྟུད་འགྱུར་གྲངས་དང་བསྟེན་ཚད་བསྟེན་ཐབས།

No	སྨན་སྦྱོར།	བསྟུད་གྲངས།	བསྟེན་ཚད།	བསྟེན་པའི་དུས་ཚོད།	བསྟེན་ཐབས།
1	མ་ནུ་བཞི་ཐང་།	169	3g	19:00-20:00	གདུས་ཏེ་བསྟེན།
2	ཨ་གར་སོ་ལྔ།	158	1.3g	19:00-20:00	ཆུ་དྲོད་འཇམ་གྱིས་བསྟེན།
3	ཐུག་སྙིལ་བཅུ་པ།	103	1.2g	8:00-9:00	ཆུ་དྲོད་འཇམ་གྱིས་བསྟེན།
4	ཁྱུང་ལྔ།	99	0.75g	12:00-1:00	ཆུ་དྲོད་འཇམ་གྱིས་བསྟེན།
5	གསོ་བྱེད།	97	2g	15:30-16:30	ཆུ་དྲོད་འཇམ་གྱིས་བསྟེན།
6	གསེར་མདོག་ལྔ་པ།	55	1g	12:00-1:00	ཆུ་དྲོད་འཇམ་གྱིས་བསྟེན།
7	འོལ་སེ་ཞེར་ལྔ།	53	1.3g	8:00-9:00	ཆུ་དྲོད་འཇམ་གྱིས་བསྟེན།
8	ཏིག་ཏ་བརྒྱད་པ།	45	1.2g	12:00-1:00	ཆུ་དྲོད་འཇམ་གྱིས་བསྟེན།
9	སྐྱེར་ཤུན་བརྒྱད་པ།	43	1g	15:30-16:30	ཆུ་དྲོད་འཇམ་གྱིས་བསྟེན།
10	གྲང་སྦྱོར།	28	1g	5:00-6:00	ནངས་མོ་ལྟོ་སྟོང་བསྟེན།

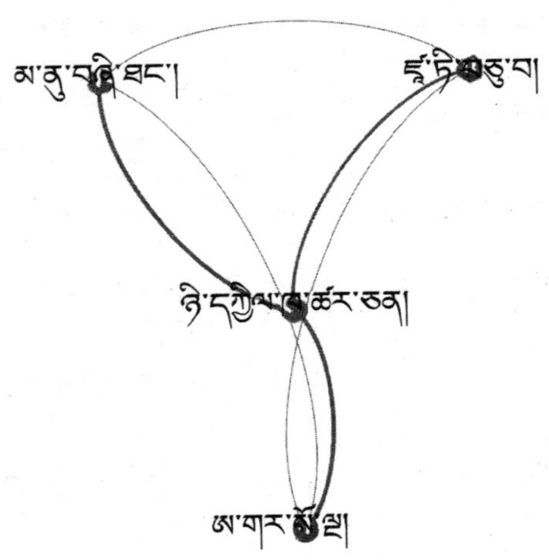

རི་མོ་2 སྤྱིའི་སྨན་སྦྱོར་ཁྱབ་ཚུལ་དྲ་རྒྱའི་དཔེ་རིས།

(2) ཚབས་ནད་གཉིས་ཀྱི་ནད་རྟགས་ཁྱབ་ཚུལ་དང་སྨན་སྦྱོར་བསྟེན་ཚུལ་དབྱེ་ཞིབ།

① ཁྲག་ཚབས་ཀྱི་ནད་རྟགས་དང་སྨན་སྦྱོར་བསྟེན་ཚུལ།

མ་ལག་གི་ཡིད་རྟོན་ཚད་90%དང་རྒྱབ་སྐྱོར་ཚད་20%ལ་བཞག་སྟེ་ཚབས་ནད་གཉིས་ཀྱི་རྩ་ཚུ་ན་ལུགས་ལ་དབྱེ་ཞིབ་རགས་ཙམ་བྱས་ན། ཁྲག་ཚབས་ནད་ཀྱི་རྟགས་སུ་གྲང་དཀར་དྲི་མནམ་པ་དང་རྒྱུ་ཞབས་ཚ་འཁྲབ། གྲང་དཀར་དྲི་མནམ་པ་དང་རྩའི་འཕར་ཚུལ་ཕྲ་ལ་གྲིམས་པར་འཕར་བ་བཅས་མཉམ་དུ་བསྡོངས་པའི་ཚད་ཆེས་མཐོ་བར་མངོན། སྨན་སྦྱོར་ལས་ཚབས་ནད་གཉིས་ཀྱི་སྤྱི་སྨན་གཞིར་བཞག་སྟེང་ཁྲག་ཚབས་ནད་ལ་ཁྱུང་ལྔ་དང་མ་ནུ་བཞི་ཐང་། ཁྱུང་ལྔ་དང་ཨ་གར་སོ་ལྔ། ཁྱུང་ལྔ་དང་སུག་སྨེལ་བཅུ་བ། ཁྱུང་ལྔ་དང་སྐྱེར་ཤུན་བརྒྱད་པ་བཅས་མཉམ་དུ་བསྟེན་པའི་ཚད་ཆེས་མཐོ་བར་མངོན།(རེའུ་མིག་3དང་རི་མོ་3ལས་གསལ།)

རེའུ་མིག་3 ཁྲག་ཚབས་ཀྱི་ནད་རྟགས་དང་སྨན་སྦྱོར་ཁྱབ་ཚུལ་རེའུ་མིག

No	ནད་རྟགས་ཀྱི་ཚོགས།	བསྡུད་གྲངས།	No	སྨན་སྦྱོར་འབྲེལ་ལྡན་སྒྲིག་སྲོལ།	བསྡུད་གྲངས།
1	གྲང་དཀར་དྲི་མནམ་པ། རྒྱུ་ཞབས་ཚ་འཁྲབ།	95	1	མ་ནུ་བཞི་ཐང་། ཨ་གར་སོ་ལྔ།	87
2	གྲང་དཀར་དྲི་མནམ་པ། རྩ་རྒྱུད་ཕྲ་ལ་གྲིམས།	79	2	མ་ནུ་བཞི་ཐང་། སུག་སྨེལ་བཅུ་བ།	57
3	རྒྱུ་ཞབས་ཚ་འཁྲབ། རྩ་རྒྱུད་གྲིམས་པ།	76	3	མ་ནུ་བཞི་ཐང་དང་ཁྱུང་ལྔ།	57
4	གྲང་དཀར་དྲི་མནམ་པ་དང་འཁྲུམས་པ།	74	4	ཨ་གར་སོ་ལྔ། ཁྱུང་ལྔ།	53
5	རྒྱུ་ཞབས་ཚ་འཁྲབ་དང་མགོ་བོ་གཟེར་བ།	70	5	མ་ནུ་བཞི་ཐང་། ཨ་གར་སོ་ལྔ། སུག་སྨེལ་བཅུ་བ།	51
6	གྲང་དཀར་དྲི་མནམ་པ། མགོ་བོ་གཟེར་བ།	69	6	ཨ་གར་སོ་ལྔ། སུག་སྨེལ་བཅུ་བ།	51
7	རྒྱུ་ཞབས་ཚ་འཁྲབ། གྲང་དཀར་དྲི་མནམ།	69	7	མ་ནུ་བཞི་ཐང་། ཨ་གར་སོ་ལྔ། ཁྱུང་ལྔ།	50
8	གྲང་དཀར་དྲི་མནམ། རྒྱུ་ཞབས་ཚ་འཁྲབ། རྩ་རྒྱུད་གྲིམས།	67	8	ཁྱུང་ལྔ། སུག་སྨེལ་བཅུ་བ།	35
9	གྲང་དཀར་དྲི་མནམ། འདོམས་གཡའ་བ།	64	9	ཁྱུང་ལྔ། སྐྱེར་ཤུན་བརྒྱད་པ།	35
10	གྲང་དཀར་དྲི་མནམ་པ། རྒྱུ་ཞབས་ཚ་འཁྲབ། གྲང་དཀར་འཁྲུམས་པ།	64	10	ཨ་གར་སོ་ལྔ། སྐྱེར་ཤུན་བརྒྱད་པ།	35

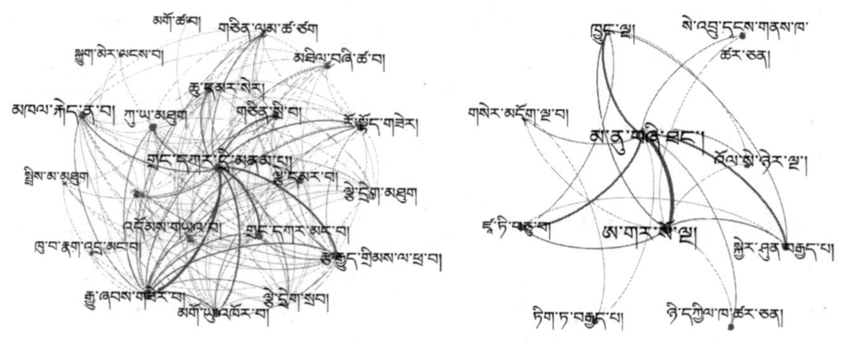

རི་མོ་3 ཁྲག་ཚབས་ཀྱི་ནད་རྟགས་དང་སྨན་སྦྱོར་ཁྱབ་ཚུལ་དྲ་རྒྱའི་དཔེ་རིས།

② རླུང་ཚབས་ཀྱི་ནད་རྟགས་དང་སྨན་སྦྱོར་ཁྱབ་ཚུལ།

ཡིད་རྟོན་ཚད་90%དང་རྒྱབ་སྐྱོར་ཚད་20%ལ་འཛུག་དུས། རླུང་ཚབས་ཀྱི་ཟ་ཆུ་ན་ལུགས་གསུམ་ལས་སྙིང་ཁམས་མི་བདེ་བ་དང་རྒྱུ་ཞབས་སྤོ་བརྒྱངས་བྱེད་པ། སྙིང་ཁམས་མི་བདེ་བ་དང་མཁལ་རྐེད་གྲང་ན་ན་བ་བཅས་མཉམ་དུ་བསྡོངས་པའི་བསྟུད་འབྱུང་གྲངས་ཆེས་མཐོ་བར་མངོན། ཚབས་ནད་གཉིས་ཀྱི་ཐུན་མོང་གི་སྨན་སྦྱོར་རྣང་གཞིའི་སྟེང་རླུང་ཚབས་ནད་ཀྱི་སྨན་སྦྱོར་རིམ་པ་བཞིན་དུ་མ་ནུ་བཞི་ཐང་དང་ཨ་གར་སོ་ལྔ། གསོ་བྱེད་དང་མ་ནུ་བཞི་ཐང་། གསོ་བྱེད་དང་ཨ་གར་སོ་ལྔ་བཅས་མཉམ་དུ་བསྡོངས་པ་གཙོ་བོར་མངོན།(རེའུ་མིག་4དང་རི་མོ་4ལས་གསལ།)

རེའུ་མིག་4 རླུང་ཚབས་ཀྱི་ནད་རྟགས་དང་སྨན་སྦྱོར་ཁྱབ་ཚུལ་རེའུ་མིག

No	ནད་རྟགས་ཀྱི་ཚོགས།	བསྟུད་གྲངས།	No	སྨན་སྦྱོར་གྱི་འབྲེལ་ལྡན་སྒྲིག་སྟོལ།	བསྟུད་གྲངས།
1	སྙིང་ཁམས་མི་བདེ། རྒྱུ་ཞབས་སྤོ་བརྒྱངས།	31	1	ཨ་གར་སོ་ལྔ་དང་མ་ནུ་བཞི་ཐང་།	61
2	སྙིང་ཁམས་མི་བདེ། མཁལ་རྐེད་གྲང་ན་ན་བ།	29	2	གསོ་བྱེད་དང་མ་ནུ་བཞི་ཐང་།	60
3	སྙིང་ཁམས་མི་བདེ། ལྟེ་དྲིག་པ་སྦུབ།	26	3	གསོ་བྱེད་དང་ཨ་གར་སོ་ལྔ།	59
4	རྒྱུ་ཞབས་སྤོ་བརྒྱངས་དང་གྲང་དཀར་ཆུ་འདྲ་འཛག	25	4	གསོ་བྱེད། མ་ནུ་བཞི་ཐང་། ཨ་གར་སོ་ལྔ།	58
5	སྙིང་ཁམས་མི་བདེ། ལག་སོར་སྦྲིད་པ།	24	5	གསོ་བྱེད་དང་ཤུག་སྦྲིལ་བཅུ་པ།	41

6	སྙིང་ཁམས་མི་བདེ། གྲང་དཀར་ཆུ་འདྲ་འཛག	23	6	མ་ནུ་བཞི་ཐང་དང་སུག་སྨེལ་བཅུ་བ།	39
7	རྒྱུ་ཞབས་སྦྲོ་བརྒྱངས། ལྟེ་དྲིག་ཐབ་པ།	22	7	གསོ་བྱེད། མ་ནུ་བཞི་ཐང་དང་སུག་སྨེལ་ བཅུ་བ།	38
8	རྒྱུ་ཞབས་སྦྲོ་བརྒྱངས། བརླ་ནང་ཁྲུར་དུ་གཞེར་བ།	21	8	ཨ་གར་སོ་ལྔ་དང་སུག་སྨེལ་བཅུ་བ།	38
9	མཁལ་སྙིད་གྲང་ན་ན་བ་དང་གྲང་དཀར་ཆུ་འདྲ་འཛག་པ།	21	9	གསོ་བྱེད། ཨ་གར་སོ་ལྔ་དང་སུག་སྨེལ་བཅུ་བ།	38
10	མཁལ་སྙིད་གྲང་ན་ན་བ་དང་བརླ་ནང་ཁྲུར་དུ་གཞེར།	20	10	གསོ་བྱེད། མ་ནུ་བཞི་ཐང་། ཨ་གར་སོ་ལྔ་དང་སུག་སྨེལ་བཅུ་བ།	37

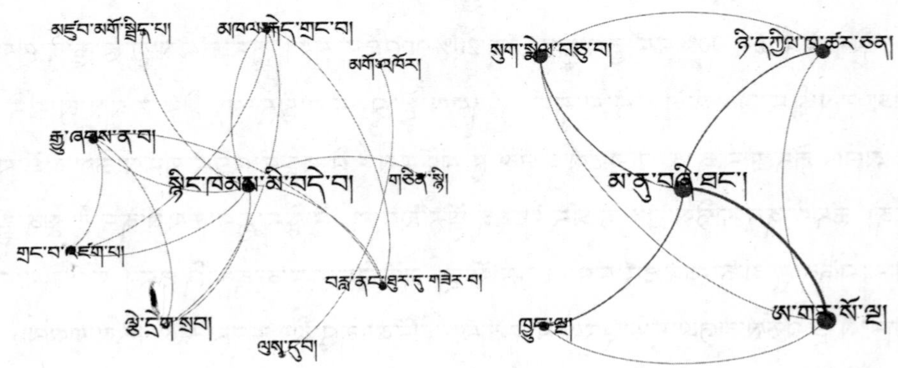

རི་མོ་4 རླུང་ཚབས་ཀྱི་ནད་རྟགས་དང་སྨན་སྦྱོར་ཁྱབ་ཚུལ་དྲ་རྒྱའི་དཔེ་རིས།

③ སྨན་གྱི་སྦྱོར་བ་ཁྱབ་ཚུལ།

ཐེངས་འདིའི་ཞིབ་འཇུག་བསྡོམས་པས་སྨན་སྦྱོར་སྣ་100ལྷག་བཀོལ་ཡོད་པ་དང་། དེ་དག་ནི་སྨན་གྱི་སྦྱོར་སྡེ་294ལྷག་གིས་གྲུབ་ཅིང་ཨ་རུ་ར་དང་། གུར་གུམ། རུ་རྟ། སླེ་རུ་ར་བཅས་ཀྱི་བཀོད་སྒྲིག་ཚད་ཆེས་མཐོ་བར་མངོན། རྒྱབ་སྐྱོར་ཚད་15%དང་ཡིད་རྟོན་ཚད་90%ལ་འཛོག་དུས་ཨ་རུ་ར་དང་རུ་རྟ། ཨ་རུ་ར་དང་སླེ་རུ་ར། སླེ་རུ་ར་དང་བ་རུ་ར་བཅས་བར་འབྲེལ་ལྡན་ཆེར་མངོན་པར་གསལ།(རེའུ་མིག་5དང་རི་མོ་5ལས་གསལ།)

རེའུ་མིག་5 སྨན་རྫས་ཀྱི་བསྟུད་འབྱུང་གྲངས་དང་གཙོ་སྨན་ཚོགས་ཀྱི་འབྲེལ་ལྡན་སྒྲིག་སྟོལ།

No	སྨན་སྦྱོར་གཙོ་བོ།	བསྟུད་གྲངས།	No	འབྲེལ་ལྡན་སྒྲིག་སྟོལ།	བསྟུད་གྲངས།
1	ཨ་རུ།	48	1	ཨ་རུ་ར། རུ་རྟ།	25
2	ཀུར་ཀུམ།	45	2	ཨ་རུ་ར། སྐྱུ་རུ་ར།	24
3	རུ་རྟ།	33	3	སྐྱུ་རུ་ར། བ་རུ་ར།	20
4.	སྐྱུ་རུ་ར།	32	4	སྐྱུ་རུ་ར། རུ་རྟ།	20
5	ཛཱ་ཏི།	25	5	ཨ་རུ་ར། ཀླ་ཀྐོ།	19
6	སུག་སྨེལ།	25	6	ཨ་རུ་ར། སྐྱུ་རུ་ར། བ་རུ་ར།	19
7	བ་ཤ་ཀ	25	7	སྐྱུ་རུ་ར། བ་ཤ་ཀ	19
8	ཀླ་ཀྐོ།	24	8	ཨ་རུ་ར། བ་རུ་ར།	19
9	བ་རུ་ར།	21	9	ཨ་རུ་ར། སུག་སྨེལ།	18
10	ལི་ཤི	21	10	ཨ་རུ་ར། ཛཱ་ཏི།	18

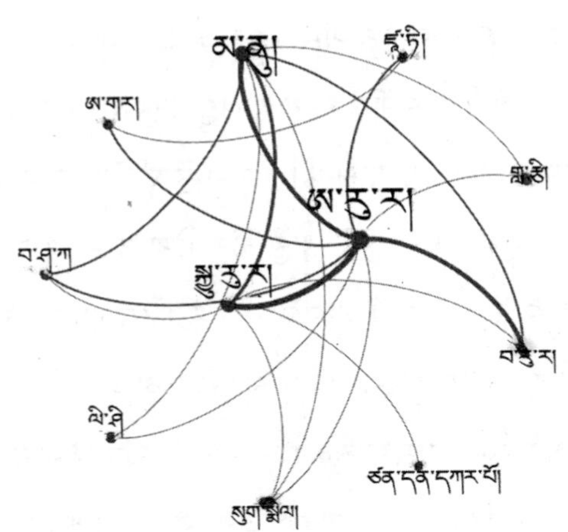

རི་མོ་5 ཉེན་ཆེའི་གཞན་སྲིན་HPVལས་བསྐྱེད་པའི་མངལ་སྐྱེའི་ཚ་ནད་ཀྱི་སྨན་རྫས་ཁྱབ་ཚུལ་དྲ་རྒྱའི་དཔེ་རིས།

4. དཔྱད་བསྡུར།

ཟིངས་འདིའི་ཉེན་ཆེའི་གཉན་སྲིན་HPVདང་བསྒོངས་བའི་མངལ་སྐེའི་ཚ་ནད་ཀྱི་ནད་རྟགས་ཁྱབ་ཚུལ་ལ་གཞིགས་ན། ནད་གཞིའི་ངོ་བོ་ཚ་གྲང་གི་རྣམ་གཞག་ལས་ཁྲག་ཚབས་དང་རླུང་ཚབས་གཉིས་སུ་དཀར་ཆོག་པ་དང་། དེའི་ནང་ཁྲག་ཚབས་ཀྱི་ནད་པ་63.8%ཟིན་ལ། ནད་རྟགས་སུ་ཁྲག་མཁྲིས་ཀྱི་རྡོ་ཚ་འཕེལ་བས་མངལ་སྒོའི་གནས་སུ་དམར་ཞིང་སྐྲངས་པ་དང་། གྲང་དཀར་རྣག་དང་འདྲ་བ་དྲི་དུགས་པ། རྩ་རྒྱུད་ཕྲ་ལ་གྲིམས། ཆུ་མདོག་དམར་སེར་བཅས་མངོན། བད་རླུང་ཤས་ཆེ་བའི་རླུང་ཚབས་ཀྱི་ནད་པ་36.2%ཟིན་པ་དང་། རླུང་གི་གྲང་བ་དང་བད་ཀན་གྱི་བསིལ་བ་གཅིག་ཏུ་བསྒོངས་པས་མེ་དྲོད་ཉམས་ཤིང་བད་ཀན་གྱི་རྟུལ་བ་དང་འཇམ་འགྱུར་འཕེལ་ཏེ་བུ་ག་འགག་པས་ཆ་ཤས་ཀྱི་གནས་ཆེར་རྒྱས་ཤིང་ངོ་བོ་སྲ་ཞིང་བརྟན་པ་དང་། ལུས་སྨད་ལ་དྲོད་མེད་པ། གྲང་དཀར་མདོག་དཀར་ལ་དྲི་མ་མེད་པ་ཆུ་འདྲ་བ། དྲོད་ལ་སྲིད་པ་བཅས་བད་རླུང་གྲང་བའི་ནད་རྟགས་མངོན་པ་བཅས་ཚབས་ནད་གཉིས་ཀྱི་རྩ་ཆུ་ན་ལུགས་ལ་ཁྱད་པར་ཡོད་པ་མཚོན་ཐུབ་པ་མ་ཟད། གཞུང་ལུགས་དང་ལག་ལེན་ཕན་ཚུན་ར་སྤྲོད་ཀྱང་བྱེད་ཐུབ། འོན་ཀྱང་ནད་པའི་ན་ཚོད་དང་རང་བཞིན། ཉེན་ཆེའི་གཉན་སྲིན་HPVའགོས་པའི་དུས་ཡུན་སོགས་ལས་ནད་སྟོབས་ཆེ་ཆུང་མི་འདྲ། །

སྨན་གྱི་བསྟེན་ཚུལ་ལ་དཔྱད་ན་མ་ནུ་བཞི་ཐང་དང་ཨ་གར་སོ་ལྔ། སུག་སྨེལ་བཅུ་བ་བཅས་ནི་ཚབས་ནད་གཉིས་ཀྱི་སྤྱི་སྨན་དུ་བཀོལ་ཡོད། སྤྱིར་ན་ཐང་གི་ནུས་པ་རྡོ་ལ་མྱུར་བས་ནད་སྟེང་མྱུར་དུ་ཁྲིད་ཐུབ་པ་དང་། གསོ་རིག་དགོས་པ་ཀུན་འབྱུང་ལས། ཐང་ནི་མ་ནུ་ཤིང་ཚ་འབྲས་བུ་གསུམ། །སླེ་ཏྲེས་པི་པི་ལིང་རྣམས་བསྡུས་པ་ཡི། །ཁུ་བ་དྲོན་མོ་ཡང་དང་ཡང་དུ་བཏང་། །སྟོད་ལ་རུ་ཐུང་བྲག་ཞུན་འབྲས་བུ་གསུམ། །སྨད་ལ་བྱི་ཚེར་ཏིག་ཏ་བ་ཤ་ཀ །བོང་ང་དམར་པོ་ཐང་དུ་གསུངས་པ་ཡིན། །སྐྱ་སྐྱུའི་ཚིག་ཐང་མ་ནུ་བཞི་པ་དང་། །དན་[ད་]ཧྲིག་མོན་ཆ་ར་དང་ཨ་རུ་ར། །གསེར་གྱི་ཐང་ཆེན་ཡིན་པར་གསུངས། །ཞེས་པ་ལྟར། མ་ནུ་བཞི་ཐང་གི་ནུས་པས་བད་ཀན་སྐྱ་སྨུག་སྟོང་ཚད་ཁྲག་གཟེར་སེལ་བ་དང་རིམས་ཚད་སྨིན་པར་བྱེད་པ་མ་ཟད། མོ་ནད་སྐབས་སུ་གསེར་གྱི་ཐང་ཆེན་ཡིན་པས་ནད་རང་གནས་ནས་གཞན་གནས་སུ་བྱེར་བ་བསྡུ་བའི་ནུས་པའང་ཡོད། དེ་བཞིན་དུ་ཨ་གར་སོ་ལྔའི་སྨན་སྦྱོར་གྱི་ནུས་པར་གཞིགས་ན། གཙོ་སྨན་ཨ་གར་དང་ཙན་དན་བཅས་ངོ་བོ་སླེ་ལ་བསིལ་བས་རླུང་གི་ཡང་བ་དང་མཁྲིས་པའི་ཚ་བ་འཇོམས་པའི་གཉེན་པོ་དང་། འབོར་སྨན་སྒྲ་རུ་ར་དང་ཧོང་ལེན་ནི་ངོ་བོ་བསིལ་བས་མཁྲིས་པའི་ཚ་བ་འཇོམས་པ་

དང་། བོང་ནག་དང་སླ་རྩིས་གཉན་སྲིན་འཇོམས་པར་བྱེད་པ་སོགས་མདོར་ན་སྨན་འདིའི་ནུས་པ་ནི་གཉན་ཚད་རླུང་གསུམ་འཐབ་པར་ཕན་པ་དང་། དེང་གི་ཞིབ་འཇུག་གི་འབྲས་བུ་ལས་ཨ་གར་སོ་ལྔས་ཟུག་གཟེར་གཅོག་པ་དང་ཚ་བ་འཇོམས་པའི་ནུས་པ་ཡོད་པར་ར་སྤྲོད་བྱས་ཡོད། སུག་སྨེལ་བཅུ་བ་ནི་སུག་སྨེལ་དང་ཅི་ཅི་ལིང་རྒྱམ་ཚ་སོགས་སྨན་སྣ་བཅུ་ལས་གྲུབ་པས་བད་ཀན་གྱི་འཇམ་འགྱུར་གཅོད་པ་དང་བུ་ག་དག་པར་བྱེད་པ། མཁལ་མའི་གྲང་བ་རྫེའུ་ནད་ཆུ་འགགས་སེལ་བ་སོགས་མཁལ་གྲང་གསོ་བས་གཞུང་ལུགས་ཀྱི་མཁལ་གཡོན་དང་བསམ་སེའུ་འབྲེལ་ཚུལ་ལ་ལག་ལེན་གྱི་སྙིང་ནས་ར་སྤྲོད་དང་། སྤྱིའི་གཉེན་པོ་སྨན་གྱི་བསྟེན་ཚུལ་ལ་གཞིགས་ན་བྱེར་བ་བསྡུ་ཞིང་རླུང་གནོམ་པ་དང་། བུ་ག་འགག་པ་སེལ་བ་སོགས་བསྡུ་གསོད་སྦྱངས་གསུམ་གྱི་ཁྱད་ཆོས་འདུར་ དུ་ཐོན་ཡོད།

དེ་ལྟར་སྤྱི་སྨན་རྨང་གཞིའི་སྟེང་ཚབས་ནད་གཉིས་ཀྱི་སྨན་བསྟེན་ཐབས་ཙུང་མི་འདྲ་སྟེ། ཁྲག་ཚབས་ཀྱི་སྨན་སྦྱོར་གཙོ་བོ་ནི་ཁྱུང་ལྔ་དང་མ་નུ་བཞི་ཐང་། སུག་སྨེལ་བཅུ་བ། ཨ་གར་སོ་ལྔ། སྐྱེར་ཤུན་བརྒྱད་པ་བཅས་ལྷག་སྤྲོད་དུ་བསྟེན་པ་མཐོང་། ཁྱུང་ལྔ་ནི་གཉན་སྲིན་དུག་ནད་སེལ་བའི་རྒྱུན་སྤྱོད་ཀྱི་སྨན་སྦྱོར་ཞིག་ཡིན་པ་ཚང་མས་ཤེས་གསལ་ལྟར་རེད། ནད་ཐོག་ལག་ལེན་སྟེང་སྨན་གཞན་དང་ལྷག་སྤྲོད་དུ་བསྟེན་པའི་སྤྱོད་སྒོ་ཤིན་ཏུ་ཆེ་ལ། ཉེ་རབས་ཀྱི་ཞིབ་འཇུག་གི་འབྲས་བུ་ལྟར་ན། གཉན་ཚད་འཇོམས་ཤིང་ཟུག་གཟེར་གཅོག་པ་དང་སྲིན་བུ་ཕྲ་མོ་དག་ལས་བསྐྱེད་པའི་ཚ་ནད་སེལ་བའི་ནུས་པ་དང་ལྡན་པར་ར་སྤྲོད་བྱས་ཡོད། གོང་གི་སྤྱི་སྨན་གསུམ་པོ་དང་ལྷག་སྤྲོད་དུ་བསྟེན་པ་ལས། ནད་བྱེར་བ་བསྡུ་ཞིང་བསྡུ་བ་གསོད་པ་དང་། གཉན་སྲིན་འགོག་རྒོལ་གསོད་གསུམ་གྱི་ཕན་ནུས་ལྡན་པར་མཐོང་། སྐྱེར་ཤུན་བརྒྱད་པ་དང་ལྷག་སྤྲོད་དུ་བསྟེན་པས་སྨན་སྦྱོར་གྱི་སླ་རྩིའི་བོངས་བསྐྱེད་དེ་གཉན་སྲིན་འཇོམས་ཤིང་ཚད་པ་གཅོག་པ་བཅས་མདོར་ན་ཉེན་ཆེའི་གཉན་སྲིན་HPVམངལ་སྐའི་ཚ་ནད་ཀྱི་སྤྱིའི་གསོ་ཚུལ་ནི་བསྡུ་གསོད་སྦྱངས་གསུམ་གྱི་ཁྱད་ཆོས་འདུར་དུ་ཐོན་ཡོད་པ་མ་ཟད། གཉན་གྱི་རི་བོ་བསྙིལ་ཞིང་ཚ་བ་སེལ་བའི་ཁྱད་ཆོས་མངོན་ཡོད།

རླུང་ཚབས་ནད་ལ་གསོ་བྱེད་དང་གོང་གི་སྤྱི་སྨན་རེ་རེ་ལྷག་སྤྲོད་དུ་བསྟེན་པའི་ཁྱད་ཆོས་མངོན་པ་ལས། གསོ་བྱེད་ཀྱི་གཙོ་སྨན་སེ་འབྲུ་དང་ཤིང་ཚའི་ནུས་པ་དྲོ་ཞིང་རྣོ་བས་བད་ཀན་གྱི་བསིལ་བ་དང་འགྱུར་བག་གཅོད་པ་དང་བུ་ག་སེལ་ཞིང་མཁལ་མ་དང་སྐྱི་འཕེལ་མ་ལག་གི་གྲང་བ་གསོ་བའི་ཁྱད་ཆོས་མངོན་ལ། ཨ་གར་སོ་ལྔ་ལྷག་སྤྲོད་དུ་བསྟེན་པ་ལས་གཉན་སྲིན་སེལ་ཞིང་རླུང་ཁ་གནོན་པ། སུག་སྨེལ་བཅུ་བ་དང་ལྷག་སྤྲོད་དུ་བསྟེན་པས་སུག་སྨེལ་དང་ལྡུམ་པའི་བོངས་བསྐྱེད་

དེ་མཁའ་གྲང་གསོ་ཞིང་ཆུ་སེར་སྐྱངས་བའི་ནུས་པ་དང་ལྡན་ལ་བསྡུ་གསོད་སྦྱངས་གསུམ་གྱི་གསོ་ཚུལ་དང་ཁྱད་པར་དུ་སྦྱངས་བའི་ཁྱད་ཆོས་མངོན་པ་མ་ཟད། གྲང་བའི་ནད་ལ་ཁྲོད་བཅུད་བསྟེན་པའི་གཞུང་ལུགས་ཀྱང་ལག་ལེན་གྱི་སྟེང་ནས་ར་སྤྲོད་བྱས་ཡོད།

གོང་གི་སྨན་སྦྱོར་ཁྲབ་ཚུལ་ལས་མ་ནུ་བཞི་ཐང་དང་ཨ་གར་སོ་ལྔ། ཁྱུང་ལྔ་དང་སྐྱེར་ཤུན་བརྒྱད་པ། ཁྱུང་ལྔ་དང་སུག་སྨེལ་བཅུ་བ། ཁྱུང་ལྔ་དང་གསོ་བྱེད་ལྷག་སྤྲོད་དུ་བསྟེན་པ་ནི་གསོ་རིག་ཟིན་ཏིག་དང་། མན་ངག་ལྷན་ཐབས་སོགས་སུ་གསལ་བོར་བསྟན་ཡོད་པས། གཞུང་ལུགས་ལ་ལག་ལེན་གྱི་སྟེང་ནས་ར་སྤྲོད་བྱས་ཡོད་པ་མ་ཟད། མི་ན་བ་གནས་པ་དང་ན་བ་གསོ་བའི་རིག་གཞུང་གི་དགོངས་དོན་དངོས་སུ་བསྟན་ཡོད།

སྨན་རྫས་བསྟེན་ཚུལ་ལ་དབྱེ་ཞིབ་བྱས་ན། ཨ་རུ་ར་དང་གུར་གུམ། ཙ་ཏི་དང་སྒྲུ་ཙ་ར། རྡོ་ཧི་དང་སུག་སྨེལ་བཅས་ནི་གཙོ་སྨན་དང་། བོད་སྨན་གྱི་སྨན་རྫས་རིག་པའི་གཞུང་ལུགས་ལྟར་ན་གོང་གི་སྨན་རྫས་ཀྱི་ནུས་པའི་ཆ་ནས་རིགས་གསུམ་དུ་དགར་ཆོག་སྟེ། ཙ་ཏི་དང་རྡོ་ཧི། སུག་སྨེལ་བཅས་ནི་གྲང་རླུང་སེལ་བའི་རིགས་དང་། གུར་གུམ་དང་སྒྲུ་ཙ་ར་ནི་ཁྲག་མཁྲིས་ཚ་བ་འཇོམས་པའི་སྨན། ཨ་རུ་ར་དང་སླ་རྩི་ནི་གཉན་ཚད་འཇོམས་པའི་སྨན་རྫས་ཀྱི་རིགས་ཡིན་པ་མ་ཟད། གོང་གི་སྤྱི་སྨན་གསུམ་གྱི་སྨན་སྦྱོར་གཙོ་གྲས་རིགས་ཡིན་པས་བོད་སྨན་གྱིས་ཉེན་ཆེའི་གཉན་སྲིན་HPVབསྐྱེད་པའི་མངལ་སྐའི་ཚ་ནད་རིགས་ཀྱི་སྨན་སྦྱོར་ལ་བསྡུ་གསོད་སྦྱངས་གསུམ་གྱི་གསོ་ཚུལ་ཡོངས་སུ་མངོན་ཡོད།

སྤྱི་སྨན་རྨང་གཞིའི་སྟེང་ཚབས་ནད་གཉིས་ཀྱི་སྨན་གྱི་བསྟེན་ཚུལ་ལ་ཁྱད་པར་ཡོད་དེ། ཁྲག་ཚབས་ཀྱི་ནད་ལ་གཉན་སྲིན་འཇོམས་ཤིང་ཚད་པ་གཙོག་པའི་སྨན་སྦྱོར་རིགས་གཙོ་ཆེ་བ་དང་། བསྡུ་གསོད་སྦྱངས་གསུམ་ལས་གཉན་སྲིན་གསོད་པའི་ཁྱད་ཆོས་འབུར་དུ་ཐོན་ཡོད། རླུང་ཚབས་ལ་གཉན་སྲིན་གསོད་ཅིང་གྲང་རླུང་བཅད་དེ་ཆ་ཤས་ཀྱི་མེ་དྲོད་བསྐྱེད་པ་གཙོ་བོར་བཟུང་ཡོད་པ་དང་། བསྡུ་གསོད་སྦྱངས་གསུམ་ལས་སྦྱངས་བའི་ཁྱད་ཆོས་འབུར་དུ་ཐོན་ལ། ཚབས་ནད་གཉིས་ཀྱི་ཐུན་མོང་གི་གསོ་ཚུལ་ནི་གཉན་འཇོམས་ཤིང་རླུང་གི་འགག་འཕྲང་བཅད་པ་དང་བསྡུ་གསོད་སྦྱངས་གསུམ་དང་། བྱེ་བྲག་རླུང་ཚབས་ནད་ལ་ཁྲོད་བསྟེན་པ་དང་ཁྲག་ཚབས་ནད་ལ་བསིལ་བསྟེན་པ། མོ་ནད་སྤྱི་ལ་བཅུད་བསྟེན་པའི་གསོ་ཚུལ་མངོན་ཡོད་པས། བདུད་རྩི་བྲུམ་པ་ལས། མདོར་ན་དང་པོ་གཉན་དང་དབྲལ་བ་དང་། །བར་དུ་ཡན་ལག་བསྐྱོངས་ཟླ་བསད་པ་

དང་། །ཐ་མ་དོན་སྟོད་ཁ་འཛིན་བསྙེབས་པ་དང་། །མཇུག་ཏུ་ལོག་ན་གཉེན་པོ་སྦྱར་ཞེས་གསུངས། །ཞེས་པའི་གསོ་ཚུལ་དང་ཡོངས་སུ་མཐུན་སྙམ།

དེང་རབས་གསོ་རིག་ལྟར་ན་གཉན་སྲིན་HPVབསྒོངས་པའི་མངལ་སྐེའི་ཚ་ནད་ལ་ཚོ་སྤྲིག་མིའི་འགལ་རྐྱེན་རྒྱུ་ α-2b①ཡིས་གསོ་བཅོས་བྱེད་བཞིན་ཡོད་མོད། ཕན་སྐྱེད་ལ་ཚད་བཀག་ཐེབས་ཡོད་པ་དང་། བོད་ལུགས་གསོ་རིག་གི་གསོ་བཅོས་ཕན་སྐྱེད་ཀྱི་ཞིབ་འཇུག་དཔྱད་རྩོམ་སོགས་མ་མཐོང་ལ་མ་འོངས་བར་མུ་མཐུད་དུ་ཞིབ་འཇུག་བྱེད་པའི་རིན་ཐང་ཆེར་ལྡན།

མདོར་ན། མངལ་སྐེའི་ཚ་ནད་ནི་ཕྱི་ལུགས་གསོ་རིག་གི་ཐ་སྙད་ཅིག་ཡིན་ལ། རྒྱུ་གཉན་སྲིན་གྱིས་བསྐྱེད་པས་ནད་རྟགས་མངོན་ཚུལ་དང་སྨན་སྦྱོར་བསྟེན་ཚུལ་ལ་གཞིགས་ན། ནད་གཞི་ཚ་གྲང་གི་ངོ་བོ་མངོན་པ་མ་ཟད། གཉེན་པོ་བསྟེན་ཐབས་ཀྱང་བསིལ་དྲོད་གཉིས་སུ་དབྱེ་ཞིང་གཉན་སྲིན་གསོད་པ་ཆེར་མངོན་པས་ནད་ཀྱི་ངོ་བོ་དང་གཉེན་པོ་བསྟེན་ཐབས་གང་གི་ཐད་ནས་ཀྱང་ཚབས་ནད་གཉིས་ཀྱི་ཁོངས་སུ་བསྡུ་རྟོག་སྙམ། དེའི་དབྱེ་བ་དཀར་ལུགས་ལ་ད་དུང་མུ་མཐུད་དུ་ཞིབ་འཇུག་བྱས་ན། བོད་ལུགས་གསོ་རིག་གི་ཉེས་གསུམ་གྱི་རིགས་ལམ་དང་འབྲེལ་ཏེ་རླུང་གྱུར་དང་མཁྲིས་གྱུར། བད་གྱུར་སོགས་སུ་དཀར་ཆོག་ཆོག་ཡིན་པར་འདོད་དོ། །

གཉིས་པ། མངལ་ནད་སྤྱིའི་རྒྱུ་རྐྱེན་དང་གྱུར་ཚུལ་ལ་དཔྱད་པ།

དེ་ཡང་ནད་ཐམས་ཅད་སྐྱེད་པར་བྱེད་པའི་སྤྱིའི་རྒྱུ་མ་རིག་པ་དང་། རིང་རྒྱུ་འདོད་ཆགས་ཞེ་སྡང་གཏི་མུག་གསུམ། ཁྱད་པར་གྱི་རྒྱུ་ཐ་མལ་བའི་རླུང་མཁྲིས་བད་ཀན་གསུམ་ལས་མ་འདས་ཤིང་། དེ་ལ་སྐབས་ལ་ལར་རྒྱུ་རྐྱེན་གཉིས་གཞི་གཅིག་ཏུ་ངེས་ཏེ་གསུངས་པའང་ཡོད་དེ། དཔེར་ན་སྐྱོང་བ་རྒྱུའི་སྒོ་ནས་བརྟག་པ་ཞེས་རྒྱུད་དུ་དངོས་སུ་བསྟན་ཡོད་པ་དང་། སྐྱེམས་འགྲེལ་ལས། འདི་ལ་སྐྱོང་བ་རྒྱུའི་སྒོ་ནས་བརྟག་པ་ཞེས་ཟས་སྤྱོད་རྐྱེན་ཡིན་ཡང་རྒྱུ་རུ་བསྟན་པ་ནི། ཉེས་པ་གསུམ་ཐ་མལ་དུ་གནས་པ་དེ་རྐྱེན་དང་འཕྲད་ནས་ནད་དུ་འགྱུར་བས་ནད་ཀྱི་རྒྱུ་ནི་རྐྱེན་འདི་ཡིན་ཞེས་བརྟགས་ནས། རྐྱེན་འདི་ལ་བརྟག་པ་རྒྱུའི་ཐ་སྙད་མཛད་དོ། །ཞེས་པ་ལྟར། རྒྱུ་རྐྱེན་གཉིས་སྐབས་ཐོབ་ཏུ་གོ་བ་ལེན་སྟངས་ངེས་དགོས་ཏེ། རྒྱུ་ལ་རིང་རྒྱུ་དང་ཉེ་རྒྱུ་དང་། གསོག་ལྡང་འཕེལ་འཁྲུགས་

① ཚོ་སྤྲིག་མིའི་འགལ་རྐྱེན་རྒྱུ་ α-2b 重组人干扰素 α-2b

སོགས་ཀྱི་རྐྱེན་བཅས་འཛོམས་པས་ནད་བསྐྱེད་བཞིན་ཡོད་པ་ལྟར། མངལ་ནད་ཀྱི་རྒྱུ་རྐྱེན་ཡང་དེ་དག་ལས་མ་འདས་པས་འདིར་ཅུང་དཔྱད་ན། བཻ་སྔོན་ལས། རྒྱུ་རྐྱེན་གཞི་མཐུན་ནི་ཉལ་པོ་མང་དུ་སྤྱོད་པ་དང་། ཁྲག་འཛག་པའི་དུས་དང་བུ་བཙས་པའི་རྗེས་ལ་ཟས་དང་སྤྱོད་ལམ་ལོག་པ་དེ་རྣམས་ཀྱིས་མངལ་གྱི་ནད་མ་ལུས་པ་སྐྱེད་པར་བྱེད། ཅེས་པ་ལྟར། དེ་ཡང་ཉལ་པོ་མང་དུ་སྤྱོད་པ་ལ་གོ་བ་ལེན་སྟངས་མང་དུ་མཆིས་པར་སྨམ་སྟེ། དང་པོ་བུད་མེད་ཉིད་སྐྱེས་པ་གཅིག་ལ་ཐེངས་གྲངས་མང་པོར་ཉལ་པོར་སྤྱོད་པས་སྐྱེ་ལམ་དང་མངལ་སྒོ་བསྣད་འགྲམས་བྱུང་བ་དང་། ཡང་ན་ཉལ་པོའི་སྔ་རྗེས་སུ་གཙང་སྦྲ་མ་ལེགས་པར་ཕྱི་སྲིན་ནང་དུ་འགོས་པའམ་ནང་སྲིན་འཁྲུགས་པས་སྐྱེ་འཕེལ་དབང་པོའི་ཉེས་པ་འཕེལ་ཟད་འཁྲུགས་གསུམ་དུ་གྱུར་ཏེ་ནད་སྐྱེད་པ་དང་། དཔེར་ན་སྐྱེས་པར་གྲང་འབུ་ཡོད་པའི་རིགས་དང་ཆགས་པ་སྤྱད་དེ་བུད་མེད་ཀྱི་སྐྱེ་ལམ་དུ་གྲང་འབུ་འགོས་པ་ནད་ཐོག་ལག་ལེན་སྟེང་རྒྱུན་མཐོང་དུ་གྱུར་པ་ལྟར་རོ། །ཡང་ན་བུད་མེད་གཅིག་སྐྱེས་པ་མང་པོ་དང་ཉལ་པོ་སྤྱོད་པ་དང་། ལྷག་པར་དུ་སྐྱེས་པ་མང་པོ་དང་འཛོལ་ཏོག་ཏུ་ཉལ་པོ་སྤྱོད་པས་གནས་དེའི་ཉེས་པ་འཕེལ་ཟད་འཁྲུགས་གསུམ་དུ་གྱུར་པའམ། ཡང་ན་ཕྱི་ནང་གི་སྲིན་ཕན་ཚུན་འཁྲུགས་པའམ་འགོས་པ་སོགས་མངལ་ནད་དུ་མ་སྐྱེད་པར་འདོད། དཔེར་ན་གཉན་སྲིན་HPVནི་སྐྱེས་པ་མང་པོ་དང་འཛོལ་ཏོག་ཏུ་ཉལ་པོ་སྤྱོད་པ་དང་། ལྷག་པར་དུ་གཉན་སྲིན་HPVའགོས་པའི་སྐྱེས་པ་དང་ཉལ་པོ་སྤྱོད་པ་ལས་ནད་དུག་མངལ་སྒོའི་གནས་སུ་ཡུན་རིང་གནས་ཏེ་ཚང་བཅས་པའམ་མཚན་ཕྱིའི་གནས་སུ་ནད་ཚང་བཅས་ཏེ་མཚན་མའི་འགོས་ནད་རིག་དུག་ཤ་འཛེར་ཅན་སོགས་བསྐྱེད་པ་ལྟར་རོ། །

ཁྲག་འཛག་པའི་དུས་སུ་ཟས་སྤྱོད་ལོག་པ་ཞེས་དུས་ངེས་པ་ཅན་བསྟན་ཡོད་པ་ལྟར། ཟླ་མཚན་ལ་ཕྱི་ནང་གསང་གསུམ་གྱི་དབྱེ་བ་དཀར་ཡོད་པ་ལས་བུད་མེད་ཀྱི་ལུས་ཕྱིར་མཐོང་ཆོས་སུ་གྱུར་པའི་ཟླ་མཚན་དེ་ཉིད་ཟླ་བ་རེ་རེར་མངལ་ནས་ཕྱིར་འབབ་པའི་དུས་དེར་ཟས་དྲོད་བཅུད་དང་ལྡ་བ་དྲོན་པོ་ཀྱོན་ཏེ་ལུས་མི་འཁྲུགས་པར་བྱས་ན་ཟླ་མཚན་གྱི་བོངས་དང་མདོག་སོགས་རྒྱུན་ལྡན་ལྟར་བདེ་བར་རྒྱུ་ཐུབ་པ་དང་། དེ་ལས་ལྡོག་པའི་ཟས་སྤྱོད་ལོག་པ་སྟེ་ཟས་ཚ་སྐྱུར་རྣོ་བ་བསྟེན་དྲགས་པའམ་ལོག་པར་བསྟེན་པས་ཁྲག་མཁྲིས་འཕེལ་ཏེ་ཟླ་མཚན་འབྱམས་པའམ། ལུས་ལ་ཚ་བ་སྐྱེས་པ་བཅས་ཚ་བའི་ནད་བསྐྱེད་པ་དང་། མ་ཆོས་ཁེངས་པོ་རྗེན་ཟས་སམ་འཁྲུགས་པའི་ཟས་རིགས་བསྟེན་དྲགས་པས་ཟླ་མཚན་ཁམས་ཀྱི་བད་ཀན་གྱི་འཇམ་འགྱུར་རྡུལ་བ་སོགས་འཕེལ་

ཧེ་རླུང་གི་ཡང་གཡོ་བདེ་བར་རྒྱུ་མི་ཐུབ་པས་བོངས་ཉུང་བ། ངོ་བོ་འགྱུར་བག་གི་རྣམ་པ། མདོག་ནག་པ་སོགས་མངལ་གྱི་གྲང་བའི་ནད་བསྐྱེད་པར་བྱེད། དེ་བཞིན་དུ་དུས་དེར་མངལ་ཁ་ཡོངས་སུ་ཕྱེ་ཡོད་པ་དང་། ལུས་སྟོབས་ཉུང་གུད་པའི་དུས་ལ་བབས་ཡོད་པས་སྤྱོད་ལམ་ལོག་པ་སྟེ་ཉལ་བོ་སྤྱད་པའམ། ཟླ་མཚན་ལྡན་པའི་དུས་དེར་མཚན་ཕྱིའི་གཙང་སྤྲ་མ་ལེགས་པ། ཧ་ཅང་ཚ་བའི་གནས་སུ་བསྡད་དྲགས་པས་ནང་སྲིན་ཕན་ཚུན་འཁྲུགས་པའམ། ཕྱི་སྲིན་འགོས་པ། སྐྱེ་འཕེལ་དབང་པོའི་ཉེས་པ་ཕན་ཚུན་འཕེལ་ཟད་འཁྲུགས་གསུམ་དུ་གྱུར་པ་དང་ཁྱད་པར་མཁྲིས་པའི་མཚན་ཉིད་ཀྱི་ཟུར་རྣོ་ཚ་བཅས་འཕེལ་བས་ཁྲག་མཁྲིས་ཚ་བའི་ནད་བསྐྱེད་དེ་སྐྱེ་ལམ་དང་མངལ་སྒོ། བུ་སྣོད། ཁམས་འདྲེན་སྦུ་གུ་གང་རུང་གི་མདོག་དམར་ལ་སྐྲངས་ཤིང་། གྲང་དཀར་དང་ཟླ་མཚན་དྲི་མནམ་པ། ཁྲག་ཤ་དོད་པ་སོགས་ཀྱི་ནད་རྟགས་འབྱུང་སྲིད།

བུ་བཙས་རྗེས་སུ་ཟས་སྤྱོད་ལོག་པ་ནི་བྱིས་པ་བཙའ་བའི་སྐབས་དེར་རྒྱུན་ལྡན་བཙའ་ལུགས་ལྟར་ན་མ་ཡིས་རང་ཤུགས་ཀྱིས་ཤེད་ཤུགས་གང་ཡོད་ཅིག་འདོན་བཞིན་ཡོད་པ་དང་། དེ་མ་ཡིན་པར་མངལ་རྒྱས་པའམ། ཐུར་སེལ་རླུང་གིས་དཀྲུ་བཀག་པ་བཅས་འགལ་རྐྱེན་དུ་མས་མངལ་གནས་ཀྱི་བྱིས་པ་ཕྱིར་འབྱིན་པ་ལ་བཀག་ཐབས་པ་སོགས་བུད་མེད་ཀྱི་སྲོག་འཕྲལ་དགོས་པ་ལྟ་བུའི་ན་ཟུག་དྲག་པོ་དང་རྩོལ་བ་དྲག་པོ་ལ་བརྟེན་དགོས་པས། གསོ་རིག་རྒྱུད་བཞི་ལས། སྲོག་འཕྲལ་འདྲ་བས་ལུས་སོས་ཚོས་ཀྱིས་གསོས། །ཞེས་པ་ལྟར་ལུས་སྟོབས་རྒུད་པ་དང་ནད་འགོག་གི་ནུས་པ་ཞན་པའི་སྐབས་ཡིན་པས་ཟས་སྤྱོད་ལོག་ན་མངལ་ནད་དུ་མ་སྐྱེད་པ་དང་། ལྷག་པར་དུ་ཚ་སྐྱུར་གྱི་ཟས་དང་སྤྱོད་ལམ་དྲག་ཤུལ་གྱི་རིགས་སོགས་མཁྲིས་པའི་མཚན་ཉིད་ཀྱི་ཟུར་རྣོ་ཚའི་རང་བཞིན་དང་སྦྱོར་མཚུངས་སུ་གྱུར་ན་མངལ་གྱི་མཁྲིས་པ་འཕེལ་འཁྲུགས་སུ་གྱུར་ཏེ་བང་ཚད་ནད་བསྐྱེད་སྲིད་པ་དང་། སྐབས་དེར་རླུང་མགོ་འཕེལ་ཡོད་པས་མ་ཡི་ལུས་ཕུང་ཡུན་གྱིས་གསོ་བ་ལ་མའི་རང་བཞིན་དང་མེ་དྲོད། ཉམས་སྟོབས་ལ་དཔག་སྟེ་ཟས་སྤྱོད་གང་གང་ལ་གང་འཚམས་བསྟེན་པ་ལས། མཐའ་གཅིག་ཏུ་རླུང་མགོ་གནོན་པའི་སྨན་ཟས་རིགས་བསྟེན་ན་མེ་དྲོད་ཀྱི་ཁ་ན་ལྷི་བས་ཞུགས་བཞུ་དྭངས་སྙིགས་ཚུལ་བཞིན་དུ་འབྱེད་མི་ཐུབ་པར་ལོག་པའི་ལས་བྱེད་པ་དང་། དེ་བཞིན་དུ་རང་བཞིན་མཁྲིས་པ་ཤས་ཆེ་ཞིང་མེ་དྲོད་བཟང་བ། ཉམས་སྟོབས་འབྲིང་གི་བང་མས་ཟས་སྐོམ་ཡང་ཞིང་འཇུ་སླ་བའི་སྐྱ་བ་རིགས་བསྟེན་པའམ་བསྟེན་དྲགས་པ་ལས་རླུང་མགོ་གནོན་མི་ཐུབ་པར་དམན་ལྷག་གི་ནུས་པ་འབྱུང་སྲིད་པས། མན་ངག་པོ་

ཏི་དམར་པོ་ཏྲ། དེ་ནས་མ་ཡི་ནད་གསོ་བ། །སྐུམ་ལ་ཚ་བ་ལྡེ་བཏབ་སྦྱིན། །སྐུམ་མི་འཕྲོད་ལ་ཟས་གཞན་བྱིན། །ཞག་ནི་བཅུ་གཉིས་མ་ལོན་པར། །ཤ་ནི་སྦྱིན་པར་མི་བྱའོ། །ཞེས་གསུངས་པ་ལྟར་བྱིས་པ་བཙས་རྗེས་ཉིན་བཅུ་གཉིས་ཀྱི་རིང་དུ་ཤའི་རིགས་མི་ཟ་ཞིང་སྐུམ་མི་འཕྲོད་པའི་རིགས་ལ་ཟས་གཞན་བསྟེན་དགོས་པ་གསལ་པོར་གསུངས་ཡོད་པ་དང་། དམངས་ཁྲོད་དུ་ས་ཆ་ལ་ལར་བཙས་མ་ཐག་ནས་ཤ་རིགས་བཅུད་ཅན་བསྟེན་པ་དང་། ས་ཆ་ལ་ལར་བཙས་རྗེས་ཀྱི་ཉིན་བདུན་རིང་དུ་ཟས་སྐོམ་འཇུ་སླ་བའི་རིགས་བསྟེན་པ་ལས་མེ་དྲོད་ཁ་ན་ལྡི་བའི་ཤ་སོགས་སྐུམ་བཅུད་རིགས་མི་བསྟེན་པ་ཙི་རིགས་མཆིས་ཀྱང་། རང་གིས་བློས་ཚུང་དཔྱད་ན། ཤ་བསྟེན་མིན་དང་སྐུམ་བཅུད་ཀྱི་རིགས་བསྟེན་པའི་དུས་ནི་མཐའ་གཅིག་ཏུ་དུས་སུ་བཅད་པ་མ་ཡིན་པར། མ་ཡི་མེ་དྲོད་ཀྱི་སྟོབས་ལ་དཔག་སྟེ་བསྟེན་རྒྱུ་ནི་ཧ་ཅང་གལ་ཆེ་བར་འདོད། དེ་མིན་དམངས་ཁྲོད་དུ་རང་ལོ་ཉེར་ལྔ་དང་སོ་བདུན་གྱི་ལོ་བསྐོར་རེའི་སྟེང་བྱིས་པ་བཙས་རྗེས་སུ་ལུས་གསོ་བའི་ཟས་སུ་དམར་ཟས་ཏེ་ཤ་བསྟེན་མི་རུང་བར་ཟས་གཞན་ཙི་རིགས་བསྟེན་དགོས་ཚུལ་མཆིས་པས། ས་ཆ་རེ་རེའི་ཆོས་ལུགས་ཀྱི་དད་མོས་དང་། ནད་བདག་ཀླུ་བཙན་གདོན་སོགས་ལས་མ་ལ་ནད་རིགས་སྣ་ཚོགས་འབྱུང་བ་དང་ཡང་ན་བུ་ལ་ལྷན་སྐྱེས་ཀྱི་ནད་མ་ཡིན་པའི་ཆག་སྒོ་འབྱུང་བའི་བཤད་ཚུལ་མཆིས་པ་མ་ཟད། དེང་གི་ཆར་ཡང་གོང་གི་སྲོལ་རྒྱུན་གྱི་གོམས་གཤིས་མ་དོར་བར་རྒྱུན་བསྐྱངས་བཞིན་ཡོད། ཡིན་ཡང་རང་ཉིད་ཀྱིས་འདིའི་སྐོར་གྱི་ཡིག་ཆ་ལག་སོན་མ་བྱུང་ལ་དེའི་སྐོར་ལ་ཞིབ་འཇུག་ཀྱང་བྱས་སྟོང་མེད་པས་རྗེས་མར་མུ་མཐུད་དུ་ཞིབ་འཇུག་བྱེད་དགོས་སོ། །སྤྱོད་ལམ་གྱི་སྟེང་ནས་བུ་བཙས་མ་ཐག་འཁྲིག་པ་སྤྱོད་པ་སྟེ། སྤྱིར་བཏང་བུ་བཙས་རྗེས་ཀྱི་ཉིན་བརྒྱ་ལ་ཕོ་མོ་འདུ་འཕྲོད་ཀྱི་བྱ་བར་མི་ཞུགས་པ་དང་། དེའི་རྒྱུ་མཚན་ནི་མངལ་བུ་བཙས་རྗེས་སུ་མའི་ལུས་སྟོབས་ཉུང་པ་དང་། ཁྱད་པར་དུ་མ་ཡི་སྐྱེ་འཕེལ་དབང་པོར་བསྣད་པའམ་འགྲམས་པ། རླུང་འཕེལ་ཡོད་པས། སྐབས་དེར་འཁྲིག་སྤྱོད་ལས་ལ་ཞུགས་ན་འབྲུགས་ཐོག་ཏུ་ཆུ་འབེབས་པ་བཞིན་བུད་མེད་ཀྱི་སྐྱེ་འཕེལ་དབང་པོ་ཡང་བསྐྱར་བསྣད་འགྲམས་དང་མངལ་ནད་རླུང་ཤུར་གྱི་ནད་འབྱུང་སྲིད་པ་རེད། དེར་མ་ཟད་འཁྲིག་སྤྱོད་ཀྱི་སྟ་གཞུག་ཏུ་གཙང་སྦྲ་མི་བྱེད་པ་དང་སེན་མོའི་དུག་གིས་རེག་པ་བཅས་ལས་ཆུ་བུར་མིག་གིས་མཐོང་དཀའ་བའི་སྲིན་བུ་སྣ་ཚོགས་ཀྱང་ཕོ་དབང་དང་སེན་མོའི་དུག་གི་རྟ་ལ་བསྐྱོན་ཏེ་བུད་མེད་ཀྱི་སྐྱེ་འཕེལ་མ་ལག་ཏུ་སྐྱེལ་སྲིད་ལ། ཟས་ཚ་སྐྱུར་གྱི་རྐྱེན་པས་མངལ་ནད་མཁྲིས་ཤུར་འབྱུང་སྲིད་དོ། །

དེ་མིན་ཡན་ལག་བརྒྱད་པའི་རང་འགྲེལ་ལས། ཁ་ཟས་མ་ཉུང་བ་ཟོས་པ་དང་། མལ་སྟན་མི་བདེ་བ་ལ་འདུག་པ་དང་། ཉལ་པོ་ལྷག་པར་བསྟེན་པ་དང་། ཁྲག་ངན་སྐྱེས་པ་དང་། གནོད་པར་འགྱུར་བའི་སྨན་བསྟེན་པ་དང་། སྐྱེས་པའི་ས་བོན་གྱི་ཉེས་པ་དང་། སྔོན་གྱི་ལས་སུ་གྱུར་པ་དང་། རྒྱུ་དེ་དག་གིས་མོ་མཚན་གྱི་ནད་རྣམ་པ་ཉི་ཤུར་འགྱུར་རོ། །ཞེས་པ་ལྟར་དང་། གཞན་དུས་མ་ཡིན་པར་ཉལ་པོ་སྤྱད་པ་ལས་མངལ་ནད་བསྐྱེད་པ་ཡོད་དེ། གསོ་རིག་རྒྱུད་བཞི་ལས། ཉལ་པོ་སྐྱེ་གནས་མི་མཐུན་བདག་པོ་ཅན། །མི་སྡུག་སྲུམ་མ་ཤུགས་ཞན་ཉེན་པ་དང་། །ཟླ་མཚན་ལྡན་དུས་བཀག་བྱེད་འཁྲིག་པ་སྤང་། །དགུན་དུས་རོ་ཙས་དྲིགས་ཚེ་བགག་པ་མེད། །སྟོན་དཔྱིད་ཞག་གཉིས་དབྱར་སོས་ཟླ་ཕྱེད་སྤྱད། །གཞན་དུ་བུད་མེད་ལ་ཞུགས་དབང་པོ་ཉམས། །མགོ་འཁོར་དུས་མིན་འཆི་བར་བྱེད་པ་ཡིན། །ཞེས་སྲུམ་མ་དང་ལུས་སྟོབས་ཞན་པའི་རིགས། ཟླ་མཚན་ལྡན་དུས་ལ་བཀག་བྱེད་ཀྱི་འཁྲིག་པ་སྤང་བ་དང་། མིའི་སྟོབས་དང་བསྟུན་ནས་དུས་བཞིའི་འཁྲིག་པ་སྤྱོད་པའི་སྤང་བླང་གི་རྣམ་གཞག་གསལ་པོར་བསྟན་ཡོད་དེ། དེ་ལྟར་མ་ཡིན་པར་བག་མེད་དུ་བུད་མེད་ལ་ཞུགས་ན་དབང་པོ་ཉམས་ཤིང་ཐ་ན་འཆི་བར་བྱེད་པའང་ཡོད་པ་གསལ་པོར་བསྟན་ཡོད་དོ། །

གསུམ་པ། ན་ཚོད་དང་འབྲེལ་ཏེ་མངལ་ནད་ཀྱི་དབྱེ་བ་དཀར་ལུགས།

མེས་པོའི་ཞལ་ལུང་དུ། ན་ཚོད་རྒན་གཞོན་གྱི་སྒོ་ནས་དབྱེ་ན། སྐྱེས་པ་ནས་ལོ་བཅུ་དྲུག་གི་བར་ནི་བྱིས་པའམ་ཁྱེའུ་ཕྲུག་[ཕྲུ་]གུ་ཞེས་བྱ་ལ། དེ་ལས་འདས་ནས་ལུས་ཟུངས་དང་དབང་པོ་དང་། གཟི་མདངས་དང་སྟོབས་ལ་སོགས་པ་འཕེལ་བར་འགྱུར་བ་ལོ་བདུན་ཅུའི་བར་དུ་དར་མ་ཞེས་བྱ་སྟེ། དེ་ལས་ཀྱང་འདས་ནས་ལུས་ཟུངས་ལ་སོགས་པ་ཟད་པའི་འགོ་རྩོམ་པ་ཕན་ཆད་ནི་རྒན་པོ་ཞེས་བྱ་བས་རྣམ་པ་གསུམ་ཡིན་ནོ། །འདི་ནི་ཚེ་ལོ་བརྒྱ་བའི་དུས་ལ་དགོངས་པ་ཡིན་ཡང་། དོན་ལ་ལང་ཚོ་མ་རྫོགས་བར་བྱིས་པ་དང་། སྟོབས་མདངས་བྲི་བའི་འགོ་མ་བརྩམ་ཚུན་དར་མ་དང་། དེ་ནས་རྒན་པོ་ཞེས་བརྗོད་ན་དུས་ཀུན་ལ་སྦྱར་དུ་རུང་ངོ་། །ཞེས་གསུངས་པ་ལྟར། གོང་གི་ན་ཚོད་བཞི་ཅུ་དཀར་བ་རང་རེའི་གཞུང་དང་མཐུན་པའི་རྒྱུ་མཚན་ནི་དོན་དུ་ལང་ཚོ་མ་རྫོགས་དང་། སྟོབས་མདངས་བྲི་མ་བྲི་ལ་རག་ལས་ཡོད་པ་ལྟར། བྱིས་པ་ནི་ན་ཚོད་

དར་ལ་མ་བབས་པའི་ཡར་སྔོན་དུ་ལུས་ཟུངས་ཀྱི་དྭངས་མའི་རྒྱུན་ལས་ལུས་གསོས་པའི་ཆ་ཆེར་འཕེལ་བའི་དུས་ཡིན་པས་བད་ཀན་ཤས་ཆེ་བའི་དབང་གིས་བད་ཀན་གྱི་མི་དང་། དར་མ་ནི་ཟུངས་སྟོབས་རྒྱས་ཤིང་ལུས་སྟོབས་དར་ལ་བབས་པའི་དུས་ཡིན་པས་ཁྲག་མཁྲིས་ཀྱི་ཁམས་ཤས་ཆེ་བས་མཁྲིས་པའི་མི། རྒན་པོའི་རིགས་ནི་ལུས་ཀྱི་ཟུངས་སྟོབས་བྲི་ཞིང་ཚེ་ཟད་ཛོགས་པའི་དུས་ལ་ཉེ་བས་རླུང་ཤས་ཆེ་བའི་དབང་གིས་རླུང་མི་བཅས་ན་ཚོད་ཀྱི་ཁྱད་ཆོས་ལ་གཞིགས་ཏེ་ཉེས་པ་གསུམ་གང་ཤས་ཆེ་ཆུང་གིས་དེ་ལྟར་གསུམ་དུ་འདོད་ཡོད་དེ། རྩ་རྒྱུད་དུ། རྒས་པ་རླུང་མི་དར་མ་མཁྲིས་པའི་མི། །བྱིས་པ་བད་ཀན་མི་ཡིན་ན་སོས་གཉན། །ཞེས་གསུངས་ཡོད་པ་ལྟར་རོ། །དེ་བས་ན་ཚོད་གང་དག་ལ་མངལ་ནད་ཀྱི་རིགས་གང་དག་འབྱུང་བར་སྤྱིའི་ཆ་ནས་དབྱེ་བ་དགར་ལུགས་ཤིག་ཡོད་སྙམ་སྟེ། དུས་གདོན་ཟས་སྤྱོད་ཀྱི་རྐྱེན་ལས་རྟེན་མངལ་གྱི་གནས་སུ་བརྟེན་པ་ཉེས་པ་གསུམ་འཕེལ་ཟད་འཁྲུགས་གསུམ་དུ་གྱུར་ན་བྱིས་པར་མངལ་ནད་བད་གྱུར་འབྱུང་བ་གཙོ་ཆེར་སྙམ་སྟེ། མན་ངག་རྒྱུད་ལས། བད་ཀན་གཡའ་གྲང་ཟུག་ཆུང་སྤྱིན་བག་འཛག །ཅེས་པ་ལྟར་དེང་གི་དུས་ཀྱི་བྱིས་པ་ཚོར་གཞིགས་ན། འཚོ་བའི་ཆ་རྐྱེན་བཟང་ལ་ཟས་ཀྱི་བཅུད་འཛོམས་པས་ལུས་ཀྱི་སྟོབས་འཕེལ་བ་ལས་བུ་མོ་ན་ཆུང་ཚོའི་སྐྱེ་ལམ་ནས་སྤྱིན་བག་འཛག་པ་དང་། མདོག་དཀར་ལ་དྲི་མེད་པ་མང་དུ་མཐོང་རྒྱུ་ཡོད་པ་བད་གྱུར་ལྟར་ངོས་བཟུང་ཆོག་བསམ། དེ་བཞིན་དུ་དར་མ་ནི་ཁྲག་མཁྲིས་ཚ་བ་ཤས་ཆེ་བས་མངལ་ནད་ཁྲག་གྱུར་དང་མཁྲིས་གྱུར་གྱི་རིགས་འབྱུང་སླ་བ་དང་། ན་ཚོད་རྒས་པའི་རིགས་ནི་ལུས་སྟོབས་བྲི་བས་ཉེས་པ་རླུང་ཤས་ཆེ་བས་མངལ་ནད་རླུང་གྱུར་འབྱུང་མང་བར་འདོད་ལ། དུས་རྒྱུན་གྱི་ནད་ཐོག་ལག་ལེན་ཁྲིད་མོ་ནད་བརྟག་དཔྱད་ཀྱི་སྐབས་སུ། ན་ཚོད་དར་མ་མང་ཆེ་ཤས་ཀྱི་མངལ་སྣའི་མདོག་དམར་ཞིང་གྲང་དཀར་མདོག་སེར་བ་དང་། དེ་མིན་ཁྲག་མཁྲིས་ཚ་བ་ཤས་ཆེ་བས་མངལ་ཁྲག་འབྱམས་པའང་རྒྱུན་དུ་མཐོང་རྒྱུ་ཡོད། རྒས་པ་རླུང་མིའི་མངལ་སྣ་འཁྱུམས་ཤིང་མདོག་ཅུང་སྐྱ་བོར་གྱུར་ཡོད་པ་རླུང་ཤས་ཆེ་བར་སྙམ་མོད། ཡིན་ཡང་ཟས་སྤྱོད་ཀྱི་རྐྱེན་དང་མིའི་རང་བཞིན། དུས་བཞིའི་ཁྱད་ཆོས་སོགས་ལས་མཐའ་གཅིག་ཏུ་མ་ངེས་སོ། །

བཞི་པ། རང་བཞིན་ལས་མངལ་ནད་ཀྱི་དབྱེ་བ་དགར་ལུགས།

གསོད་བྱ་བཅུ་དང་ཉེས་པ་གསུམ་ནི་མེད་ན་མི་འབྱུང་དང་། ཕན་ཚུན་རྟེན་དང་བརྟེན་པའི་འབྲེལ་བ་གྲུབ་པས་མིའི་ལུས་དང་པོ་ཆགས་པར་བྱེད་པ་དང་། བར་དུ་གནས་པར་བྱེད་པ། ཐ་མར་འཇིག་པར་བྱེད་པ་བཅས་ཀྱི་ལས་ཐམས་ཅད་དེ་དག་ལ་རག་ལས་ཡོད་དེ། མིའི་རང་བཞིན་ནི་དང་པོ་ཕ་མའི་ཁུ་ཁྲག་ལ་གནས་པའི་ཉེས་པའི་ཤས་ཆེ་ཆུང་དང་། མའི་ཟས་ཀྱི་དྭངས་མའི་རྒྱུན་ལས་ཆགས་པའི་དུས་ནས་གྲུབ་ཅིང་རང་བཞིན་བདུན་དུ་གྱུར་ཏེ། རླུང་གི་རང་བཞིན་ཅན་གྱི་མི། མཁྲིས་པའི་རང་བཞིན་ཅན་གྱི་མི། བད་ཀན་རང་བཞིན་ཅན་གྱི་མི། ལྡན་པ་དང་འདུས་པ་བཅས་ཀྱི་མི་ལས། རང་བཞིན་རྒྱུད་པ་གསུམ་གྱི་དབང་དུ་བྱས་ན་རླུང་ཆུང་མཁྲིས་པ་འབྲིང་ལ་བད་ཀན་མཆོག་དང་། རང་བཞིན་བདུན་པོ་ལས་ཆེས་མཆོག་ཏུ་གྱུར་པ་ནི་འདུས་པའི་རང་བཞིན་ཅན་གྱི་མི་ཡིན་ནོ། །དེ་བས་རླུང་གི་རང་བཞིན་ཅན་གྱི་མིས་ཡང་ལ་རྩུབ་པའི་ཟས་སྐོམ་བསྟེན་པ་དང་། ལྟ་སྤྱོད་སྐབས་སུ་ལུས་ངག་ཡིད་གསུམ་གྱི་ལས་དྲགས་པ། བུ་བཙས་པའི་རྗེས་སུ་བུད་མེད་ཀྱི་ལུས་སྟོབས་ཉུང་ཞན་ཞིང་རླུང་ཤས་ཆེ་བས་ཆགས་པས་དུབ་པ་དང་། མངལ་ཁྲག་འཛག་པའི་དུས་སུ་ཟས་སྐོམ་འབྲུགས་པའི་རིགས་བསྟེན་པ། བཤང་གཅི་ཤུགས་ཀྱིས་བཀག་པ་སོགས་ལས་ཉེས་པ་རླུང་རང་གི་ལྷང་ཚད་ལས་འདས་ཏེ་གསོག་ལྷང་གི་རྒྱུའམ། འཕེལ་ཟད་འཁྲུགས་གསུམ་ནད་ཀྱི་ངོ་བོ་གང་རུང་དུ་གྱུར་ཏེ་མངལ་གྱི་གནས་སུ་མ་རུངས་བར་བྱེད་པས་མངལ་ནད་རླུང་གྱུར་བསྐྱེད་པ་དང་། དེ་བཞིན་དུ་རླུང་གི་རང་བཞིན་ཅན་གྱི་མིས་ཟས་སྐོམ་ཚ་སྐྱུར་གྱི་རིགས་བསྟེན་པ་དང་། སྤྱོད་ལམ་སྐྱེ་ལམ་མམ་མངལ་ཁ་བསྣད་པ་སོགས་ཀྱི་རྐྱེན་ལས་རླུང་གི་ཡང་གཡོས་མཁྲིས་པའི་ཚ་རྣོ་འཕེལ་ཏེ་མངལ་ནད་མཁྲིས་གྱུར་རམ་ཡང་ན་རླུང་མཁྲིས་ལྡན་འདུས་ནད་ཀྱི་གསོག་ལྷང་ཞི་བའི་རྒྱུའམ། འཕེལ་ཟད་འཁྲུགས་གསུམ་ནད་ཀྱི་ངོ་བོར་གྱུར་ཏེ་མངལ་ནད་མཁྲིས་གྱུར་དུ་གྱུར་པ་དང་། རླུང་གི་རང་བཞིན་ཅན་གྱི་མིས་ར་ཤ་ཕག་ཤ་བཅས་བསིལ་བ་དང་སྣུམ་ལྕིའི་རིགས་ཀྱི་ཟས་སྐོམ་བསྟེན་པ་དང་། སྤྱོད་ལམ་དལ་བར་འདུག་པ་སོགས་ལས་རླུང་གི་རྩུབ་ཀྱང་སྣུམ་ལྕིའི་ཟས་སྐོམ་གྱིས་མགོ་ཐུང་མནན་ཏེ་བསིལ་བ་དང་བད་ཀན་གྱི་གྲང་བ་གཉིས་གཅིག་ཏུ་བསྡོངས་པས་བད་ཀན་ནད་དམ་བད་རླུང་ནད་ཀྱི་གསོག་ལྷང་གི་རྒྱུའམ། འཕེལ་འཁྲུགས་ནད་ཀྱི་ངོ་བོར་གྱུར་པས་

མངལ་ནད་བད་ཤུར་རམ་བད་རླུང་ལྡན་པའི་ནད་བཅས་འབྱུང་བ་དང་། དེ་བཞིན་དུ་མཁྲིས་པའི་རང་བཞིན་དང་བད་ཀན་གྱི་རང་བཞིན་བཅས་ཀྱང་གོང་ལྟར་རིགས་བསྒྲེས་ན་ནད་ཀྱི་མིང་དང་རྣམ་གྲངས་མཐའ་ཡས་པ་འབྱུང་སྲིད་པས། ཐམས་ཅད་བསྡུས་ན་བད་རླུང་ཤས་ཆེ་བའི་གྲང་བའི་ནད་དང་ཁྲག་མཁྲིས་ཤས་ཆེ་བའི་ཚ་བའི་ནད་ལས་གཞན་དུ་མི་སྲིད་སྙམ། དེ་ལྟར་མིའི་ལུས་ལ་ལྷན་སྐྱེས་སུ་གྲུབ་པའི་རང་བཞིན་བདུན་པོ་ནི་ལུས་ཆགས་པའི་དུས་དང་གནས་པའི་དུས། འཇིག་པའི་དུས་བཅས་ཐོག་མཐའ་བར་གསུམ་པོར་རང་བཞིན་དུ་གནས་ཀྱང་། ཟས་སྤྱོམ་གྱི་བསྟེན་ཚུལ་དང་ན་ཚོད་ཀྱི་འགྲོས་དང་བསྟུན་ནས་འགྱུར་ལྡོག་འབྱུང་བཞིན་ཡོད་པར་འདོད་དོ། །

ལྔ་པ། གནས་དང་སྦྱར་ཏེ་མངལ་ནད་ཀྱི་དབྱེ་བ་དཀར་ལུགས།

གནས་ལ་འཇུག་སྒོ་དྲུག་དང་རྒྱུ་ལམ་བཅོ་ལྔ། ལུས་སྟོད་སྨད་བར་གསུམ། ཕྱི་ནང་བར་གསུམ། རང་གནས་གཞན་གནས་སོགས་ནད་འཇུག་པའི་གནས་དང་རྒྱུ་བའི་ལམ། མཐར་གནས་པའི་ནད་ཚང་སོགས་གནས་ཀྱི་ཅེ་བྲག་གི་དབྱེ་བ་དཀར་ལུགས་ཀྱང་མང་དུ་མངོན་པ་ལྟར། མངལ་ནད་ལྔ་ནི་གཙོ་བོ་སློང་བའི་རྐྱེན་ཡུལ་དུས་ཟས་སྤྱོད་དང་རླུང་གི་མི། མཁྲིས་པའི་མི་བཅས་རང་བཞིན་མི་འདྲ་བ་ལས་ཉེས་པ་རང་གི་ལྷང་ཚད་ལས་འདས་ཏེ་འཕེལ་ཟད་འཁྲུགས་གསུམ་དུ་གྱུར་པས་ཉེས་པ་ཤས་ཆེ་ཆུང་གི་དབང་གིས་རྐྱང་ལྡན་འདུས་གསུམ་དུ་གྱུར་ཏེ་སྤྱིའི་ཆ་ནས་མངལ་ནད་ལྔའམ་བདུན་བཅས་ཉེས་པའི་སྒོ་ནས་དབྱེ་བ་དང་། དེའང་གནས་དང་སྦྱར་ན། བཤད་རྒྱུད་ལས། ཁུ་ཁྲག་རླུང་གིས་རྩུབ་ནག་རོ་བསྐ་ལ། །མཁྲིས་པའི་རོ་སྐྱུར་མདོག་སེར་དྲི་མ་མནམ། །བད་ཀན་སྐྱ་འབྱར་རོ་མངར་བསིལ་བ་སྟེ། །ཁྲག་གིས་རུལ་ཏེ་བད་རླུང་དུམ་བུར་ཆད། །ཁྲག་མཁྲིས་རྣག་འདྲ་བད་མཁྲིས་མདུད་པ་ཅན། །རླུང་མཁྲིས་སྐམ་ཞིང་འདུས་པ་བཤང་ལྕི་འདྲ། །ཞེས་པར་རང་གློས་རགས་ཙམ་དཔྱད་ན། ཁམས་དཀར་དམར་ནི་ཀླད་སྙིང་ནས་ས་བོན་བཅུད་ཀྱི་ཙ་བརྒྱུད་བསམ་སེའུ་གནས་ནས་བསྐྱུན་གསོག་འཕེལ་གསུམ་བྱེད་བཞིན་ཡོད་པས་དེའི་གནས་སུ་ཁམས་དཀར་དམར་དྭངས་སྙིགས་འབྱེད་པ་ལ། བསམ་སེའུ་དྭངས་སྙིགས་འབྱེད་པའི་བུ་གར་རླུང་གི་སྐྱོན་དང་ལྡན་པས་རླུང་གི་རང་བཞིན་ཛ་བོ་རྩུབ་ཅིང་མདོག་ནག་པ་དང་། རོ་བསྐ་བ་བྲོ་བ་དང་། དེ་བཞིན་དུ་བསམ་སེའུ་ཁམས་དཀར་དམར་དྭངས་སྙིགས་འབྱེད་པའི་བུ་གར་མཁྲིས་པའི་སྐྱོན་དང་

ལྷན་པས་རྩ་སྐྱུར་ལ་མདོག་སེར་དྲི་མ་མནམ་པ་བཅས་རྟགས་འབྱུང་བ་དང་། གཞན་རྣམས་ཀྱང་རིགས་བསྒྲེས་ན་གོང་གི་རྟགས་སོགས་འབྱུང་སྲིད་པ་བཞིན་བསམ་སེའུ་གནས་སུ་ཁུ་ཁམས་དྭངས་སྙིགས་འབྱེད་པའི་བུ་གར་ཉེས་པ་གང་ཉུང་གི་སྐྱོན་དང་ལྷན་པས་ཉེས་པ་གསོག་ལྷང་ཞི་གསུམ་གྱི་རྒྱུའམ་འཕེལ་ཟད་འཁྲུགས་གསུམ་གྱི་ངོ་བོར་གྱུར་པས་ཁུ་ཁྲག་གཉིས་མངལ་ཆགས་པའི་རྒྱུ་རུ་གྱུར་ན་ཞ་བོ་དང་། དབང་པོ་སྐྱོན་ཅན་ཅི་རིགས་འབྱུང་བས་མི་རུང་བ་བསྟན་པ་དང་། དེ་བཞིན་དུ་མན་ངག་རྒྱུད་ལས། དེ་རྟགས་རླུང་གྱུར་མངལ་ནང་ཆོར་མེད་བེམ། །ཟླ་མཚན་སྣ་ཞིང་ལྷུ་བཅས་ཉུང་དུ་འཛག །ཆུ་ཁ་སྐྱི་ཞིང་སེམས་ཅན་ཡོད་སྙམ་སེམས། །ཟླ་མཚན་རླུགས་སམ་འཁྱིལ་དང་སྐྲན་དུ་འདྲིལ། །ཁ་འཆུས་ཁུ་བ་རློན་ཟུམ་ཧར་པོ་སོགས། །མངལ་ནད་མི་བཟད་དུ་མ་འབྱུང་བར་བྱེད། །ཅེས་མངལ་ནད་རླུང་གྱུར་གྱི་ནད་རྟགས་ལ་གཞིགས་ན། རླུང་གི་ཡང་གཡོའི་མཚན་ཉིད་ཀྱི་ཟུར་འཕེལ་བས་མངལ་ནང་ཆོར་བ་མེད་པ་ཞེས་དངོས་སུ་མཇུབ་ཚིགས་སུ་སྟོན་དུ་མེད་པར་བེམ་པོར་ན་བ་དང་། ཁམས་དཀར་དམར་གང་ཉུང་གི་ངོ་བོ་སྣ་ཞིང་ལྷུ་བ་དང་བཅས་བོངས་ཉུང་དུ་འཛག་པ། མངལ་སྒོའི་གནས་སུ་ཉེས་པ་རླུང་འཕེལ་ཟད་འཁྲུགས་གསུམ་དུ་གྱུར་པ་ལས་མངལ་ཁ་འཆུས་ཤིང་ཁུ་བ་ཕྱིར་སློན་པ་དང་། ཡང་ན་མངལ་སྒོ་ཡངས་པོར་ཕྱེ་སྟེ་ཁུ་བ་མངལ་ནང་དུ་མི་སྡོད་པར་ཕྱིར་བླུག་པ་བཅས་དང་། རླུང་གི་ཡང་གཡོའི་མཚན་ཉིད་ཀྱི་ཟུར་འཕེལ་བས་མཁྲིས་པའི་ཚ་རྔོ་འཕེལ་ཞིང་། རླུང་གི་གྲང་བ་བད་ཀན་གྱི་བསིལ་བ་དང་འཕྲད་པས་བད་ཀན་གྱི་ནད་བསྐྱེད་པ་སོགས་མངལ་ནད་མི་བཟད་པ་དུ་མ་འབྱུང་བ་བཅས་ནི་མངལ་སྒོ་དང་མངལ་ཁའི་གནས་སུ་རླུང་ལས་གྱུར་པའི་ནད་རྟགས་དངོས་དང་། དེ་མིན་རླུང་གི་ནད་ལས་ནད་གཞན་དག་བསྐྱེད་ཚུལ་དངོས་སུ་བསྟན་ཡོད་པས། སྐྱེ་འཕེལ་མ་ལག་གི་གནས་ཆེ་བྲག་སོ་སོར་དེ་ལྟར་སྦྱར་ཚོག་ཚོག་རེད་སྙམ། དེ་བས་ནད་ཀྱི་ཐ་སྙད་འདོགས་སྟངས་ཀྱི་ཆ་ནས་ཀྱང་བསམ་སེའུ་རླུང་གྱུར་ནད། བསམ་སེའུ་མཁྲིས་གྱུར་ནད། མངལ་སྒོའི་རླུང་གྱུར་ནད། མངལ་སྒོའི་མཁྲིས་གྱུར་ནད། མངལ་སྒོའི་བད་གྱུར་ནད། མངལ་སྒོའི་ལྷན་འདུས་ནད་བཅས་གནས་རེ་རེ་དང་སྦྱར་ཏེ་ནད་ཀྱི་རྣམ་གྲངས་མཐའ་ཡས་པ་དཀར་ཆག་འདོད། གཞུང་ལུགས་དང་འབྲེལ་ཏེ་མངལ་སྒོའི་གནས་སུ་ཉེས་པ་འཕེལ་ཟད་འཁྲུགས་གསུམ་གང་རུང་དུ་གྱུར་པའི་ནད་ཐོག་གི་རི་མོ་གཞམ་དུ་བཀོད་པ་ལྟར་རོ། །

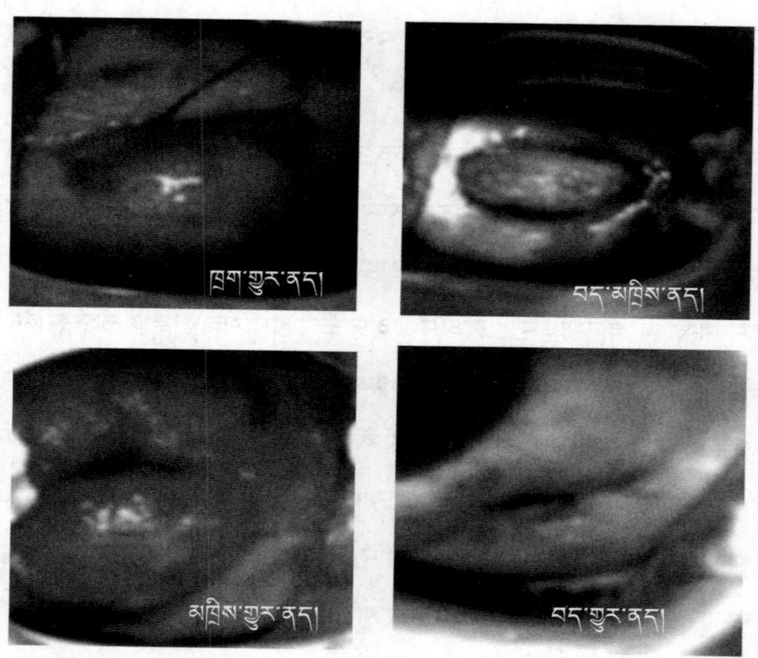

གནས་དེ་དག་གི་བྱེད་ལས་དང་ངོ་བོ་བཅས་ལ་གཞིགས་ཏེ་རགས་ཙམ་གླེང་ན། ཕྱི་ནང་གསང་གསུམ་གྱི་ཟླ་མཚན་ངོས་བཟུང་བའི་སྐབས་སུ་ལུས་ཟུངས་ཀུན་གྱི་ཕྱི་མ་ཁམས་དཀར་དམར་གཉིས་བསྐྱུན་གསོག་འཕེལ་གསུམ་བྱེད་པའི་གནས་ལ་རགས་ཙམ་དཔྱད་ཡོད་པ་ལྟར། ལུས་ཟུངས་བདུན་གྱི་མཐའ་མ་ཁུ་ཁྲག་གཉིས་ནི་དོན་སྣོད་ཀྱི་ཐུན་མོང་གི་གནས་བསམ་སེའུ་དང་། དེ་མིན་ཆུད་གཞུང་། བུ་སྣོད་བཅས་སུ་དྭངས་སྙིགས་འབྱེད་པ་མ་ཟད། དྭངས་སྙིགས་སོ་སོ་ཕྱེ་བ་ཐམས་ཅད་མདོར་བསྡུས་ན་རང་དང་མངལ་བུའི་གསོས་སུ་འགྱུར་བཞིན་ཡོད་པས་རྟེན་ཆུད་གཞུང་དང་བསམ་སེའུ་བརྟེན་པ་ཉེས་པ་གསུམ་ཆ་སྙོམས་སུ་གནས་པའི་སྐབས་སུ་བད་ཀན་ས་ཆུའི་རང་བཞིན་ཤུགས་ཅུང་ཆེ་བར་སྣམ། ཁྱད་པར་དུ་བསམ་སེའུ་གནས་སུ་ནད་འགྱུར་བྱུང་ན་ཕྲི་བས་གསོ་དཀའ་བ་དང་ཕྱི་ལུགས་གསོ་རིག་གི་སྣོད་མང་བསམ་སེའུ་རྟགས་འདུས་[①]ལྟ་བུའོ། །དེ་བཞིན་དུ་བསམ་སེའུའི་གནས་སུ་ཟླ་མཚན་རྒྱུ་སེར་ལེགས་པར་སྨིན་མ་ཐུབ་པ་དེ་གཞན་གནས་མཁལ་མའི་གནས་སུ་བྱེར་བ་ལས། རང་གནས་སྤྱ་མ་བསམ་སེའུ་དང་གཞན་གནས་ཕྱི་མ་མཁལ་མ་གཉིས་བད་ཀན་ཤས་ཆེ་བས་ནད་སྟོབས་ཆེ་བར་སྣམ། བུ་སྣོད་ནི་བུ་ཆགས་གང་ན་ཆེ་བར་འགྱུར་བ་དང་། སྟོང་ན་

① སྣོད་མང་བསམ་སེའུ་རྟགས་འདུས། 多囊卵巢综合证

ཆུང་བར་འགྱུར་བ་སོགས་འཕེལ་འགྲིབ་ཀྱི་ཆ་ཙུང་ཆེ་བ་དང་། ཕྱིའི་ཟླ་མཚན་བསྒྱུར་གསོག་འཕེལ་གསུམ་གྱི་གནས་གཙོ་བོར་བསྟན་ཡོད་པས་ཁྲག་མཁྲིས་ཤས་ཆེ་བར་འདོད་པས། གནས་འདིར་ནད་འགྱུར་བྱུང་ན་གཞན་གནས་རྒྱུ་མའི་གནས་སུ་བྱེར་བདེ་བར་སེམས་ཏེ། གསོ་རིག་རྒྱུད་བཞི་ལས། རྒྱུ་མར་གནས་ཚེ་མཁྲིས་པ་གཙོ་བོ་བཙོས། །ཞེས་པ་ལྟར། བུ་སྣོད་ཀྱི་གནས་སུ་ཕྱིའི་ཟླ་མཚན་དྭངས་སྙིགས་ལེགས་པར་འབྱེད་མ་ཐུབ་པ་དེ་རྒྱུ་མའི་གནས་སུ་བྱེར་ན་རང་གནས་སྔ་མ་དང་གཞན་གནས་ཕྱི་མ་ཁྲག་མཁྲིས་ཤས་ཆེ་བས་ནད་སྟོབས་ཙུང་ཆེ་བར་སྙམ། མངལ་སྒོ་ནི་ཁུ་བ་དང་མངལ་ཁྲག་གི་སྒོ་གཏན་ལྟ་བུ་ཡིན་ལ། གནས་དེར་ནད་ཞུགས་པ་ལས་ཁུ་བ་ཕྱིར་སློན་པའམ་མངལ་ནས་མི་སྡོད་པ། མངལ་ཁྲག་ཕྱིར་འཛག་མི་ཐུབ་པའམ་འབྱམས་པ་སོགས་ཐུར་སེལ་རླུང་གི་ལས་ལོག་ན་ནད་གང་ཙང་འབྱུང་སྲིད་པས་རླུང་ཙུང་ཤུགས་ཆེ་བར་སྙམ། གནས་དེ་རུ་ནད་འགྱུར་བྱུང་ན་ཡར་སྣེ་བུ་སྣོད་དང་ཁམས་འདྲེན་སྦྲུ་གུ། བསམ་སེའུ་སོགས་ཀྱི་གནས་སུ་བྱེར་སྲིད་པ་དང་། མར་སྣེ་སྐྱེ་ལམ་དང་ཆུ་སོ། ལྒང་བ་དང་གཞང་བཅས་ལ་བྱེར་སྲིད། སྐྱེ་ལམ་ནི་སྤུབས་ཀྱི་རྣམ་པ་ཅན་ཁུ་ཁྲག་རྒྱུ་བ་དང་མངལ་བུ་བཙའ་བའི་ལམ་གཙོ་བོ་ཡིན་པས་ན་ཉེས་པ་གསུམ་ལས་རླུང་ཙུང་ཤས་ཆེ་བ་དང་དེར་ནད་འགྱུར་བྱུང་ན་མདུན་ལྒང་བ་དང་རྒྱབ་གཉེ་མ་སོགས་ཀྱི་གནས་སུ་བྱེར་བདེ་བར་སྙམ། ལྒང་བ་ནི་ཆུ་ཡི་སྣོད་གྲང་བའི་གནས་ཡིན་པས། རང་གནས་སྔ་མ་དང་གཞན་གནས་ཕྱི་མ་བད་རླུང་གྲང་ཤས་ཆེ་བས་ནད་སྟོབས་ཆེ་བ་སོགས་མདོར་ན་གནས་སོ་སོའི་ཉེས་པ་ཤས་ཆེ་ཆུང་ལས་ནད་སྟོབས་ཆེ་ཆུང་མི་འདྲ་བ་མ་ཟད། སློང་རྐྱེན། ཡུལ་དུས། རང་བཞིན་སོགས་ལས་ནད་ཀྱི་སྟོབས་ཆེ་ཆུང་མི་འདྲ་སྟེ། དཔེར་ན་བད་ཀན་རང་བཞིན་ཅན་གྱི་མིས་མངར་བའི་ཟས་སྐྱོམ་བསྟེན་ཞིང་འགྲངས་རྗེས་དལ་བར་འདུག་པ། ཟླ་མཚན་ལྡན་པའི་དུས་སུ་ཆུར་ཞུགས་པ་དང་། ཡུལ་རླན་ཅན་སྦུམ་པའི་ཡུལ་དང་དགུན་སྨད་ཟླ་མཚན་ལྡན་པའི་དུས་ཆགས་པ་བག་མེད་དུ་སྤྱོད་པས་མངལ་ནད་བད་གྲུར་གྱི་ནད་སྟོབས་ཆེ་བ་དང་། དེ་བཞིན་དུ་བད་ཀན་རང་བཞིན་ཅན་གྱི་མིས་ཟས་སྐྱོམ་ཚ་རྣོ་སྐྱུར་བའི་རིགས་དང་སྤྱོད་ལམ་དལ་བར་འདུག་པ། ཡུལ་སྐམ་ས་ཚ་གདུང་ཆེ་བའི་ཡུལ་དུ་བད་ཀན་བསྐྱེད་པའི་ཟས་སྤྱོད་བསྟེན་པ་ལས་ནད་སྟོབས་འཕྲིང་དུ་མངོན་པ་བཅས་རང་གི་འདོད་བློ་ཕྲན་ཙམ་བཀོད་པ་ལ་མ་དག་པའམ་མ་རྟོགས་ལོག་རྟོག་གི་ཆ་གང་ཡོད་ལ་གཟུར་གནས་མཁས་པ་དག་གིས་མཛུབ་སྟོན་གནང་བར་ཐུགས་རྗེ་ཆེ་ཞུ་བ་ཡིན།

སྡོམ་ཚུང་།

མདོར་ན་མངལ་ནད་གསུམ་མམ་ལྷའམ་བདུན་བཅས་ཉེས་པ་རྒྱུད་ལྡན་འདུས་གསུམ་དང་མཆོག་དམན་གཙོ་བོ་གང་གི་ཆ་ནས་དབྱེ་བ་དགར་ལུགས་དཔག་ཏུ་མེད་ཀྱང་། མདོར་བསྡུས་ན་ནད་ཀྱི་ངོ་བོ་དང་ནད་གཞིའི་འཕེལ་རིམ། དུས་གསར་རྙིང་སོགས་ལས་ཁྲག་མཁྲིས་ཚ་བ་ཤས་ཆེ་བའི་ཁྲག་ཚབས་དང་བད་རླུང་གྲང་བ་ཤས་ཆེ་བའི་རླུང་ཚབས་གཉིས་ཀྱི་ཁོངས་སུ་བསྡུ་ཆོག་སྙམ། དེ་དག་རྒྱས་པར་བཀྲོལ་ན་གནས་དང་ཉེས་པ་རྒྱུད་ལྡན་འདུས་གསུམ། མཆོག་དམན་གཙོ་བོ་བཅས་ཀྱི་སྒོ་ནས་ནད་རིགས་དཔག་ཏུ་མེད་པ་དགར་ཆོག་པ་མ་ཟད། ན་ཚོད་དང་རང་བཞིན། དུས་ཀྱི་ཁྱད་ཆོས་སོགས་ལས་ནད་སྟོབས་ཆེ་ཆུང་མངོན་སྲིད་དེ། སྤྱིར་བཏང་བྱིས་པ་བད་ཀན་གྱི་མི་དང་རང་བཞིན་བད་ཀན་ཅན་ལ། བསམ་སེའུ་གནས་སུ་བུ་ག་འགག་སྐྱེ་ནང་གི་ཁམས་དཀར་དྭངས་སྙིགས་འབྱེད་མ་ཐུབ་པ་ལས་ན་ཚོད་དང་རང་བཞིན། གནས་དང་ནད་ཁམས་བཅས་བད་ཀན་གྱི་ལྡི་རྩུལ་བསིལ་བརྟན་སོགས་མཚན་ཉིད་ཀྱི་ཟུར་རྣམས་ཕན་ཚུན་སྦྱོར་མཚུངས་སུ་གྱུར་ན་ནད་སྟོབས་ཆེ་བར་མངོན་པ་དང་། ཐ་སྙད་ཀྱང་བསམ་སེའུ་ནང་གི་ཁམས་དཀར་བད་གྱུར་ནད་ལྟ་བུར་གདགས་ཆོག་སྙམ། དེ་བཞིན་དུ་དར་མ་མཁྲིས་པའི་མི་དང་མཁྲིས་པའི་རང་བཞིན་ཅན་ལ། བུ་སྣོད་ཀྱི་གནས་སུ་མེ་དྲོད་ཀྱི་ལེགས་པར་སྨིན་མ་ཐུབ་པར་ཁམས་དམར་དྭངས་སྙིགས་འབྱེད་མ་ཐུབ་པས་ནད་ཁམས་མཁྲིས་པ་ཤས་ཆེ་བ་སོགས་ལས་མཁྲིས་པའི་ནད་སྟོབས་ཆེ་བར་མངོན་པས། ཐ་སྙད་དུ་བུ་སྣོད་ནང་གི་ཁམས་དམར་མཁྲིས་གྱུར་ནད་ཅེས་སུ་གདགས་ཆོག་འདོད། རྒན་པོ་རླུང་ཤས་ཆེ་བའི་མི་དང་རླུང་གི་རང་བཞིན་ཅན་གྱི་མི་ལ། མངལ་སྣོའི་གནས་སུ་ཐུར་སེལ་རླུང་གི་བྱེད་ལས་ལོག་པ་བཅས་ལས་མངལ་ཁ་འཕྲུམས་པ་དང་། ཡང་ན་ཟླ་མཚན་འཁྱིལ་བའམ་འགྲམས་པ། ཁུ་བ་ཕྱིར་སློན་པ་སོགས་འབྱུང་བ་བཅས་རླུང་གི་ནད་སྟོབས་ཆེར་འཕེལ་བས་ཐ་སྙད་དུའང་མངལ་སྣོའི་ཕྱིའི་ཟླ་མཚན་རླུང་གྱུར་ནད་ཅེས་སུ་གདགས་ཆོག་སྙམ་པས་མངལ་ནད་ཐམས་ཅད་རྒྱས་པར་ཕྱེ་ན་ནད་ཀྱི་དབྱེ་བ་དཔག་ཏུ་མེད་པ་འབྱུང་དང་། དེ་དག་ཐམས་ཅད་འཁྲིད་དུ་བསྡུས་ན་ཉེས་པ་གསུམ་དུ་མ་འདུས་པ་མེད་ཅིང་རབ་ཏུ་བསྡུས་ན་ཁྲག་ཚབས་དང་རླུང་ཚབས་གཉིས་སུ་བསྡུ་ཆོག་གོ །

ས་བཅད་བརྒྱད་པ། ཅེ་བྲག་མངལ་ནད་མཁྲིས་གྱུར་གྱི་ཁྱད་ཆོས་བཤད་པ།

གླེང་སློང་།

ད་སྟ་ནད་ཐོག་ལག་ལེན་གྱི་ཁྲོད་དུ་མངལ་ནད་མཁྲིས་གྱུར་ལ་གཅིག་གྱུར་གྱི་ངོས་འཛིན་ཚད་གཞི་ཞིག་ཆགས་མེད་པར་ལན་རེར་ཕྱི་ལུགས་གསོ་རིག་གི་ཚང་ཁོག་ཚ་ནད་དམ་བུ་སྣོད་གཤེར་རྨེན་ཤ་ནད་①ལ་ངོས་འཛིན་བཞིན་ཡོད་དེ། ལོ་རྒྱུས་ཀྱི་འཕེལ་འགྲིབ་ཁྲོད་རེ་ཞིག་ཕྱི་ལུགས་གསོ་རིག་གི་རིག་གཞུང་བསམ་བློ་དང་ནད་ཐོག་ལག་ལེན་གྱི་ཚ་རླབས་ཤུར་ཤུར་དུ་འཕྱུར་སྐབས་བོད་ལུགས་གསོ་རིག་གི་མོ་ནད་ཀྱི་རིག་ཚན་ཡང་སྐབས་སུ་བབ་ལ་ཞ་བའི་ཚུལ་དུ་གནས་པ་དང་། ནད་ཐོག་ལག་ལེན་དུའང་བོད་ལུགས་གསོ་རིག་ལྟར་ནད་གཞི་ངོས་འཛིན་དཀའ་ཞིང་གསོ་རིག་རྒྱུད་བཞི་རུ་བསྟན་པའི་མོ་ནད་ཅེ་བྲག་གི་གྱུར་ཚུལ་དང་གསོ་ཚུལ་སོགས་ལ་ཞིབ་འཇུག་དང་ལག་ལེན་གནང་མཁན་ཉུང་བར་སྣང་ལ། ཕྱི་ལུགས་ལྟར་ནད་ངོས་བཟུང་བ་དང་བོད་ལུགས་ལྟར་གསོ་བཅོས་བྱེད་པའང་ཙུང་གོམས་སོབས་སུ་གྱུར་ཡོད། དེར་མ་ཟད་གསོ་རིག་གི་ཐ་སྙད་ཀྱང་ཕྱི་ལུགས་གསོ་རིག་ལྟར་མིང་བཏགས་ཡོད་པ་མཐོང་སྟེ། དེ་སྔོན་རང་ཉིད་ཀྱིས་ནད་ཐོག་ནས་མངལ་ནད་མཁྲིས་གྱུར་གྱི་ནད་པོ་145ལྷག་བསྡུ་ལེན་བྱས་ཏེ་དཔྱད་ཞིབ་བྱས་པ་ལྟར་ན། མངལ་ནད་མཁྲིས་གྱུར་དང་མངལ་སྐྲིའི་ཚ་ནད་གཉིས་མཉམ་དུ་ངོས་འཛིན་བྱས་ཡོད་པའི་ནད་པོ་100%ཟིན་ཡོད་དེ། སྤྱིར་མངལ་ནད་མཁྲིས་གྱུར་ནི་བུད་མེད་ཀྱི་སྐྱེ་འཕེལ་མ་ལག་གང་རུང་དུ་ཁྲག་མཁྲིས་ཚ་བ་ཤས་ཆེར་འཕེལ་བའི་ནད་རིགས་ཤིག་ཡིན་སྟབས། ཅེ་བྲག་གནས་དང་སྦྱར་ན་མངལ་སྒོའི་མཁྲིས་གྱུར་ནད་དང་། མངལ་སྐྲིའི་ཚ་ནད་ཅེས་ངོས་བཟུང་ན་མི་འོས་པ་མེད་པ་དང་། གསོ་རིག་རྒྱུད་བཞི་ལས། མཁྲིས་པ་མེད་པར་ཚ་བ་འབྱུང་མི་སྲིད། །ཅེས་པ་ལྟར་ཚ་བ་ཡིན་ན་མཁྲིས་པའི་མཚན་

① ཚང་ཁོག་ཚ་ནད་དམ་བུ་སྣོད་གཤེར་རྨེན་ཤ་ནད། 盆腔炎或子宫腺肌症

ཉིད་ཀྱི་བྱུར་འཕེལ་འབྲུགས་སུ་གྱུར་པ་ཤེས་ཐུབ་པས་མངལ་སྐེའི་ཚ་ནད་①ནི་མངལ་སྐེའི་གནས་སུ་ཚ་བ་རྒྱས་ཡོད་པ་ཤེས་ཐུབ་མོད། ཡིན་ན་ཡང་ནད་པའི་ན་ལུགས་དང་ལུས་བརྟག་སོགས་ལ་གཞིགས་ན་ཕྱི་ལུགས་གསོ་རིག་གི་ནད་མིང་ཐད་བསྒྱུར་བྱས་པ་ལས་བྱུང་བའི་ནད་གཞི་ངོས་འཛིན་ཞིག་རེད་སྙམ། སྤྱིར་ཚ་ནད་②མཐའ་དག་ཚ་བའི་ནད་ཡིན་པའི་ངེས་པ་མེད་དེ། གྲང་བའི་ནད་རྟགས་ཀྱང་འབྱུང་སྲིད་པ་གོང་གི་གཉན་སྲིན་HPVལས་བསྐྱེད་པའི་མངལ་སྐེའི་ཚ་ནད་ཚབས་ནད་གཉིས་ཀྱི་ཁོངས་སུ་འདུ་བར་ལག་ལེན་སྟེང་ར་སྤྲོད་བྱས་པ་ལྟར་དང་། ཕྱི་ལུགས་གསོ་རིག་གི་མོ་ནད་ཀྱི་རིགས་དབྱེ་དཀར་ལུགས་ནི་མདོར་ཧྲིལ་གྱིས་དྲིལ་ན་གནས་དང་སྒྱུར་ཏེ་རིགས་དབྱེ་དཀར་ལུགས་དང་། ནད་རིགས་ཚབས་ཆེ་ཆུང་གི་སྒོ་ནས་རིགས་དབྱེ་དཀར་ལུགས་སོགས་མང་དུ་མཆིས་པ་ཇི་བཞིན་གལ་ཏེ་ཕྱི་ལུགས་གསོ་རིག་ལས་ཐད་བསྒྱུར་བྱས་པ་ཡིན་ན་ནང་དོན་གྱི་ཐད་ནས་ཅུང་འགལ་ཟླར་གྱུར་ཡོད་པ་དང་། གལ་ཏེ་བོད་ལུགས་གསོ་རིག་གི་སྤྱི་དང་བྱེ་བྲག་གི་ནད་ཀྱི་དབྱེ་བའི་རིགས་ལམ་ལྟར་དབྱེ་བ་མ་དཀར་བར་ངོས་བཟུང་ཡོད་ན་ནད་གཞིའི་ངོས་འཛིན་སྟངས་ཕལ་ཆེར་ནོར་སྐྱོན་དུ་འགྱུར་སྲིད་སྙམ། དེ་བས་འདིར་མངལ་ནད་མཁྲིས་གྱུར་གྱི་བརྟག་བཅོས་དམིགས་སུ་བཟུང་སྟེ་ནད་ཀྱི་གྱུར་ཚུལ་དང་ནད་གཞིའི་འཕེལ་རིམ། ངོས་འཛིན་དང་གསོ་བཅོས་བཅས་ལ་ཞིབ་ཏུ་དཔྱད་པར་བྱའོ། །

དང་པོ། ནད་ཀྱི་རྒྱུ་རྐྱེན་ལ་དཔྱད་པ།

མངལ་ནད་མཁྲིས་གྱུར་ནི་རྟེན་མངལ་གྱི་གནས་སུ་བརྟེན་པ་མཁྲིས་པ་སློང་བའི་རྐྱེན་འཛོམས་པ་ལས་རྣམ་པར་གྱུར་ཏེ་བུད་མེད་ཀྱི་ལུས་ལ་གནོད་ཅིང་གདུང་བར་བྱེད་པའི་ཚ་བའི་ནད་གཞི་ཞིག་སྟེ། རྟེན་མངལ་གྱི་གནས་ལུགས་ནི་གོང་དུ་བཤད་ཟིན་པ་ལྟར་དང་། དེར་བརྟེན་པའི་མཁྲིས་པར་དཔྱད་ན་མངལ་ནད་མཁྲིས་གྱུར་གྱི་ངོ་བོ་དང་གྱུར་ཚུལ། ནད་རྟགས་སོགས་ཅུང་གསལ་པོར་རྟོགས་ཐུབ་པས་འདིར་མཁྲིས་པར་དཔྱད་པར་བྱ་སྟེ།

---

① མངལ་སྐེའི་ཚ་ནད། 宫颈炎

② ཚ་ནད། 炎症

གཅིག མཚན་ཉིད།

གསོ་རིག་རྒྱུད་བཞི་ལས། མཁྲིས་པའི་མཚན་ཉིད་རྨུམ་བཅས་རྗེ་ཞིང་ཚ། །ཡང་ཞིང་དྲི་མནམ་འབྲུ་ཞིང་གཤེར་བའོ། །ཞེས་མཁྲིས་པའི་མཚན་ཉིད་ཀྱི་ཟུར་བདུན་དང་ལྡན་པ་ལ། དེ་དག་ནི་རྣམ་པར་མ་གྱུར་པར་ཐ་མལ་དུ་གནས་ན་ཕན་ཚུན་ཆ་སྙོམས་པའི་ངང་ལུས་གནས་པར་བྱེད་པ་དང་། མཚན་ཉིད་ཀྱི་ཟུར་རྨུམ་པ་འཕེལ་འགྲུགས་གང་རུང་དུ་གྱུར་ན་ནད་རྟགས་སུ་གནོང་དང་བ་སྤུའི་སྒོ་རྨུམ་པ་ཙམ་དང་། རྨུམ་པ་ནི་ཁྲག་ལ་བརྟེན་པ་དང་། དེ་བཞིན་དུ་རྗེ་བ་ནི་ལས་མྱུར་བ་སྟེ་མཁྲིས་པའི་ནད་ཀྱིས་ཐེབས་ན་མྱུར་སྒྲོག་འཁྲོག་པར་བྱེད་པ་དང་། ནད་རྟགས་སུ་ནད་གཞི་ཚ་བ་སྨིན་སྨ་བས་མྱུར་དུ་རྒྱས་ཏེ་སྒྲོག་ལ་རྐོལ་བར་བྱེད་པ། སྐྲངས་པ་རྣག་ཏུ་སྨིན་སླ་བ་བཅས་འབྱུང་། ཚ་བ་ནི་ངོ་བོ་ཚ་ཞིང་མེ་ལྟ་བུ་ལུས་ཟུངས་བསྲེགས་ནུས་པ་སྟེ། བཤད་རྒྱུད་ལས། གནོད་བྱ་ལུས་ཟུངས་བདུན་དང་དྲི་མ་གསུམ། །འདི་དག་ཐལ་བར་བསྲེགས་པ་མ་ཡིན་ཡང་། །ཚ་བའི་དྲོད་ཀྱིས་བསྐྱལ་བས་སྒྲོག་འདོར་བྱེད། །ཅེས་ལུས་ཀྱི་དྲོད་ཐམས་ཅད་ཀྱི་ཆ་མཁྲིས་པར་རག་ལས་པས་རྟགས་སུ་ལུས་ལ་ཚ་བ་རྒྱས་པས་དྲོད་ཀྱིས་བསྐྱལ་ཏེ་སྒྲོག་འདོར་བར་བྱེད་པ་དང་ཟས་སྐྱོད་བསིལ་བ་ལ་སྲེད་དོ། །ཡང་བ་ནི་ནད་རྟགས་སུ་ལོག་ཁ་ཡང་བ་སྟེ་གཉེན་པོའི་ཁ་ནས་ཡང་བ་དང་། ཚ་བ་རྒྱང་བ་རྣམས་ལ་གཉེན་པོ་ཆུ་བཞི་བསྟེན་ན་མྱུར་དུ་ཟློག་ཐུབ་པ། དྲི་མནམ་པ་དང་འབྲུ་ཞིང་གཤེར་བ་ནི་བྱེད་ལས་ཀྱི་སྒོ་ནས་བརྟགས་པ་སྟེ་རང་གི་ངོ་བོ་ལ་ཡེ་ནས་མེད་པར་ཟུར་མཁར་བའི་མེས་ཞལ་དུ་དངོས་སུ་གསལ་བོར་གསུངས་ཡོད་པས་མཁྲིས་པའི་རྗེ་ཚས་མྱུགས་པར་བྱེད་པའི་མཐུས་དྲི་རོ་དུགས་པ་དང་། ནད་རྟགས་སུ་ཉ་རུལ་བའི་དྲི་མནམ་པ་ལྟ་བུའོ། །འབྲུ་བ་ནི་ས་ཆུའི་རང་བཞིན་གྱི་སྨན་ཟས་འགག་ཞིག་དང་འཕྲད་པའི་ཚེ་ཐུར་དུ་འབྲུ་ཞིང་གཤེར་བའི་བྱ་བ་བྱེད་པ་དང་། ནད་རྟགས་སུ་ཁྲག་དང་ལུད་པ་སོགས་སྨ་བ་བཅས་ནི་འབྲུགས་པའི་རྟགས་སུ་བཤད་པ་ཡིན་ཏེ། སྨིན་འགྲེལ་ལས། རྟགས་འདི་རྣམས་ནི་མཚན་ཉིད་ཀྱི་དམིགས་རྣམ་སྐྱེ་བ་ལ་བརྗོད་པ་ཙམ་མ་གཏོགས། མཚན་ཉིད་རེ་རེའི་རྟགས་ནི་མ་ཡིན་ཏེ། ཕལ་ཆེར་འབྲུགས་པའི་རྟགས་སུ་བཤད་པའི་ཕྱིར་རོ། །ཞེས་པ་བཞིན་གཙོ་བོ་འབྲས་བུ་ནད་ཀྱི་སྐབས་སུ་དགོངས་པའོ། །

གཉིས། དབྱེ་བ།

ལུས་ལ་རང་བཞིན་དུ་གནས་པའི་མཁྲིས་པར་དབྱེ་ན་མེ་དྲོད་མཁྲིས་པ་འཇུ་བྱེད་དང་། ཟས་

སྙོམ་གྱི་དྭངས་སྙིགས་མཚིན་པ་ནས་ཁྲག་ཏུ་འགྱུར་བར་མདངས་བསྒྱུར་རམ་དམར་བསྒྱུར། སྐྱབ་བྱེད་དང་། མཐོང་བྱེད། མདོག་གསལ་ལྔ་བཅས་ནང་ཚོགས་ཀྱི་དབྱེ་བ་རྣམ་པ་ལྔ་རུ་བསྟན་ཡོད་པ་དང་། དེ་དག་སོ་སོ་རླུང་གི་ནང་ཚོགས་དབྱེ་བ་སོ་སོར་དང་འདྲེས་པ་དང་། བད་ཀན་གྱི་ནང་ཚོགས་དབྱེ་བ་སོ་སོར་དང་འདྲེས་པ་བཅས་ལས་དབྱེ་བ་དཔག་ཏུ་མེད་པ་འབྱུང་ངོ་། །

གསུམ། གནས་ས།

ཉེས་པའི་གནས་སར་རྣམ་པར་མ་གྱུར་ཐ་མལ་དུ་གནས་པ་དང་རྣམ་པར་གྱུར་པའི་ཉེས་པ་འཕེལ་འགྲུགས་ཀྱི་དམིགས་རྣམ་འབྱེད་ཤེས་དགོས་ཏེ། མིའི་ལུས་པོ་ཐ་མལ་བའི་སྐབས་ཀྱི་ཉེས་གསུམ་གྱི་གནས་ས་ནི་རྩ་རྒྱུད་ལས། རླུང་ནི་དཔྱི་རྐེད་ལ་བརྟེན་སྨད་ན་གནས། །མཁྲིས་པ་མཆིན་མཁྲིས་ལ་བརྟེན་བར་ན་གནས། །བད་ཀན་ཀླད་པ་ལ་བརྟེན་སྟོད་ན་གནས། །ཞེས་ལུས་སྟོད་སྨད་བར་གསུམ་ལས་རླུང་ནི་སྨད་ན་གནས་པ་དང་། མཁྲིས་པ་བར་ན་གནས་པ། བད་ཀན་སྟོད་ན་གནས་པས་ཉེས་པ་གསུམ་པོ་སྤྱིར་ལུས་ཀྱི་ཆ་ཤས་ཐམས་ཅད་ལ་རིས་མེད་དུ་ཁྱབ་ཅིང་གཙོ་ཆེ་བའི་དབང་གིས་གནས་ས་ཁྱད་པར་དུ་བསྟན་ཡོད་པ་དང་། ལུས་སྟོད་སྨད་བར་གསུམ་ལ་འགྲེལ་བ་མེས་ཞལ་དུ་དགག་བཞག་གི་རྣམ་པ་བཀོད་ཡོད་པ་མ་ཟད། ལུས་སྟོད་སྨད་བར་གསུམ་གྱི་ངོས་འཛིན་སྟངས་ལ་སྙིང་ག་དང་ལྟེ་བའི་འོག་མན་ཆད་དང་། ལྟེ་བ་དང་སྙིང་གའི་བར་དང་། སྙིང་གའི་སྟེང་སྤྱི་ཡན་ཆད་ལ་མས་ནས་རིམ་བཞིན་རླུང་མཁྲིས་བད་ཀན་གསུམ་དུ་གནས་སོ། །ཞེས་དང་། མཁན་པོ་ཚེ་རྣམ་མཆོག་གི་རྒྱུད་བཞིའི་འགྲེལ་ཆེན་དྲང་སྲོང་ཞལ་ལུང་དུ། བྱེ་བྲག་ཏུ་སྙིང་གའི་ཐད་ནས་ཐིག་གཅིག་འཐེན་པའི་སྟེང་སྟེ་ཡན་ཆད་དུམ་བུ་གཅིག་དང་། ལྟེ་བའི་ཐད་ནས་ཐིག་གཅིག་འཐེན་པའི་འོག་སྟེ་མན་ཆད་དུམ་བུ་གཅིག་དང་། དེ་གཉིས་ཀྱི་བར་བཅས་གནས་གསུམ་ན་ལྟེ་བའི་འོག་བར་སྟེང་ནི་ལུས་སྟོད་སྨད་བར་གསུམ་དུ་བཞེད་ཡོད། དེ་བཞིན་དུ་བྱེ་བྲག་ནང་ཚོགས་དབྱེ་བ་ལྔ་པོར་རང་རང་གི་གནས་ཡོད་དེ། མཁྲིས་པ་འཇུ་བྱེད་མ་ཞུའི་གནས་སུ་གནས་པ་དང་། མདངས་བསྒྱུར་མཆིན་པར་གནས་པ། སྒྲུབ་བྱེད་སྙིང་ལ་གནས་པ་དང་། མཐོང་བྱེད་ནི་མིག་ལ་གནས་པ། མདོག་གསལ་པགས་པར་གནས་པ་སོགས་མདོར་ན་མཁྲིས་པ་སྤྱི་དང་བྱེ་བྲག་ནང་ཚོགས་ཀྱི་དབྱེ་བ་ལྔ་པོ་ལ་རང་རང་གི་གནས་བསྟན་ཡོད་པ་ནི་རྣམ་པར་མ་གྱུར་པའི་སྐབས་ཀྱི་གནས་བསྟན་པ་དང་། དེ་མ་ཡིན་པར་རྣམ་པར་གྱུར་ཏེ་རང་རང་གི་གནས་ས་འཚོལ་བ་ལས་ནད་

རྟགས་སྣ་ཚོགས་སུ་འབྱུང་སྟེ། མན་ངག་པོ་ཏི་དམར་པོ་ལས། སྨན་མ་དང་ཁྲི་ལ་སོགས་པ་བཙུད་མེད་ཟློས་ནས་གཉིད་ཆག་པས་རླུང་སྐྱེས་ཏེ་མཉམ་གནས་ཀྱི་རླུང་འཁྲིལ་ན། འཁྲིས་[མཁྲིས་]པ་འཇུ་བྱེད་ཕོ་བ་ན་གནས་པ་སྟོན་ནོ། །ཁྱབ་བྱེད་ཀྱི་རླུང་འཁྲིལ་ནས། དེས་སྙིང་ལ་གནས་པའི་འཁྲིས་[མཁྲིས་]པ་སྒྲུབ་བྱེད་ཀྱི་ཡུལ་སྟོན་[བསྟན་]ནོ། །དེའི་སྟོབས་ཀྱིས་མིག་དང་མཆིན་ལྤགས་རྣམས་སེར་པོར་འགྲོ། ཞེས་དོན་དུ་ཟས་སྤྱོད་ཀྱི་རྐྱེན་གང་རུང་གིས་རང་རང་གི་གནས་ནས་ཕྱི་རུ་བསྟན་པས་དེར་མཐུན་གྱི་རྟགས་སྟོན་བཞིན་ཡོད་དེ། མཁྲིས་པ་འཇུ་བྱེད་ཀྱི་གནས་མ་ཞུ་བའི་གནས་ལས་བསྟན་ཏེ་ཞུ་བའི་གནས་སུ་ཞུགས་ན་སྐྱོ་བརྒྱངས་བྱེད་པའམ་བཤང་བ་སྐམ་པ། དྲི་ཆུ་གར་བ་སོགས་རང་གི་མཚན་ཉིད་དང་རྗེས་སུ་མཐུན་པའི་ནད་རྟགས་སྟོན་སྲིད་པ་དང་། དེ་བཞིན་དུ་མཁྲིས་པ་སྒྲུབ་བྱེད་རང་གི་གནས་ལས་གཞན་དུ་འཚོལ་ན་མིག་དང་མཆིན་ལྤགས་རྣམས་སེར་པོ་འགྲོ་བ་སོགས་ལྟག་མ་རྣམས་ཀྱང་རིགས་བསྒྲེས་པར་བྱའོ། །

རྣམ་པར་གྱུར་ཏེ་ནད་གཞིའི་ངོ་བོར་གྱུར་པའི་སྐབས་སུ་མཁྲིས་པ་ནི་ཞུ་དང་མ་ཞུའི་གནས་ལ་གནས་ཏེ། གཙང་སྟོད་ཟིན་ཐིག་དང་ཡང་ཐིག་ལས། མཁྲིས་གནས་ཕོ་བ་ལྟོ་བ་རྒྱལ། །ཆུ་སེར་དྭངས་མ་ཁྲག་དང་ནི། །མིག་དང་ལྤགས་པ་དག་ཡིན་ནོ། །ཞེས་དང་། མཁྲིས་པའི་རང་བཞིན་ལྟེ་དེ་ལ། །ཞུ་དང་མ་ཞུའི་གནས་བར་གནས། །ཞེས་ནད་བསགས་ཤིང་ལངས་པ་འཇུག་སྒོ་དྲུག་ཏུ་ཞུགས་ནས་ལུས་ཀྱི་ཆ་ཤས་གང་དུ་བརྟེན་པའི་གནས་ནི་དོན་སྣོད་ལས་ཕོ་བ་དང་ལྟོ་བར་གནས་པ་དང་། དྲི་མ་ལས་རྒྱལ་དང་ཆུ་སེར་དང་། ལུས་ཟུངས་བདུན་ལས་དྭངས་མ་དང་ཁྲག དབང་པོ་ལྟེ་ལས་མིག་དང་ལྤགས་པར་གནས་ཏེ་དེ་རྣམས་རང་དང་རྗེས་སུ་མཐུན་པའི་ནད་རྟགས་རྣམས་འབྱུང་ཞིང་། ཁྱད་པར་དུ་ཟས་ཞུ་དང་མ་ཞུའི་གནས་ལ་གཙོ་ཆེར་གནས་པར་བྱེད་པ་ཡིན་ནོ། །

བཞི། བྱེད་ལས།

བཤད་རྒྱུད་ལས། མཁྲིས་ལས་བཀྲེས་སྐོམ་ཟས་ལེན་འཇུ་བ་དང་། །ལུས་དྲོད་མདངས་གསལ་སྙིང་དཔའ་བློ་ལྡན་བྱེད། །ཅེས་ལྟོགས་སྐོམ་དང་ཟས་ལེན་པ་དང་། ཁ་ཟས་དང་དྭངས་མ་སོགས་འཇུ་བར་བྱེད་པ། ལུས་ཀྱི་ཆ་ཤས་ཀུན་ལ་དབྱེར་མེད་དུ་གནས་པས་དྲོད་བསྐྱེད་པ་དང་། པགས་པའི་མདངས་གསལ་བར་བྱེད་པ། སྙིང་དཔའ་ཞིང་བློ་གྲོས་དང་ལྡན་པར་བྱེད་པ་ཡིན་ལ། ཁྱད་པར་དུ་བྱེ་བྲག་ནང་ཚོགས་སོ་སོའི་བྱེད་ལས་ནི་བཤད་རྒྱུད་ལས། འཇུ་བྱེད་ཞུ་

དང་མ་ཞུའི་བར་ན་གནས། །ཟས་འཇུ་དྭངས་སྙིགས་འབྱེད་ཅིང་ལུས་དྲོད་དང་། །ལྷག་མ་བཞི་ཡི་གྲོགས་དང་སྟོབས་སྐྱེད་བྱེད། །མཁྲིས་པ་མདངས་སྒྱུར་མཆིན་པར་གནས་པ་སྟེ། །དྭངས་མ་ལ་སོགས་ཁ་དོག་མ་ལུས་སྒྱུར། །མཁྲིས་པ་སྒྲུབ་བྱེད་སྙིང་ལ་གནས་པ་སྟེ། །ཡིད་གཞུངས་ང་རྒྱལ་བློ་དང་འདོད་པ་སྒྲུབ། །མཐོང་བྱེད་མིག་ལ་གནས་ནས་གཟུགས་མཐོང་བྱེད། །མདོག་གསལ་ལྤགས་གནས་ལྤགས་མདོག་གསལ་བར་བྱེད། །ཅེས་མཁྲིས་པ་འཇུ་བྱེད་ཀྱི་ལས་ནི་ཕོ་བའི་གནས་སུ་ཟས་འཇུ་བ་དང་དྭངས་སྙིགས་འབྱེད་ཅིང་ལུས་ཕྱི་ནང་བར་གསུམ་གྱི་དྲོད་དང་། མདངས་བསྒྱུར་དང་མདོག་གསལ་སོགས་མཁྲིས་པའི་ནང་ཚོགས་ལྷག་མ་བཞིའི་གྲོགས་དང་སྟོབས་བསྐྱེད་པར་བྱེད་པ་དང་། མདངས་བསྒྱུར་ནི་ཟས་སྙོམ་གྱི་དྭངས་མའི་མདོག་དམར་པོར་བསྒྱུར་བས་ཁྲག་སོགས་གཞོན་བུའི་ཁ་དོག་མ་ལུས་བསྒྱུར་བར་བྱེད་པ། སྒྲུབ་བྱེད་ནི་སྙིང་ལ་གནས་ཏེ་ཤེས་རབ་དང་ལྡན་པ་དང་། བྱ་བ་གང་ཡང་བསྒྲུབ་ཕོད་པར་སྙིང་དཔའ་ཞིང་བརྟན་ལ་མི་གཡོ་བ་དང་། ང་རྒྱལ་བསྐྱེད་པ་དང་། བླང་དོར་གྱི་གནས་ལ་སྤྱོད་པའི་བློ་གྲོས་ལྡན་པ་དང་འདོད་པ་བསྒྲུབ་པ་ལ་བརྩོན་པར་བྱེད་པའོ། །མདོག་གསལ་ནི་པགས་པའི་བཀྲག་མདངས་གསལ་བར་བྱེད་པ་བཅས་མཁྲིས་པ་ལྔ་དང་ཁྱད་པར་དུ་ནང་ཚོགས་བྱེ་བྲག་སོ་སོའི་ཁྱད་པར་གྱི་ལས་བསྟན་པའོ། །

༤། རང་བཞིན།

བཤད་རྒྱུད་ལས། ཁུ་ཁྲག་མངལ་གནས་ཟས་དང་སྤྱོད་ལམ་གྱིས། །ཉེས་པ་ལྷག་གྱུར་རང་བཞིན་བདུན་དུ་འགྱུར། །རླུང་ཆུང་མཁྲིས་པ་འབྲིང་ལ་བད་ཀན་ཆེ། །འདུས་པ་མཆོག་ཡིན་ལྡན་གསུམ་བར་མར་འགྱུར། །ཞེས་དང་པོ་མིའི་ལུས་མངལ་དུ་ཆགས་པའི་དུས་སུ་ཕ་མའི་ཁུ་ཁྲག་གི་འབྱུང་བ་ཤས་ཆེ་ཆུང་དང་། མངལ་གནས་ཀྱི་སེམས་ཅན་དེའི་རྣམ་པར་ཤེས་པའི་འབྱུང་བ་ཤས་ཆེ་ཆུང་། དེ་བཞིན་མའི་ཟས་སྐོམ་སྤྱོད་ལམ་གྱི་ཉེས་པ་ཤས་ཆེ་ཆུང་ལས་མིའི་ལུས་བོངས་ཆེ་ཆུང་སོགས་ཀྱི་རང་བཞིན་རྣམ་པ་བདུན་དུ་འགྱུར་ཏེ། ཕ་མའི་ཁུ་ཁྲག་གི་ཁམས་ན་གནས་པའི་འབྱུང་བ་ཉེས་པ་གསུམ་ལས་རྗོ་ཚ་སོགས་མཁྲིས་པའི་མཚན་ཉིད་ཀྱི་ཟུར་ཙམ་ཤས་ཆེ་ཞིང་རང་གི་ལྡང་ཚད་ལས་མ་འདས་པ། དེ་བཞིན་དུ་ཟས་ཚ་སྐྱུར་སོགས་མའི་ཁ་ཟས་ཀྱི་དྭངས་མའི་རྒྱུན་ལས་མངལ་གནས་སེམས་ཅན་གྱི་ལུས་བོངས་འབྲིང་བཅས་མཁྲིས་པའི་རང་བཞིན་དང་ལྡན་པ་དང་། མཁྲིས་ཤས་ཆེ་བའི་མི་རྣམས་ནི་མེ་ཡི་ཁམས་ཡིན་ཕྱིར་ཚ་བའི་སྟོབས་ཀྱིས་ལུས་ཁམས་ཀྱི་ཆུའི་ཆ་ཤས

རྣམས་སྐེམས་ཏེ་སྐོམ་དད་ཆེ་བ་དང་། ཕོ་བའི་མེ་དྲོད་ཆེ་ལ་རྣོ་བས་བཀྲེས་སྐོམ་དུས་སུ་འབྱུང་བ་དང་། སྐྲ་དང་ལུས་ཀྱི་ཁ་དོག་ཀྱང་སེར་ཤས་ཆེ་བ། བློ་རྣོ་ཞིང་ང་རྒྱལ་ཆེ་བ་དྲོད་ཀྱི་ལུས་རྩལ་བ། རྩལ་ལ་དྲི་ངད་ལྷག་པར་ཆེ་བ། ཚེ་རིང་ཐུང་དང་ནོར་ཆེ་ཆུང་། ལུས་ཀྱི་ཁོངས་ཚད་སོགས་འབྲིང་བཅས་ནི་མཁྲིས་པའི་རང་བཞིན་ཅན་གྱི་མི་ཡིན་པས། བཤད་རྒྱུད་དུ། མཁྲིས་པའི་རང་བཞིན་སྐོམ་དད་བཀྲེས་ཤས་ཆེ། །སྐྲ་ལུས་མདོག་སེར་བློ་རྣོ་ང་རྒྱལ་ཆེ། །རྩལ་ཆེ་དྲི་ང་ཚེ་ནོར་ལུས་ཁོངས་འབྲིང་། །མངར་ཁ་བསྐ་བསིལ་ཟས་ལ་སྤྱོད་པ་སྟེ། །སྟག་སྤྲེ་གདོང་སྦྱིན་མཚན་ཉིད་ལྡན་པ་ཡིན། །ཞེས་པ་ལྟར་རོ། །

དྲུག མེ་དྲོད།

མི་སོ་སོའི་ལུས་ཁམས་ན་རང་བཞིན་དུ་གནས་པའི་ཉེས་པ་ཤས་ཆེ་ཆུང་གི་དབང་གིས་ལུས་ཀྱི་མེ་དྲོད་ཀྱང་ཆེ་ཆུང་མི་འདྲ་བ་བཞི་རུ་འགྱུར་ཏེ། གཙང་སྟོད་ཟིན་ཐིག་དང་ཡང་ཐིག་ལས། འབྱུང་ལྔའི་བདག་ཉིད་ཅན་གྱིས་ནི། །གང་མེ་ཡི་ཡོན་ཏན་ཆས་[ཤས་]ཆེ་བས། །གཤེར་ཞིང་སྐྱེ་མཆེད་འཇུ་ལ་སོགས། །ལས་ཀྱི་མེ་ཡི་སྒྲས་བཤད་དོ། །ཞེས་དང་། བཤད་རྒྱུད་ལས། དེ་བཞིན་ཕོ་བའི་མེ་དྲོད་བཞིར་འགྱུར་ཏེ། །རླུང་གིས་མི་སྙོམས་མཁྲིས་པའི་རྣོ་བ་དང་། །བད་ཀན་ཆུང་ལ་འདུས་པ་མཉམ་པར་འགྱུར། །ཞུ་བ་རླུང་གིས་སྣ་ལ་མཁྲིས་པས་སླ། །བད་ཀན་གྱིས་ནི་ཞུ་བ་བར་མར་འགྱུར། །ཞེས་པ་ལྟར། རང་བཞིན་གྱི་རྣམ་པ་མི་འདྲ་བ་བདུན་དུ་གྱུར་པ་དེ་བཞིན་དུ་ཕོ་བ་ན་གནས་པའི་མེ་དྲོད་ཀྱང་རྣམ་པ་བཞི་རུ་འགྱུར་བ་དང་། མཁྲིས་པ་འཇུ་བྱེད་སྟོབས་ཆེ་བ་ལས་མེ་དྲོད་ཤིན་ཏུ་རྣོ་བ་དང་། མཁྲིས་པ་ཤས་ཆེ་ན་ཞུ་བ་སླ་བར་འགྱུར་ཏེ། ས་ཆུའི་རང་བཞིན་ཅན་གྱི་ཁ་ཟས་དང་འབྲུ་བའི་སྨན་བཅས་ཟས་སྨན་ཏ་ཅང་རྩུལ་བ་རྣམས་ཀྱིས་ཀྱང་འབྲུ་ནུས་སོ། །

བདུན། མཁྲིས་པའི་རྐྱེན།

ནད་ཀྱི་རྐྱེན་ལ་རྒྱུའི་རྐྱེན་སྐྱེ་མཆེད་དང་། བདག་པོའི་རྐྱེན་གསོག་ལྡང་། དེ་མ་ཐག་སློང་རྐྱེན་གསུམ་ལས་དུས་དང་དབང་པོ་སྤྱོད་ལམ་སོགས་དམན་ལྷག་ལོག་པའི་རྒྱུས་རླུང་མཁྲིས་བད་ཀན་གསུམ་རྣམ་པར་གྱུར་ནས་སྐྱེ་ཞིང་སྣར་མཆེད་པར་བྱེད་པ་ནི་རྒྱུའི་རྐྱེན་དང་། མཁྲིས་པའི་མཚན་ཉིད་ཚ་རྣོ་སོགས་ཀྱི་ཟུར་དང་མཐུན་པའི་ཟས་སྤྱོད་ཀྱི་རྐྱེན་དང་འཕྲད་པས་སྟོབས་འཕེལ་ཞིང་དུས་དབྱར་སོགས་ཀྱི་མཚན་ཉིད་བསིལ་བ་དང་ལྡན་པའི་རང་གི་གནས་སུ་གསོག་ཀྱང་ལྡང་བར་

མི་འགྱུར་བ་དང་། སྟོན་གྱི་དུས་སུ་སྨུམ་ལ་དྲོ་བས་བསིལ་བའི་གཉེན་པོར་གྱུར་པ་དང་མཚན་ཉིད་གཞན་དག་སྔར་ལས་འཕེལ་བས་མཐུ་སྐྱེས་ནས་ལྡང་ཞིང་། དགུན་སྟོད་ཀྱི་དུས་སུ་བསིལ་བ་དང་ཟས་སྨན་རྩུལ་བ་དང་སྐྱ་བ་ལྡི་བ་སོགས་ཀྱི་ཡོན་ཏན་དང་ལྡན་པའི་ཟས་སྤྱོད་བསྟེན་པས་ཞི་བར་འགྱུར་བ་བཅས་ཕྱིར་བཤད་པའི་སྐྱེ་མཆེད་དང་། གསོག་ལྡང་དེ་ལས་ནད་མྱུར་དུ་སྐྱེད་པའི་སློང་རྐྱེན་དངོས་ནི་དབྱར་སོགས་ཀྱི་དུས་དང་། གདོན་དུག་དང་མི་འཕྲོད་པའི་ཟས་བསྟེན་པ། སྨན་པས་ནད་གཞི་ཚ་གྲང་གཉེན་པོ་གོ་ལྡོག་པར་བཅོས་ཏེ་གསོ་བ་ལོག་པ་ལས་ངན་སད་པ་སོགས་ཐུན་མོང་གི་སློང་རྐྱེན་དང་། ཁྱད་པར་དུ་མཁྲིས་པའི་སློང་རྐྱེན་དངོས་ནི་མཁྲིས་པ་རང་གི་མཚན་ཉིད་དང་མཐུན་པའི་ཙི་ཏྲ་ཀ་དང་སྒོག་པ་སོགས་ཚ་བའི་རོ་དང་འབྲུ་མར་སོགས་སྣུམ་པའི་ཡོན་ཏན་དང་ལྡན་པའི་བཟའ་བཏུང་རིགས་བསྟེན་དྲགས་པ་དང་། ཞེ་སྡང་དྲག་པོ་སྐྱེས་པ་དང་ཚད་གུང་དུ་གཉིད་ལོག་པ། གཞི་གཅིག་ཏུ་བསྡད་རྫེས་དྲག་ཤུལ་གྱི་ལས་བྱས་པ་བཅས་ལས་ཁྲག་མཁྲིས་ཚ་བ་འཕེལ་བའི་ཟས་སྤྱོད་དང་། དེ་བཞིན་དུ་རྟ་ཡིས་བརྡབས་པ་དང་། རྡོ་དབྱུག་བརྡུངས་པ་སོགས་བརྟད་འགྲམས་ལས་འགྲམས་ཚད་སྐྱེད་པའི་སྤྱོད་ལམ། སྨུམ་ལ་ལྡི་ཞིང་རྡོ་ཚའི་ཡོན་ཏན་དང་ལྡན་པའི་ཤ་མར་བུ་རམ་ཆང་སོགས་བཟའ་བཏུང་དྲགས་པ་ལས་མཁྲིས་པའི་ནད་བསྐྱེད་དོ། །

གཉིས་པ། ནད་གཞིའི་གྱུར་ཚུལ་ལ་དཔྱད་པ།

མེས་ཞལ་ལས། ཉེས་པ་འཁྲུགས་པས་ལུས་ཟུངས་དང་། དྲི་མ་རྣམས་ལ་གནོད་པར་བྱེད་པ་དང་། དེ་ཡང་རླུང་ལ་སོགས་པའི་ནད་དང་། རྒྱུ་རྫེས་སུ་མཐུན་པའི་ཟས་ཡང་རྩུབ་དང་ལྡན་པའམ། ཚ་རྡོ་དང་ལྡན་པའམ། ལྡི་བསིལ་དང་ལྡན་པ་ལྟ་བུ་གང་ཡང་ཟུང་བ་རྣམས་ཀྱི་ཟས་ཟོས་པ་ཕོ་བར་བསྲེག་བཞུ་བྱས་པའི་དྭངས་མའི་བཅུད་དེ་ཁྱབ་བྱེད་ཀྱི་རླུང་གིས་ལུས་ཟུངས་རྒྱུ་བའི་བུ་ག་རྣམས་སུ་གཏོར་བའི་ཚེ། ཡང་རྩུབ་ཀྱི་ཟས་ལས་བྱུང་བའི་དྭངས་མ་དེ་རླུང་གི་གནས་གང་དུ་ཆགས་པར་འགྱུར་བ་ལས་ཟུས་པའི་བུ་ག་རླུང་གི་སྐྱོན་དང་ལྡན་པ་ཉིད་དང་། དེའི་དུས་དང་ལྡན་ཅིག་པར་རླུང་བསྐྱེད་པར་འགྱུར་བའི་སྤྱོད་ལམ་གྱིས་ནད་དུ་འགྱུར་ཏེ། ཞེས་གསུངས་པ་ལྟར། མངལ་ནད་མཁྲིས་གྱུར་གྱི་གྱུར་ཚུལ་ཀྱང་དེ་ལས་མ་འདས་ཏེ། ཡན་ལག་བརྒྱད་པའི་སྙིང་བསྡུས་ཀྱི་རང་འགྲེལ་ལས། མཁྲིས་པ་ལས་གྱུར་པའི་མོ་མཚན་གྱི་ནད་ནི་མཁྲིས་པ་རང་གི་ནད་གཞི་བསྐྱེད་པའི་

རྒྱུ་ཁ་ཟས་ལ་སོགས་པ་བསྟེན་པས་མཁྲིས་པས་མངལ་ལ་བསྟེན་ཏེ་འཁྲུགས་ནས་ཚ་བ་དང་། སྨིན་པ་དང་། ནག་པ་དང་། དྲི་ང་བ་དང་། རིམས་ཀྱིས་འདེབས་པ་དང་། ཁྲག་འཛག་པ་དང་། འཛག་པ་དེ་ཡང་ཤིན་ཏུ་ཚ་བ་དང་། རོ་སྐྱུགས་པ་དང་། མདོག་སྔོ་བ་དང་། སེར་བ་དང་གནག་པ་ལ་སོགས་པ་མདོག་སྣ་ཚོགས་སུ་འདུག་པར་སྣང་བ་ཡིན་ནོ། །ཞེས་པ་ལྟར་དོན་དུ་མཁྲིས་པའི་མཚན་ཉིད་ཀྱི་རྗེས་སུ་མཐུན་པའི་གོང་གི་ཚ་རྙ་དང་ལྡན་པའི་ཟས་སྐོམ་བསྟེན་པའི་བཙུད་ཁྲབ་བྱེད་རླུང་གིས་གཏོར་བའི་ཚེ། ཚ་རྙའི་ཟས་ལས་བྱུང་བའི་དྭངས་མ་དེ་མཁྲིས་པ་དང་རྒྱུ་མ། མངལ་སོགས་ཀྱི་བུ་གར་མཁྲིས་པའི་སྐྱོན་དང་ལྡན་པ་དང་། དེ་དང་ལྷན་ཅིག་མཁྲིས་པ་བསྐྱེད་པའི་སྤྱོད་ལམ་ཚད་གྲང་དྲག་ཤུལ་གྱི་ལས་བྱེད་པ་དང་། ཆགས་པ་ཤས་ཆེར་སྤྱད་པ་སོགས་ཀྱིས་མངལ་དུ་བརྟེན་པའི་མཁྲིས་པ་འཁྲུགས་པའམ། ཡང་ན་ཉལ་པོ་སྤྱད་དྲག་པས་བསྣད་འགྲམས་བྱུང་ན་མངལ་སྒོའམ་སྐྱེ་ལམ་བཅས་ལ་མཁྲིས་པ་འཕེལ་ཏེ་ཟླ་མཚན་གྱི་མདོག་སེར་ཞིང་དྲི་མནམ་པ། ནག་ཏུ་སྨིན་པ་དང་། རྟེན་མཁྲིས་པ་འཕེལ་བས་བརྟེན་པ་ཁྲག་ཀྱང་འཕེལ་ཏེ་མངལ་ནད་མཁྲིས་གྱུར་བསྐྱེད་པ་ཡིན།

གཞན་ཡང་མངལ་དུ་ལྷན་སྐྱེས་སུ་གནས་པའི་ནང་སྲིན་ནམ་ཕྱི་སྲིན་གྱིས་མངལ་ནད་བསྐྱེད་ཚུལ་གོང་དུ་མོ་ནད་ཀུན་གྱི་རྒྱུ་ལ་དཔྱད་པའི་སྐབས་སུ་སྨྲོས་ཡོད་པ་བཞིན་དུ། སྲིན་ནི་ཚ་གྲང་ཐུན་མོང་དུ་གནས་པའི་དུད་འགྲོ་ཞིག་ཡིན་པས་ཚ་རྐྱེན་ལས་ནད་ཚ་བར་འགྱུར་བ་དང་གྲང་རྐྱེན་ལས་ནད་གྲང་བར་འགྱུར་བས་ན། ཚ་སྐྱུར་གྱི་ཟས་དང་དྲག་ཤུལ་གྱི་སྤྱོད་ལམ་སོགས་ལས་མངལ་སྲིན་ལངས་ཤིང་ཁྲོས་པས་མངལ་ནད་མཁྲིས་གྱུར་བསྐྱེད་པ་ཡོད་དེ། དེང་རབས་གསོ་རིག་གི་གྲང་འབུས་བསྐྱེད་པའི་མངལ་སྲིན་ནད་ལྟ་བུར་མཚོན་ན། ཕྱི་སྲིན་འགོས་པ་དང་མཁྲིས་པ་བསྐྱེད་པའི་སུར་པན་དང་སྤྱོད་ལམ་ཉལ་པོ་ཤས་ཆེར་སྤྱད་དེ་སྲིན་ཁྲོས་ནས་སྐྱེ་ལམ་དུ་ཟ་འཕྲུག་བཟོད་ལྷག་མེད་པར་འབྱུང་བ་དང་། གྲང་དཀར་དྲི་ངུགས་པ། མོ་ནད་བརྟག་དཔྱད་ཀྱི་སྐབས་སུ་སྐྱེ་ལམ་འབྱེད་ཆས་ཀྱིས་བརྟག་དཔྱད་བྱས་ན་མངལ་སྒོ་དང་སྐྱེ་ལམ་གྱི་མདོག་དམར་ཤས་ཆེ་བ་དང་། མངལ་སྒོའི་གནས་སུ་དམར་ཐིག་འབྲི་ཏ་ས་འཛིན་གྱི་དབྱིབས་ལྟར་མཁྲིས་པ་ཚ་བའི་ནད་རྟགས་མངོན་པས་རྒྱུ་སྲིན་གསོད་པའི་གཉེན་པོ་བསྟེན་ན་རིམ་བཞིན་ནད་གཞི་ཞི་བར་བྱེད་པ་ལྟ་བུ་སྟེ། དེ་བཞིན་དུ་གཉན་སྲིན་HPVའགོས་པར་ཡང་ཚ་རྐྱེན་ལས་མངལ་སྒོའི་གནས་སུ་ཁྲག་མཁྲིས་ཚ་བ་འཕེལ་ཏེ་ཁྲག་རྫོལ་སླ་བ་དང་། མདོག་དམར་ཤས་ཆེ་བ། ནག་ཏུ་སྨིན་པ་སོགས་ཀྱི་ནད་རྟགས་འབྱུང་བས། མངལ་ནད་མཁྲིས་གྱུར་ནི་མིའི་ལུས་ལ་རང་བཞིན་དུ་གནས་པའི་ནད་གཞི་

མཁྲིས་པ་འཕེལ་འཁྲུགས་སུ་གྱུར་པས་བསྐྱེད་པ་མ་ཟད། རྒྱ་ཕྱི་སྲིན་དང་ནང་སྲིན་གང་རུང་ལ་ཚ་རྐྱེན་གྱིས་བསླངས་ཏེ་མངལ་ནད་མཁྲིས་གྱུར་བསྐྱེད་སྲིད་དོ། །

གསུམ་པ། གནས་དང་འབྲེལ་ཏེ་མངལ་ནད་མཁྲིས་གྱུར་གྱི་ནད་གཞིའི་འཕེལ་རིམ་ལ་དཔྱད་པ།

སྤྱིར་མངལ་ནི་བུད་མེད་ཀྱི་སྐྱེ་འཕེལ་དབང་པོ་ཡོངས་རྫོགས་སུ་གོ་བ་ལས། བུ་སྣོད་གཅིག་པུ་ལ་གོ་ན་ཁྱབ་ཚུད་ཆུང་བ་གོང་དུ་བཤད་ཟིན་པ་ལྟར་དང་། སྐྱེ་འཕེལ་དབང་པོ་དེ་ལ་ཟས་སྤྱོད་སོགས་རྐྱེན་ཚོགས་དང་འཕྲད་ན་ཉེས་པ་འཕེལ་ཟད་འཁྲུགས་གསུམ་དུ་གྱུར་ཏེ་ནད་བསྐྱེད་བཞིན་ཡོད་པ་ལྟར། བསྐྱེད་ཟིན་པའི་ནད་གཞི་དེའང་རྐྱེན་དང་འཕྲད་ན་གནས་གཞན་དུ་འཕོ་བ་ལས་ཕུར་བ་བཙུགས་པ་ལྟར་གནས་གཅིག་ནས་གཏན་གཞི་བཅས་པ་མ་ཡིན་ཏེ། དེ་ཡང་སྐྱེ་འཕེལ་དབང་པོའི་ཆགས་རིམ་ལ་ཕྱི་ནས་ནང་དུ་མཚན་ཕྱི་དང་སྐྱེ་ལམ། མངལ་ཁ་དང་མངལ་སྒོ། བུ་སྣོད་དང་ཁམས་འདྲེན་སྦུ་གུ་བསམ་སེའུ་བཅས་རེ་རེ་བཞིན་བགྲང་དུ་ཡོད་པ་དང་། མདུན་ལྷང་བ་དང་རྒྱབ་གཞང་དང་གཉེ་མ་སོགས་ལ་ཐག་ཉེ། དེ་མིན་རྩའི་རྒྱུ་ལམ་ལས་སྐྱེ་འཕེལ་དབང་པོ་ནི་དོན་ལྔ་སྣོད་དྲུག་དང་འབྲེལ་བས་ནད་བྱེར་བདེ་བས་ནད་གཞིའི་འཕེལ་རིམ་ངེས་ཅན་ཞིག་ཡོད་དེ། དཔེར་ན་སྐྱེ་ལམ་མཁྲིས་གྱུར་གྱི་ནད་རིམ་བཞིན་གནས་དེ་ལས་འཕེལ་ཏེ་མངལ་ཁའི་གནས་སུ་འཕོས་ན་མདོག་དམར་ལ་རྣག་ཁྲུམ་མདོན་པའང་དུས་རྒྱུན་གྱི་ལག་ལེན་ཁྲོད་མཐོང་རྒྱུ་ཡོད་པ་དང་། དེ་བཞིན་དུ་སྐྱེ་འཕེལ་དབང་པོའི་མཁྲིས་གྱུར་གྱི་ནད་དམ་ཚ་བའི་ནད་ལྷུང་གི་ཡང་གཡོའི་བྱེད་པ་ལ་བརྟེན་ནས་མདུན་ལྷང་བའི་གནས་སུ་བྱེར་ན་ཆུ་སྐྱི་བའམ་གཅིན་ལམ་དུ་ཚ་ཤར་བྱེད་པ། གཅིན་འགགས་པ་སོགས་ཀྱི་ནད་རྟགས་མངོན་པ་དང་། རྒྱབ་གཉེ་མའམ་གཞང་གི་གནས་སུ་བྱེར་ན་གཞང་ཁ་དམར་པོར་འགྱུར་བའམ་ཟ་འཕྲུག་བྱེད་པ། གཞང་ལུག་པ། དེ་མིན་བཤང་བ་འགག་པ་སོགས་ཀྱི་ནད་འབྱུང་སྲིད། བུ་སྣོད་ཀྱི་མཁྲིས་གྱུར་ནད་ཡུན་རིང་མ་བཅོས་པའམ་བཅོས་མ་སླེབས་པ་རྐྱེན་ཚོགས་དང་འཕྲད་ན་ཁམས་འདྲེན་སྦུ་གུའི་གནས་སུ་བྱེར་བ་ལས་སྦུབས་སུ་ཚ་བ་རྒྱས་ནས་དམར་སྐྲངས་མངོན་པ་དང་། ཚབས་ཆེ་ན་སྦུབས་འགག་པ་དང་ཁམས་རྒྱུ་བར་གེགས་བྱས་པས་མངལ་བུ་མི་ཆགས་པ་དང་བསམ་སེའི་གནས་སུ་བྱེར་བས་ཁམས་དཀར་

དམར་ཚུལ་བཞིན་དུ་དྭངས་སྙིགས་འབྱེད་མི་ཐུབ་པའམ། ཡང་ན་བསམ་སེའུ་གནས་སུ་མཁྲིས་ཀྱུར་ཚ་བའི་ནད་བྱེར་ན་ནང་གི་ཟླ་མཚན་ལ་འགྱུར་བ་བྱུང་སྟེ་བུ་ཆགས་པ་ལ་བགག་བྱེད་པའམ་ཕྱིའི་ཟླ་མཚན་གྱི་མདོག་དམར་ལ་ནག་པ། དྲི་མ་དུགས་པ། རྣག་དྲི་མངོན་པ་སོགས་ནད་ཚབས་ཆེ་ཆུང་མི་འདྲ་བས་ཕྱི་རྟགས་ཀྱི་མངོན་ཚུལ་ཀྱང་མི་འདྲ་བ་དུ་མ་འབྱུང་སྲིད། དེ་བཞིན་དུ་མར་སྣེ་མངལ་སྒོའི་གནས་སུ་བྱེར་ན་མདོག་དམར་ཞིང་སྐྲངས་པ་དང་། ཆ་ཤས་སམ་མངལ་སྒོ་ཡོངས་སུ་རྣག་ཐུམ་མངོན་ཞིང་། སྐྱེ་ལམ་དུ་བྱེར་བས་སྐྱེ་ལམ་དམར་ཞིང་ཚ་ཤར་བྱེད་པ། མཚན་ཕྱིར་བྱེར་བས་དམར་སྐྲངས་ཆགས་ཤིང་ཡང་ན་རྣག་ཏུ་སྨིན་པ། ཆ་ཤས་སུ་ཚ་བ་རྒྱས་པའམ་ལུས་ཡོངས་ལ་ཚ་བ་རྒྱས་པ་སོགས་ཀྱི་ནད་རྟགས་ཅི་རིགས་སུ་མངོན་པ་ནི་རང་གནས་མངལ་གྱི་གནས་ལུགས་དང་འབྲེལ་ཏེ་ནད་གཞིའི་འཕེལ་རིམ་རགས་ཙམ་དཔྱད་པ་དང་། དེ་མིན་རང་གནས་ཀྱི་ནད་རིགས་གཞན་གནས་སུ་བྱེར་བ་ལ། བུ་སྣོད་ཀྱི་ནད་རིགས་གཞན་གནས་རྒྱུ་མ་དང་ཚང་སྣམ། ཕོ་བ་སོགས་ཀྱི་གནས་སུ་བྱེར་བདེ་བ་དང་། བསམ་སེའུ་གནས་ཀྱི་ནད་རིགས་མཁལ་མའི་གནས་སུ་བྱེར་བདེ་བར་སྣམ། ཞེས་པའི་བསྔོངས་ཟླའི་དབང་གིས་ནད་ཚབས་ཆེ་ཆུང་ཡང་མི་འདྲ་བ་འབྱུང་སྲམ་སྟེ། དཔེར་ན་བད་ཀན་དང་བསྔོངས་ན་ནད་འཕེལ་བ་ཙུང་བུལ་བ་དང་། ཁྲག་དང་བསྔོངས་ན་ནད་འཕེལ་སྐྱེན་ཞིང་ཚབས་ཆེ་བ། རླུང་བསྔོངས་ན་ནད་འཕེལ་སྐྱེན་ཞིང་བྱེར་སླ་བར་འདོད། གང་ལྟར་མཁྲིས་པའི་མཚན་ཉིད་ཀྱི་ཟུར་རྙོ་ཚ་འཕེལ་བ་ལས་ནད་རྒྱས་སླ་ཞིང་གནས་དེ་དང་ལུས་ཡོངས་ལ་ཚ་བ་རྒྱས་ཤིང་ཚད་རྟགས་སྟོན་ནོ། །

བཞི་པ། གནས་དང་འབྲེལ་ཏེ་མངལ་ནད་མཁྲིས་གྱུར་གྱི་དབྱེ་བ་དགར་ལུགས།

འདིར་མངལ་ནད་མཁྲིས་ཀྱུར་ནི་མཁྲིས་པའི་མཚན་ཉིད་བདུན་ལྡན་རྗེན་མངལ་གྱི་གནས་སུ་འཕེལ་ཞིང་ལྷག་པ་དང་། རང་གནས་སུ་གསོག་པ། གཞན་གནས་སུ་ལྷུང་བ་དང་། མི་མཐུན་པར་འཁྲུགས་པའི་ནད་རྟགས་ཅི་རིགས་སུ་འབྱུང་བས་སྤྱི་ཙམ་དེ་ལྟར་གསུངས་པ་དང་། བྱེ་བྲག་གནས་རེ་རེ་དང་སྦྱར་ན་དབྱེ་བ་དགར་ལུགས་དང་ནད་ཀྱི་ཐ་སྙད་འདོགས་སྟངས་ཅི་རིགས་སུ་མཆིས་ཏེ། གསོ་རིག་རྒྱུད་བཞི་ལས། སྤྱི་ལ་དབྱེ་ན་རིགས་དང་གནས་སུ་སྦྱར། །རིགས་ནི་གཞན་རྒྱུད་ལོག་པའི་ལམ་ཞུགས་པ། །གནས་ནི་རང་རྒྱུད་གནོད་བྱ་ལ་ཞུགས་པ། །ཕྲུགས་གྲམ་ཤར་རྒྱས་རྩ་ཏུ་རྒྱུ་

པ་དང་། །ཙུས་ལ་ཞེན་དང་དོན་བབས་སྣོད་དུ་ལྷུང་། །དབང་པོ་ལྔ་དང་མེ་ཏོག་ཤར་བའོ། །ཞེས་གསུངས་པ་ལྟར། ནད་ཀྱི་གནས་ལ་རང་རྒྱུད་གནོད་བྱ་ལ་ཞུགས་པ་དང་གཞན་རྒྱུད་ལོག་པའི་ལམ་ཞུགས་པ། འཇུག་སྒོ་དྲུག ལུས་སྟོད་སྨད་བར་གསུམ། ཕྱི་ནང་གསང་གསུམ་བཅས་དགར་ཡོད་ཀྱང་། བུད་མེད་ཀྱི་སྐྱེ་འཕེལ་མ་ལག་ལ་སྤྱིའི་ཆ་ནས་མཚོན་ཕྱི་དང་། སྐྱེ་ལམ། མངལ་ཁའམ་མངལ་སྒོ། བུ་སྣོད་དང་ཁམས་འདྲེན་སྦུ་གུ། བསམ་སེའུ་བཅས་སུ་དབྱེ་ཡོད་པ་བཞིན་མངལ་ནད་མཁྲིས་ཁྱུར་ཀྱང་གནས་དེ་དག་དང་སྦྱར་ཏེ་དབྱེ་བ་དགར་ཚོག་ཚོག་རེད། དཔེར་ན་ཟས་སྦྱོད་ཀྱི་རྐྱེན་ལས་མཚོན་ཕྱིའི་གནས་སུ་ཁྲག་མཁྲིས་ཚ་བ་འཕེལ་བས་ཆ་ཤས་ཀྱི་གནས་སམ་ལུས་ཡོངས་སུ་ཚ་བ་རྒྱས་པ་དང་། ཁྱད་པར་དུ་གསང་ཤ་ཆེ་ཆུང་དང་། བྱ་ལི་བཅས་ཀྱི་གནས་སུ་མདོག་དམར་ཞིང་སྐྲངས་བའམ་རྣག་ཏུ་སྨིན་པ་སོགས་འབྱུང་སྲིད་ལ། གསང་ཤ་ཆེ་ཆུང་གི་རྒྱུན་མཐོང་ནད་རིགས་ཀྱང་ཡིན། དེ་བས་གནས་གཞན་དག་ཏུ་བྱུང་ནའང་མཁྲིས་པའི་ཚ་བ་འཕེལ་བའི་ནད་རྟགས་མངོན་སྲིད་པས། ཐ་སྙད་ཀྱི་འདོགས་སྟངས་ཀྱང་སྤྱི་རུ་མཚོན་ཕྱིའི་མཁྲིས་ཁྱུར་ནད། བྱེ་བྲག་བྱ་ལིའི་མཁྲིས་ཁྱུར་ནད། གསང་ཤ་ཆེ་ཆུང་གི་མཁྲིས་ཁྱུར་ནད་བཅས་སུ་གདགས་ཚོག་པ་མ་ཟད། གཞན་ཡང་སྐྱེ་ལམ་གྱི་མཁྲིས་ཁྱུར་ནད། མངལ་ཁའི་མཁྲིས་ཁྱུར་ནད། མངལ་སྒོའི་མཁྲིས་ཁྱུར་ནད། བུ་སྣོད་ཀྱི་མཁྲིས་ཁྱུར་ནད། ཁམས་འདྲེན་སྦུ་གུའི་མཁྲིས་ཁྱུར་ནད་བཅས་རེ་རེ་བཞིན་དུ་དགར་ཚོག་ལ། གནས་རེ་རེའི་བྱེ་བྲག་གི་གྲུབ་ལུགས་དང་སྦྱར་ཏེ་ཡང་དབྱེ་བ་དགར་ཚོག་སྐམ་སྟེ། དཔེར་ན་བུ་སྣོད་ལ་ཕྱི་ནང་བར་གསུམ་གྱི་ཤའི་གྲུབ་ལུགས་ཡོད་པ་བཞིན་དུ། བུ་སྣོད་ནང་སྐྱིའི་མཁྲིས་ཁྱུར་ནད། བར་ཤའི་མཁྲིས་ཁྱུར་ནད་བཅས་ཐ་སྙད་གདགས་ཚོག ཉེས་པ་རྐྱང་ལྡན་འདུས་གསུམ་ལྡོག་རྒྱུ་བཅུ་གཉིས་སུ་ཁྱུར་པས་ཀྱང་ནད་ཀྱི་དབྱེ་བ་དགར་ཚོག་སྟེ། དེ་དག་རེ་རེ་གཞན་དབང་སྟོན་ལས་ཀྱི་ནད། ཀུན་བརྟགས་གདོན་གྱི་ནད། ཡོངས་གྲུབ་ཚེ་ཡི་ནད། ལྟར་སྣང་འཕྲུལ་གྱི་ནད་སོགས་དང་སྦྱར་ན་ནད་ཀྱི་རིགས་མང་དུ་ཕྱེ་རྒྱུ་ཡོད་པས། གསོ་རིག་རྒྱུད་བཞི་རུ་གསུངས་པའི་མངལ་ནད་མཁྲིས་ཁྱུར་ནི་མངལ་གྱི་གནས་སུ་མཁྲིས་པའི་མཚན་ཉིད་བདུན་ལྡན་འཕེལ་འཁྲུགས་སུ་ཁྱུར་པའི་རིགས་ལམ་འབྱེད་པའི་ལྡེ་མིག་ལྟ་བུ་ཞིག་ཡིན་པ་ལས། ནད་ཀྱི་རྣམ་གྲངས་མཁྲིས་ཁྱུར་གཅིག་པུ་པོ་ན་བགྲངས་པ་མ་ཡིན་པ་དང་། དེ་དག་ཀྱང་རྐྱང་བ་ལྡན་འདུས་སོགས་སུ་སྦྱར་ན་དབྱེ་བ་དེ་ལས་ཀྱང་རྒྱ་ཆེན་པོར་དགར་རྒྱུ་ཡོད་པས། མན་ངག་རྒྱུད་དུ། མང་དུ་ཕྱེས་ལ་ནད་དོས་མ་འཛིན་བཟུང་། །ཉུང་དུ་བསྡུས་ལ་ལག་ལེན་གཉིས་སུ་དྲིལ། །ཞེས་པ་ལྟར། གནས་དང་ཉེས་པ་རྐྱང་ལྡན་འདུས་གསུམ་སོགས་སོ་སོར་ཕྱེ་ལ་བརྟག་པ་དང་། མདོ་དོན་ཚ་

གྲང་གཉིས་སུ་དབྱེ་ཡོད་པ་ཤུགས་ཀྱིས་རྟོགས་པར་བྱ་དགོས། རྒྱུད་འགྲེལ་ལས། འདི་ཡི་ངོ་བོ་ནི་མེ་ཡི་རང་བཞིན་ཅན་གྱི་ཚ་བ་ལ་སོགས་པས་ཏེ། བར་ན་གནས་ཀྱང་སྟོད་དུ་འབར་བ་སྟེ་ནད་སྟོད་དུ་རྒྱས་པར་བྱེད་ཅིང་། ཚ་བའི་ནད་ཀུན་མཁྲིས་པ་འདི་ལས་མ་གྱུར་པ་མེད་པའོ། །ཞེས་གསུངས་པ་ལྟར་ཚ་བའི་ནད་དོ། །

ལྔ་པ། ནད་གཞི་ངོས་འཛིན།

ནད་ཀྱི་ངོས་འཛིན་ནི་གཙོ་བོ་ཉེས་པ་རླུང་མཁྲིས་བད་ཀན་གསུམ་འཕེལ་ཟད་འཁྲུགས་གསུམ་དུ་གྱུར་ཏེ་ཕྲི་ཙ་ཚུ་སོགས་ནད་པའི་ཉམས་སུ་མྱོང་བའི་རྟགས་ལ་གཞིགས་ཏེ་ནད་ངོས་བཟུང་བ་དང་། དེར་ཡང་ཉེས་པ་དངོས་སྟོན་གྱི་བརྟག་པ་དང་། ངན་གཡོ་སྐྱོན་གྱིས་བརྟག་པ། སྤང་བླང་མུ་བཞིར་བརྟག་པའི་ཐབས་རྒྱས་པར་གསུངས་ཡོད་པས་འདིར་ནད་ཐོག་ལག་ལེན་སྙིང་སྤྱོད་བདེ་ལ་རིན་ཐང་ཆེར་ལྡན་པའི་ཉེས་པ་དངོས་སུ་སྟོན་པའི་བརྟག་ཐབས་བཀོལ་ཏེ་དཔྱད་ན། སློང་བ་རྒྱུ་ཡི་སྒོ་ནས་བརྟག་པ་ནི་གོང་དུ་ནད་ཀྱི་རྒྱུ་རྐྱེན་གྱི་སྐབས་སུ་བཤད་ཟིན་པས། མངལ་དུ་མཁྲིས་པ་འཕེལ་འཁྲུགས་གང་རུང་དུ་གྱུར་པའི་མཚན་ཉིད་རྟགས་ཀྱི་སྒོ་ནས་ཚ་གྲང་གཉིས་སུ་དབྱེ་ལ་བརྟག་པར་བྱ་བ་དང་། ཟས་སྤྱོད་ཀྱི་ཕན་གནོད་བསྟེན་པའི་སྒོ་ནས་བརྟག་པའི་ཐབས་བེད་སྤྱད་དེ་མངལ་ནད་མཁྲིས་གྱུར་གྱི་ངོས་འཛིན་ཐད་ལ་གསོ་རིག་རྒྱུད་བཞི་ལས། མཚན་ཉིད་རྟགས་ལ་བརྟག་གཞི་བརྟག་ཡུལ་དང་། །བརྟག་སྒོ་བརྟག་པའི་ཚུལ་དང་རྣམ་པ་བཞི། །ཞེས་གསུངས་པ་ལྟར་བརྟག་གཞི་མངལ་གྱི་མཁྲིས་པ་འཕེལ་འཁྲུགས་པའི་རྟགས་ལས་ཚ་གྲང་གཉིས་སུ་དབྱེ་ཏེ་བརྟག་པ་དང་། བརྟག་ཡུལ་དབང་པོ་ལྔ་དང་དབང་པོའི་ཡུལ་དུ་འཛིན་པའི་གཟུགས་སྒྲ་དྲི་རོ་རེག་བྱ་སོགས་དང་། བརྟག་སྒོ་ན་ཚོད་ཡུལ་དུས་རང་བཞིན་སོགས་དང་བལྟ་རེག་དྲི་གསུམ་གྱི་བརྟག་ཚུལ་བཅས་བཞི་ལྡན་གྱི་སྒོ་ནས་ངོས་འཛིན་པར་བྱ་བ་ལས།

གཅིག སློང་བ་རྒྱུ་ཡི་སྒོ་ནས་བརྟག་པ།

ནད་གཞི་བསགས་པ་སློང་བར་བྱེད་པ་དང་བསླང་པ་འཕེལ་འཁྲུགས་ནད་ཀྱི་ངོ་བོ་འགྱུར་བའི་རྐྱེན་ལ་རྒྱུ་ཞེས་ཟས་སྤྱོད་གཉིས་ཀྱིས་བསྐྱེད་དེ། གསོ་རིག་རྒྱུད་བཞི་ལས། ཟས་སྤྱོད་གཉིས་ཀྱིས་མ་བསྐྱེད་འཁྲུགས་མི་འབྱུང་། །ཞེས་པ་ལྟར། མངལ་ནད་ཀུན་གྱི་རྒྱུ་རྐྱེན་གཞི་མཐུན་གོང་དུ

བཤད་ཟིན་པ་ལྟར། དཔེར་ན་བུ་བཙས་པའི་རྗེས་སུ་ཟས་སྤྱོད་ལོག་པ་ལས་བད་ཚད་ནད་བསྐྱེད་པ་ལྟ་བུ་སྟེ། བུ་བཙས་རྗེས་སུ་བྱུང་བའི་ནད་ཡིན་པས་མོ་ནད་ཕལ་བའི་གྲས་སུ་བགྲངས་ཡོད་ཀྱང་། དོན་དུ་ཟས་སུ་ཚ་སྐྱུར་དང་སྤྱོད་ལམ་དྲག་ཤུལ་ལམ་ཆགས་པ་སྐྱེད་པས་མཁྲིས་པ་ཚ་བའི་ནད་འཕེལ་བ་དང་། ནད་འབྱུང་བའི་དུས་ནི་བང་མའི་དུས་སུ་བྱུང་བས་བད་ཚད་ཅེས་མོ་ནད་ཕལ་བ་བརྒྱད་ཀྱི་གྲས་སུ་བགྲངས་ཀྱང་ནད་ཀྱི་ངོ་བོར་གཞིགས་ན་ཁྲག་མཁྲིས་ཚ་བའི་རྣམ་པ་ཅན་མངལ་ནད་མཁྲིས་གྱུར་རོ། །

གཉིས། མཚན་ཉིད་རྟགས་ཀྱི་སྒོ་ནས་བརྟག་པ།

1. བརྟག་གཞི་མངལ་ནད་མཁྲིས་གྱུར་འཕེལ་འཁྲུགས་ཀྱི་རྟགས།

(1) མཁྲིས་པ་འཕེལ་བའི་རྟགས།

གཙང་སྟོད་ཟིན་ཐིག་དང་ཡང་ཐིག་ལས། མཁྲིས་འཕེལ་བཤང་ལྕི་[ལྕི་]ལྤགས་[པགས་]མིག་སེར། །སྐྲིས་[བཀྲེས་]སྐོམ་ལུས་ཚ་གཉིད་ཆུང་བྱེད། །ལྕེ་སྐོག་[སྐོག་]རྣ་རྒྱབ་བཞག་ཤ་རྣམས། །ཐིལ་[མཐིལ་]བཞི་ཆུ་རྩ་བསྐུས་འདྲ་འབྱུང་། །དྲི་མ་སྐམ་པོ་ཕག་རིལ་འདྲ། །ཡང་ན་སེར་པོ་ལྷུག་ལྷུག་འབྱུང་། །ཆུ་ནི་མར་ནག་དག་འདྲ་ལ། །ཕྲུ་ཆུང་ཕྲ་མོ་འོད་ཅན་འབྱུང་། །རྩ་ནི་ཕྲ་རིམས་[གྲིམས་]རྟིང་ཤེད་ཆེ། །ཞེས་དང་། གསོ་རིག་རྒྱུད་བཞི་ལས། མཁྲིས་པ་འཕེལ་བས་བཤང་གཅི་ལྤགས་མིག་སེར། །བཀྲེས་སྐོམ་ལུས་ཚ་གཉིད་ཆུང་འཁྲུ་བར་བྱེད། །ཅེས་པ་སོགས་ལས་མཁྲིས་པ་འཕེལ་ན་དྲི་མ་བཤང་གཅི་དང་པགས་མདོག མིག་ཐིབ་བཅས་མཁྲིས་པའི་རང་མདོག་སེར་པོར་འགྱུར་བ་དང་། ལྕེའི་དྲིག་པ་མཐུག་ཅིང་སེར་བ་དང་། རྣ་རྒྱབ། བཞག་ཤ་སོགས་ཤའི་ཛམས་སྐབ་པའི་གནས་སུ་ཆུ་རྩ་བསྐུས་པ་དང་འདྲ་བར་སེར་པོར་འགྱུར་བ་དང་། མཁྲིས་པའི་ངོ་བོ་ཚ་བའི་རང་བཞིན་སྨད་ན་གནས་ཀྱང་སྟོད་དུ་འབར་བར་བྱེད་པས་དྲི་མ་སྐམ་པའམ་ཡང་ན་མཚན་ཉིད་ཀྱི་ཟུར་འཁྲུ་གཤེར་འཕེལ་བས་འཁྲུ་བ་དང་འཁྲུ་མདོག་སེར་བ། གསོ་རིག་རྒྱུད་བཞི་ལས། འདི་ནི་མེ་ཡི་རང་བཞིན་ཚ་བས་ན། །སྨད་ན་གནས་ཀྱང་སྟོད་དུ་འབར་བར་བྱེད། །ཚ་བའི་ནད་ཀུན་འདི་ལས་མ་སྐྱེས་མེད། །ཅེས་པ་ལྟར་མེ་དྲོད་མཁྲིས་པ་ཆ་ཤས་ལུས་ཟུངས་རེ་རེ་ཀུན་ལ་སོ་སོར་གནས་པ་འཕེལ་བས་ལུས་ཀྱི་དྲོད་ཆེར་རྒྱས་པ་དང་། ཁྱད་པར་དུ་རང་གནས་ཞུ་དང་མ་ཞུའི་འཇུ་བྱེད་ཀྱི་ཚ་རྗེ་འཕེལ་བས་བཀྲེས་སྐོམ་འབྱུང་བ་དང་། མཁྲིས་པའི་ཡང་བ་འཕེལ་བས་

གཉིད་ཆུང་བ་དང་། བརྗེད་པ་མཁྲིས་པ་འཕེལ་བས་རྗེན་ཁྲག་འཕེལ་ཏེ་ཆུ་མདོག་མར་ནག་འདྲ་བ་དང་། རྩ་རྒྱུད་ཕྲ་ལ་གྲིམས་པར་འཕར་ཞིང་གཏིང་ན་ཤེད་ཆེ་བ་བཅས་དང་། ཁྱད་པར་དུ་རྐྱེན་ཚ་སྐྱུར་གྱི་ཟས་དང་སྤྱོད་ལམ་ལོག་པས་སྐྱེ་འཕེལ་དབང་བོའི་གནས་གང་རུང་དུ་མཁྲིས་པ་འཕེལ་ཏེ་ཞུགས་སའི་གནས་མི་འདྲ་བའི་དབང་གིས་ནད་རྟགས་ཀྱང་མི་འདྲ་བ་གོང་དུ་བཤད་ཟིན་པ་ལྟར། མདོར་ན་མངལ་གྱི་གནས་སོ་སོའི་མཁྲིས་པ་འཕེལ་བའི་ནད་རྟགས་ཚབས་ཆེ་ཆུང་དང་མངོན་ཚུལ་ལ་ཁྱད་པར་ཅུང་ཡོད་སྙམ།

(2) མཁྲིས་པ་འཁྲུགས་པའི་རྟགས།

མཁྲིས་པའི་སྟོབས་འཕེལ་ཏེ་གཞན་དང་འཁྲུགས་པའི་རྟགས་སུ་རྩ་རྒྱུད་གྲིམས་ལ་མགྱོགས་པ་དང་། ཁྲག་མཁྲིས་རྒྱས་པས་ཆུ་མདོག་དམར་སེར་དང་དྲི་མནམ་པ། རླངས་པ་ཆེ། མགོ་ན་བ་དང་ཤའི་ཚྫོད་ཚ་བ། ལྟོ་སྟེང་དུ་བད་ཀན་ཆེ་སྟེ་སྣའི་སྒོ་སྐམ་པ། མཆིན་པར་ཁྲག་མཁྲིས་འཕེལ་ཞིང་མེ་ཏོག་མིག་ལ་ཤར་བས་མིག་ སྤྲིན་དམར་རམ་སེར། གཟེར་གནས་མི་འཕོ་བར་གནས་གཅིག་ཏུ་འདྲིལ་བ། ཉིན་མོ་གདགས་ཚ་བའི་ཤས་ཆེ་བས་གཉིད་མི་ཐུབ་པ་དང་མཚན་མོ་སྲིབས་ལ་གྲང་བས་ རླུང་གི་ཡང་གཡོའི་ཆ་འཕེལ་བས་གཉིད་ཆུང་བ། ཁྲག་མཁྲིས་འདྲེས་པས་ལུད་པ་དམར་སེར་ལུ་བ་དང་། མཁྲིས་པའི་ཚ་བ་འཕེལ་བས་སྐོམ་དད་ཆེ་བ་དང་མཁྲིས་པ་འཁྲུའམ་སྐྱུགས་པ། རྟུལ་ཆེ་ཞིང་དྲི་མནམ་པ། གནོད་བྱ་འདུལ་བར་བྱེད་པ་སོགས་ཀྱི་རྟགས་འབྱུང་ངོ་། །

2. བརྟག་གཞི་མངལ་ནད་མཁྲིས་ཀྱུར་གྱི་བརྟག་ཡུལ་ལ་དཔྱད་པ།

གསོ་རིག་རྒྱུད་བཞི་ལས། བརྟག་ཡུལ་དབང་པོ་ཡུལ་ལྔ་དྲི་མ་ལྔ། །དབང་པོ་མིག་དང་རྣ་བ་སྣ་ལྕེ་ལུས། །ཡུལ་ནི་གཟུགས་སྒྲ་དྲི་རོ་རེག་བྱ་ལྔ། །དྲི་མ་ལུད་པ་འབྲུ་སྐྱུགས་ཆུ་ཁྲག་བརྟག །ཅེས་པ་ལྟར། བརྟག་པར་བྱ་བའི་ཡུལ་དབང་པོ་ལྔ་སྟེ་མིག་སྣ་རྣ་ལྕེ་ལུས་བཅས་དང་། དེ་ཡིས་ཡུལ་ལྔ་པོར་དབང་བྱེད་པ་གཟུགས་སྒྲ་དྲི་རོ་རེག་བྱ་བཅས་དང་། དྲི་མ་ལུད་པ་འབྲུ་སྐྱུགས་དྲི་ཆུ་ཁྲག་སོགས་ལ་བརྟག་པ་དང་། མདོར་ན་ཕྱི་ཡུལ་ལ་བརྟག་པ་དང་། ནང་དབང་པོ་ལ་བརྟག་པ། གསང་བ་ཁམས་ཀྱི་ཟགས་པ་ལ་བརྟག་པ་སྟེ། མངལ་ནད་མཁྲིས་ཀྱུར་ནད་གཞི་ངོས་བཟུང་བར་དབང་པོ་ལྔ་དང་དེའི་ཡུལ་ལྔ་སོགས་ལ་བརྟག་པ་དང་། ཁྱད་པར་དུ་གསང་བ་ཁམས་ཀྱི་ཟགས་པ་གྲང་དཀར་དང་ཟླ་མཚན་གྱི་མདོག དྲི་མ། བོངས་ཆེ་ཆུང་ལ་ཞིབ་པར་བརྟག་སྟེ་ཉེས་པ་འཕེལ་ཟད་འཁྲུགས་གསུམ་མ་འདྲེས་པར་ངོས་བཟུང་དགོས་ཏེ། མཁྲིས་པའི་རང་མདོག་མངོན་པས་གྲང་དཀར་དང

ལྷ་མཚན་སོགས་ཀྱི་མདོག་སེར་བ་དང་། མཚན་ཉིད་ཀྱི་ཟུར་དྲི་མནམ་པ་འཕེལ་བས་དེ་དག་གི་དྲི་ངུགས་པ། བོངས་ཆེར་འཕེལ་བའི་ནད་རྟགས་མངོན་ནོ། །

3. བརྟག་གཞི་མངལ་ནད་མཁྲིས་གྱུར་གྱི་བརྟག་སྒོ་ལ་དཔྱད་པ།

གསོ་རིག་རྒྱུད་བཞི་ལས། བརྟག་སྒོ་ཡུལ་དུས་རང་བཞིན་ན་ཚོད་དང་། །ཉིན་ཞག་ཟས་ཟོས་གནས་ལས་མ་འབྲུལ་རྟོགས། །ཞེས་གསུངས་པ་ལྟར། སྐམ་ས་ཚ་གདུང་ཆེ་བ་ལ་སོགས་པའི་ཡུལ་དང་། དབྱར་དགུན་སྟོན་དཔྱིད་སོགས་དུས་བཞི། རླུང་དང་མཁྲིས་པ་བད་ཀན་སོགས་མིའི་རང་བཞིན་བདུན། བྱིས་པ་དར་མ་རྒན་པོ་སོགས་ཀྱི་ན་ཚོད་དང་། ཐོ་རེངས་དགུང་དུས་ཉིན་གུང་སོགས་ཉིན་ཞག་གི་དུས་དང་། ཟས་ཟོས་པའི་ཞུ་དུས་སོགས་དང་། ཉེས་པ་གསུམ་གྱི་གནས་སྟོད་སྨད་བར་གསུམ་བཅས་བརྟག་སྒོ་བདུན་ཕྱོགས་གཅིག་ཏུ་འཛོམས་ན་ནད་སྟོབས་ཆེ་བར་འགྱུར་བ་དང་། དེ་ལས་ལྡོག་སྟེ་ལྡོག་ཕྱོགས་འདྲིས་པ་ལས་ནད་སྟོབས་ཆུང་བ་གཉིས་སུ་འགྱུར་ཏེ། དཔེར་ན་ཡུལ་སྐམ་ས་ཚ་གདུང་ཆེ་བ་དང་། སྟོན་དུས་མཁྲིས་པ་ལྡང་བའི་དུས། རང་བཞིན་བདུན་ལས་མཁྲིས་པའི་རང་བཞིན་དང་ན་ཚོད་ཁྲག་མཁྲིས་ཤས་ཆེ་བའི་དར་མ། ཉིན་གུང་མཁྲིས་པ་ལྡང་བའི་དུས་དང་། ཟས་ཞུ་བའི་དུས་ན་བ་སོགས་ནི་མངལ་གྱི་མཁྲིས་པའི་ནད་སྟོབས་ཆེན་པོར་འཕེལ་བར་འགྱུར་བ་དང་། དེ་ལས་ལྡོག་སྟེ་ལྷན་ཅན་སྐྱམ་པའི་ཡུལ་དང་དུས་སྟོན་ཀ་བད་ཀན་རང་བཞིན་ཅན་གྱི་མི། ན་ཚོད་ཁྲག་མཁྲིས་ཤས་ཆེ་བའི་དར་མ་བཅས་ལ་མཁྲིས་པ་ལྡང་བའི་ཉིན་ཞག་གི་དུས་སུ་མཁྲིས་པ་འཕེལ་འབྲུགས་སུ་འགྱུར་བའི་ཟས་སྤྱོད་བསྟེན་ཀྱང་ནད་སྟོབས་ཆུང་བར་འགྱུར་ཏེ། སྐྱེམས་འགྲེལ་ལས། ཡུལ་དུས་དང་ལུས་ཀྱི་རང་བཞིན་དང་ན་ཚོད་དང་རང་གི་ཁམས་དང་དེ་དུས་ཀྱི་ཟས་དང་སྤྱོད་ལམ་དང་བདུན་པོ་དེའི་དབང་གིས་ནད་ཀྱི་སྟོབས་ཆེ་ཆུང་གཉིས་སུ་འགྱུར་ཏེ། དཔེར་ན་ཡུལ་ཚ་གདུང་ཅན། དུས་སྟོན་དུས། ལུས་མཁྲིས་པའི་རང་བཞིན་ཅན། ན་ཚོད་དར་མ་ནད་ཁམས་ཁྲག་མཁྲིས་ཤས་ཆེ་ཟས་ཤ་ཆང་རྡོད་བཙུད་སྤྱོད་ལམ་དྲག་ཤུལ་དང་བདུན་ཀ་འདོམ་ན་ཚད་པའི་ནད་སྟོབས་ཆེན་པོ་ཞེས་བྱ་སྟེ་དེ་བདུན་གྱི་དབང་གིས་སོ། །དེ་དག་ཐམས་ཅད་མ་འཛོམས་པ་དང་གཞན་ལྡོག་ཕྱོགས་འདྲིས་པ་ནི་ནད་སྟོབས་ཆུང་བར་འགྱུར་རོ། །ཞེས་པ་ལྟར་རོ། །

4. བརྟག་གཞི་མངལ་ནད་མཁྲིས་གྱུར་གྱི་བརྟག་ཚུལ་ལ་དཔྱད་པ།

གསོ་རིག་རྒྱུད་བཞི་ལས། བརྟག་ཚུལ་བལྟ་དང་རེག་པ་དྲི་བས་བརྟག །ཅེས་དང་། ངོས་བཟུང་རྟགས་ལ་སྟོང་དང་ཉིས་བརྒྱ་ཡང་། །བལྟ་རེག་དྲི་བར་མ་འདུས་བརྟག་ཐབས་མེད། །ཅེས་

གསུངས་པ་ལྟར། ནད་ངོས་བཟུང་བ་ལ་བལྟ་རིག་དྲི་བ་གསུམ་དུ་མ་འདུས་པའི་བརྟག་ཐབས་མེད་པས་མིག་གིས་ནད་པའི་ལུས་སྤྱིའི་བོངས་དབྱིབས་ཁ་དོག་སོགས་དང་། སྒོས་སུ་ཕྱིའི་ཟླ་མཚན་གྱང་དཀར་དང་མངལ་ཁྲག་དམར་པོའི་བོངས། ཁ་དོག་སོགས་ལ་བརྟག་པ་དང་། ཁྱད་པར་དུ་རྩ་ཆུ་ན་ལུགས་གསུམ་ལ་བརྟག་པ་ལས། མངལ་ནད་མཁྲིས་གྱུར་གྱི་ལྟེའི་རྟགས་ནི་ཉེས་གསུམ་སོ་སོའི་ལྟེའི་བརྟག་པའི་རིགས་ལམ་ལྟར་བད་ཀན་སྐྱ་སེར་མཐུག་པོས་གཡོགས་པ་དང་། རྩའི་འཕར་ཚུལ་ནི་ཕྲ་ལ་གྲིམས་པར་འཕར་བ་དང་། ཁྱད་པར་དུ་མོ་ནད་བརྟག་དཔྱད་ཀྱི་སྐབས་སུ་མཚན་ཕྱིའི་ཁ་དོག སྐྱེ་ལམ་གྱི་མདོག་དང་སྦུབས་ཀྱི་རྣམ་པ། མངལ་སྒོའི་ཆེ་ཆུང་དང་ངོ་བོ་སྦྲ་སྐྱི། ཁ་དོག་དང་ཁྲག རྣག་ཐུམ་ཡོད་མེད། བུ་སྣོད་ཀྱི་ཆེ་ཆུང་དང་འགྱུལ་སྐྱོད་བཟང་མིན། ངོ་བོ་སྦྲ་སྐྱི་དང་གནོན་གཟེར་ཡོད་མེད། དེ་བཞིན་དུ་བསམ་སེའུ་གཡས་གཡོན་གྱི་གནས་སུ་གནོན་གཟེར་ཡོད་མེད་དང་ངོ་བོ་སྦྲ་སྐྱི་སོགས་ལ་བརྟག་པའང་རིག་པའི་བརྟག་ཐབས་སུ་འདུས་ལ། ཆུ་མདོག་དམར་རམ་སེར་བ་དང་ཀུ་ཡ་དང་སྦྲིས་མ་མཐུག་པ་སོགས་ཚ་བའི་ནད་ཀྱི་རྩ་ཆུའི་ན་ལུགས་མངོན་དུ་སྲིད་ཀྱང་། ཁམས་གཙང་འབྲུག་རྒྱལ་གྱི་སྨན་ཡིག་ལས། མོ་ནད་སྤྱི་རྟགས་གཡུ་ཐོག་ཤོག་དྲིལ་ལས། །མོ་ནད་རྩ་ནི་ཆུ་སེར་རྩ་ཡིན་པས། །དལ་དང་མཁྲང་འབུར་འགྱུ་བར་དཀའ་བ་སྟེ། །ཝིགས་པར་བརྟགས་ན་རྩ་སྨད་ཞར་དང་ནར། །མངལ་ཚད་སྐྱེས་ན་ཁྲག་ཚད་མེ་ལྟར་འབར། །མངལ་སྲིན་ཞུགས་ན་མ་ཞུ་བ་དང་འདྲ། །ཝིགས་པར་བརྟགས་ན་རྩ་དཔང(དཔངས)གཞན་ལས་དམའ། །མོ་ནད་ཆུ་ནི་ངེས་ཆེད(མེད)བུ་སྣོད་ལས། །ཏུལ་དང་རྙོགས་དང་ཁ་དོག་སྣ་ཚོགས་སོ། །མོ་ནད་ཕྱི་ཡུལ་ཁ་སྐམ་ལུས་ཉམ་ཆུང་། །མངལ་ནས་ཁྲག་དང་ལྷྭ་བ་ཆུ་སེར་འབྱུང་། །ལུས་ཚ་རྩ་སྦྲིད་ཁ་སྐམ་བླ(བརླ)ཙིད་ན། །མངལ་དུ་རླུང་སྐྱེས་ཁ་ཏུལ་གཅིན་དྲི་ངྲོ། །ཁ་ཅིག་ཆུ་སྲི་བའམ་སྐྱི་བའོ། །ཞེས་གསུངས་པ་ལྟར། མོ་ནད་སྤྱིའི་རྩ་ཆུ་ན་ལུགས་རྨང་གཞིའི་སྟེང་མཁྲིས་གྱུར་གྱི་ན་ལུགས་གསལ་དགོས་ཏེ། བུ་སྣོད་ནས་ཏུལ་དང་རྙོགས་པ་དང་ཁ་དོག་སྣ་ཚོགས་འབྱུང་སྲིད་པས་ནད་ཐོག་ལག་ལེན་སྟེང་ཆུ་ལ་བརྟག་པའི་སྔོན་འགྲོ་སྤྱི་ལས་གཞན་ནད་པར་ཆུར་མ་བརྟག་པའི་ཡར་སྔོན་གྱི་ཉིན་གསུམ་དུ་སྐྱེ་ལམ་གཙང་བཤལ་རྗེས་སུ་ཆུ་ལ་བརྟག་པའང་དོན་དུ་ནད་ངོས་སོ་སོར་མ་འདྲེས་པར་བཟུང་བའི་དགོས་ཆེད་དང་། སྒོས་སུ་རྒྱུ་རྐྱེན་གང་གིས་བསླངས་པ་དང་། ན་ལུགས་གང་ལྟར་དུ་ན་བ། གནས་གང་དུ་ན་བ་སོགས་གསལ་པོར་དྲིས་ཏེ་བརྟག་པ་དང་། མཁྲིས་པ་འཕེལ་འཁྲུགས་ཀྱི་ཟས་སྤྱོད་རྐྱེན་ལས་བསླངས་ཤིང་སྤྱི་རྟགས་སུ་ཁ་སྐམ་ལ་ལུས་ཉམ་ཆུང་བ། མངལ་ནས་ཁྲག་དང་ཆུ

སེར་འབྱུང་བ་དང་། མདོག་དམར་ནག་ལ་དྲི་དུགས་པ། རྒྱུ་ཞབས་ཀྱི་གནས་སུ་ན་བ་སོགས་འབྱུང་བ་དང་། སྐོས་སུ་ཁམས་འདྲེན་སྦུ་གུའི་གནས་སུ་མཁྲིས་པ་འཕེལ་འཁྲུགས་སུ་གྱུར་ན་དམར་སྐྲངས་ཆགས་པ། རྣག་ཏུ་མངོན་པ་ཚོན་འཁྲོ་ལས་མངོན་ལ། ནད་ཚབས་ཆེ་ན་ལུས་ཡོངས་ལ་ཚ་བ་རྒྱས་པ་དང་ཆ་ཤས་ཉུལ་སྨྱུགས་སུ་འགྱུར་བ། མངལ་བུ་སྨྲུམ་པར་གནོད་པ་ཐེབས་པ་སོགས་འབྱུང་སྲིད་པས་ཁམས་འདྲེན་སྦུ་གུའི་མཁྲིས་གྱུར་ནད་ལ་ངོས་བཟུང་ཚོག དེ་ལྟར་ནད་ཀྱི་ངོ་བོ་ཚ་བ་ཡིན་ཡང་བུད་མེད་ཀྱི་ཕྱི་ནང་གི་སྐྱེ་འཕེལ་དབང་པོ་སོ་སོའི་གནས་ཀྱི་ཁྱད་པར་ལས་ནད་རྟགས་ཅུང་མི་འདྲ་བར་མངོན་སྲིད་པས་རྣམ་པ་ཀུན་ཏུ་གནས་དང་སྦྱར་ཏེ་ནད་ངོས་བཟུང་རྒྱུ་ནི་ཏ་ཅང་གལ་ཆེ་སྙམ།

གསུམ། ཕན་གནོད་བསྟེན་པའི་སྒོ་ནས་བརྟག་པ།

གསོ་རིག་རྒྱུད་བཞི་ལས། ཕན་གནོད་བསྟེན་པ་ཟས་སྤྱོད་སྨན་དཔྱད་བཞི། །ཞེས་པ་ལྟར། སྔོང་བ་རྒྱུ་དང་བརྟག་གཞི། བརྟག་ཡུལ། བརྟག་སྒོ། བརྟག་ཚུལ་སོགས་ལས་ནད་ཀྱི་ངེས་པ་མ་རྙེད་པར་གདེངས་མ་ཐོབ་ན། ཟས་སྤྱོད་སྨན་དཔྱད་བཞིའི་སྒོ་ནས་ནད་ཀྱི་རྒྱུ་དང་ངོ་བོ་མཐུན་མི་མཐུན་པར་བརྟག་པ་སྟེ། ཟས་ཚ་སྐྱུར་གྱི་རིགས་དང་སྤྱོད་ལམ་དྲག་ཤུལ་རིགས། ཕེ་ཕེ་ལིང་དང་སེ་འབྲུ་བཅས་དྲོད་སྨན་རིགས་དང་དཔྱད་དུ་མེ་བཙའ་དང་དྲོད་དུགས་སོགས་ནི་མཁྲིས་པའི་མཚན་ཉིད་ཀྱི་ཟུར་རྣོ་ཚ་རྣམ་པ་དང་མཐུན་པའི་ཕྱིར་ནད་ཀྱི་ངོ་བོར་མི་འཕྲོད་པར་མཁྲིས་པ་གསོག་ཅིང་ལྡང་བ་དང་། འཕེལ་ཞིང་འཁྲུགས་པར་བྱེད་པ་དང་། དེ་ལས་ལྡོག་པའི་ཟས་སུ་ཇ་དང་དར་བ་སོགས་བསིལ་བའི་རིགས་དང་། སྤྱོད་ལམ་བསིལ་བའི་གནས་སུ་དལ་བར་འདུག་པ། ཙན་དན་དང་ག་བུར་སོགས་བསིལ་སྨན་དང་དཔྱད་དུ་གཏར་ག་དང་བསིལ་དུགས་སོགས་བསྟེན་པས་མཁྲིས་པའི་མཚན་ཉིད་ཀྱི་ཟུར་རྣོ་ཚ་རྣམ་པ་དང་མི་མཐུན་པར་འཕྲོད་པས་ཡུན་དུ་བསྟེན་པ་ལས་སྨན་པས་ནད་ཀུན་ཤེས་པར་འགྱུར་ལ་གསོ་དོན་ཤེས་སོ། །

དྲུག་པ། འབྲུལ་སོ་བསལ་ཐབས།

ནད་གཞན་དང་མ་འདྲེས་པར་ངོས་བཟུང་བར་བྱ་སྟེ། ནད་ཀྱི་རྒྱུ་ཕྱི་ནང་གསང་གསུམ་གྱི་ར྄ྣ་མཚན་ནམ་ཁམས་དཀར་དམར་གནས་གང་རུང་དུ་ཉེས་པ་འཕེལ་ཟད་འཁྲུགས་གསུམ་དུ་གྱུར་པ་ལས་ནད་རྟགས་ཀྱི་མངོན་ཚུལ་དང་ནད་སྟོབས་ཆེ་ཆུང་མི་འདྲ་བ་དང་། ནད་ཀྱི་གསོ་ཚུལ་དང་

གཉེན་པོའི་སྟོབས་ཆེ་ཆུང་ཡང་མི་འདྲ་བས་འབྲུལ་སོ་བསལ་ཐབས་ལ་ཅུང་དཔྱད་ན།

གཅིག མངལ་ནད་རླུང་གྱུར་དང་འབྲུལ་སོ་བསལ་བ།

རྒྱུ་ཕྱིའི་རྣ་མཚན་ལ་གནས་སྐྱེ་འཕེལ་མ་ལག་གི་གནས་གང་རུང་དུ་རླུང་འཕེལ་ཟད་འཁྲུགས་གསུམ་དུ་གྱུར་པར་འབྲུལ་སོ་བསལ་ན། བུ་སྣོད་ཀྱི་གནས་སུ་འཕེལ་བ་ལས་ཕྱིར་འབབ་པའི་རྣ་མཚན་གྱི་མདོག་ཅུང་དམར་ནག་དང་ལྷུ་བ་ལྟ་བུ་ངོ་བོ་སླ་བ། མངལ་ཁྲག་བུ་སྣོད་དུ་འཁྱིལ་བ་དང་། སྒོ་གཏན་ལྟ་བུའི་མངལ་སྒོའི་གནས་སུ་འཕེལ་བས་མངལ་ཁ་འཆུས་ཤིང་ཟུམ་ཏེ་ཁུ་བ་ཕྱིར་སློན་པར་བྱེད་པ་དང་། ཡང་ན་མངལ་སྒོའི་ཁ་ཏར་པོ་ཕྱེ་བ་ལས་ཁུ་བ་བུ་སྣོད་དུ་མི་སྡོད་པར་ཕྱིར་སློན་པར་བྱེད་པ། མངལ་སྒོ་ཆེར་རྒྱས་ཤིང་སོབ་པ། བསམ་སེའུ་གནས་སུ་ཁམས་དམར་གྱི་དྭངས་མ་བུ་འཛིན་པའི་ས་བོན་ལ་རླུང་རང་གི་ལྷང་ཚད་ལས་འདས་ཏེ་འཕེལ་ཟད་འཁྲུགས་གསུམ་གྱི་རྣམ་པ་གང་དུ་གྱུར་རུང་། ཁམས་དམར་གྱི་ངོ་བོ་རྩུབ་ཅིང་མདོག་ནག་པའམ་ཡང་ན་མི་མཉམ་རླུང་གི་བྱེད་ནུས་ཚུལ་བཞིན་དུ་ཐོན་མ་ཐུབ་པ་དང་། རླུང་གི་ཡང་གཡོའི་རྒྱུ་བ་ལ་གེགས་བྱས་པ་སོགས་ལས་བསམ་སེའུ་གནས་སུ་འགག་སྟེ་འཁྱིལ་བའམ་སྐྲན་དུ་འདྲིལ་བ། བུ་མི་འཛིན་པ་བཅས་མངོན། ནང་གི་ཁམས་དཀར་ལ་བསམ་སེའུ་གནས་སུ་རླུང་ནད་ཀྱིས་གཙེས་པ་ལས། བསམ་སེའུ་གནས་སྐབས་ལ་སོབ་པ། དྭངས་མ་ལུས་ཟུངས་སུ་གྱུར་པ་ལ་གེགས་བྱས་པས་ལུས་ཀྱི་མདངས་སྟོབས་རྒྱས་མེད་པར་ཤ་མདོག་ནག་ལ། ལུས་སྐེམ་ཞིང་སྦྲ་བ་མང་བ་སོགས་རླུང་གི་རང་རྟགས་སྟོན་པ་དང་། མངལ་སྦྲུམ་པའི་དུས་སུ་ནང་གི་ཁམས་དཀར་ནུ་མའི་གནས་སུ་ནུ་ཞོ་རུ་གྱུར་ཏེ་བུའི་གསོས་སུ་འགྱུར་ཏེ། དེར་རླུང་ནད་ཀྱིས་གཙེས་ན་ནད་ཅན་དུ་གྱུར་ཏེ་མའི་ནད་བུ་ལ་ཐོག་པའམ། བུ་ཉིད་ཀྱི་ཤ་སྐེམ་ཞིང་ནག་པ་སོགས་ཀྱི་རྟགས་འབྱུང་བ་མ་ཟད། ནུ་མའི་གནས་སུ་འགག་ན་ནུ་ཚབས་སུ་འགྱུར་སྲིད་པ་དང་། སྐྱེ་ལམ་ནས་གྲང་དཀར་འཛྲམས་པ་དང་མདོག་ཆུ་སེར་འདྲ་བ་ངོ་བོ་སླ་བ་བཅས་འབྱུང་ངོ་། །

གཉིས། མངལ་ནད་བད་ཀྱུར་དང་འབྲུལ་སོ་བསལ་བ།

གོང་ལྟར་མོ་ནད་ཀུན་གྱི་རྒྱུ་ཕྱི་ནང་གསང་གསུམ་གྱི་རྣ་མཚན་དུ་ངོས་བཟུང་ཡོད་པ་ལྟར། མངལ་གྱི་སྐྱེ་འཕེལ་མ་ལག་གང་རུང་དུ་བད་ཀན་འཇམ་འགྱུར་སོགས་མཚན་ཉིད་ཀྱི་ཟུར་འཕེལ་ན་ཉེས་པ་གཞན་དག་ལས་གསོ་དཀའ་ཞིང་མངལ་གྱི་གནས་གང་དུ་ཞུགས་ནའང་ཟུག་ཆུང་བ། ལུས་སྨད་

གྲང་བ་བཅས་ངོ་བོ་གྲང་ནད་འབའ་ཞིག་སྟེ། ཁམས་དམར་གྱི་སྙིགས་མ་ཕྱིར་འབབ་པའི་ཟླ་མཚན་བུ་སྣོད་ཀྱི་གནས་སུ་བསྐྱུན་གསོག་འཕེལ་གསུམ་བྱེད་པ་ལ། བད་ཀན་འདམ་འབྱར་སོགས་མཚན་ཉིད་ཀྱི་ཟུར་འཕེལ་ན་བུ་སྣོད་ཀྱི་ནང་སྐྱི་རྒྱུན་ལྡན་ལས་མཐུག་པོར་འགྱུར་བ་དང་། ཟླ་མཚན་གྱི་ངོ་བོ་གར་ཞིང་སྨྱིན་བག་གི་རྣམ་པ་ཅན། མདོག་སྐྱ་བོ་བཅས་འབབ་སྐབས། ཡང་ན་ཟླ་མཚན་བད་ཀན་འདམ་འབྱར་གྱི་ངོ་བོ་འཕེལ་ཏེ་གནས་གཅིག་ཏུ་བསྒོང་པས་ཐུར་དུ་མི་འབབ་ལ། བསམ་སེའུ་གནས་སུ་མངལ་བུ་འཛིན་པའི་ས་བོན་ལ་བད་ཀན་རྒྱས་ན་མདོག་སྐྱ་བོ་དང་ངོ་བོ་སྨྱིན་བག་གི་རྣམ་པ། མངལ་བུ་མི་འཛིན་པ་སོགས་མངོན་པ་དང་། དེ་བཞིན་དུ་བད་ཀན་བསམ་སེའུ་གནས་སུ་རྒྱས་པས་མེ་དྲོད་ཉམས་པ་དང་ཁམས་དཀར་དྭངས་སྙིགས་ཚུལ་བཞིན་དུ་འབྱེད་མ་ཐུབ་པས་སྙིགས་མ་དྭངས་མའི་ཐ་ལམ་དུ་ཤོར་ཏེ་ལུས་སྟོབས་ཉམས་པ་དང་། མདངས་རྒྱས་མི་ཐུབ་པར་ལུས་ཚོ་ཆེ་བ། ཡང་ན་སྨད་ཀྱི་དྲོད་ཉམས་པའི་དབང་གིས་གྲང་དཀར་སྨྱིན་བག་གི་རྣམ་པ་ཅན་རྒྱུན་དུ་འཛག་པ་བཅས་ཀྱི་རྟགས་མངོན།

མདོར་ན་མངལ་ནད་བད་ཀྱུར་དང་རླུང་ཀྱུར་ནི་གྲང་རླུང་གི་སྟོབས་ཆེ་བས་ནད་རྟགས་ཀྱང་དེ་བཞིན་དུ་མངོན་པ་དང་། མཁྲིས་ཀྱུར་ནི་ཚ་བ་ཤས་ཆེ་བས་སོ་སོ་མ་ནོར་བར་ངོས་བཟུང་རྒྱུ་ནི་ཏ་ཅང་གལ་ཆེ་བ་དང་། ནད་རྟགས་འདྲེས་པ་ལས་ཉེས་པ་མཁྲིས་པ་བད་ཀན་དང་འདྲེས་པ། རླུང་དང་འདྲེས་པ་སོགས་འབྱུང་སྲིད་པས་ལྡན་འདུས་ནད་ལས་སྟོབས་གང་ཆེ་ངོས་འཛིན་དགོས་སོ། །

བདུན་པ། གསོ་ཚུལ་དང་གསོ་ཐབས།

གཅིག གསོ་ཚུལ།

སྤྱིའི་དབང་དུ་ན་ཚོད་དར་མས་མཁྲིས་པ་འཕེལ་འཁྲུགས་སུ་འགྱུར་བའི་སྣོང་རྐྱེན་རིགས་སྤང་ཞིང་གཉེན་པོ་བསིལ་བ་བསྟེན་པ་དང་། མིའི་རང་བཞིན་དང་གཉེན་པོ་བཞིའི་མཚན་ཉིད་སྦྱོར་མཚུངས་སུ་འགྱུར་བའི་རིགས་སྤང་ཞིང་མི་མཐུན་ཕྱོགས་འཇོམས་པའི་རིགས་བསྟེན་པ། ནད་སྟོབས་ཆེ་ཆུང་ལས་སྟོབས་ཆུང་ནད་ལ་སྤྱོད་ལམ་ཟས་སྨན་དཔྱད་སོགས་སྐབས་གདེངས་ལྷ་བུ་མས་འཇོག་རིམ་པས་བཅོས་པ་དང་། སྟོབས་ཆེན་ནད་ལ་སྨན་དཔྱད་ཟས་སྤྱོད་བཞི་པོ་ལག་གཏོང་མི་

ཤ་འཕྲང་སྨྲད་ལྷ་བུའི་གསོ་ཚུལ་བཅས་ནད་གཞིའི་ཚབས་ཆེ་ཆུང་སོགས་ལ་མ་གཞིགས་པར་སྟོབས་ཆུང་གི་ནད་ལ་གཉེན་པོ་སྟོབས་ཆེན་བསྟེན་པའམ། སྟོབས་ཆེན་གྱི་ནད་ལ་གཉེན་པོ་ཆུང་དུ་བསྟེན་པས་གཉེན་པོ་དམན་པའི་ཉེས་སྐྱོན་འབྱུང་སྲིད། གསོ་རིག་རྒྱུད་བཞི་ལས། སྟོབས་ཆེན་ནད་ལ་སྨན་དཔྱད་ཟས་སྤྱོད་བཞི། །ལག་གཏོང་སེ་ཤ་འཕྲང་སྨྲད་ལྷ་བུར་བཅོས། །སྟོབས་ཆུང་ནད་ལ་སྤྱོད་ལམ་ཟས་སྨན་དཔྱད། །སྐྱས་གདང་ལྷ་བུར་མས་འཇོག་རིམ་པས་བཅོས། །ཀྲུང་པའི་ནད་ལ་དཔའ་བོས་དགྲ་འདུལ་བཞིན། །དེ་གཞིལ་གཞན་ལ་གནོད་མེད་སྤྱིར་བས་བཅོས། །ལྷན་འདུས་ནད་ལ་འདུ་བ་ཆ་སྙོམས་གཅེས། །གཙོ་བོས་དམེ་ཤོར་འཁྲུགས་ཀླུམས་ལྷ་བུར་བཅོས། །ཞེས་པ་ལྟར། ནད་སྟོབས་ཆེ་ཆུང་ལ་གཞིགས་ཏེ་གཉེན་པོ་གང་འཚམས་བསྟེན་པ་དང་། གསོ་ཚུལ་མེད་ན་མུན་པར་མདའ་འཕེན་པ་དང་འདྲ་སྟེ་ནད་ཀྱི་སྟེང་དུ་མི་ཕོག་པར་ནད་དང་གཉེན་པོ་གཟུར་བའི་ཉེས་སྐྱོན་འབྱུང་སྲིད་པས། སྐྱེམས་འགྲེལ་ལས། གསོ་ཐབས་ཀྱི་འཇུག་པ་ལ་དམིགས་རྣམ་སྐྱེ་བའི་ཕྱིར་དང་པོ་ནད་ཀྱིས་གདུངས་པ་ལས་ཇི་ལྟར་དུ་གསོ་བའི་ཚུལ་བསྟན་པ་ནི། འགའ་ཞིག་ན་རེ། གསོ་ཐབས་ཀྱིས་ཆོག་མོད་ཟེར་ན་མ་ཡིན་ཏེ། ནད་ལ་འཇོམས་བྱེད་ཀྱི་གསོ་ཐབས་དཔག་ཏུ་མེད་པ་ཡོད་པར་གྱུར་ཀྱང་། གསོ་བའི་ཚུལ་མེད་ན་ནད་དང་གསོ་ཐབས་འཛོལ་བར་འགྱུར་ཏེ། དཔེར་ན། འབེན་སོགས་མི་མཐོང་བའི་མུན་པར་མདའ་འཕེན་པ་དང་འདྲ་བས་སོ། །ཞེས་རྟེན་དང་ན་ཚོད། རང་བཞིན། ནད་སྟོབས་ཆེ་ཆུང་སོགས་ལ་གཞིགས་ཏེ་སྨན་གྱི་བཏང་ཚུལ་བཅུ་དང་། དུས་བཞིའི་ཁྱད་ཆོས་ལས་མཁྲིས་པ་སྟོན་དུས་ལྡང་བ་དང་ཉིན་ཞག་གི་དུས་ལས་ཉིན་གུང་དང་མཚན་གུང་ལྡང་བས་དུས་དེར་སྤྱོད་ལམ་དྲག་ཤུལ་དང་མེ་ཉི་སྲུང་ཞིང་བསིལ་སྨན་བསིལ་ཟས་བསྟེན་པ་དང་། དཔྱད་དུ་གནས་དང་སྦྱར་ན་སྟོད་ཀྱི་ཚ་བ་སྟོད་ག་དང་ཧུ་ཐུང་གཏར་བ་དང་། སྨད་ཀྱི་ནད་ལ་བྱིན་གཞུག་དང་ལོང་རྩ་གཏར་བ། ནང་དོན་སྟོད་ཀྱི་ནད་ལ་བཤལ་བསྟེན་པ་དང་ཕྱི་ཤ་ལྤགས་ཀྱི་ནད་ལ་ལུམས་བསྟེན་པ་སོགས་དང་། རང་གནས་དང་གཞན་གནས་སུ་ལྡང་བའི་ནད་རིགས་ཀྱི་གསོ་ཚུལ་དཔག་ཏུ་མེད་པར་གསུངས་ཡོད་པ་དང་། སྤྱིར་མངལ་ནད་ཐམས་ཅད་འཇུག་ཚུལ་དང་བྱེད་ལས། རང་བཞིན་བཅས་རྒྱུ་རླུང་ལས་མངལ་ནད་མི་བཟད་དུ་མ་འབྱུང་བའི་ཕྱིར་ཐོག་མར་ཧྲིད་བཅུད་ཀྱིས་རླུང་གི་སྣ་བཀྲམ་པ་དང་། བར་དུ་མངལ་ནད་མཁྲིས་གྱུར་ནི་ཁྲག་མཁྲིས་ཚ་བ་ཤས་ཆེ་བས་ཕྱིའི་རྩ་གཤེར་གྱི་མཁྲིས་པའི་ཚ་བ་སྦྱངས་ཤིང་རོལ་དུ་གསོད་པ། ཐ་མར་རླུང་ལ་བྱུར་བསྒྲིམས་ཏེ་སྨན་མར་བསྟེན་པ་དང་ནད་ཕྱིར་མི་ལྡོག་པའི་སླད་དུ་ཟས་སྤྱོད་གཟབ་སྟེ་ནད་རྗེས་

གཅོད་དགོས་སོ། །

གཉིས། གསོ་ཐབས།

སྤྱིར་ཐབས་ནི་འདོད་དོན་འགྲུབ་བྱེད་ཀྱི་བྱ་བ་ཐམས་ཅད་ལ་ཐབས་ཟེར་བ་ལྟར། གཡུ་ཐོག་དགོངས་རྒྱན་དུ། དྭགས་པོ་རིན་པོ་ཆེ་མཉམ་མེད་ལྷ་རྗེའི་གསུངས་འཐོར་འབུམ་ལས། ཐབས་ནི་འདོད་དོན་འགྲུབ་བྱེད་ཀྱི་མན་ངག་དང་། དངོས་གསུམ་སྟོན་བྱེད་ཀྱི་མན་ངག་གཉིས་ག་ལའོ། །ཞེས་དང་། གསོ་ཐབས་ནི་ནད་ཀྱི་སྟེང་དུ་གཉེན་པོ་སྨན་གཏོང་ནས་གསོ་བའི་ཐབས་སྟོན་པའི་མིང་སྟེ། རྗེ་བཙུན་གཡུ་ཐོག་ཡོན་ཏན་མགོན་པོས་མཛད་པའི་ཆ་ལག་བཅོ་བརྒྱད་ཁོག་དབུགས་ཁྲུང་ཆེན་ལྡིང་བ་ལས། གསོ་ཐབས་ཞེས་བྱ་བ་ནི། ནད་སྟེང་དུ་གཉེན་པོ་གཏོང་བར་བྱེད་པ་སྟེ། སྤྱིར་ཟད་པ་བལྟ་བས་བཅོས་པ་དང་། འཕེལ་བ་སླུང་བས་བཅོས་པ་གཉིས། བྱེ་བྲག་ཟས་སྤྱོད་སྨན་དཔྱད་བཞི་ལ། སྨན་ལ་ཞི་བྱེད་སྡེ་ཚན་ལྔ། སྦྱོང་བྱེད་ལ་ལྔ། དཔྱད་སྡེ་ལྔ་ཐུར་མ་དང་དྲུག ཟས་དང་སྤྱོད་ལམ་གཉིས་གཉིས་ཏེ་ཉི་ཤུ་ཐམ་པའོ། །ཞེས་མངལ་ནད་ཕལ་ཆེར་རླུང་གིས་བསྐྱེད་པའི་ཕྱིར་ཐོག་མར་རྨུམ་འཚོས་དང་འཇམ་རྩི་དུགས་ཀྱིས་གསོ་བར་བྱེད་པ་དང་། དེ་འོག་ཁ་འཆུས་པ་བསྲང་བ་དང་ཁ་ཟུམ་པ་སྦྱང་བར་བྱེད་དགོས་ལ། བྱེ་བྲག་གཞུང་ནས་བསྟན་པའི་མངལ་ནད་མཁྲིས་གྱུར་གྱི་གསོ་ཐབས་ལས་སྨན་གྱི་གསོ་ཐབས་རེ་རེ་བཞིན་ཞིབ་ཏུ་བཀོད་པར་བྱ་བ་ལ། གོང་དུ་མངལ་ནད་ལྔ་དང་ཚབས་ནད་གཉིས་ཀྱི་འབྲེལ་བར་དཔྱད་པའི་སྐབས་སུ་མཁྲིས་གྱུར་གྱི་ཁོང་སྨན་དུ་མདོག་ལྡན་ཁྲུང་ལྔ་ཚད་ལྡན་གཞིར་བཞག་གི་སྟེང་ཉིག་ཏ་ཁ་བསྒྱུར་དུ་བསྟེན་པ་དང་། དཔྱད་དུ་སེང་ཁྲིམ་ལྔ་པའི་ཁུ་བ་ཡིཏུ་ལ་བྱུགས་མངལ་དུ་གཏོང་བ་དང་། ཉེ་ཤིང་བསྟུས་པའི་ཁུ་བར་ཉེ་ཤིང་བདུན་པ་སྦྱར་བའི་ཁུ་བ་དང་། མཐུག་ཏུ་ཀུན་ལ་ཙ་ཧའི་སྨན་མར་སྦྱར་བ་བཅས་ནི་ཉམས་ཡིག་ཁག་དང་གསོ་རིག་རྒྱུད་བཞིའི་དགོངས་དོན་དངོས་ཡིན་པ་དང་། གཞན་ཡང་བྱེ་ཏུའི་འཕྲེང་བར། མོ་མཚན་ནད་ལ། བུད་མེད་གཞོན་དུས་ནས་ཉལ་པོ་མང་དུ་སྤྱོད་པ་དང་ཁྲག་འཛག་པ་དང་འགགས་པ་སོགས་ཀྱིས་མངལ་ནད་བསྐྱེད་ནས་ཟླ་མཚན་མདོག་འགྱུར་ཞིང་དཀར་པོ་ལྷུ་བ་ཅན་རྒྱུན་དུ་ནྲུགས་སམ་འཁྱིལ་དང་སྲན་དུ་འདྲིལ། མངལ་ནད་ལ་སེམས་ཅན་ཡོད་སྙམ་བྱེད་ཅིང་ཟླ་མཚན་དྲི་མ་ཆེ་བ་དང་རྣག་ཏུ་འཛག་ཅིང་ཤ་དཀར་ནྲུགས་པ་དང་ཕྱི་ལ་རྨ་དང་ཤུ་བ་འབྱུང་ཡང་སྲིད་པས། འདི་ལ་སེང་ཁྲོམ་གཉིས་ཐང་བསིངས་པོའམ་དར་བ

བསིངས་པའི་ཆང་དང་ལྷན་དུ་བསྐོལ་ནས་བཏང་། ཡང་ན་རྩ་བ་བཙུ་བདུན་མང་དུ་བཏང་ནས་བྱི་ཁྲུང་ཤར་བལྟས་པས་བདུག་བྱ། ཞེས་སེང་ཁྲིམ་གཉིས་ཐང་དང་དཔྱད་དུ་བྱི་ཁྲུང་ཤར་བལྟས་ཀྱི་ས་བདུག་པས་ཕན་པར་བཤད་པ་དང་། ཁྱད་པར་དུ་མཁྲིས་པའི་ནད་ལ་དཔྱད་ལས་མི་འདའ་བས་ཕྱིའི་རྩ་གཞིར་ཆེ་འཁྲིང་ཆུང་གསུམ་ནད་ཀྱི་སྟོབས་དང་སྦྱར་ཏེ་མངལ་དུ་གཏོང་རྒྱུ་ནི་ཤིན་ཏུ་གལ་ཆེ་ལ། ནད་ཞུགས་པའི་གནས་ལས་ནད་སྟོབས་ཆེ་ཆུང་དཔག་སྟེ་གསོ་ཐབས་བསྟེན་རྒྱུ་དེ་བས་ཀྱང་གལ་ཆེ་བར་འདོད་པས་འདིར་དཔྱད་ན། ནད་རྒྱུ་མི་འདྲ་བ་ལས་བསྐྱེད་པའི་མངལ་ནད་མཁྲིས་གྱུར་གྱི་གསོ་ཐབས་ཀྱང་མི་འདྲ་སྟེ། ནད་རྒྱུ་སྲིན་ལས་བསྐྱེད་པའི་མཁྲིས་གྱུར་གྱི་གསོ་ཐབས་ནི་སྲིན་སེལ་ཞིང་ཚ་བ་སེལ་བ་དང་། ནད་རྒྱུ་ཁྲག་མཁྲིས་ཚ་བ་འཕེལ་བའི་རིགས་ལ་ཚ་བ་བསྡུ་གསོད་སྦྱངས་གསུམ་གྱི་སྒོ་ནས་གསོ་བཅོས་བྱེད་དགོས་པ་མ་ཟད། གནས་དང་ན་ཚོད། ཡུལ་དུས་རང་བཞིན་སོགས་ལས་ནད་སྟོབས་ཆེ་ཆུང་མི་འདྲ་བས་གསོ་ཐབས་ཀྱི་རིག་པའི་འཕྲུལ་ཤེས་དགོས་ཏེ། དཔེར་ན་ན་ཚོད་དར་ལ་བབས་པའི་རིགས་ལ་གནས་མི་འདྲ་བའི་དབང་གིས་ནད་སྟོབས་ཆེ་ཆུང་དང་གསོ་ཐབས་ཀྱི་ལག་ལེན་ལ་ཁྱད་པར་ཡོད་དེ། གནས་རེ་རེའི་གསོ་ཐབས་ཀྱི་ལག་ལེན་ལ་ཉུང་དཔྱད་ན། བསམ་སེའུ་ནི་བད་ཀན་གྱི་གནས་ཡིན་སྐབས་པས་དེར་ཁྲག་མཁྲིས་ཚ་བའི་ནད་བྱུང་ན་ནད་སྟོབས་ཉུང་ཆུང་ལ། སྤྱིའི་གསོ་ཐབས་རྨང་གཞིའི་སྟེང་ཉེས་པ་གང་ཤས་ཆེའི་གཉེན་པོ་བསྟེན་ཤེས་དགོས་ཏེ། ཕོང་སྨན་དུ་གཙོ་བརྒྱད་སོགས་ཁྲག་མཁྲིས་ཚ་བའི་སྨན་དང་། སེ་འབྲུ་བཞི་པའམ་ལྔ་པ་སོགས་བད་ཀན་གྱི་གྲང་བ་སེལ་ཞིང་འཇམ་འགྱུར་གཙོད་པའི་རིགས་བསྟེན་པ་དང་། དཔྱད་དུ་གཏར་ཁ་དང་རྡོད་དུགས་སོགས་བསིལ་རྡོད་སྤྱིལ་མའི་སྒོ་ནས་གསོ་བཅོས་བྱ་དགོས་སྐབས།

བུ་སྣོད་ནི་ཁྲག་མཁྲིས་ཚ་བའི་གནས་ཡིན་སྐབས་པས་དེར་ཁྲག་མཁྲིས་ཚ་བའི་ནད་ཞུགས་པ་ན་སྟོབས་ཆེ་བ་དང་། གསོ་ཐབས་སུ་ཚ་བ་སྟོབས་ཆེན་ནད་ལ་ཆུ་བཞི་དབབ་ཅེས་པ་ལྟར། བསིལ་བའི་ཟས་སྤྱོད་བསྟེན་ལ་ག་བུར་ཉེར་ལྔ་སོགས་ཚ་བ་སེལ་བའི་སྨན་སྦྱོར་བསྟེན་ལ། སྨད་ཀྱི་ལོང་རྩ་དང་བྱིན་གཞུག་གཏར་བ་བཅས་སྟོབས་ཆེན་ནད་དཔའ་བོས་དགྲ་འདུལ་བ་བཞིན་དུ་གསོ་དགོས།

མངལ་སྒོ་ནི་སྒོ་གཏན་ལྟ་བུ་ཐུར་སེལ་གྱི་རླུང་རྒྱུ་བའི་འགག་སྒོ་ལྟ་བུ་སྟེ། རླུང་ཤས་ཆེ་བར་སྐབས་པ་ལ་གནས་དེར་ཁྲག་མཁྲིས་ཚ་བའི་ནད་ཞུགས་ན་རླུང་གིས་སྐྱུད་དེ་ཚ་བ་ཆེར་འཕེལ་བར་བྱེད་པས། རླུང་མགོ་གནོན་པའི་སྨན་ཨ་གར་སོ་ལྔ་དང་ཨ་གར་བརྒྱད་པ། ཐུར་སེལ་གྱི་རླུང་བདེ་

བར་རྒྱུ་བའི་ཕྱིར་ཞི་བྱེད་དྲུག་པ་དང་ཞི་བྱེད་བཅུ་གཅིག་དང་། ཚ་བ་སེལ་བའི་སྨན་གཙོ་བོ་བརྒྱད་པ་དང་ག་བུར་ཉེར་ལྔ་སོགས་གང་འཚམས་བསྟེན་དགོས་ལ། སློས་སུ་ནད་རྒྱུ་ལ་དཔག་སྟེ་གསོ་བཅོས་ཀྱི་གཉེན་པོ་བསྟེན་པ་ནི་ཧ་ཅང་གལ་ཆེ་སྟེ། དེང་རབས་གསོ་རིག་གིས་ཞིབ་འཇུག་བྱས་པ་ལྟར་ན། གཉན་སྲིན་HPVནི་མངལ་སྒོའི་འབྲས་ནད་བསྐྱེད་པའི་གཞི་མ་ལྟ་བུ་ཡིན་པས། གཉན་སྲིན་HPVསེལ་རྒྱུ་ནི་འབྲས་ནད་སྔོན་འགོག་གི་གནད་དུ་གྱུར་ཡོད་པ་དང་། བྱི་ཏའི་འཕྲེང་བ་ལས། གཉན་འབྲས་རྒྱུ་རྐྱེན་གཉན་རིམས་སྲི་དང་འདྲ། །དབྱེ་བ་སྐབས་འདིར་ཕྱི་ནང་གཉིས་སུ་འདུས། །བཅོས་ཐབས་གང་ཉེ་རྩ་གཏར་ཁྲག་ངན་དབྱུང་། །དྲུག་པོ་བཅུ་གསུམ་ཕྱུང་ལྔ་ལ་སོགས་ཕན། །ཞེས་གསུངས་པ་ལྟར། ནད་ཐོག་ལག་ལེན་སྟེང་མངལ་སྒོའི་གནས་སུ་གཉན་སྲིན་HPVཡུན་རིང་དུ་ནད་ཚང་བཅས་ཏེ་ཁྲག་མཁྲིས་ཚ་བའི་ནད་རྟགས་མངོན་པའི་རིགས་ལ་ཕན་སྨན་དུ་རིན་ཆེན་མང་སྦྱོར། ཐང་ཆེན་ཉེར་ལྔ། སྤྲུ་ནག་དགུ། གཙོ་བོ་བརྒྱད་པ། སྤང་རྩི་བཅུ་གཉིས། ཨ་གར་བརྒྱད་པ། མ་ནུ་བཞི་ཐང་སོགས་གང་ལ་གང་འཚམས་བསྟེན་པ་དང་། LEEPགཤགས་བཅོས་སོགས་ཀྱི་ཐབས་ལམ་སྤྱད་དེ་ངན་ཁྲག་དབྱུང་དགོས། མདོར་ན། སྨན་སྦྱོར་གཅེས་བསྡུས་སྙིང་ནོར་ལས། ནད་རྒྱུ་ཁྲག་ཡིན་གང་ཉེ་ཡང་ཡང་གཏར། །དང་པོ་ཇབས་རྣས་འཛིབས་ལ་ངན་ཁྲག་དབྱུངས། །ནད་རྐྱེན་གཉན་ཡིན་ཕོང་སྨན་ཚ་ལྡོས་སྦྱངས། །ནད་དངོས་འབྲས་ཡིན་ལུམ་[ལུམས་]དང་ཚུ་ཚན་ཞུགས། །ཞེས་པའི་གསོ་ཚུལ་དང་ཡོངས་སུ་མཐུན་པ་མ་ཟད། ནད་རྒྱུ་མི་འདྲ་བ་ལས་གསོ་ཐབས་ཀྱི་ལག་ལེན་ལ་ཁྱད་པར་ཡོད།

1. གཞུང་སོ་སོར་བསྟན་པའི་སྨན་སྦྱོར་དང་དེའི་སྦྱོར་ཁུངས།

གཞུང་གི་མཚན།	སྨན་སྦྱོར།
རྒྱུད་བཞིའི་གསལ་བྱེད་བཻ་ཌཱུར་སྔོན་པོ།	ཞུ་མཁན། ཙ་ཧྲ། བ་ཤ་ཀ ར་མཉེ། མཉེ་ཤིང་། ཤིང་མངར། རྒུན་འབྲུམ། པ་ལ། པི་པི་ལིང་། ག་ར། སྒྲང་།
གསོ་རིག་རྒྱུད་བཞི།	སེང་ལྡེམ། ཙ་ཧྲ། བ་ཤ་ཀ མཉེ་ཤིང་། ཤིང་མངར། རྒུན་འབྲུམ། པི་པི་ལིང་། ག་ར། སྒྲང་།
གཡུ་ཐོག་སྙན་ཡིག་ཕྱོགས་བསྒྲིགས།	སེང་ལྡེམ། ཙ་ཧྲ། བ་ཤ་ཀ མཉེ་ཤིང་། ར་མཉེ། ཤིང་མངར། རྒུན་འབྲུམ། པི་པི་ལིང་། ག་ར། སྒྲང་།
འབྲི་གུང་རྒྱུད་བཞིའི་དཀའ་མཆན།	སེང་ལྡེམ། ཙ་ཧྲ། བ་ཤ་ཀ མཉེ་ཤིང་། ར་མཉེ། ཤིང་མངར། རྒུན་འབྲུམ། པི་པི་ལིང་། ག་ར། སྒྲང་།

ཆ་ལག་བཅོ་བརྒྱད།	སེང་ཁྲོམ། ཙ་ཏྲ། བ་ཤ་ཀ ར་མཉེ། མཉེ་ཤིང་། ཤིང་མངར། རྒུན་འབྲུམ། སེ་ལ། པི་པི་ལིང་། ག་ར།
ཞང་བོད་གསོ་རིག་དགའ་སྟོན་རོལ་བའི་རྒྱན།	སེང་ཁྲོམ། ཙ་ཏྲ། བ་ཤ་ཀ སྟག་ཤ བྲག་ཞུན།
ལག་ལེན་བདུད་རྩིའི་གཏེར་སྒྲོམ།	སེང་ཁྲོམ། ཙ་ཏྲ། བ་ཤ་ཀ སྟག་ཤ བྲག་ཞུན།
གཅེས་བསྡུས་སྙིང་ནོར།	སེང་ཁྲོམ། ཙ་ཏྲ། བ་ཤ་ཀ སྟག་ཤ བྲག་ཞུན།
མཆན་བརྒྱབ་ལྷན་ཐབས།	སེང་ཁྲོམ། ཙ་ཏྲ། བ་ཤ་ཀ ཉེ་ཤིང་། ཤིང་མངར། རྒུན་འབྲུམ། པ་ལ། པི་པི་ལིང་། ག་ར། སྦྲང་།
ལག་ལེན་པོད་དམར།	སེང་ཁྲོམ། ཙ་ཏྲ། བ་ཤ་ཀ ར་མཉེ། མཉེ་ཤིང་། ཤིང་མངར། རྒུན་འབྲུམ། པི་པི་ལིང་། བ་ལེ། ག་ར།
གསོ་རིག་འབུམ་བཞི།	སེང་ཁྲོམ། བ་ཤ་ཀ མཉེ་ཤིང་། ར་མཉེ། ཉེ་ཤིང་། ཤིང་མངར། རྒུན་འབྲུམ། པི་པི་ལིང་། བ་ལེ། ག་ར།

གོང་གི་གཞུང་དང་ཉམས་ཡིག་ཁག་ཏུ་བསྟན་པའི་སྨན་གྱི་སྦྱོར་བར་གཞིགས་ན། གཙོ་སྨན་སེང་ཁྲིམ་དང་ཙ་ཏྲ། བ་ཤ་ཀ་གསུམ་གཅིག་འདྲ་ཡིན་པ་ལ། འགོར་གྱི་སྨན་དུ་སྟག་ཤ་དང་བྲག་ཞུན་སྦྱར་བ་གཅིག་དང་། ར་མཉེ་དང་ཉེ་ཤིང་། ཤིང་མངར་དང་རྒུན་འབྲུམ། པི་པི་ལིང་། བ་ལེ། ག་ར་དང་སྦྲང་སྦྱར་བ་གཉིས་བཅས་མཁས་པ་རེ་རེའི་ཕྱག་ལེན་མི་འདྲ་བས་འགོར་སྨན་རྣམ་པ་མི་འདྲ་བ་གཉིས་སུ་དབྱེ་ཡོད་པ་ལྟར། མདོར་ན་མཁྲིས་པ་སེལ་ཞིང་ཁྲུང་མགོ་གནོན་པའི་སྦྱོར་བ་བསྟན་ཡོད་དོ། །

2. དཔྱད་བཅོས་བསྟན་པ།

སྤྱིར་མཁྲིས་པའི་ནད་ལ་བཤལ་དང་གཏར་ཁ་ལས་མ་འདས་པས། དཔྱད་དུ་སྨད་ཀྱི་ནད་ལ་བྱིན་གཞུག་དང་ཡོང་རྩ་གཏར་བ་དང་། མངལ་བཤལ་གྱི་ལག་ལེན་མེད་དུ་མི་རུང་སྟེ། མན་ངག་པོ་ཏི་དམར་པོ་ལས། ཚ་བ་ཐམས་ཅད་འཁྲིས་[མཁྲིས་]པ་ལས་མ་གྱུར་པ་མེད་པས། འཁྲིས་[མཁྲིས་]པ་ཁྲག་ལས་མ་གྱུར་པ་མེད་པས། ཚ་བ་རྒྱས་པ་དང་ཁྲག་འཕེལ་བས། འཁྲིས་[མཁྲིས་]པའི་སྟོབས་སྐྱེས་ནས་ཁྲག་འདུལ་བར་བྱེད་པས། གཏར་དུ་མི་རུང་བ་མ་ཡིན་པས། ཚ་བ་ཐམས་ཅད་ལ་གཏར་གྱིས་ཁྲག་བཤིད་སྨད་[ཤིད་དམད་]པ་ཁོ་ན་ཤེས་པས་གསད་དོ། །ཞེས་པ་ལྟར་རོ། །

སྔོམ་ཆུང་།

མངལ་ནད་མཁྲིས་གྱུར་ནི་རྒྱུ་ཚོགས་རྐྱེན་ཚོགས་འཕྲད་ན་རྟེན་མངལ་གྱི་གནས་སུ་བརྟེན་པ་མཁྲིས་པ་གསོག་ལྡང་འཕེལ་འཁྲུགས་སུ་གྱུར་ཏེ་སྐྱེ་འཕེལ་དབང་པོའི་གནས་གང་རུང་དུ་འབྱུང་སྲིད་པའི་ཁྲག་མཁྲིས་ཚ་བ་ཤས་ཆེ་བའི་ནད་གཞི་ཞིག་སྟེ། བྱེ་བྲག་གནས་དང་སྦྱར་ན་ནད་ཀྱི་དབྱེ་བ་དཔག་ཏུ་མེད་པར་དཀར་ཆག་པས་ནད་ཀྱི་ཐ་སྙད་ཀྱང་གསང་ཤ་ཆེ་བའི་མཁྲིས་གྱུར་ནད། སྐྱེ་ལམ་གྱི་མཁྲིས་གྱུར་ནད། མངལ་སྒོའི་མཁྲིས་གྱུར་ནད་ཅེས་གདགས་ཆོག་པ་མ་ཟད། མཁྲིས་པའི་མཚན་ཉིད་འཕེལ་འཁྲུགས་ལ་བརྟག་སྟོ་ཡུལ་དུས་རང་བཞིན་ན་ཚོད་དང་། ཉིན་ཞག་ཟས་ཟོས་གནས་བཅས་ལས་ནད་སྟོབས་ཆེ་ཆུང་དཔག་དགོས་ཏེ། དཔེར་ན་གནས་བྱེ་བྲག་གི་ཉེས་པ་ཤས་ཆེ་ཆུང་ལས་ནད་སྟོབས་ཆེ་ཆུང་མི་འདྲ་སྟེ། བུ་སྣོད་ཁྲག་མཁྲིས་ཚ་བའི་གནས་ཡིན་སྐབས་པ་དེར་མཁྲིས་གྱུར་གྱི་ནད་བྱུང་ན་ཚ་སྟོབས་ཆེ་བ་དང་། བསམ་སེའུ་ནི་བད་ཀན་གྱི་གནས་ཡིན་སྐབས་པས་དེར་མཁྲིས་གྱུར་བྱུང་ན་ཚ་བའི་གཉེན་པོ་བསིལ་བས་ཙུང་མནན་ཏེ་ཚ་སྟོབས་ཆུང་བར་འདོད། དེ་བཞིན་དུ་ཡུལ་དུས་རང་བཞིན་ན་ཚོད་བཅས་མཁྲིས་པའི་མཚན་ཉིད་ཀྱི་ཟུར་རྫ་ཚ་སོགས་དང་སྦྱོར་མཚུངས་སུ་གྱུར་ན་ནད་གཞི་སྟོབས་ཆེ་བ་དང་། མཁྲིས་པའི་ཟས་སྐྱོམ་དང་སྤྱོད་ལམ་དྲག་ཤུལ་བསྟེན་པས་ནད་གཞི་འཕེལ་ཞིང་བསིལ་བའི་ཟས་སྐོམ་དང་སྤྱོད་ལམ་བསིལ་སར་དལ་བར་བསྡད་ན་ནད་ལ་ཕན་པས་ཕན་གནོད་བསྟེན་པའི་སྒོ་ནས་ནད་གཞི་ངོས་འཛིན་སྐབས་རིག་པས་འཕྲུལ་ཤེས་དགོས་པ་དང་། བརྟག་ཚུལ་རྩ་ཆུ་ན་ལུགས་སོགས་ལས་ནད་ངོས་སོ་སོར་མ་འདྲེས་པར་ངོས་བཟུང་དགོས། འོན་ཀྱང་མོ་ནད་ཀྱི་རྩ་ནི་ཆུ་སེར་རྩ་ཡིན་པས་དལ་མཁྲང་འགྱུ་བ་དཀའ་ཞིང་ལེགས་པར་བརྟག་ན་རྩ་དཔངས་གཞན་ལས་དམའ་བ་དང་། ཆུ་ནི་རྟུལ་བ་སོགས་ཁ་དོག་སྣ་ཚོགས་འབྱུང་། ཕྱི་ཡུལ་གྱི་ནད་རྟགས་སུ་ལུས་ཡོངས་དང་ཆ་ཤས་སུ་ཚ་བ་རྒྱས་པ། མདོག་དམར་ཤས་ཆེ་ལ་སྐྲངས་པ་རྣག་ཏུ་སྨིན་སླ་བ། དྲི་མནམ་པ་འབྱུང་བས་མངལ་ནད་ཀླུང་གྱུར་དང་བད་གྱུར་སོགས་དང་སོ་སོ་མ་འདྲེས་པར་འབྱེད་དགོས། གསོ་ཚུལ་ཐད་དུ་མངལ་ནད་ཕལ་ཆེར་ཀླུང་གིས་བསྐྱེད་པས་དུགས་སོགས་ཀྱིས་ཀླུང་མགོ་གནོན་པ་དང་། བར་དུ་ཚ་བ་བསྡུ་གསོད་སྦྱངས་གསུམ་གྱི་སྒོ་ནས་བཅོས་པ་དང་། རྗེས་གཅོད་མཁྲིས་ནད་སྤྱི་ལྟར་དང་། ཁྱད་པར་དུ་གནས

དང་དུས་ཉིན་ཞག་ན་ཚོད་རང་བཞིན་བཅས་ནད་སྟོབས་ཆེ་ཆུང་ལ་དཔག་སྟེ་སྟོབས་ཆེན་ནད་ལ་དཔའ་བོ་དགྲ་འདུལ་བཞིན་བཅོས་པ་དང་། སྟོབས་ཆུང་ནད་ལ་སྐས་གདེངས་མས་འཛེགས་ལྟར་གང་ལ་གང་འཚམས་སྨོས་གསོ་བཅོས་དགོས། སྨོས་སུ་གསོ་ཐབས་ལག་ཏུ་བླངས་པའི་རིམ་པར་སྨན་དཔྱད་ཟས་སྤྱོད་བཞི་ལས་སྨན་དུ་སེང་ཁྲིམ་དང་ཙུ་ཏ། བ་ཤ་ག་བཅས་ལ་འཕོར་སྨན་དུ་ཉེ་ཤིང་སོགས་སྦྱར་ཏེ་གཏོང་བ་དང་། དཔྱད་དུ་མངལ་བྲུས་མས་ནས་བཏང་སྟེ་ནད་ཐམས་ཅད་མངལ་སྒོ་ནས་ཕྱིར་འདྲེན་པར་བྱེད་པ། བྱིན་གཞུག་དང་ཡོང་ཙ་གཏར་བ་བཅས་མདོར་ན་ཟས་སྤྱོད་སྨན་དཔྱད་བསིལ་བཅུད་ཡང་བའི་སྒོ་ནས་བཅོས་པ་དང་། ནད་རྒྱུ་མི་འདྲ་བ་ལས་གསོ་ཚུལ་དང་གསོ་ཐབས་ཀྱང་མི་འདྲ། །

དངོས་ཕྱོག་ཞིབ་འཇུག

ས་བཅད་དང་པོ། མངལ་སྒོ་དང་འབྲེལ་ཏེ་མཁྲིས་གྱུར་ནད་ཀྱི་བརྟག་བཅོས་ཞིབ་འཇུག

དང་པོ། རྒྱུ་ཀ།

མིའི་རང་བཞིན་དང་ན་ཚོད། གནོད་བྱའི་གནས་དང་གནོད་བྱེད་ཉེས་པ་འཕེལ་ཟད་འཁྲུགས་གསུམ། མཆོག་དམན་གཙོ་བོ་བཅས་ཀྱི་སྒོ་ནས་ནད་ལ་དབྱེ་བ་དཔག་ཏུ་མེད་པར་དཀར་ཆག་པ་བཞིན། མངལ་ནད་མཁྲིས་གྱུར་ནི་བུད་མེད་ཀྱི་ཕྱི་ནང་གི་སྐྱེ་འཕེལ་དབང་པོའི་གནས་སུ་ཁྲག་མཁྲིས་ཚ་བ་ཞུགས་པའི་ཁྲབ་རྒྱ་ཆེ་བའི་ནད་ཅིག་ཡིན་ལ། འདིར་སྤྱི་རྟགས་སུ་མཁལ་རྐེད་དང་ཚང་ར་སྣྲུགས་ནས་གཟེར་བ། བརླ་ནང་ཕྱུར་དུ་གཟེར་བ་དང་། སྒོས་སུ་མངལ་སྒོའི་མདོག་དམར་པོ་མངོན་པ། མངལ་སྒོ་ཆེར་རྒྱས་པ། གྲང་དཀར་མདོག་སེར་ཞིང་དྲི་མནམ་པ། འདོམས་གཡའ་བ། ཡང་ན་གྲང་དཀར་རྣག་འདྲ་བ་དང་རྒྱུ་ཞབས་ཚ་འབྲབ་བྱེད་པ་བཅས་ཀྱི་ནད་རྟགས་མངོན་པའི་མངལ་སྒོའི་མཁྲིས་གྱུར་གྱི་ནད་པ་45འདེམས་ཏེ་ནད་ཐོག་ཞིབ་འཇུག་བྱས་པ་ལྟར་ན། གསོ་བཅོས་ཁག་ལ་ནད་པ་24ཡོད་པ་དང་། གཤིབ་སྡུར་ཁག་ལ་ནད་པ་21ཡོད། དེ་དག་གི་ཆ་སྙོམས་ལོ་གྲངས་35.27±3.23ཡིན་ལ། ནད་པ་རེའི་ཆ་སྙོམས་ཀྱི་གསོ་བཅོས་དུས་ཡུན་ཉིན་12.24±3.45དང་། ཚེ་སྲོག་ལུས་བརྟག་ལས་ཁྲག་ཤེད་འབྲུམས་ཤུགས་75.66±4.72(mmHg) བསྐྱོངས་ཤུགས་108.84±10.36(mmHg) དབུགས་གྲངས་71.98±5.58ཐེངས/སྐར་རེར། ལྗིད་ཚད་60±7.43(kg) བཅས་དང་། གསོ་བཅོས་ཀྱི་སྔ་གཞུག་ཏུ་ཚེ་སྲོག་ལུས་བརྟག་གི་འགྱུར་བར་ཞིབ་བསྡུར་བྱས་པ་ལྟར་ན་ཁྱད་པར་ཆེར་མེད།

གཉིས་པ། ཐབས་ལམ།

གཅིག ཐབས་ལམ་རྟེས་འགོད་དང་འཆར་གཞི།

གསོ་རིག་རྒྱུད་བཞི་གཙོ་བྱས་པའི་ཉམས་ཡིག་ཁག་གི་མངལ་ནད་མཁྲིས་ཞུར་གྱི་ནད་རྟགས་དང་ནད་ཐོག་ལག་ལེན་ཟུང་འབྲེལ་སྨོས་ནད་རྟགས་གཙོ་ཕལ་གཉིས་སུ་དབྱེ་སྟེ། གྲང་དཀར་འཁྱམས་ཤིང་དྲི་མནམ་པ། འདོམས་གཡའ་བ། རྒྱུ་ཞབས་ཚ་འཁྲབ་བྱེད་པ། མངལ་སྒོའི་མདོག་དམར་བའམ་ཁྲག་རྫོལ་བ། རྣག་ཐུམ་མངོན་པ། མངལ་སྒོ་ཆེར་རྒྱས་པ་བཅས་ནད་རྟགས་གཙོ་བོའི་གྲས་དང་། ནད་རྟགས་ཕལ་བ་ནི་མཁལ་རྐེད་ན་བ་དང་། བརྐ་ནང་ཐུར་དུ་གཟེར་བ་བཅས་དང་། མོ་ནད་བརྟག་དཔྱད་ལས་བུ་སྣོད་དང་བསམ་སེའུ་གཡས་གཡོན་རྒྱུད་དུ་གནོན་གཟེར་དང་ཚ་རྒྱས་ཤ་གྲིམ་ཆགས་ཡོད་མེད་བཅས་ནད་རྟགས་གཙོ་བོ་གཉིས་དང་ཕལ་བ་གཅིག་ཚང་ན་མངལ་སྒོའི་མཁྲིས་ཞུར་ནད་དུ་ངོས་བཟུང་ཡོད། ནད་རྟགས་གཙོ་བོ་དང་མོ་ནད་བརྟག་དཔྱད་ལས་ནད་སྟོབས་ཆེ་ཆུང་སྐར་གྲངས་0 2 4 6ལ་བགོས་ཏེ་ཨང་གྲངས་ཆུང་བ་ནས་ཆེ་བའི་བར་རིམ་པ་བཞིན་ སྟ་མ་སྟ་མ་ནད་སྟོབས་ཆུང་ཞིང་ཕྱི་མ་ཕྱི་མ་སྟོབས་ཆེ་བའི་མཚོན་རྟགས་དང་། དེ་བཞིན་དུ་ནད་རྟགས་ཕལ་བ་སྐར་གྲངས་0 1 2 3ལ་བགོས་ཏེ་ཨང་གྲངས་ཆུང་བ་ནས་ཆེ་བ་རིམ་པ་བཞིན་དུ་སྟ་མ་སྟ་མ་སྟོབས་ཆུང་ཞིང་ཕྱི་མ་ཕྱི་མ་སྟོབས་ཆེ་བའི་མཚོན་རྟགས་བཅས་ཡིན། མངལ་སྒོའི་མདོག་དང་ཆེ་ཆུང་སོགས་སྐར་གྲངས་སུ་བགོས་ཏེ་ནད་རྟགས་ཆེ་ཆུང་དགར་ཡོད། འབྲེལ་ཡོད་བརྟག་དཔྱད་ལས་TCTལས་མངལ་སྒོའི་ཚ་ནད་མངོན་པ། HPVདང་ནད་ལུགས་བརྟག་དཔྱད་ངེས་པར་དུ་བརྟག་དཔྱད་མ་བྱས་ནའང་ཆོག་གོ །

ཕྱི་བསྡོམས་ཞག་སྟོད་ནད་པ་བཞི་བཅུ་ཞེ་ལྔ་ཡོད་པ་དང་། དེ་དག་གསོ་བཅོས་ཁག་དང་གཤིབ་བསྡུར་ཁག་གཉིས་སུ་དབྱེ་སྟེ། གསོ་བཅོས་ཁག་གི་ཁོང་སྨན་དང་སྨུམ་བྱུགས། མངལ་བཤལ། ལུམས། གཙགས་བུ་བསྟེན་པ་དང་། གཤིབ་བསྡུར་ཁག་གི་ཁོང་སྨན་དང་སྨུམ་བྱུགས། མངལ་བཤལ། ལུམས་བསྟེན་ཏེ་གསོ་བཅོས་ཕྱིའི་ཕན་སྐྱེད་དང་། གསོ་བཅོས་སྔ་གཞུག་ཏུ་ཁག་གཉིས་ཀྱི་ཕྱིའི་ཕན་སྐྱེད་དང་། བྱེ་བྲག་ཁག་གཉིས་སོ་སོའི་བར་གྱི་ནད་རྟགས་ཀྲུང་བའི་ཕན་སྐྱེད་བཅས་ལ་

དབྱེ་ཞིབ་བྱས་ཏེ་དཔྱད་བསྡུར་བྱ་རྒྱུ་ཡིན།

ཕན་སྐྱིད་ཚད་གཞི་ནི་རྒྱལ་སྤྱིའི་སྙིང་བཀོལ་བའི་ཉི་མོ་ཏི་ཕིང་ཐབས་[①]ཀྱི་རྩིས་གཞིའི་སྤྱི་འགྲོས་ལྟར། (གསོ་བཅོས་སྔོན་གྱི་སྐར་གྲངས་–གསོ་བཅོས་རྗེས་ཀྱི་སྐར་གྲངས་)/གསོ་བཅོས་སྔོན་གྱི་སྐར་གྲངས་×100%བཅས་དང་། གསོ་བཅོས་ཀྱི་ཕན་སྐྱིད་ཚད་གཞི་ལ་སངས་དྲག་དང་ཕན་སྐྱིད་ཆེ་བ། ཕན་སྐྱིད་ཆུང་བ། ཕན་སྐྱིད་མེད་པ་བཅས་ཁག་བཞི་རུ་བགོས་ཡོད།

སངས་དྲག་ནི་གསོ་བཅོས་ཀྱི་གཞུག་ཏུ་ནད་རྟགས་དང་ལུས་བརྟག་ཞི་བའི་སྐར་གྲངས་ཚད་≥95%ཡན་ཇེ་ཉུང་དུ་སོང་བ་དང་། ཕན་སྐྱིད་ཆེ་བ་ནི་ནད་རྟགས་ཞི་བའི་སྐར་གྲངས་ཚད་70%-90%ཉུང་དུ་སོང་བ། ཕན་སྐྱིད་ཆུང་བ་ནི་ནད་རྟགས་ཞི་བའི་སྐར་གྲངས་ཚད་30%-69%ཇེ་ཉུང་དུ་སོང་བ། ཕན་སྐྱིད་མེད་པ་ནི་གསོ་བཅོས་ཀྱི་སྔ་གཞུག་ཏུ་ནད་རྟགས་ཀྱི་ཕན་སྐྱིད་མངོན་གསལ་མེད་པར་ཞི་ཚད་སྐར་གྲངས་30%ལས་ཇེ་ཉུང་དུ་མ་སོང་བ་བཅས་ཡིན།

གཉིས། ཞིབ་འཇུག་བྱེད་ཡུལ་དང་ཚབ་མཚོན་འདེམ་ཐབས།

ཞིབ་འཇུག་བྱེད་ཡུལ་ནི་གོང་གི་མངལ་སྐྲན་མཁྲིས་གྱུར་གྱི་ངོས་འཛིན་དང་མཐུན་པ་དང་། ལོ་20-49བར་གཉེན་སྒྲིག་བྱས་ཟིན་པའམ་ལུས་འབྲེལ་སྤྱོད་བའི་བུད་མེད་ཡིན་པ། མཆིན་པ་དང་མཁལ་མའི་ནུས་པ་རྒྱུན་ལྡན་དང་ཟླ་མཚན་གྱི་འཁོར་ཡུན་ཉིན་20-35བར་ཐེངས་རེར་འབབ་པ། གསོ་བཅོས་ལ་མོས་མཐུན་ཡོད་པ་བཅས་འདེམས་དགོས།

དེ་ལས་གཞན་སྦྲུམ་མའམ་ལོ་ཕྱེད་ཀྱི་ནང་དུ་མངལ་སྦྲུམ་པའི་འཆར་གཞི་ཡོད་པ། ཡང་ན་བཙས་རྗེས་ནུ་མ་བསྣུན་བཞིན་པའི་བུད་མེད་དང་། མངལ་འབྲས་ནད་དང་། མངལ་སྐྲན་གྱི་ཆེ་ཆུང་ལི་སྨི་3ལས་ཆེ་བ། ཚང་སྨམ་གྱི་ཁྲག་རྩ་རིངས་འགག་ནད། ཕྲང་བའི་གཉན་ཚད། སྙིང་དང་ཁྲག་རྩ། མཆིན་པ། མཁལ་མ། ཁྲག་རྒྱུན་མ་ལག་དང་དབང་རྩ་མ་ལག་ལ་ནད་ཡོད་པའི་རིགས། གཟའ་འཁོར་གཉིས་ཀྱི་ནང་དུ་འབྲེལ་ཡོད་སྨྱུགས་མཐུན་གསོ་བཅོས་བྱས་སྤྱོད་བའི་རིགས། རྩོར་ཐལ་འབྱུང་སླ་བའི་ནད་པ། ཁྲིམས་ལུགས་ཀྱིས་གཏན་ལ་བབས་པའི་ཞ་བོ། འོན་པ། ལྐུགས་པ་བཅས་དབང་པོ་སྐྱོན་ཅན་དང་གསོ་བཅོས་ལ་མོས་མཐུན་མེད་པའི་རིགས་བཅས་ནི་གསོ་བཅོས་ནང་དུ་འདེམས་མི་རུང་ངོ་། །

① ཉི་མོ་ཏི་ཕིང་། 尼莫地平

ས་བཅད་གཉིས་པ། མཇུག་འབྲས།

དང་པོ། ན་ཚོད་དང་འབྲེལ་ཏེ་ཕན་སྐྱེད་གླེང་བ།

ན་ཚོད་ཀྱི་ཁྱབ་ཚུལ་ལ་གཞིགས་ན་ནད་པའི་ཆ་སྙོམས་ཀྱི་ལོ་གྲངས་35.2±3.23ཡིན། དེ་དག་ལས་ལོ་20ནས་ལོ་30བར་གྱི་ནད་པ་9ཡོད། ལོ་31ནས་ལོ་40བར་གྱི་ནད་པ་24ཡོད། ལོ་41ནས་ལོ་52བར་གྱི་ནད་པ་12བཅས་བསྡོམས་པས་ནད་པ་45ཡོད་པར། ན་ཚོད་དང་འབྲེལ་ཏེ་ཕན་སྐྱེད་ལ་དབྱེ་ཞིབ་བྱས་ན་ཁྱད་པར་ཆེར་མེད།

གཉིས་པ། ནད་རྟགས་སྤྱིའི་ཕན་སྐྱེད།

གཅིག སྤྱིའི་ཕན་སྐྱེད།

ནད་པ་45ཡི་ཁྲིད་ཁག་གཉིས་ཀྱི་ནད་རྟགས་སྤྱིའི་ཕན་སྐྱེད་ལས། སངས་དྲག་ནད་པ་77.26%ཟིན་པ་དང་། ཕན་སྐྱེད་ཆེ་བའི་ནད་པ་11.36%ཟིན། ཕན་སྐྱེད་ཆུང་བའི་ནད་པ་11.36%ཟིན། ཕན་སྐྱེད་མེད་པའི་ནད་པ་0%ཟིན། སྤྱིའི་གསོ་བཅོས་ཀྱི་ཕན་སྐྱེད་(སངས་དྲག་+སྐྱེད་ཆེ་+སྐྱེད་ཆུང་) 100%ཟིན།

མོ་ནད་བརྟག་དཔྱད་ལས། ནད་པ་45ཡི་ཁྲིད་སངས་དྲག་ནད་པ་75%ཟིན་པ་དང་། སྐྱེད་ཆེའི་ནད་པ་0%ཟིན། སྐྱེད་ཆུང་བའི་ནད་པ་22.73%ཟིན། ཕན་སྐྱེད་མེད་པའི་ནད་པ་2.27%ཟིན། སྤྱིའི་གསོ་བཅོས་ཀྱི་ཕན་སྐྱེད་(སངས་དྲག་+སྐྱེད་ཆེ་+སྐྱེད་ཆུང་) 97.73%ཟིན།

གཉིས། ཁག་གཉིས་སོ་སོའི་ཕན་སྐྱེད།

ཁག་གཉིས།	གསོ་བཅོས་ཁག	གཞིབ་བསྡུར་ཁག
ནད་རྟགས་གཙོ་བོའི་ཕན་སྐྱེད།	0.57±1.11##	7.07±2.36
ནད་རྟགས་ཕལ་བའི་ཕན་སྐྱེད།	0.79±0.8##	3.53±1.017

གསལ་བཤད། གསོ་བཅོས་ཁག་ནི་གཞིབ་བསྡུར་ཁག་དང་བསྡུར་ན། ##P<0.01ཡིན་པས་ཕན་སྐྱེད་མངོན་གསལ་ཡིན།

གསོ་བཅོས་རྗེས་སུ་ཁག་གཉིས་ཀྱི་ནད་རྟགས་གཙོ་བོ་དང་ཕལ་བའི་ཕན་སྐྱེད་མངོན་གསལ་ཡིན་པ་དང་། ཁྱད་པར་དུ་གཞིབ་སྡུར་ཁག་དང་བསྡུར་ན། གསོ་བཅོས་ཁག་གི་P<0.01ཡིན་པས་ཕན་སྐྱེད་མངོན་གསལ་ཡིན་པ་མཚོན་ཐུབ།

གསུམ། ཁག་གཉིས་ཀྱི་ནད་རྟགས་རྒྱུན་བའི་ཕན་སྐྱེད།

ནད་རྟགས།	གསོ་བཅོས་ཁག	གཞིབ་བསྡུར་ཁག
གྲང་དཀར་འཁྱམས་ཤིང་མདོག་སེར་ལ་དྲི་མནམ་པ།	0.43±0.831##	3.42±1.10
འདོམས་གཡའ་བ།	0.05±0.311##	2.84±1.81
རྒྱུ་ཞབས་ཚ་འབྲབ།	0.10±0.431##	0.98±1.39
མཁལ་རྐེད་ན་བ།	0.45±0.501##	1.91±0.63
རྒྱུ་ཞབས་ཚ་འབྲབ།	0.33±0.481##	1.67±0.60
མངལ་སྒོའི་མདོག་དམར་ཤས་ཆེ་བ།	0.48±0.861##	2.22±1.01
མངལ་སྒོ་ཆེར་རྒྱས་ཚད།	0.90±1.101##	2.31±1.47
མངལ་སྒོའི་རྣག་འབྱུམ།	0.10±0.431##	1.07±1.51

གསལ་བཤད། གསོ་བཅོས་ཁག་ནི་གཞིབ་བསྡུར་ཁག་དང་བསྡུར་ན##P<0.01ཡིན་པས་ཕན་སྐྱེད་མངོན་གསལ་ཡིན།

ཁག་གཉིས་ཀྱི་ནད་རྟགས་རྒྱུན་བའི་ཕན་སྐྱེད་སོ་སོར་ཞིབ་བསྡུར་བྱས་པ་ལྟར་ན། གསོ་བཅོས་ཁག་གི་P<0.01ཡིན་པ་དང་། གསོ་བཅོས་ཁག་གི་ནད་རྟགས་རྒྱུན་བའི་ཕན་སྐྱེད་ཞིབ་བསྡུར་ཁག་ལས་མངོན་གསལ་ཡིན།

ས་བཅད་གསུམ་པ། དཔྱད་བསྡུར།

མངལ་སྒོའི་མཁྲིས་སྒྲུར་ནད་ལ་གོང་གི་གསོ་ཐབས་གཉིས་བཀོལ་ཏེ་ཞིབ་འཇུག་བྱས་པ་ལྟར། ན་ཚོད་རིམ་པ་སོ་སོ་དང་འབྲེལ་ཏེ་དཔྱད་ན་གསོ་བཅོས་ཀྱི་ཕན་སྐྱེད་མངོན་གསལ་མིན་ཏེ། རྒྱུ་མཚན་ནི་ཞིབ་འཇུག་ལས་བསྟན་དོན་ནད་པ་ཡོངས་ཀྱི་སྤྱིའི་ལོ་གྲངས་35ཡས་མས་དར་མ་ཁྲག་མཁྲིས་ཤས་ཆེ་བའི་དུས་ཡིན་པས་ན་ཚོད་དང་འབྲེལ་ན་ཕན་སྐྱེད་མ་མངོན་པ་ཡིན་ནམ། ནད་རྟགས་སྤྱིའི་གསོ་བཅོས་ཀྱི་ཕན་སྐྱེད་100%ཟིན་པ་དང་། མོ་ནད་བརྟག་དཔྱད་ལས་མངོན་པའི་ནད་རྟགས་སྤྱིའི་ཕན་སྐྱེད་97%ཡན་ཟིན་ལ། ཕན་སྐྱེད་མེད་པ་2%ཙམ་ཟིན། ཁག་གཉིས་ཀྱི་དབར་ཕན་ཚུན་ཞིབ་བསྡུར་བྱས་ན། གཞིབ་བསྡུར་ཁག་དང་བསྡུར་ན་གསོ་བཅོས་ཁག་གི་ནད་རྟགས་གཙོ་ཕལ་གཉིས་ཀྱི་ཕན་སྐྱེད་མངོན་གསལ་ཡིན་པ་མཚོན་ཐུབ་པ་དང་། ཁག་གཉིས་ཀྱི་ནད་རྟགས་རྒྱང་བའི་གསོ་བཅོས་ཀྱི་ཕན་སྐྱེད་ལ་དབྱེ་ཞིབ་བྱས་ན། གསོ་བཅོས་ཁག་གི་ཕན་སྐྱེད་ནི་གཞིབ་བསྡུར་ཁག་གི་ཕན་སྐྱེད་ལས་མངོན་གསལ་(P<0.01)ཡིན་པས་ཅུང་དཔྱད་ན། དཔྱད་དུ་མངལ་ནད་ཕལ་ཆེར་རླུང་གིས་བསྐྱེད་པའི་ཕྱིར་སྨན་དུགས་སོགས་ཀྱིས་རླུང་ཁ་མནན་པ་དང་། མངལ་བཤལ་བྱས་ཏེ་སྐྱི་ལམ་གཙང་དག་དང་ཁྲག་མཁྲིས་ཚ་བ་གསོད་པ་དང་། ལུམས་ཀྱིས་ཟླ་མཚན་ཆུ་སེར་རླུང་གིས་བྱེར་བའི་ནད་བ་སྤུ་ནས་ཕྱིར་འདོན་པ་བཅས་མདོར་ན། གསོ་རིག་རྒྱུད་བཞི་ཏུ། བཅོས་ཐབས་མངལ་ནད་ཕལ་ཆེར་རླུང་ཡིན་པས། །སྨན་འཚོས་འཇམ་རྩི་དུགས་ཀྱིས་གསོ་བར་བསྟགས། །ཞེས་གསོ་རིག་རྒྱུད་བཞི་དང་ཉམས་ཡིག་ཁག་ཏུ་བསྟན་པའི་མོ་ནད་ཀྱི་གསོ་ཚུལ་དང་མཐུན་པས་ནད་དང་གཉེན་པོ་ཐང་སྦྱོད་ཀྱི་རིགས་ལམ་ར་སྤྲོད་བྱེད་ཐུབ་པ་དང་། ཁྱད་པར་དུ་ཁྲག་མཁྲིས་ཚ་བའི་ནད་ལ་བཤལ་དང་གཏར་ག་མཆོག་ཏུ་བསྟགས་པས། གཙག་བུས་མངལ་སྒོའི་ཁྲག་མཁྲིས་ཚ་བ་དང་ངན་ཁྲག་ཕྱིར་དབྱུང་བ་ལ་རྩ་ཡོངས་སུ་སོས་བར་ཟླ་གཉིས་ཀྱི་དུས་ཡུན་མཁོ་བས་རྒྱུ་ཞབས་སུ་གནོན་གཟེར་མངོན་པ་དང་། མངལ་སྒོ་ནས་ཁྲག་ཅུང་ཟོལ་བ་སོགས་ནི་དུས་ཡུན་ཐུང་ངུའི་ནང་དུ་རྩ་ཡོངས་སུ་སོས་མེད་པས་ཡིན་སྙམ། གསོ་བཅོས་ཀྱི་གོ་རིམ་ཁྲིད་དུ་ནད་པ་45ལ་དམན་ལྷག་གི་ཉེས་སྐྱོན་ཅི་ཡང་མ་བྱུང་སོད། འོན་ཀྱང་གསོ་བཅོས་ཀྱི་ཞོར་སྐྱོན་གཏན་ནས

མེད་པའི་བསྔོམས་ཆོག་འགོད་དཀའ་སྟེ། རྒྱུ་མཚན་ནི་ནད་པའི་གཞི་གྲངས་ཉུང་བ་དང་། གཙགས་བུས་ངན་ཁྲག་དབྱུང་རྗེས་ཀྱི་ལོ་གཅིག་ནས་གཉིས་བར་དུ་ནད་པའི་ཟླ་མཚན་རྒྱུན་ལྡན་ཡིན་མིན་དང་མངལ་ཆགས་མིན་སོགས་ཟླ་གཞན་གྱི་ནད་ཡོད་མེད་བརྟག་པར་དུས་ཡུན་ཐུང་རིང་བ་ཞིག་མགོ་བས་དུས་ཡུན་ཐུང་དུའི་ནང་དུ་ཐག་གཅོད་དཀའ། དེ་བས་གསོ་བཅོས་ཀྱི་ངོས་ནས་ཐབས་ལམ་འདི་བཀོལ་སྤྱོད་བྱེད་པའི་རིན་ཐང་ཧ་ཅང་ཆེ་སྙམ་མོ། །

མཇུག་སྨོས།

དང་པོ། མོ་ནད་ཀྱི་རིགས་དབྱེ་དཀར་ལུགས་རྒྱས་པར་བཀྲོལ་བ།

གཞུང་དང་ཉམས་ཡིག་ཁག་གི་ནད་ཀྱི་དབྱེ་བ་དཀར་ལུགས་རྒྱས་པར་བཀྲོལ་ཞིང་མདོར་བསྡུས་ན། ཕྱིའི་ཟླ་མཚན་རྒྱུ་བའི་སྐབས་ཡོད་མེད་ལས་དུས་རྒྱུན་དུ་འབྱུང་བའི་ནད་རིགས་ལ་མོ་ནད་གཙོ་བོ་དང་། མངལ་སྦྲུམ་པའི་དུས་ཀྱི་ཐོག་མཐའ་བར་གསུམ་པོ་ནར་འབྱུང་བའི་ནད་རིགས་ལ་མོ་ནད་ཕལ་བ་ཞེས་གཙོ་ཕལ་གཉིས་སུ་དཀར་ཡོད་པ་དང་། བུད་མེད་ལ་སྙིར་ཆོས་སུ་མངོན་པའི་ཟླ་མཚན་ལ་ཕྱི་ནང་གསང་གསུམ་དང་། ནད་ཀྱི་འཇུག་ཚུལ་དང་བྱེད་ལས། གནས་ཀྱི་དབང་གིས་རླུང་སྒྱི་དང་། ཁྲད་པར་དུ་ནང་ཚོགས་མི་མཉམ་དང་། ཁྲབ་བྱེད། ཐུར་སེལ་གྱི་རླུང་། མངལ་དུ་ལྷན་སྐྱེས་སུ་གནས་པའི་ནང་སྲིན་དང་ཕྱི་སྲིན་བཅས་ཟླ་མཚན། རླུང་། སྲིན་བཅས་ནི་ནད་ཀྱི་རྒྱུ་དང་། ཁྲག་འཛག་པ་དང་བུ་བཙས་རྗེས་སུ་ཟས་སྤྱོད་ལོག་པ་བཅས་རྐྱེན་ཚོགས་དང་འཕྲད་པས་མངལ་དུ་གནས་པའི་ཉེས་པ་གསོག་ལྷང་འཕེལ་འཁྲུགས་སུ་གྱུར་པས་རྐྱང་ལྡན་འདུས་གསུམ་དུ་དབྱེ་བ་དང་། བུ་མོ་ཆུང་ཆུང་ལ་སྐྱེས་པ་ཆེན་པོ་དང་འཕྲད་པས་མངལ་བསྣད་ན་ཟིན་སྐྲན་དུ་ཆགས་པ་བཅས་ནི་རྒྱུ་དང་རྐྱེན། གྱུར་ཚུལ་གྱི་སྒོ་ནས་དབྱེ་བ་དཀར་ལུགས་བསྟན་ཡོད། རྒྱུ་སྲིན་ལས་བསྐྱེད་པའི་སྲིན་ཚབས་ཀྱང་ཚ་རྐྱེན་ལས་ངོ་བོ་ཚ་བ་དང་གྲང་རྐྱེན་ལས་ངོ་བོ་གྲང་བ་འབབ་ཞིག་དང་། དེ་བཞིན་དུ་ཟླ་མཚན་ཆུ་སེར་རླུང་གིས་གནས་གང་ཅུང་དུ་བསྒྲིལ་བའི་ཚབས་སྐྲན་རིགས་ཀྱང་ངོ་བོ་ཚ་བས་ཚ་སྐྲན་དང་གྲང་རླུང་འབབ་ཞིག་ལས་གྲང་སྐྲན་བཅས་ནད་གཞིའི་ངོ་བོ་ཚ་གྲང་གི་སྒོ་ནས་དབྱེ་བ་དཀར་ཡོད།

ནད་གཞིའི་འཕེལ་རིམ་ལ་གཞིགས་ན། ནད་ཀྱི་ངོ་བོ་ཚ་བ་ཡིན་ཙང་མཇུག་ཏུ་རྗེས་གཅོད་ལ་རླུང་སྣ་བརླན་པ་དང་། རྒྱུ་མའི་ཁྲག་ཚབས་དང་རྒྱུ་མའི་རླུང་ཚབས་དཔེ་མཚོན་དུ་བཀོད་ན། རྒྱུ་མ་ཚ་བའི་གནས་ཡིན་པ་འདྲ་བ་ལ། དུས་སྟ་ཕྱིའི་འཕེལ་རིམ་གྱི་དབང་གིས་གསར་བའི་དུས་ན་རྒྱུ་མའི་ཁྲག་ཚབས་དང་རྙིང་ནས་རླུང་དང་བསྟོངས་པས་རྒྱུ་མའི་རླུང་ཚབས་གཉིས་སུ་དཀར་ཡོད།

ན་བ་དགུ་དང་ཙ་ནད་བཅུ་དྲུག་སོགས་ལ་དཔྱད་ན། ན་བ་དགུ་ནི་གཙོ་བོ་འཇུག་སྒོ་དྲུག་གི་རིམ་པ་བཞིན་དུ་ལུས་ཀྱི་སྟོད་སྨད་བར་གསུམ་དུ་གནས་བཅས་ཏེ་སྟོད་ཚབས་དང་སྨད་ཚབས། བར་ཚབས་གསུམ་དུ་དབྱེ་ཡོད་པ་དང་། ཙ་ནད་བཅུ་དྲུག་ནི་ཙ་རྒྱུད་འཁྲིམས་ཏེ་གཞན་གནས་དོན་སྣོད་གློ་སྙིང་མཆིན་པ་མཆེར་པ་མཁལ་མ་སོགས་སུ་བྱེར་བ་ལས་དབྱེ་ཡོད་པ་ལྟར། ནད་ཀྱི་གནས་ལ་འཇུག་སྒོ་དྲུག་དང་། སྟོད་སྨད་བར་གསུམ། རང་གནས་དང་གཞན་གནས་བཅས་གནས་ཀྱི་སྒོ་ནས་དབྱེ་བ་དགར་ལུགས་བསྟན་ཡོད།

མངལ་ནད་ལྷའམ་གསུམ་དང་བདུན་སོགས་ལ་དཔྱད་ན། མངལ་གྱི་གནས་སུ་ཉེས་པ་འཕེལ་ཟད་འཁྲུགས་གསུམ་གང་རུང་དུ་གྱུར་པ་ལས་མངལ་ནད་གསུམ་མམ། ལྷའམ་བདུན་སོགས་རྐྱང་ལྡན་འདུས་གསུམ་གྱི་སྒོ་ནས་དབྱེ་བ་དགར་ཡོད། དེ་དག་ཀྱང་ཉེས་པ་གང་ཤས་ཆེ་བའི་དབང་གིས་མཚོག་དམན་གཙོ་བོའི་སྒོ་ནས་དབྱེ་ཚོག་པས། མདོར་ན་ཉེས་པའི་སྒོ་ནས་དབྱེ་བ་དགར་ལུགས་བསྟན་ཡོད།

གནོད་པ་བདུན། ཉམས་པ་ལྔ་དང་རྐྱེན་འགྱུར་གསུམ་ནི་ཕྱི་ནང་གསང་གསུམ་གྱི་ཟླ་མཚན་ལ་ཉེས་པས་དྲི་མས་སྨགས་པས། བུད་མེད་རང་གི་ཟླ་མཚན་དང་མངལ། མངལ་བུ་བཅས་ལ་ཚབས་ཆེ་ཆུང་མི་འདྲ་བའི་གནོད་པ་ཐེབས་པ་དང་། ཟླ་མཚན་ལ་གནོད་དེ་དྲི་དང་མདོག བོངས་བཅས་རྒྱུན་ལྡན་མིན་པར་དྲི་ངུགས་པ་དང་། མདོག་ནག་པ། བོངས་ཉུང་བའམ་ཆེ་བ་སོགས་དང་། མངལ་གཅོས་པར་གྱུར་པས་བུ་ཆགས་པར་མི་འགྱུར་བ་དང་། བུ་ཆགས་ཀྱང་འཚར་སྐྱེས་འབྱུང་མི་ཐུབ་པ། དེ་བཞིན་དུ་ལུས་ཀྱི་མཐའ་དབང་པོ་ལྷའམ་ཡན་ལག་གི་གནས་སུ་བྱེར་ཏེ་ཉམས་པ་ལྔ་དང་ཡུན་རིང་དུ་གསོ་བཅོས་མ་བྱས་པའམ་བཅོས་ཉེན་པས་རྐྱེན་འགྱུར་གསུམ་དུ་བསྒྱངས་ཡོད་པ་ནི་སྣ་གཉན་ནད་ཀྱི་སྒོ་ནས་དབྱེ་བ་དགར་ལུགས་བསྟན་ཡོད། མདོར་ན། ནད་ཀྱི་རྒྱུ་དང་རྐྱེན། གྱུར་ཚུལ། ནད་གཞིའི་འཕེལ་རིམ་དང་དུས་གསར་རྙིང་། རང་གནས་དང་གཞན་གནས་བཅས་བརྟེན་པ་གནས། ཉེས་པ་འཕེལ་འཁྲུགས་ཀྱི་མཚན་ཉིད་དང་མཆོག་དམན་གཙོ་བོ། སྣ་གཉན་ནད་ཀྱི་སྒོ་ནས་དབྱེ་བ་དགར་ལུགས་ཡོད་པས་ནད་གཞི་ངོས་འཛིན་གྱི་ཐོག་མཐའ་བར་གསུམ་དུ་སྦྱར་ཚོག་ལ། དེ་མིན་གསོ་ཚུལ་དང་གསོ་ཐབས་ཀྱང་རིགས་ལམ་འདིའི་སྟེང་ནས་མདེའུ་ཁར་གདགས་ཐུབ་བོ། །

གཉིས་པ། མོ་ནད་ཐམས་ཅད་ཚབས་ནད་གཉིས་སུ་རབ་ཏུ་བསྡུས་པར་བསྟན་པ།

དེ་ལྟར་མོ་ནད་ཐམས་ཅད་ཀྱི་རིགས་དབྱེ་དཀར་ལུགས་ཕྱོགས་གཅིག་ཏུ་བསྡུས་ཏེ་དཔྱད་ན་ནད་ཀྱི་རྒྱུ་རྐྱེན་དང་གྱུར་ཚུལ། ནད་གཞིའི་འཕེལ་རིམ་དང་དུས་གསར་སྙིང་། ངོ་བོ་ཚ་གྲང་། བརྟེན་པ་གནས་དང་ཉེས་པ་འཕེལ་འགྲུགས། མཆོག་དམན་གཙོ་བོ། གླ་གཉན་ནད་སོགས་ཀྱི་སྒོ་ནས་དབྱེ་བ་དཀར་ཡོད་པས་ནད་ཀྱི་རྣམ་གྲངས་ལ་གྲངས་དང་མིང་གི་ངེས་གཏན་མེད་པར་དཔག་ཏུ་མེད་པ་འབྱུང་སྲིད། མོ་ནད་ཕལ་བ་བརྒྱད་ནི་མངལ་སྒྲུམ་པ་ནས་བཙས་རྗེས་ཀྱི་ཐོག་མཐའ་བར་གསུམ་དུ་དུས་ཀྱི་སྔ་ཕྱིའི་གོ་རིམ་བཞིན་འབྱུང་མང་བའི་ནད་རིགས་གྲངས་བརྒྱད་དུ་བགྲངས་ཏེ་རིགས་ལམ་བསྟན་པ་དང་། ནད་གཞིའི་ངོ་བོ་ཚ་གྲང་གི་རྣམ་གཞག་ལྟར་དཀར་ཚོག་པ་མ་ཟད། དུས་གསར་སྙིང་དང་གླ་གཉན་ནད་སོགས་ཀྱི་སྒོ་ནས་ཀྱང་དབྱེ་ཚོག་པ་དང་། དེ་བཞིན་དུ་རྩ་ནད་བཅུ་དྲུག་གི་ཁྲག་ཚབས་བཅུ་དང་རླུང་ཚབས་དྲུག་ལ་ནད་གཞིའི་འཕེལ་རིམ་དང་དུས་གསར་སྙིང་། བརྟེན་པ་གནས་དང་ཉེས་པ་ཤས་ཆེ་ཆུང་གིས་རིགས་དབྱེ་དཀར་ལུགས་མངོན་ཡོད། མངལ་ནད་ལྔའི་རིགས་ལམ་གྲུབ་ཚུལ་ལ་ཞིབ་ཏུ་དཔྱད་ན། བརྟེན་པ་རང་གནས་བུད་མེད་ཀྱི་སྐྱེ་འཕེལ་དབང་པོ་སོ་སོ་དང་ཉེས་པ་ཤས་ཆེ་ཆུང་མཆོག་དམན་གཙོ་བོ་ལས་དབྱེ་བ་དཔག་ཏུ་མེད་པ་འབྱུང་བས། གསོ་རིག་རྒྱུད་བཞི་རུ་བསྟན་པའི་མོ་ནད་ཕལ་བ་བརྒྱད་དང་རྩ་ནད་བཅུ་དྲུག མངལ་ནད་ལྔ་དང་སྲིན་བུའི་ནད་རིགས་གཉིས། སྐྲན་ནད་དགུ་སོགས་ནི་ནད་ཀྱི་རྣམ་གྲངས་བརྒྱད་དང་བཅུ་དྲུག་བཅས་གྲངས་སུ་བཅད་དེ་རིགས་ལམ་བསྟན་པ་མ་གཏོགས། དོན་དུ་ནད་ཀྱི་དབྱེ་བ་དཔག་ཏུ་མེད་པ་དཀར་ཚོག་པ་དང་། དེ་དག་མདོར་བསྡུས་ན་ཁྲག་མཁྲིས་ཚ་བ་ཤས་ཆེ་བའི་ནད་དང་། བད་རླུང་གྲང་བ་ཤས་ཆེ་བའི་ནད་ཀྱི་ཁོངས་སུ་འདུ་བས། ཚབས་ནད་གཉིས་ནི་ནད་གཞིའི་འཕེལ་རིམ་དང་དུས་གསར་སྙིང་གི་ཁྱད་ཆོས་མངོན་ཞིང་མོ་ནད་སྤྱི་ལ་ཁྱབ་པའི་ནད་གཞི་སྟེ། མོ་ནད་ཐམས་ཅད་རབ་ཏུ་བསྡུས་ན་ཚབས་ནད་གཉིས་ཀྱི་ཁོངས་སུ་འདུས་པ་དང་། རྒྱས་པར་བཀྲོལ་ན་མོ་ནད་བཞི་བཅུ་ཐམ་པ་དང་། དེ་ལས་ཀྱང་རྒྱས་པར་བཀྲོལ་ན་ཉེས་པ་རྐྱང་ལྡན་འདུས་གསུམ་དང་མཆོག་དམན་གཙོ་བོ། རིགས་ཀྱི་དབྱེ་བ་སོགས་དཔག་ཏུ་མེད་པར་དཀར་ཚོག་སྲིད།

གསུམ་པ། མངལ་སྒོའི་མཁྲིས་གྲུར་གྱི་ནད་ཐོག་བརྟག་བཅོས་ལས་རིགས་ལམ་གྲུབ་ཚུལ་ར་སྤྲོད་པ།

ནད་ཀྱི་དབྱེ་བ་རྒྱས་པར་བཀྲོལ་ན་དཔག་ཏུ་མེད་པར་འབྱུང་བ་ལྟར། གནས་དང་ཉེས་པ་འཕེལ་ཟད་ཀྱི་སྒོ་ནས་ཟས་སྐོམ་ཚ་གྲང་རིགས་བསྟེན་དྲགས་པ་དང་བཅས་རྗེས་དྲག་ཤུལ་གྱི་སྤྱོད་ལམ་བསྟེན་པས་མངལ་དུ་མཁྲིས་པ་འཕེལ་འཁྲུགས་སུ་གྱུར་པ་དང་། ཁྱད་པར་དུ་མངལ་སྒོའི་གནས་སུ་མཁྲིས་པའི་མཚན་ཉིད་ཀྱི་ཟུར་འཕེལ་འཁྲུགས་སུ་གྱུར་ན་གྲང་དཀར་འབྱམས་ཤིང་འདོམས་གཡའ་བ་དང་དྲི་མནམ་པ། མཚན་ཁྲི་དང་རྒྱུ་ཞབས་ཚ་འབྲབ་བྱེད་པ་དང་། མངལ་སྒོའི་མདོག་དམར་ཤས་ཆེ་ལ་རྣག་འབྲུམ་མངོན་པ། མངལ་སྒོ་ཆེར་རྒྱས་པ་སོགས་ཀྱི་རྟགས་ཡོད། རྒྱུད་དང་ཉམས་ཡིག་ཁག་ཏུ་བསྟན་པའི་གསོ་ཚུལ་དང་གསོ་ཐབས་སོགས་ནད་པ་45སྟེང་ནས་ནད་ཐོག་བརྟག་བཅོས་བྱས་པ་ལྟར་ན། ནད་རྟགས་སྤྱིའི་གསོ་བཅོས་ཀྱི་ཕན་སྐྱེད་100%ཟིན་པ་དང་། སོ་ནད་བརྟག་དཔྱད་ལས་མངོན་པའི་ནད་རྟགས་སྤྱིའི་ཕན་སྐྱེད་97%ཡན་ཟིན་ལ། ཕན་སྐྱེད་མེད་པ་2%ཙམ་ཟིན། ཁག་གཉིས་དབར་ཕན་ཚུན་ཞིབ་བསྡུར་བྱས་ན། གཤིབ་བསྡུར་ཁག་དང་བསྡུར་ན་གསོ་བཅོས་ཁག་གི་ནད་རྟགས་གཙོ་ཕལ་གཉིས་ཀྱི་ཕན་སྐྱེད་མངོན་གསལ་ཡིན་པ་མཚོན་ཐུབ་པ་དང་། ཁག་གཉིས་ཀྱི་ནད་རྟགས་རྐྱང་བའི་གསོ་བཅོས་ཀྱི་ཕན་སྐྱེད་ལ་དབྱེ་ཞིབ་བྱས་ན། གསོ་བཅོས་ཁག་གི་ཕན་སྐྱེད་ནི་གཤིབ་བསྡུར་ཁག་གི་ཕན་སྐྱེད་ལས་མངོན་གསལ་ཡིན་པ་བཅས་ལས་མཁྲིས་པའི་ནད་ལ་བཤལ་དང་གཏར་ག་མཆོག་ཏུ་བསྟགས་པར་ར་སྤྲོད་བྱེད་ཐུབ་པ་དང་། ཁྱད་པར་དུ་མངལ་ནད་སྤྱིའི་གསོ་བཅོས་ལ་རླུང་གཙོ་བོར་འདུལ་དགོས་པ་དང་། ན་ཚོད་ལ་གཞིགས་ན་དར་མ་ཁྲག་མཁྲིས་ཤས་ཆེ་བའི་མི་ལ་མངལ་སྒོའི་མཁྲིས་གྲུར་གྱི་ནད་འབྱུང་མང་བ་བཅས་བསྟན་ཡོད། གལ་ཏེ་གསོ་བཅོས་མ་བྱས་པར་ཡུན་རིང་ན། རིམ་བཞིན་ནང་གི་སྐྱེ་འཕེལ་མ་ལག་གི་གནས་སུ་ཁྱེར་ཏེ། གནས་གང་དུ་ཁྱེར་ན་དེའི་ནད་རྟགས་སྟོན་པ་དང་། མངལ་བུ་མི་ཆགས་པའམ་ཟླ་མཚན་ལ་གནོད་པ་སོགས་ཟླ་གཉན་གྱི་ནད་འབྱུང་སྲིད་པ་དང་། མངལ་སྒོའི་གནས་ལས་གཞན་དུ་མ་ཁྱེར་བར་མ་བཅོས་རྙིངས་པའམ་བཅོས་རྟུགས་པ་སོགས་ལས་འབྲས་སྐྲན་སོགས་སུ་འགྱུར་སྲིད་དེ། གསོ་རིག་རྒྱུད་བཞི་ལས། ཁྲག་འཕེལ་མེ་དབལ་ཁོང་འབྲས་མཆེར་པའི་ནད། །མཛེ་སྐྲན་

ཁྲག་མཁྲིས་ནད་དང་མིག་སེར་དང་། །རྙིལ་ནད་བསྐྱོད་དཀའ་མིག་དང་གཅིན་ལྷགས་དམར། །ཞེས་གསུངས་པ་ལྟར། མངལ་སྐྱོའི་མཁྲིས་གྱུར་ནད་ཀྱི་བརྟག་བཅོས་ཞིབ་འཇུག་བྱས་པ་བརྒྱུད་མོ་ནད་སྐྱིའི་རིགས་ལམ་གྲུབ་ཚུལ་ལས་རྒྱུ་རྐྱེན་དང་གྱུར་ཚུལ། བརྟེན་པ་གནས་དང་ནད་གཞིའི་འཕེལ་རིམ། ལྣ་གཉན་གྱི་ནད། གསོ་ཚུལ་དང་གསོ་ཐབས་སོགས་ལ་ར་སྤྲོད་བྱས་པའོ། །

མདོར་ན། མོ་ནད་ཐམས་ཅད་རབ་ཏུ་བསྡུས་ན་ཚབས་ནད་གཉིས་ཀྱི་ཁོངས་སུ་བསྡུ་ཐུབ་པ་དང་། རྒྱས་པར་བཀྲོལ་ན་ནད་ཀྱི་རྒྱུ་རྐྱེན་དང་གྱུར་ཚུལ། བརྟེན་པ་གནས་དང་ནད་གཞིའི་འཕེལ་རིམ། དུས་གསར་རྙིང་དང་ནད་གཞིའི་ངོ་བོ། ལྣ་གཉན་ནད་སོགས་ཀྱི་སྣོ་ནས་གྲངས་དང་མིང་ལ་ངེས་གཏན་མེད་པར་དབྱེ་བ་དཔག་མེད་དུ་དགར་ཆོག་སྙམ་མོ། །

མོ་ནད་ཀྱི་སྨན་སྦྱོར་སྐོར།

དང་པོ། གཞུང་དང་ཉམས་ཡིག་ཁག་གི་མོ་ནད་ཀྱི་སྨན་སྦྱོར་སྐོར།

1. ཁྲག་ཚབས་སེལ་བའི་གཉེན་པོ་སོ་ལྔ།

སྦྱོར་ཁུངས། ཁམས་གཙང་འབྲུག་རྒྱལ་གྱི་སྨན་ཡིག

སྦྱོར་སྡེ། ཙན་དམར་སྤར་བུ་རུ་རྟ་བཟང་པོ་དྲུག །སྤྲ་ཡག་འབྲས་བུ་སྣ་སྐྱ་འོལ་མོ་སེ། །བྲག་ཞུན་མཛེ་ཚ་ཟེ་ཚ་ཚ་ལ་དང་། །འཕང་འབྲུ་དམར་གསུམ་སྦྲུལ་ཤ་ཨ་རུ་ར། །ཕྱིག་སྲིན་ཞུ་མཁན་གསེར་བྱེ་སྤོས་དཀར་དང་། །གཟི་ལྕམ་ར་མྱེ་(མཉེ་)བ་སྤྲུ་བསེ་རུའི་རྭ། །རྒྱ་ཚ་གཡེར་མ་གི་ལྀཾ་དོམ་མཁྲིས་སྦྱར། །

ཕན་ཡོན། བསྙེན་པས་ཁྲག་ཚབས་རྒྱུ་ལོང་ཁྲག་མཁར་བཤིག །དཔྱི་རྐེད་དཔྱི་མིག་སྨན་འཁོལ་ན་བ་དང་། །རྒྱུ་ཞབས་ཚ་འགྲུབ་(འབྲབ་)མཆིན་དྲི་རོ་སྟོད་གཟེར། །ཟླ་མཚན་འབྱམས་འཁྲིལ་རྣག་འགྱུར་ལ་སོགས་འཇོམས། །འདི་མིང་འཚོ་བྱེད་གཉེན་པོ་སོ་ལྔའོ། །

2. རླུང་ཚབས་སེལ་བའི་འོལ་སེ་མང་སྦྱོར།

སྦྱོར་ཁུངས། ཁམས་གཙང་འབྲུག་རྒྱལ་གྱི་སྨན་ཡིག

སྦྱོར་སྡེ། འོལ་སེ་འཕང་འབྲུ་བྲག་ཞུན་བཅའ་སྣ་དང་། །ཨ་གར་ཛཱ་ཏི་ལི་ཤི་སྙིང་ཞོ་ཤ །སེ་འབྲུ་ཤིང་ཚ་སུག་སྨེལ་པི་པི་ལིང་། །ཁུ་སུ་ཨུཏྤལ་སྦྲུལ་ཤ་ཙན་དན་དམར། །མ་នུ་གུར་ཀུམ་རུ་རྟ་ཙུ་གང་དང་། །ཨ་རུ་སླེ་ཏྲེས་སྤར་བུ་བ་ཤ་ཀ །བ་སྤྲུ་ར་མྱེ་(མཉེ་)གཟི་མ་ཉེ་ཤིང་བཙོད། །རྒྱ་རུ་བསེ་རུ་དབང་ལག་རྒྱ་ཚ་དང་། །རྒྱམ་ཚ་ཚ་ལ་འབྲས་སྣ་སུམ་བཅས་སྦྱར། །ཞིབ་བཏགས་བུ་རམ་སྐྱེས་དར་དྲི་རྫུལ་གྱིས། །

ཕན་ཡོན། རིལ་དྲིལ་བཏང་བས་མོ་ནད་རླུང་ཚབས་རིགས། །མ་ལུས་ཐོགས་ཆེན་འཇོམས་པའི་སྤྱི་སྨན་ཟབ། །

3. བཙས་རྗེས་ཚད་པ་སྐྱེ་བ་སེལ་བའི་སྨན།

སྦྱོར་ཁུངས། ཁམས་གཙང་འབྲུག་རྒྱལ་གྱི་སྨན་ཡིག

སྦྱོར་སྡེ། གི་ཝཾ་ཙན་དན་དཀར་དམར་བ་ཤ་ཀ །ཧོང་ལེན་བསིལ་གསུམ་སླེ་ཏྲེས་བ་ལེ་ཀ །མཁལ་ཞོ་བཙའ་སྨ་པདྨ་གེ་སེར་དང་། །ན་(ནྡ་)ག་པུཥྤ་སྤང་སྤོས་དུག་མོ་ཉུང་། །གསེར་མེ་རྡོ་ཏི་སུག་སྨེལ་འབྲས་བུ་གསུམ། །གོ་ཡུ་སྦྱར་ལ་བཏང་།

ཕན་ཡོན། བང་ཚད་སེལ་སྨན་ཟབ།

4. བུ་དང་ཤ་མ་ཐོན་པའི་སྨན།

སྦྱོར་ཁུངས། ཁམས་གཙང་འབྲུག་རྒྱལ་གྱི་སྨན་ཡིག

སྦྱོར་སྡེ། མདེའུ་འཁྱིན་གཡེར་མ་ལྷུམ་རྩ་མིང་ཅན་དང་། །རྒྱ་ཙྭ་བསེ་ཙྭ་ཐང་ཕྲོམ་ལུག་ཐུག་ར། །གཟེ་ལྷམ་རྒྱ་ཚ་དུར་བྱིད་བྲག་ཞུན་དང་། །ཟེ་ཚ་སྲམ་མཆིན་བྱ་མ་བྱེའུའི་ཤ །མོ་ཡི་སྤྱི་སྐྲ་ཕོའི་རྔོངས་སུ་བསྲེགས་ཐལ། །ལུག་གི་ཤ་མ་སྐམ་པོ་སྦྲིལ་ཙྭས་བཅས། །

ཕན་ཡོན། ཞིབ་བཏགས་ཁོང་བཏང་བུ་རོ་ཤ་མ་ཐོན། །ཏ་ཙང་ཐལ་ན་མངལ་ལུགས་བུ་སྟོད་འཁྱིན། །དེ་བས་འཚམས་པའི་བཏང་ལུགས་ཤེས་པར་བྱ། །འདིས་ནི་ཚེ་ཟད་དུས་ལས་ལན་གཅིག་བཟློལ། །དེས་ན་མན་ངག་གཞན་ལས་ཁྱད་དུ་འཕགས། །

5. མངལ་ཁྲག་བཅད་སྨན།

སྦྱོར་ཁུངས། ཁམས་གཙང་འབྲུག་རྒྱལ་གྱི་སྨན་ཡིག

སྦྱོར་སྡེ། རྒྱ་ཚོས་ཁུ་བའི་ནང་། །དོམ་མཁྲིས་གོང་མོའི་སྒྲོ་གཞོབ་རྩ་ཁུ་བྱུག །ཤིང་ཚ་བུ་རམ་སྤྲང་རྩི་སྦྱར་ལ་བཏང་། །བསྐུ་མཉེ་གསུར་བདུག་བུར་ཆང་ཙྭས་ཁུ་བསྙེན། །མངལ་ཁྲག་མང་ཐལ་ནད་གཉེན་མཆོག་ཏུ་ཟབ། །

ཕན་ཡོན། བསྐུ་མཉེ་གསུར་བདུག་བུར་ཆང་ཙྭས་ཁུ་བསྙེན། །མངལ་ཁྲག་མང་ཐལ་ནད་གཉེན་མཆོག་ཏུ་ཟབ། །

6. འོལ་སེ་ཉེར་ལྔ།

སྦྱོར་ཁུངས། ཁམས་གཙང་འབྲུག་རྒྱལ་གྱི་སྨན་ཡིག

སྦྱོར་སྡེ། འོལ་སེ་ཆ་གཅིག་གཞན་རྣམས་ཆ་ཕྱེད་རེ། །སེ་འབྲུ་ཤིང་ཚ་ཕོ་རིལ་རྒྱམ་ཚ་

དང་། །ཨ་རུ་མ་ནུ་ཨུ་སུ་སྨུ་རུ་ར། །རྒྱ་ཚ་སྣ་དང་བོང་དཀར་རྒྱ་མཚལ་དང་། །དོམ་མཁྲིས་རྒྱ་སྐྱེགས་བཙོད་དང་འབྲི་མོག་དང་། །ཕང་(འཕང་)མའི་འབྲུ་དང་རེ་སྐོན་པ་ཤ་ཀ །ཨ་ག་རུ་དང་ཛྙ་ཏི་ཙན་དན་དམར། །ཟེ་ཚ་སྤར་བུ་སྦྲུལ་ཤ་བ་སྤུ་དང་། །བུ་རམ་སྦྱར་བའི་འོལ་སེ་ཉེར་ལྔ་སྟེ། །

ཕན་ཡོན། མོ་ནད་ཁྲག་ཚབས་རླུང་ཚབས་སྲིན་ཚབས་དང་། །ཁྱིད་པ་ཁང་བ་རུས་ཚིགས་ན་བ་དང་། །རྒྱུ་ཞབས་མཆིན་མཁྲིས་རོ་སྟོད་གཟེར་ཞིང་ན། །ལྐོག་པར་རོ་སྟོད་ཁྲག་མིག་ཁོལ་བ་དང་། །སྙིང་སྲོག་རོ་སྟོད་གཟེར་འཁྲིམས་རྣ་བ་འོན། །འདོམས་སྐྲངས་ཚང་ར་རྒྱུ་ཞབས་མཚན་མ་གཟེར། །ཁང་བོལ་ཡན་ཆད་རུས་པ་ཁོལ་ཞིང་ན། །ཀུན་སེལ་མན་ངག་འཇམ་གླིང་ནོར་བྱེད་གྲགས། །

7. མངལ་སྐྲན་བཤིག་པའི་སྨན་སྦྱོར།

སྦྱོར་ཁུངས། ཁམས་གཙང་འབྲུག་རྒྱལ་གྱི་སྨན་ཡིག

སྦྱོར་སྡེ། སྤར་བུ་རུ་ཏ་མཛེ་ཚ་སྣ་སྐྱུ་དང་། །ཛྙ་ཏི་སུག་སྨེལ་ཕང་(འཕང་)འབྲུམ་ཤིང་ཀུན་གྱིས། །

ཕན་ཡོན། རླུང་ཚབས་སེལ་ཞིང་མངལ་སྐྲན་འདྲིལ་བ་བཤིག

8. ཤི་རོ་འདོན་པའི་སྨན་སྦྱོར།

སྦྱོར་ཁུངས། ཁམས་གཙང་འབྲུག་རྒྱལ་གྱི་སྨན་ཡིག

སྦྱོར་སྡེ། མདའ་རྒྱུས་རྒྱ་ཚ་དང་། །རྒྱ་རུ་གཙོད་རུ་རྟོག་ཙམ་བསྲེག་པ་དང་། །བྲག་ཞུན་སྲེལ་ཤ་སྣ་སྐྱུ་མདེའུ་འབྱིན་དང་། །མོ་ཡི་སྤྱི་སྐྲ་ཕོ་ཡི་རྫོངས་སུ་བསྲེག་ཐལ། །

ཕན་ཡོན། ཆང་སྦྱར་ཁོང་དུ་བཏང་བས་ཐོན་པར་འགྱུར།

9. བུ་དང་ཤ་མ་མྱུར་དུ་འདོན་ཐབས།

སྦྱོར་ཁུངས། ཁམས་གཙང་འབྲུག་རྒྱལ་གྱི་སྨན་ཡིག

སྦྱོར་སྡེ། བྱ་མ་བྱེའུ་ཡི་ཤ་དང་སྦྲུལ་གྱི་ཤ །བྲག་ཞུན་མདེའུ་འབྱིན་སུག་སྨེལ་རྒྱ་ཚ་དང་། །ལུག་གི་ཤ་མ་སྐམ་པོ་འོལ་སེ་བཙས། །

ཕན་ཡོན། ཆང་ཁྱོར་གང་ལ་བཏབ་བཏང་ངེས་པར་ཐོན།

10. བུད་མེད་ནུ་སྐྲངས་སེལ་བའི་གདམས་པ།

སྦྱོར་ཁུངས། ཁམས་གཙང་འབྲུག་རྒྱལ་གྱི་སྨན་ཡིག

སྦྱོར་སྡེ། བུད་མེད་ནུ་མ་སྐྲངས་ཤིང་གབ། །རྣག་མེད་སྒྲོག་ལྟར་འཁྲུག་པ་ལ། །བྲུག་པའི་གདམ་པ་བཤད་ཀྱི་ཉོན། །སྤྲུབ་ཀ་སྨ་རིག་ལྕུགས་ཀྱུ་བ། །ཞུག་ཆོས་སྣ་རྩི་དྲི་ཐོན་ཙམ། །ཕྱིན་ནག་འགྲོ་བྲ་དཔྱི་ཏུས་ཐལ། །ཀྱི་ལྕེ་ཧོང་ལེན་སྟག་ཤ་བཅས། །དྲི་ཆུ་ལ་སྦྱར་བྲུག་པར་བྱ། །

ཕན་ཡོན། བུད་མེད་ནུ་མ་སྐྲངས་ཤིང་གབ། །རྣག་མེད་སྒྲོག་ལྟར་འཁྲུག་པ་ལ། །མེ་སྟིང་ཆུ་བླུགས་ཇི་བཞིན་འགྱུར། །

11. འབྲས་གསུམ་བཅུ་བདུན་ཐང་།

སྦྱོར་ཁུངས། བྱ་རུའི་འཕྲེང་བ།

སྦྱོར་སྡེ། ཚོས། བཙོད། ཨ་འབྲས། སྐྱུ་འབྲས། འཇམ་འབྲས། ཤིང་ཚ། རྒྱ་ཚ། རྒྱ་རུ། སྟར་བུ། ཤིང་མངར། བ་སྦྲུ། སྲི་ཧྲིས། ཕི་ཕི་ལིང་། འོལ་མོ་སེ། མོན་ཆར། ཨ་རུ།

ཕན་ཡོན། ཐང་གིས་ཁྲག་ནད་སྐྲན་ནད། ཚ་བའི་ནད། བུད་མེད་ཀྱི་མགོ་ནད་སྨད་གྲང་བ་ལྷང་བ་བསམ་སེར་གཟེར་བ། རྨིད་པ་འཕོར་ནས་ན་བ་དང་མོ་ནད་ཀུན་ལ་མཆོག་ཏུ་བསྔགས་སོ། །

12. མོ་བཙུན་ཉེར་འཚོ།

སྦྱོར་ཁུངས། ཀོང་རོང་སྨན་བླ་དོན་འགྲུབ་ཀྱི་སྨན་ཡིག་ཕྱོགས་བསྒྲིགས།

སྦྱོར་སྡེ། མོ་བཙུན་ཉེར་འཚོ་ཞེས་བྱ་བ། །ཤིང་ཚ་གཟི་ཀྭ་བ་སྦུ་(སྦྲུ་)གཅིག །པི་ལིང་གཉིས་དང་མཛེ་ཀྭ་དང་། །ཚ་ལ་རྣམས་ནི་ཐུན་ཕྱེད་ཕྱེད། །ཀུན་གྱི་བཞི་འགྱུར་འཕངས་མའི་འབྲུ། །སྐྱེས་པ་དར་མའི་དྲི་རྫུལ་ལམ། །བྱང་ཆུབ་སེམས་ཀྱི་རིལ་བུ་དྲིལ། །

ཕན་ཡོན། མོ་ནད་སྤྱི་སྨན་ངོ་མཚར་ཆེ།

13. རྒྱ་རུ་བཅུ་བཞི།

སྦྱོར་ཁུངས། ཀོང་རོང་སྨན་བླ་དོན་འགྲུབ་ཀྱི་སྨན་ཡིག་ཕྱོགས་བསྒྲིགས།

སྦྱོར་སྡེ། རྒྱ་རུ་བསེ་རུ་ཤ་རུ་གསུམ། །གུར་གུམ་མཚལ་དཀར་དོམ་མཁྲིས་གསུམ། །ཙན་དན་ཛྙ་ཏི་སུགྨེལ་གསུམ། །རྒྱ་སྐྱག་བཙོད་དང་ཤུག་ཚེར་གསུམ། །སེ་འབྲུ་བ་སྦུ་བཅུ་བཞི་

པོ། །ཁྱི་མ་སུ་རའི་ཧ་ལ་སྐྱོན། །

ཕན་ཡོན། ཁྲག་ཚབས་སྙིད་ཙུས་རྒྱུ་ཞབས་གཟེར། །དབུགས་སྟ་ཐུང་ཞིང་སྟོད་གཟེར་སོགས། །མངལ་སྐྱོན་ཁྲག་ཚབས་མ་ལུས་སེལ། །

14. འཕྲུལ་ཞག་བཅུའི་སྦྱོར་བ།

སྦྱོར་ཁུངས། ཀོང་རོང་སྨན་བླ་དོན་འགྲུབ་ཀྱི་སྨན་ཡིག་ཕྱོགས་བསྒྲིགས།

སྦྱོར་སྡེ། བྱང་ཁྲ་བཅུ་གཅིག་རྒྱ་ཚ་དང་། །ཡ་བཀླ་འོལ་མོ་བ་སུ་བ། །པི་ལིང་ཁྲ་འཇུག་ཤུག་པ་ཆེར། །ཐུན་ཚད་རེ་རེ་དན་རོག་ལྔ། །ཐར་ནུ་འོ་མས་རིལ་བུ་དྲིལ། །

ཕན་ཡོན། ཨ་ཚར་དམར་ཞབས་ནས་བརྒྱུད་པའི། །འཕྲུལ་ཞགས་བཅུ་ཡི་སྦྱོར་བ་ཏེ། །མངལ་སྐྱོན་འདྲེན་བྱེད་འདི་མཚུངས་མེད། །ནད་ཚབ་ཆེ་ན་རིལ་བུ་འགའ། །ལྷུམ་རྩ་སྦྲུལ་ཤའི་ཐང་དེད་ནས། །སྙིང་འོག་ཁ་སྦྱོར་ཤེས་པར་བྱ། །

15. འཕྲུལ་འདྲེན་དཔའ་བོ་བཅོ་ལྔ།

སྦྱོར་ཁུངས། ཀོང་རོང་སྨན་བླ་དོན་འགྲུབ་ཀྱི་སྨན་ཡིག་ཕྱོགས་བསྒྲིགས།

སྦྱོར་སྡེ། མོ་ནད་འཛོམས་པའི་གཙོ་བོ་གསུམ(བ་སྲུ་ཡཀྲུར་འོལ་མོ)། །ཆུ་སེར་རྣག་ཁྲག་འདྲེན་བྱེད་གཉིས(རྒྱ་ཙུ་བྱང་བ)། །ནད་གཞི་སྨོང་སྤུད་འབྲུ་བྱེད་བཞི(དན་དུར་རེ་ལྷག་ཐར་ནུ)། །གྲང་རླུང་ཁ་གནོན་དཔའ་བོ་གསུམ(སྣ་པི་ཕོ)། །སྦུར་འཐིབ(རྒྱ་ཚ་)རྣ་རྒྱལ་(བསེ་ཙུ་)ལྕོ་འགྲོའི་(སྦྲུལ་)ཤ །འཕྲུལ་འདྲེན་དཔའ་བོ་བཅོ་ལྔ་པ། །ཁྱི་མ་རིལ་བུ་གང་ཡང་རུང་། །

ཕན་ཡོན། འབྲས་གསུམ་ལྷུམ་རྩའི་གདུས་ཐང་གིས། །ཧ་བྱས་མངལ་དང་སྙིང་ནས་བཏང་། །ནད་གཞི་འོག་སྒོ་གཉིས་ནས་འདྲེན། །ལག་ལེན་མཐོང་བ་བརྒྱུད་པ་གཅེས། །

16. ཉེ་སྦྱོར་བཅོ་བརྒྱད།

སྦྱོར་ཁུངས། ཀོང་རོང་སྨན་བླ་དོན་འགྲུབ་ཀྱི་སྨན་ཡིག་ཕྱོགས་བསྒྲིགས།

སྦྱོར་སྡེ། ཞི་བྱེད་སེ་འབྲུ་བཞི་(གཞུང་ནས་)དང་སྤོག་འཛིན་གསུམ(ཤ་ཛ་ལི)། །གཉེན་པོ་བཞི་(མ་ནུ་ཨུ་སྤུར་ཕྱི་ཡང་ཀུ་)དང་ལི་ཁྲིའི་(གུར་གུམ་)འོད་འཕྲོ་དང་། །ཨེ་ལ་(ཨ་རུ་)འཛིགས་མེད་པདྨ་རྩ་རི་(ལྷུམ་རྩ་)དང་། །རྫོ་ཡི་ཐིག་ལེ་(ཙོང་ཞི་)སྣ་གཤེར་(སྣ་སྐྱུ་)གངས་འདུ་(བུལ་ཏོག་)དང་། །ཞི་སྟང་ཤ་(སྦྲུལ་ཤ་)དང་ཉི་མའི་དྭངས་མ་(སྟར་བུ་)རྣམས། །

ཕན་ཡོན། བུ་དཀར་སྦྱར་བའི་ཉེ་སྦྱོར་བཅོ་བརྒྱད་འདིས། །མོ་ནད་བད་ཀན་མཁལ་རྫ་འགྲམ་བྱེར་དང་། །སྲོག་རླུང་མཆིན་མཆེར་གྲང་སྦོས་ལ་སོགས་པ། །ཚ་འགྲམ་ཁྲབས་འཁྲུག་འཁྲུགས་པའི་ནད་རྣམས་ཀུན། །རང་སར་སྨྱུར་དུ་གྲོལ་བར་ཐེ་ཚོམ་མེད། །

17. སྟར་བུ་བཅུ་བདུན།

སྦྱོར་ཁུངས། ཀོང་རོང་སྨན་ལྷ་དོན་འགྲུབ་ཀྱི་སྨན་ཡིག་ཕྱོགས་བསྒྲིགས།

སྦྱོར་སྡེ། སྟར་བུ་རྒྱ་ཚ་རྒྱམ་ཚ་ཨ་རུ་ར། །བ་སྤྲུ་ཡ་བགླ་ར་འོལ་མོ་སེ། །མཛོ་རྩྭ་ལྕུམ་རྩ་ལྷ་སྐྱུ་གསེར་བྱེ་མ། །ཙོང་ཞི་བྲག་ཞུན་སེ་འབྲུ་ཏ་ཤིག་རྗོ། །ཚ་ལ་གུར་གུམ་སྦྱར་བའི་ཕྱེ་མ་འདིས། །

ཕན་ཡོན། ཁྲག་ཚབས་ཕོ་མཆིན་མཁལ་མར་བབས་པ་དང་། །ཟླ་མཚན་འཁྱིལ་འདྲིལ་འགགས་པ་ལ་སོགས་པ། །སྐྲན་ནད་མ་ལུས་སྦྱོང་བའི་བདུད་རྩི་ཡིན། །

18. སེར་མོ་ཉི་ཤུ་རྩ་ལྔ།

སྦྱོར་ཁུངས། ཀོང་རོང་སྨན་ལྷ་དོན་འགྲུབ་ཀྱི་སྨན་ཡིག་ཕྱོགས་བསྒྲིགས།

སྦྱོར་སྡེ། ཨ་རུ་བྲག་ཞུན་བོང་ང་སྨྲ་གུལ་ལྔ། །ཙན་དན་དཀར་དམར་ཙུ་གུར་ཏ་ཧྲ་ལྔ། །གི་ཝཾ་སྤྲུ་མ་ཚོས་བཙོད་དོམ་མཁྲིས་ལྔ། །དཔའ་བོ་སེར་པོ་ཆུ་རྩ་ཤུ་དག་གསུམ། །ཀྱི་ལྕེ་ཧོང་ལེན་ག་དུར་བ་ཤ་ག །བོང་ང་སེར་པོ་སྔོང་རོས་ཚུར་དང་གསུམ། །

ཕན་ཡོན། སེར་མོ་ཉི་ཤུ་རྩ་ལྔའི་སྦྱོར་བ་འདིས། །གག་ལྷོག་ཚད་རིམས་མཁྲིས་པའི་ནད་རིགས་དང་། །སྦྱར་དུག་ལ་སོགས་དུག་རིགས་མཐའ་དག་དང་། །ཁྱད་པར་མོ་ནད་རིགས་ཀུན་འཇོམས་པའི་མཆོག །

19. འཕང་འབྲས་བདུན་པ།

སྦྱོར་ཁུངས། མཐོང་བ་དགའ་བྱེད།

སྦྱོར་སྡེ། སྟར་བུ། ཨ་རུ། ཤ་སྐྱུ། མཛོ་ཚ། ཤིང་ཚ། མཚལ་འདུལ་[བཏུལ་]མ།

ཕན་ཡོན། འཕང་འབྲས་སྦྱར་བས་མོ་ནད་ཁྲབས་[ཁྲག་]ཚབས་སེལ། སྨན་དུ་འདྲིལ་ན་འགྲོན་ཐལ་བསྟན་ན་བཞིག་གོ །

20. གཡུ་རིལ་བཅུ་གསུམ།

སྦྱོར་ཁུངས། མཐོང་བ་དགའ་བྱེད།

སྦྱོར་སྡེ། སྒྲུ་ཏ། ཏ་ཧྲ། སླེ་ཏྲེས། བ་ཤ་ཀ། སུ་གྨེལ། པི་ལིང་། ཕྲི་ཡང་ཀུ། བཙའ་སྨ། ཨུ་སུ། ཨུཏྤལ། རེ་རལ། གོ་ཐལ། བྱི་ཏང་ཀ་རྣམས་སྦྱར་བ།

ཕན་ཡོན། ཁྲག་མཁྲིས་སྨུག་པོ་ཕོ་ནད་དང་མོ་ནད་ཀུན་ལ་ཕན།

21. བཀྲ་ཤིས་རྣམ་རྒྱལ།

སྦྱོར་ཁུངས། མཐོང་བ་དགའ་བྱེད།

སྦྱོར་སྡེ། ཨ་རུ་མཆུ་རིང་། མ་ནུ། ཏ་ཧྲ། བྲག་ཞུན། སྨ་སྐྱུ། ཞིམ་ཐིག་ལེ། འོལ་མོ་ཟེ[སེ]། ཤྭ་ན། ཚ་ལ། མཁན་དཀར། ཤུག་ཚེར། གི་ཝང་། ལི་ཤི། གུར་གུམ། ལྕོག་[ཅོག་]ལ་མ། དབྱར་རྩ་དགུན་འབུ། དོམ་མཁྲིས། སྤར་བུ་རྣམས་སྦྱར་བའི་ཕྱེ་རིལ་གང་ཙང་ཚ་གྲང་ཆུ་ཡིས་བསྒྱུར་ནས་བཏང་།

ཕན་ཡོན། རླུང་ཁྲག་གྱེན་དུ་འཕར་བ་ལུས་ལྟེ་[ལྟི་]རྫུལ་དབྱུང་། ལུས་སྦོས། ཅལ་ཅོལ་སྨྲ་བ། ཚ་གྲང་འཐབ་ནས་མགོ་དང་ཡན་ལག་མཁལ་རྐེད་སོགས་ན་བ་ལ་ཕན།

22. མགྲིན་ཐལ་དྲུག་པ།

སྦྱོར་ཁུངས། མཐོང་བ་དགའ་བྱེད།

སྦྱོར་སྡེ། སྤར་བུ། ཏ་ཧྲ། སྨ་སྐྱུ། མཛེ་ཚ། ཚ་ལ་འདུལ་[བཏུལ་]མ། མགྲིན་ཐལ་སྦྱར་བ།

ཕན་ཡོན། ཚབས་ནད་སྐྲན་དུ་འདྲིལ་བ་བཤིག

23. དེད་དཔོན་བཅུ་བཞི།

སྦྱོར་ཁུངས། མཐོང་བ་དགའ་བྱེད།

སྦྱོར་སྡེ། དན་རོག ཏུར་བྱེད། ཐར་ནུ། རེ་ལྕགས་[ལྕུག་]སྨ། པི་པི་ལིང་། ཕོ་བ་རིས། རྒྱ་ཚ། སྦྲུལ་ཤ བ་སྤུ། འོལ་མོ་ཟེ[སེ]། བྱང་ཁྲ། ཏ་ཤིག ཡ་བསྒྲ་ར་སྦྱར་བ་འབྲས་གསུམ་ལྕུམ་རྩ་ཐང་གིས་ཞུལ།

ཕན་ཡོན། མངལ་ནད་ཐམས་ཅད་འོག་སྒོ་གཉིས་ནས་འབྱིན་པར་བྱེད།

24. ལྕུམ་རྩ་གསུམ་སྦྱོར།

སྦྱོར་ཁུངས། མཐོང་བ་དགའ་བྱེད།

སྦྱོར་སྡེ། སྨ་སྐྱུ། པི་པི་ལིང་། ལྕུམ་རྩ་སྦྱར་བ།

ཕན་ཡོན། ཟླ་མཚན་མྱུར་དུ་འབེབས།

25. ཏང་ཀུན་བཞི་པ།

སྦྱོར་ཁུངས། བྲུ་ཏའི་འཕྲེང་བ།

སྦྱོར་སྡེ། ཏང་ཀུན། ལྷུམ་རྩ། ཆུ་སྲིན་ཁྲག ཤུག་ཚེར་སྦྱར་བ་ཆང་དམ་བསིངས་པོས་ཕུལ་ནས་བཏང་བ།

ཕན་ཡོན། ཟླ་མཚན་འབེབས།

26. སེང་འཛྲོམ་[ཛྲོམ་]གཉིས་ཐང་།

སྦྱོར་ཁུངས། མཐོང་བ་དགའ་བྱེད།

སྦྱོར་སྡེ། ཡུང་བ། སེང་འཛྲོམ་[ཛྲོམ་]ཐང་།

ཕན་ཡོན། ཟླ་མཚན་བསྒྱུར་[འཁྲིལ་]བ་དང་འཛག་པ་གཅོད།

27. སུག་སྨེལ་སྦྱིན་གོར།

སྦྱོར་ཁུངས། མཐོང་བ་དགའ་བྱེད།

སྦྱོར་སྡེ། ར་མཉེ། དབང་ལག ཉེ་ཤིང་། རྫ་ཧི། ལི་ཤི ཨར་ནག སུགྨེལ་སྦྱར་བ།

ཕན་ཡོན། རླུང་ཚབས་མ་ལུས་སེལ།

28. འཇམ་འབྲས་དྲུག་པ།

སྦྱོར་ཁུངས། མཐོང་བ་དགའ་བྱེད།

སྦྱོར་སྡེ། སེ་འབྲུ་བཞི་པའི་སྟེང་དུ་གུར་གུམ། འཇམ་འབྲས་བསྣན་པས།

ཕན་ཡོན། ཟླ་མཚན་འཛག་པ་སོགས་རླུང་གི་མོ་ནད་ཕན་ནོ། །

29. ཆུ་སྲིན་སེར་མོ་དགུ་པ།

སྦྱོར་ཁུངས། མཐོང་བ་དགའ་བྱེད།

སྦྱོར་སྡེ། ཙུ་གང་། གུར་གུམ། སུགྨེལ། ཨུཏྤལ། བ་ལེ་ཀ རྡོ་དྲེག་སེར་དཀར། ལི་ག་དུར། ཅི་ཅི་ལིང་། ཆུ་སྲིན་སེར་མོ། ཀ་ར་སྦྱར་བ།

ཕན་ཡོན། དོན་ལྔ་སྣོད་དྲུག་ཏུ་ཚ་གྲང་འཐབ་པ་དང་བད་ཀན་སྨུག་སེར་བྱུང་མེད་ཚ་ལངས་སྲིན་ལངས་ཚ་བའི་ནད་ལ་ཕན་ནོ། །

30. བྱི་རུག་དྲུག་པ།

སྦྱོར་ཁུངས། མཐོང་བ་དགའ་བྱེད།

སྦྱོར་སྡེ། བི་རུག བི་ཏིང་ཀ ཞིམ་ཐིག་ལེ། སྣེ་ཚོ། ལྕུ་བ་བཅས།

ཕན་ཡོན། འབམ་པོ་ཐང་གིས་མངལ་ནད་མ་ལུས་སེལ། ནུ་མ་སྐྲངས་པ་ལ།

31. ཨ་རུ་གསུམ་ཐང་།

སྦྱོར་ཁུངས། མཐོང་བ་དག་འ་བྱེད།

སྦྱོར་སྡེ། ཨ་རུ། ཀྱི་ལྕེ། བ་ཤ་ཀའི་ཐང་བཏང་།

ཕན་ཡོན། ནུ་མ་སྐྲངས་པ་ལ་ཕན།

32. མིང་ཅན་བདུན་པ།

སྦྱོར་ཁུངས། མཐོང་བ་དགའ་བྱེད།

སྦྱོར་སྡེ། གི་ཝང་། མཚལ་དཀར། སླ་རྩི། དོམ་མཁྲིས། སྟིག་སྲིན། མིང་ཅན་སེར་ནག་སྦྱར་ནས་ཁོང་དུ་གཏོང་ངོ་།།

ཕན་ཡོན། ནུ་མ་སྐྲངས་པ་ལ་ཕན།

33. རྒྱ་རུ་བཞི་པ།

སྦྱོར་ཁུངས། བྱུ་རུའི་འཕྲེང་བ།

སྦྱོར་སྡེ། དུར་བྱིད། མདེའུ་བྱིན། བྱ་མ་བྱི་ཤ རྒྱ་རུ་བུ་རམ་སྦྱར་ནས་བཏང་།

ཕན་ཡོན། བཙའ་མ་ཐུབ་པ་ལ་ཕན།

34. གཞོབ་ཐལ་ལྔ་པ།

སྦྱོར་ཁུངས། མཐོང་བ་དགའ་བྱེད།

སྦྱོར་སྡེ། ཕོ་མོ་གཉིས་ཀྱི་སྤྱི་སྐྲ་བསྲེག་ཐལ་རེ། རྒྱ་རུ། ཤ་རུ། བཙོད་[གཙོད་]རྭ་ཆང་སྦྱར་བཏང་།

ཕན་ཡོན། བཙའ་མི་ཐུབ་པ་ལ་ཕན།

35. སྤོས་དཀར་བཞི་པ།

སྦྱོར་ཁུངས། མཐོང་བ་དགའ་བྱེད།

སྦྱོར་སྡེ། སྤོས་དཀར། ལི་ཤི། སླ་རྩི། བཅོ་ལྔའམ་ཆོས་བརྒྱད་ལ་བསད་པའི་རི་བོང་གི་ཁྲད་པ་མཚལ་རྐྱད་ཀྱིས་མདོག་བསྒྱུར་བ་ཁུ་ལེ་གབ་ཆེས་བསྐོལ་ནས་གཏོང་[བཏང་]ན་ཚོགས་མེད་བཙས་སོ། །ཏི་སྣིང་རྟའང་རྒྱ་ནས་ལེན་པ་བཟང་།

ཕན་ཡོན། ཚོགས་མེད་བཙས།

36. དངུལ་ཆུ་དྲུག་པ།

སྦྱོར་ཁུངས། མཐོང་བ་དགའ་བྱེད།

སྦྱོར་སྡེ། དངུལ་ཆུ། མུ་ཟི། ཨ་རུ། བོང་ནག ཐར་ནུ། དན་རོག་འདི་སྦྱར་རིལ་ཕྱེ་གང་ རུང་གིས་ཁྲག་ཚབས་རླུང་ཚབས་བཅས་ཤ་མ་ཐོན་ རླ་བཙུའི་སྨུ་[སྨྱུམ་]མ་ བཤིག་པར་ངེས། གུའི་པས་ཐང་ཡང་རྒྱས་[རྒྱ་]ནས་ལེན།

ཕན་ཡོན། ཁྲག་ཚབས་རླུང་ཚབས་བཅས་ཤ་མ་ཐོན་རླ་བཙུའི་སྨུ་[སྨྱུམ་]མ་བཤིག་པར་ངེས།

37. སྦྱུལ་ལྷགས་གསུམ་ཐང་།

སྦྱོར་ཁུངས། མཐོང་བ་དགའ་བྱེད།

སྦྱོར་སྡེ། སྦྱལ་པགས[ལྤགས]། གསེར་མ། བཙའ་སྔོང་བུད་མེད་ཀྱི་སྐྲ་བསྲེགས་ཐལ་ཐང་བཏང་།

ཕན་ཡོན། དེ་མ་ཐག་ཏུ་བུ་དང་ཤ་རོ་ཤ་མ་ཐོན་པ་ཐོན།

38. མདའ་རྒྱུས་བཞི་པ།

སྦྱོར་ཁུངས། མཐོང་བ་དགའ་བྱེད།

སྦྱོར་སྡེ། མདའ་རྒྱུས་འོལ་མོ་ཟེ[སེ]། རྒྱ་ཚ། རྒྱ་རུ། བཙོད་[གཙོད་]ར་སྦྱར་ལ་བཏང་།

ཕན་ཡོན། དེ་མ་ཐག་ཏུ་བུ་དང་ཤ་རོ་ཤ་མ་ཐོན་པ་ཐོན།

39. རྒྱ་ཚ་བཞི་པ།

སྦྱོར་ཁུངས། མཐོང་བ་དགའ་བྱེད།

སྦྱོར་སྡེ། རྒྱ་ཚ། བུལ་ཏོག ཞིག་སྲིན། ཉེ་དགའ་རྣམས་ཞིབ་བཏགས་ཆུ་བསྐོལ་ཕུལ་བ།

ཕན་ཡོན། དེ་མ་ཐག་ཏུ་བུ་དང་ཤ་རོ་ཤ་མ་ཐོན་པ་ཐོན།

40. དུར་བྱིད་གསུམ་པ།

སྦྱོར་ཁུངས། མཐོང་བ་དགའ་བྱེད།

སྦྱོར་སྡེ། དུར་བྱིད། རྒྱ་ཚ། ཤ་ རྣའི་ཐལ་བ་ཆང་སྦྱར་བཏང་།

ཕན་ཡོན། ཤ་མ་མ་ཐོན་ལ་ཕན།

41. འབྲུལ་བཤལ་བཅུ།

སྦྱོར་ཁུངས། མན་ངག་བྱེ་བ་རིང་བསྲེལ།

སྦྱོར་སྡེ། བྱང་ཁྲ་བཅུ་གཅིག་རྒྱ་ཚ་དང་། །ཡ་བག་འོལ་མོ་བ་སྤྲུ་དང་། །ཕི་ལིང་ཁྲ་མཇུག་

གི་ཞོས་ཤུག་པ་ཚེར། །བྲུན་ཚད་རེ་རེ་དན་རོག་ལྔ། །ཐར་ནུའི་འོ་མས་བསྙོན་[སྙོན་]

པ་གྲིས་བཅད་ཆམ་ཆོམ་རྟངས་[བརྟུང་]ལ་ཀ་དན་དུ་ཅོར་[བཅོར་]བའི་ཁུ་བ་རིལ་བུ་བྱ། །

སན་ཡོན། མངལ་སྐྱེན་(སྐྱོན་)འདྲེན་བྱེད་འདི་འཚུངས་(མཚུངས་)མེད། །ནད་ཚབ་(ཚབས་)ཆེ་ན་རིལ་བུ་འགའ། །ལྟུམ་རྩ་སྦྲུལ་ཤའི་ཐང་དེད་ནས། །སྙིང་འོག་ཁ་སྦྱོར་ཤེས་པར་བྱོས། །

42. བཙན་པོ་དྲུག་སྦྱོར།

སྦྱོར་ཁུངས། མན་ངག་བྱེ་བ་རིང་བསྲེལ།

སྦྱོར་སྡེ། བྱང་ཁྲ་རྗོག་པོ་བདུན། ནག་པོ་གཉིས་དང་དན་རོག་ལྔ། རྒྱ་ཚ་ལུག་རིལ་མཚལ་ཐུན་ཅིག(གཅིག) འོལ་མོའི་ཁཱུས་རིལ་བུ་བྱ།

སན་ཡོན། བཙན་པོ་དྲུག་སྦྱོར་མངལ་ནད་འདྲེན།

43. འཕྲུལ་འདྲེན་གསུམ་པ།

སྦྱོར་ཁུངས། མན་ངག་བྱེ་བ་རིང་བསྲེལ།

སྦྱོར་སྡེ། བྱང་ཁྲ་རོག་རྒྱ་ཚ་གསུམ། །འོལ་མོའི་གདུས་པའི་ཁུ་བས་རིལ་བུ་དྲིལ། །

སན་ཡོན། འཕྲུལ་འདྲེན་གསུམ་པས་ཞེས་བྱ་བས་མངལ་སྐྱོན་འདྲེན།

44. འཕྲུལ་འདྲེན་དཔའ་བོ་བཅུ་བཞི།

སྦྱོར་ཁུངས། མན་ངག་བྱེ་བ་རིང་བསྲེལ།

སྦྱོར་སྡེ། མོ་ནད་འཇམས་[འཇོམས་]པའི་གཙོ་བོ་གསུམཨ་ཤོ་ཀ་རྒྱ། འོལ་མོ། ཡ་བག་ཤ་[ཤཱ་]ར་བཟང་སྟེ། །ཆུ་སེར་རྣག་ཁྲག་འདྲེན་བྱེད་གཉིསབྱང་ཁྲ་བཙོ་ལྔ་རྒྱ་ཚ་ལུག་རིལ་ཙམ། །ནད་གཞི་སློང་[སློང་]སྟུད་འཕྲུ་བྱེད་བཞིདན་རོག་ལྔ། དུར་བྱིད་ཐེབ་ཚོག་[མཐེབ་ཚོགས་]ཙམ། ཐར་ནུ་ཐེབ་ཚོག་[མཐེབ་ཚོགས་]ཕྱེད་དང་གཉིས། རིལ་ལྔ་ག་[རི་ལྒག་]ལུག་རིལ་ཙམ། །ཀྲོང་[གྲང་]རླུང་ཁ་གནོན་དཔའ་བོ་གསུམཚ་བ་གསུམ་བྲུན་ཚད་བུང་[བུངས་]ཙམ། །སྦུར་འབིག་[འབིགས་]ར་རྒྱལ་སྟོ་འགྲོའི་ཤ །

སན་ཡོན། ཕྱི་མ་རིལ་བུ་གང་ཡང་རུང་། །འབྲས་གསུམ་ལྟུམ་རྩའི་བསྐུས་ཐང་གིས། །རྟ་བྱས་མངལ་དང་སྙིང་ནས་བཏང་། །ནད་རྣམས་འོག་སྒོ་གཉིས་ནས་འབྱིན། །

མངལ་སྐྱོའི་མཁྲིས་གྲུར་ནད་བརྟག་བཅོས་ཞིབ་འཇུག་གི་ནད་ཐོའི་མ་དཔེ།

ནད་པའི་མིང་། ______________

ཁ་པར་ཨང་གྲངས། ______________

གསོ་བཅོས་སྨན་པ། ______________

གསལ་བཤད།

1. གདམས་ཀ་དང་མཐུན་ན་ནད་ཐོའི་རེའུ་མིག་ནང་དུ་འབྲི་དགོས།

2. རབ་ཡིན་ན་སྣག་ཚ་སྔོན་པོ་ཅན་གྱིས་འབྲི་དགོས་པ་ལས་ཞ་སྨྱུག་བེད་སྤྱོད་མི་རུང་།

3. ནད་ཐོ་འབྲི་སྐབས་ངེས་པར་དུ་ནན་ཏན་ཁ་གསལ་སྨོས་དོན་དངོས་ཇི་བཞིན་དུ་འབྲི་དགོས། གལ་ཏེ་བྲིས་ནོར་ཐེབས་ན་དག་བཅོས་བྱེད་དུས་བྱུགས་རྫས་བཀོལ་མི་ཆོག་ལ་ངེས་པར་དུ་མ་ཡིག་གི་སྟེང་དཀྱིལ་ནས་འཐེན་ཐིག་འཐེན་ཏེ་མ་ཡིག་མཐོང་ཐུབ་པར་བྱེད་དགོས། སྨན་པས་དག་བཅོས་རྒྱག་སར་ཐོག་མར་ཡང་དག་པའི་ནང་དོན་བྲིས་རྗེས་མིང་མཚན་དང་ཟླ་ཚེས་འགོད་དགོས། དཔེར་ན། 228ལྟ་བུ་བྲིས་ནོར་ཐེབས་པར་དག་བཅོས་བྱེད་ན་~~228~~nmc2023.11.05བཅས་བཀོད་རྗེས་ཡང་དག་པའི་ཨང་ཀི་128འབྲི་དགོས།

4. ནད་པའི་མིང་བསྡུས་ནས་འབྲི་དགོས་ཏེ། རུས་མིང་གི་ཐོག་མའི་ཡི་གེ་དག་བསྡུས་འབྲི་བྱས་ཏེ་ཁ་སྐོང་དུ་འགོད་དགོས་ལ། འགོད་དུས་རྒྱ་ཡིག་ཡི་གེ་གཉིས་ཅན་གྱི་མིང་ལ་སྒྲ་སྦྱོར་གྱི་གསལ་བྱེད་ཐོག་མ་གཉིས་དང་། རྒྱ་ཡིག་ཡི་གེ་གསུམ་ཅན་གྱི་མིང་སྒྲ་སྦྱོར་གྱི་གསལ་བྱེད་ཐོག་མ་གསུམ་དང་རྒྱ་ཡིག་ཡི་གེ་གསུམ་པའི་སྒྲ་སྦྱོར་ཡི་གེ་གཉིས་འབྲི་དགོས། ཡིག་འབྲུ་བཞིའི་མིང་ཅན་ལ་ཡི་གེ་རེའི་ཐོག་མའི་སྒྲ་སྦྱོར་གསལ་བྱེད་འབྲི་དགོས། དཔེར་ན། 王敏WAMI 刘树明LSMI 仁青才让LQCR

5. ཁ་སྐོང་སོ་སོའི་ནང་དུ“X”འགོད་དགོས། ཁ་སྐོང་དུས་གང་འོས་པའི་ཡི་གེ་དང་གྲངས་ཀ་རྣམས་སྐོང་པ་ལས་སྟོང་པ་བཞག་མི་ཆོག་སྟེ། “མ་བྱས་པ་”ལ“ND”འབྲི་བ། “མི་ཤེས་པ་”ལ་ “UK”འབྲི་བ། “མཁོ་སྤྱོད་བྱེད་མི་ཐུབ་པ་” ཡང་ན་“བེད་སྤྱོད་མེད་པ་”ལ་“N”འབྲི་དགོས། སྨན་གྱི་སྦྱོར་ཚད་དང་བསྟེན་དུས“མི་གསལ་བ་”ལ“NK”འབྲི་བ་དང་། “ཞིབ་བཤེར་མ་བྱས་པ་”དང་ཡང་ན“ཚད་བཤེར་གྱི་རིགས་”ལ“ND”འབྲིདགོས།

6. ཞིབ་འཇུག་གི་གོ་རིམ་ཁྲོད་སྨན་བཅོས་དོན་རྐྱེན་བྱུང་ན་དངོས་ཡོད་དྲང་བདེན་བཞིན་འགོད་དགོས་ལ། གལ་ཏེ་དོན་རྐྱེན་ཚབས་ཆེ་ན་ཞག་སྡོད་བྱས་ཏེ་གསོ་བཅོས་བྱེད་པ་དང་། སྨན་ཁང་དུ་སྡོད་ཡུན་ཇེ་རིང་དུ་གཏོང་བ། རྨས་སྐྱོན་ཐོག་པ། ལས་ཀའི་ནུས་པར་ཤུགས་རྐྱེན་ཐེབས་པ། ཚེ་སྲོག་ལ་ཉེན་ཁ་ཡོད་པའམ་ཡང་ན་ཚེ་ལས་འདས་པ། ཡ་མ་གཟུགས་སུ་གྱུར་པ་སོགས་བྱུང་བའི་དུས་དང་ཚབས་ཆེན་རང་བཞིན། ཐག་གཅོད་བྱ་ཐབས་བཅས་ཞིབ་ཐོར་འགོད་དགོས།

7. གསོ་བཅོས་ཇུས་གཞི་ནན་ཏན་སྨོས་ལག་བསྟར་བྱེད་དགོས།

མངལ་སྒོའི་མཁྲིས་ཤུར།	ནད་པའི་མིང་བསྡུས་འབྲི། □□□□	སྨན་པ་བསྟེན་པའི་དུས་ཚོད། ____ལོའི་ཟླ་__ཚེས་__ཉིན།

ཞིབ་འཇུག་གྲས་སུ་ཚུད་པའི་རིགས།	ཡིན།	མིན།
1.མངལ་ནད་མཁྲིས་ཤུར་གྱི་ངོས་འཛིན་དང་མཐུན་པ།	□	□
2.གཉེན་སྒྲིག་བྱས་ཟིན་པའམ་ལུས་འབྲེལ་སྤྱོད་བའི་བུད་མེད།	□	□
3.ལོ་20–50བར་གྱི་ཟླ་མཚན་རྒྱུན་ལྡན་ཡིན་པའི་བུད་མེད།	□	□
4.གསོ་བཅོས་ལ་མོས་མཐུན་ཡོད་པ།	□	□
5. མཆིན་པ་དང་མཁལ་མའི་ནུས་པ་རྒྱུན་ལྡན་ཡིན་པ།	□	□

ཞིབ་འཇུག་གྲས་སུ་མི་ཚུད་པའི་རིགས།	ཡིན།	མིན།
1.སྦྲུམ་མའམ་ལོ་ཕྱེད་ཀྱི་ནང་དུ་མངལ་སྦྲུམ་པའི་འཆར་གཞི་ཡོད་པ། ཡང་ན་བཙས་རྗེས་ནུ་མ་བསྣུན་བཞིན་པའི་བུད་མེད།	□	□
2.མངལ་འབྲས་ནད་དང་། མངལ་སྐྲན་གྱི་ཆེ་ཆུང་ལི་སྒྲི་3ལས་ཆེ་བ། རྒྱུ་ཞབས་ཀྱི་ཁྲག་རྩ་རེངས་འགག་ནད། ཕྲང་བའི་གཉན་ཚད་སོགས་ཡོད་པའི་ནད་པ།	□	□
3.སྙིང་དང་ཁྲག་རྩ། མཆིན་པ། མཁལ་མ། ཁྲག་རྒྱུན་མ་ལག་དང་དབང་རྩའི་མ་ལག་བཅས་ལ་ནད་ཚབས་ཆེན་ཡོད་པའི་ནད་པ།	□	□
4.གཟའ་འཁོར་གཉིས་ཀྱི་ནང་དུ་ཕྱོགས་མཐུན་གསོ་བཅོས་བྱས་སྤྱོད་བའི་ནད་པ།	□	□
5.ཚོར་ཐལ་འབྱུང་སླ་བའི་ནད་པ།	□	□
6.བཅའ་ཁྲིམས་ཀྱིས་གཏན་ལ་ཕབས་པའི་ཞ་བོ། འོན་པ། ལྐུགས་པ་བཅས་དབང་པོ་སྐྱོན་ཅན་རིགས།	□	□

མིག་སྟར་བསྐོངས་ཟླའི་ནད་གཞན་ཡོད་ན་གཤམ་གྱི་རེའུ་མིག་ཏུ་འགོད་རོགས།

ངོས་འཛིན་དང་ནད་རྟགས།	ནད་ངོས་འཛིན་དུས།	ད་ལྟ་མཐུད་དུ་སྨན་བསྟེན་བཞིན་ཡོད་དམ།
		མེད། □ ཡོད། □ གལ་ཏེ་ཡོད་ན་སྨན་བསྟེན་བཞིན་པའི་རེའུ་མིག་འགོད་རོགས།
		མེད། □ ཡོད། □ གལ་ཏེ་ཡོད་ན་སྨན་བསྟེན་བཞིན་པའི་རེའུ་མིག་འགོད་རོགས།

མི་རིགས།		རྟེན།	ཕོ། □ མོ། □	ལོ་གྲངས།	
ལྗིད་ཚད།	_____ kg			གཟུགས་ཀྱི་རིང་ཚད།	_____CM

ཚེ་སྲོག་ལུས་རྟགས།

ལུས་དྲོད།	_____℃	དབུགས་གྲངས།	_____ཐེངས་/ སྐར་མ།
སྙིང་འཕྲོད།	_____ཐེངས་/ སྐར་མ།	ཁྲག་ཤེད།	_____mmHg

ངོས་འཛིན་དང་ནད་རྒྱུས།

ན་ལུགས་གཙོ་བོ།	
ནད་གཞི་ངོས་འཛིན།	མངལ་སྐྱོའི་མཁྲིས་གྱུར་ནད། □
སྨན་མི་འཕྲོད་པའི་ལོ་རྒྱུས།	མེད། □ ཡོད། □ ཡོད་ན་འབྲི་རོགས།

མིག་སྟར་བསྟེན་བཞིན་པའི་སྨན་རྫས།

སྨན་མིང་།	བསྟེན་ཚད།	མགོ་རྩོམ་པའི་དུས།	སྨན་མིང་།	བསྟེན་ཚད།	མགོ་རྩོམ་པའི་དུས།
		__ལོའི་ཟླ་__ཚེས་__ཉིན།			__ལོའི་ཟླ་__ཚེས་__ཉིན།
		__ལོའི་ཟླ་__ཚེས་__ཉིན།			__ལོའི་ཟླ་__ཚེས་__ཉིན།
		__ལོའི་ཟླ་__ཚེས་__ཉིན།			__ལོའི་ཟླ་__ཚེས་__ཉིན།

གསོ་བཅོས་སྔོན།	ཟུས་མིང་བསྡུས་འབྲི། □□□□	སྨན་པ་བསྟེན་དུས། __ལོའི་ཟླ་__ཚེས་__ཉིན།

མོ་ནད་བརྟག་དཔྱད།	མོ་ནད་བརྟག་དཔྱད་ཀྱི་སྐར་གྲངས་ཚད་གཞི།	སྐར་གྲངས།
བུ་སྣོད་ཀྱི་འགྱུལ་སྟངས་དང་གནོན་གཟེར།	0 བུ་སྣོད་འགྱུལ་སྟངས་བཟང་། གནོན་གཟེར་མེད། (-) 2 བུ་སྣོད་འགྱུལ་སྟངས་བཟང་། གནོན་གཟེར་ཅུང་ཡོད། (+) 4 བུ་སྣོད་འགྱུལ་སྟངས་ཅུང་ཞན་ལ་གནོན་གཟེར་མངོན་པ། (++) 6 བུ་སྣོད་འགྱུལ་སྟངས་ཧ་ཅང་ཞན་ལ་ཟུག་གཟེར་ཆེར་ལྡང་བ། (+++)	
གཡོན་ངོས་ཀྱི་བསམ་སེའུའི་རྒྱུད་དུ་སྦ་མཁྲིགས་གྱུར་ཡོད་མེད།	0 བསམ་སེའུའི་རྒྱུད་དུ་རྒྱུན་ལྡན་ཡིན་པ། 2 བསམ་སེའུའི་རྒྱུད་ཐག་པ་ལྟར་སྦོམ་པ། 4 བསམ་སེའུའི་རྒྱུད་ལེབ་མོ་མཐུག་པ། 6 བསམ་སེའུའི་རྒྱུད་དུ་སྐྲན་ཁྲིམ་རེག་ཐུབ་པ།	
གཡོན་ངོས་ཀྱི་བསམ་སེའུའི་གནོན་གཟེར།	0 བསམ་སེའུ་ལ་གནོན་གཟེར་མེད་པ། (-) 2 བསམ་སེའུ་ལ་གནོན་གཟེར་ཅུང་ཡོད་པ། (+) 4 བསམ་སེའུ་ལ་གནོན་གཟེར་མངོན་གསལ་ཡོད་པ། (++) 6 བསམ་སེའུའི་གནས་སུ་གནོན་གཟེར་མི་བཟོད་པ། (+++)	
གཡས་ངོས་ཀྱི་བསམ་སེའུའི་རྒྱུད་དུ་སྦ་མཁྲིགས་སུ་གྱུར་ཡོད་མེད།	0 བསམ་སེའུའི་རྒྱུད་དུ་རྒྱུན་ལྡན་ཡིན་པ། 2 བསམ་སེའུའི་རྒྱུད་ཐག་པ་ལྟར་སྦོམ་པ། 4 བསམ་སེའུའི་རྒྱུད་ལེབ་མོ་མཐུག་པ། 6 བསམ་སེའུའི་རྒྱུད་དུ་སྐྲན་ཁྲིམ་རེག་ཐུབ་པ།	
གཡས་ངོས་ཀྱི་བསམ་སེའུའི་གནོན་གཟེར།	0 བསམ་སེའུ་ལ་གནོན་གཟེར་མེད་པ། (-) 2 བསམ་སེའུ་ལ་གནོན་གཟེར་ཅུང་ཡོད་པ། (+) 4 བསམ་སེའུ་ལ་གནོན་གཟེར་མངོན་གསལ་ཅན། (++) 6 བསམ་སེའུའི་གནོན་གཟེར་ཆེ་བ། (+++)	
བུ་སྣོད་དང་ཞ་གདོང་བར་གྱི་ཚུ་བ་རྡེ་མཐུག་ཏུ་སོང་བ། གནོན་གཟེར།	0 བུ་སྣོད་དང་ཞ་གདོང་བར་གྱི་ཚུ་བ་རྒྱུན་ལྡན་ཡིན་པ། (-) 2 བུ་སྣོད་དང་ཞ་གདོང་བར་གྱི་ཚུ་བ་རྡེ་མཐུག་ཏུ་སོང་བ། གནོན་གཟེར་ཅུང་ཡོད་པ། (+) 4 བུ་སྣོད་དང་ཞ་གདོང་བར་གྱི་ཚུ་བ་རྡེ་མཐུག་ཏུ་སོང་བ། མངོན་གསལ་གྱིས་མནོན་གཟེར་ཡོད་པ། (++) 6 བུ་སྣོད་དང་ཞ་གདོང་བར་གྱི་ཚུ་བ་རྡེ་མཐུག་ཏུ་སོང་བ། གནོན་གཟེར་ཆེར་མངོན་པ། (+++)	

གསོ་བཅོས་སྔོན།	ཏུས་མིང་བསྡུས་འབྲི། □□□□	སྨན་པ་བསྟེན་དུས། ___ལོའི་ཟླ་__ཚེས་__ཉིན།

ནད་རྟགས་གཙོ་བོ།	སྐར་གྲངས་ཚད་གཞི།	སྐར་གྲངས།
གྲང་དཀར་འཛག་ཚུལ།	0 གྲང་དཀར་མེད་པ། 2 གྲང་དཀར་ཐོངས་ཙུང་ལ་མདོག་དང་དྲི་རྒྱུན་ལྡན་ཡིན། 4 གྲང་དཀར་ཐོངས་ཅུང་མང་ལ་མདོག་སེར་ཞིང་དྲི་མནམ་པ། 6 གྲང་དཀར་ཐོངས་ཧ་ཅང་མང་ལ་ནག་དྲི་མནམ་པ།	
འདོམས་གཡའ་བ།	0 ནད་རྟགས་མེད། 2 འདོམས་ཅུང་གཡའ་བ། 4 འདོམས་གཡའ་ཞིང་བསྲན་ཐུབ་པ། 6 འདོམས་གཡའ་ཞིང་བསྲན་མི་ཐུབ་པ།	
རྒྱུ་ཞབས་ཚ་འབྲབ།	0 ཚ་འབྲབ་མི་བྱེད་པ། 2 ཚ་འབྲབ་ཅུང་བྱེད་པ། 4 ཚ་འབྲབ་བྱེད་ཅིང་བསྲན་ཐུབ་པ། 6 ཚ་འབྲབ་བྱེད་ཅིང་བསྲན་མི་ཐུབ་པ།	

ནད་རྟགས་ཕལ་བ།	སྐར་གྲངས་ཚད་གཞི།	སྐར་གྲངས།
མཁལ་རྐེད་དང་ཚང་ར་ན་བ།	0 མཁལ་རྐེད་དང་ཚང་རའི་གནས་སུ་ན་ཟུག་མེད་པ། (-) 1 མཁལ་རྐེད་དང་ཚང་ར་གཟེར་ཡང་ལས་ཀར་ཞུགས་ཐུབ། (+) 2 མཁལ་རྐེད་དང་ཚང་ར་ཅུང་གཟེར་ཞིང་ལས་ཀར་ཞུགས་པར་ཅུང་གནོད། (++) 3 མཁལ་རྐེད་དང་ཚང་རར་ན་ཟུག་ཆེན་པོ་ལངས་པ། ལས་ཀར་ཞུགས་མི་ཐུབ་པར་མལ་ཁྲིའི་སྟེང་ངལ་གསོ་དགོས། (+++)	
རྒྱུ་ཞབས་སྦྲོ་བརྒྱངས།	0 རྒྱུ་ཞབས་སྦྲོ་བརྒྱངས་མི་བྱེད། 1 རྒྱུ་ཞབས་སྦྲོ་བརྒྱངས་ཅུང་བྱེད། 2 རྒྱུ་ཞབས་སྦྲོ་བརྒྱངས་བྱུས་ཏེ་འོག་ཐྲུང་རྒྱུ་བར་གནོད་པ། 3 རྒྱུ་ཞབས་སྦྲོ་བརྒྱངས་བྱུས་ཏེ་འོག་ཐྲུང་རྒྱུ་མི་ཐུབ་པར་འགག་པ།	

གསོ་བཅོས་ཐོན།	ཏུས་མིང་བསྡུས་འབྲི། □□□□	སྨན་པ་བསྟེན་དུས། __ལོའི་ཟླ་__ཚེས་__ཉིན།

མངལ་སྐྱོའི་རྟགས།	སྐར་གྲངས་ཚད་གཞི།	སྐར་གྲངས།
མངལ་སྐྱོའི་མདོག	0 མདོག་དམར་ལ་ཁྲག་ཐོལ་མེད་པ། 2 མདོག་དམར་ལ་ཁྲག་ཐོལ་སླ་བ། 4 མདོག་དམར་སྨུག་དང་རང་གཞིན་གྱིས་ཁྲག་ཐོལ་བ། 6 མདོག་ཁམ་དམར་ལ་ཁྲག་མང་དུ་ཐོལ་བ།	
མངལ་སྐྱོ་ཆེར་རྒྱས།	0 མངལ་སྐྱོའི་ཆེ་ཆུང་རྒྱུན་ལྡན་ནམ་བུ་བཙས་རྗེས་ཆེར་རྒྱས་པ། 2 མངལ་སྐྱོ་ཆེར་རྒྱས། 4 མངལ་སྐྱོ་མངོན་གསལ་གྱིས་ཆེར་རྒྱས། 6 མངལ་སྐྱོ་ཆེར་རྒྱས་ཤིང་ཆེ་ཆུང་ལི་སྨི་3གྱི་ཡན་ཡིན།	
མངལ་སྐྱོའི་ནག་ཐྲུམ།	0 མངལ་སྐྱོར་ནག་ཐྲུམ་མེད་པ། 2 མངལ་སྐྱོར་ནག་ཐྲུམ་ཅུང་ཡོད་པ། 4 མངལ་སྐྱོར་ནག་ཐྲུམ་མངོན་གསལ། 6 མངལ་སྐྱོར་ནག་ཐྲུམ་ཧ་ཅང་མང་བ།	
མངལ་སྐྱོ་འབྲུམ་པ། □ མངལ་སྐྱོ་འཆུས་པ། □ མངལ་སྐྱོ་ཤའུ། □ མངལ་སྐྱོ་སྲ་བ། □ མངལ་སྐྱོ་མཉེན་པ། □		
ལྕེ།		
རྩ་རྒྱུད།		
རྩ།		

གསོ་བཅོས་ཁྲིད།	ཡུས་མིང་བསྡུས་འབྲི། □□□□	སྨན་པ་བསྟེན་དུས། ___ལོའི་ཟླ་__ཚེས་__ཉིན།

དུས་ཚོད། ___ལོའི་ཟླ་__ཚེས་__ཉིན།

ཁོང་དུ་བསྟེན་པའི་སྨན་སྦྱོར།

བོད་ལུགས་གསོ་རིག་གི་དཔྱད་བཅོས་བྱ་ཐབས།
བཅིངས་ལུམས། □ སྣུམ་བྱུགས། □ འབྱར་བཅོས། □ མངལ་བཤལ། □ མེ་བཙའ། □
དཔྱད་བཅོས་གཞན་དག □

མངལ་སྒོའི་བརྟག་དཔྱད།	ཟླ་ཚེས།	མཇུག་འབྲས།	ནད་ཐོག་གི་དོན་སྙིང་ཤན་འབྱེད།			མཇུག་འབྲས་རྒྱུན་ལྡན་མིན་པའི་གསལ་བཤད།
			རྒྱུན་ལྡན་ཡིན།	རྒྱུན་ལྡན་མིན།	མ་བརྟག་པ།	
HPV	ཟླ་__ཚེས་__ཉིན།		□	□	□	
TCT	ཟླ་__ཚེས་__ཉིན།		□	□	□	
ནད་ལུགས་བརྟག་དཔྱད།	ཟླ་__ཚེས་__ཉིན།		□	□	□	
སྐྱེ་ལམ་ཤེལ་བརྟག	ཟླ་__ཚེས་__ཉིན།		□	□	□	

གསོ་བཅོས་རྗེས།	རུས་མིང་བསྡུས་འབྲི། □□□□	སྨན་པ་བསྟེན་དུས། ___ལོའི་ཟླ་__ཚེས་__ཉིན།

མོ་ནད་བརྟག་དཔྱད།	སྐར་གྲངས་ཚད་གཞི།	སྐར་གྲངས།
བུ་སྣོད་ཀྱི་འགྲུལ་སྐྱངས། གནོད་གཟེར།	0 བུ་སྣོད་འགྲུལ་སྐྱངས་བཟང་། གནོད་གཟེར་མེད། (-) 2 བུ་སྣོད་འགྲུལ་སྐྱངས་བཟང་། གནོད་གཟེར་ཅུང་ཡོད། (+) 4 བུ་སྣོད་འགྲུལ་སྐྱངས་ཅུང་ཞན་ལ་གནོད་གཟེར་མངོན་པ། (++) 6 བུ་སྣོད་འགྲུལ་སྐྱངས་ཧ་ཅང་ཞན་ལ་ཟུག་གཟེར་ཆེར་ལྡང་བ། (+++)	
གཡོན་ངོས་ཀྱི་བསམ་སེའུའི་རྒྱུད་དུ་སྲ་མཁྲེགས་ཡོད་མེད།	0 བསམ་སེའུའི་རྒྱུད་དུ་རྒྱུན་ལྡན་ཡིན་པ། 2 བསམ་སེའུའི་རྒྱུད་ཐག་པ་ལྟར་སྦོམ་པ། 4 བསམ་སེའུའི་རྒྱུད་ལེབ་མོ་མཐུག་པ། 6 བསམ་སེའུའི་རྒྱུད་དུ་སྐྲན་ཁྲིམ་རེག་ཐུབ་པ།	
གཡོན་ངོས་ཀྱི་བསམ་སེའུའི་གནོད་གཟེར།	0 བསམ་སེའུ་ལ་གནོད་གཟེར་མེད་པ། (-) 2 བསམ་སེའུ་ལ་གནོད་གཟེར་ཅུང་ཡོད་པ། (+) 4 བསམ་སེའུ་ལ་མངོན་གསལ་གྱིས་གནོད་གཟེར་ཡོད་པ། (++) 6 བསམ་སེའུའི་གནས་སུ་གནོད་གཟེར་མི་བཟོད་པ། (+++)	
གཡས་ངོས་ཀྱི་བསམ་སེའུའི་རྒྱུད་དུ་སྲ་མཁྲེགས་སུ་གྱུར་ཡོད་མེད།	0 བསམ་སེའུའི་རྒྱུད་དུ་རྒྱུན་ལྡན་ཡིན་པ། 2 བསམ་སེའུའི་རྒྱུད་ཐག་པ་ལྟར་སྦོམ་པ། 4 བསམ་སེའུའི་རྒྱུད་ལེབ་མོ་མཐུག་པ། 6 བསམ་སེའུའི་རྒྱུད་དུ་སྐྲན་ཁྲིམ་རེག་ཐུབ་པ།	
གཡས་ངོས་ཀྱི་བསམ་སེའུའི་གནོད་གཟེར།	0 བསམ་སེའུ་ལ་གནོད་གཟེར་མེད་པ། (-) 2 བསམ་སེའུ་ལ་གནོད་གཟེར་ཅུང་ཡོད་པ། (+) 4 བསམ་སེའུའི་གནོད་གཟེར་མངོན་གསལ་ཡིན། (++) 6 བསམ་སེའུའི་གནོད་གཟེར་ཆེ་བ། (+++)	
མངལ་དང་ཕ་གདོང་བར་གྱི་ཆུ་བ་རྗེ་མཐུག་ཏུ་སོང་བ། གནོད་གཟེར།	0 བུ་སྣོད་དང་ཕ་གདོང་བར་གྱི་ཆུ་བ་རྒྱུན་ལྡན་ཡིན་པ། (-) 2 བུ་སྣོད་དང་ཕ་གདོང་བར་གྱི་ཆུ་བ་རྗེ་མཐུག་ཏུ་སོང་བ། གནོད་གཟེར་ཅུང་ཡོད་པ། (+) 4 བུ་སྣོད་དང་ཕ་གདོང་བར་གྱི་ཆུ་བ་རྗེ་མཐུག་ཏུ་སོང་བ། མངོན་གསལ་གྱིས་མནོན་གཟེར་ཡོད་པ། (++) 6 བུ་སྣོད་དང་ཕ་གདོང་བར་གྱི་ཆུ་བ་རྗེ་མཐུག་ཏུ་སོང་བ། གནོད་གཟེར་ཆེར་མངོན་པ། (+++)	

གསོ་བཅོས་ཐེངས།	ཉུས་མིང་བསྡུས་འབྲི། □□□□	སྨན་པ་བསྟེན་དུས། __ལོའི་ཟླ་__ཚེས་__ཉིན།

ནད་རྟགས་གཙོ་བོ།	སྐར་གྲངས་ཚད་གཞི།	སྐར་གྲངས།
གྲང་དཀར་འཛག་ཚུལ།	0 གྲང་དཀར་མེད་པ། 2 གྲང་དཀར་བོངས་ཉུང་ལ་མདོག་དང་དྲི་རྒྱུན་ལྡན་ཡིན། 4 གྲང་དཀར་བོངས་ཅུང་མང་ལ་མདོག་སེར་ཞིང་དྲི་མནམ་པ། 6 གྲང་དཀར་བོངས་ཧ་ཅང་མང་ལ་རྣག་དྲི་མནམ་པ།	
འདོམས་གཡའ་བ།	0 ནད་རྟགས་མེད། 2 འདོམས་ཅུང་གཡའ་བ། 4 འདོམས་གཡའ་ཞིང་བཟོད་ཐུབ་པ། 6 འདོམས་གཡའ་ཞིང་བཟོད་མི་ཐུབ་པ།	
རྒྱུ་ཞབས་ཚ་འབྲབ།	0 ཚ་འབྲབ་མི་བྱེད་པ། 2 ཚ་འབྲབ་ཅུང་བྱེད་པ། 4 ཚ་འབྲབ་བྱེད་ཅིང་བཟོད་ཐུབ་པ། 6 ཚ་འབྲབ་བཟོད་མི་ཐུབ་པ།	

ནད་རྟགས་ཕལ་བ།	སྐར་གྲངས་ཚད་གཞི།	སྐར་གྲངས།
མཁལ་རྐེད་དང་ཚང་ར་ན་བ།	0 མཁལ་རྐེད་དང་ཚང་རའི་གནས་སུ་ན་ཟུག་མེད་པ། (-) 1 མཁལ་རྐེད་དང་ཚང་ར་གཟེར་ཡང་ལས་ཀར་ཞུགས་ཐུབ། (+) 2 མཁལ་རྐེད་དང་ཚང་ར་ཅུང་གཟེར་ཞིང་ལས་ཀར་ཞུགས་པར་ཅུང་གནོད། (++) 3 མཁལ་རྐེད་དང་ཚང་རར་ན་ཟུག་ཆེན་པོ་ལངས་པ། ལས་ཀར་ཞུགས་མི་ཐུབ་པར་མལ་ཁྲིའི་སྟེང་ངལ་གསོ་དགོས། (+++)	
རྒྱུ་ཞབས་སྦྲོ་བཀྲུངས།	0 རྒྱུ་ཞབས་སྦྲོ་བཀྲུངས་མི་བྱེད། 1 རྒྱུ་ཞབས་སྦྲོ་བཀྲུངས་ཅུང་བྱེད། 2 རྒྱུ་ཞབས་སྦྲོ་བཀྲུངས་བྱས་ཏེ་འོག་རླུང་རྒྱུ་བར་གནོད་པ། 3 རྒྱུ་ཞབས་སྦྲོ་བཀྲུངས་བྱས་ཏེ་འོག་རླུང་རྒྱུ་མི་ཐུབ་པར་འགག་པ།	

གསོ་བཅོས་རྗེས།	ཧུས་མིང་བསྡུས་འབྲི། □□□□	སྨན་པ་བསྟེན་དུས། __ལོའི་ཟླ་__ཚེས་__ཉིན།

མངལ་སྐྱོའི་རྟགས།	སྐར་གྲངས་ཚད་གཞི།	སྐར་གྲངས།
མངལ་སྐྱོའི་མདོག	0 མདོག་དམར་ལ་ཁྲག་རྫོལ་མེད་པ། 2 མདོག་དམར་ལ་ཁྲག་རྫོལ་སླ་བ། 4 མདོག་དམར་སྨུག་དང་རང་གཞིན་གྱིས་ཁྲག་རྫོལ་བ། 6 མདོག་ཁམ་དམར་ལ་ཁྲག་མང་པོ་རྫོལ་བ།	
མངལ་སྐྱོ་ཆེར་རྒྱས།	0 མངལ་སྐྱོའི་ཆེ་ཆུང་རྒྱུན་ལྡན་ནམ་པུ་བཅོས་རྗེས་ཆེར་རྒྱས་པ། 2 མངལ་སྐྱོ་ཆེར་རྒྱས། 4 མངལ་སྐྱོ་མངོན་གསལ་གྱིས་ཆེར་རྒྱས། 6 མངལ་སྐྱོ་ཆེར་རྒྱས་ཤིང་ཆེ་ཆུང་ལི་སྒོ་3གྱི་ཡན།	
མངལ་སྐྱོའི་རྣག་ཐུམ།	0 མངལ་སྐྱོར་རྣག་ཐུམ་མེད་པ། 2 མངལ་སྐྱོར་རྣག་ཐུམ་ཉུང་ཡོད་པ། 4 མངལ་སྐྱོར་རྣག་ཐུམ་མངོན་གསལ། 6 མངལ་སྐྱོར་རྣག་ཐུམ་ཧ་ཅང་མང་བ།	
མངལ་སྐྱོ་འབུམ་པ། □ མངལ་སྐྱོ་འཆུས་པ། □ མངལ་སྐྱོ་ཤའུ། □ མངལ་སྐྱོ་སྲ་བ། □ མངལ་སྐྱོ་མཉེན་པ། □		
ལྕེ།		
ཙ་རྒྱུད།		
ཆུ།		

སྨན་བཀོལ་ཟིན་ཐོ།

སྨན་མིང་།	བསྟེན་ཚུལ།	མགོ་རྩོམ་པའི་དུས།	རྗེ་ཉུང་གཏོང་དུས།	མཚམས་བཞག་པའི་དུས།
		__ལོའི་ཟླ་__ཚེས་__ཉིན།	__ལོའི་ཟླ་__ཚེས་__ཉིན།	__ལོའི་ཟླ་__ཚེས་__ཉིན།
		__ལོའི་ཟླ་__ཚེས་__ཉིན།	__ལོའི་ཟླ་__ཚེས་__ཉིན།	__ལོའི་ཟླ་__ཚེས་__ཉིན།

སྨན་བཅོས་དོན་རྐྱེན།

དམན་ལྷག་གི་ཞེས་སྐྱོན། ཡོད། □ མེད། □ གལ་ཏེ་སྨན་བཅོས་དོན་རྐྱེན་བྱུང་ན་ཐེངས་འདིའི་གསོ་བཅོས་ལ་འབྲེལ་བ་ཡོད་མེད་གཤམ་གྱི་རེའུ་མིག་འདི་ཁ་སྐོང་དགོས།			
དོན་རྐྱེན་འབྱུང་བའི་དུས་ཚོད།	___ལོའི་ཟླ་__ཚེས་__ཉིན། (ཆུ་ཚོད་24ནང་།)	___ལོའི་ཟླ་__ཚེས་__ཉིན། (ཆུ་ཚོད་24ནང་།)	___ལོའི་ཟླ་__ཚེས་__ཉིན། (ཆུ་ཚོད་24ནང་།)
དོན་རྐྱེན་གྱི་ཚབས་ཆེ་ཆུང་།	ཡང་། □ འབྲིང་། □ ལྕི། □	ཡང་། □ འབྲིང་། □ ལྕི། □	ཡང་། □ འབྲིང་། □ ལྕི། □
གསོ་བཅོས་གཞན་བསྟེན་བཞིན་ཡོད་མེད།	ཡོད། □ མེད། □	ཡོད། □ མེད། □	ཡོད། □ མེད། □
ཞིབ་འཇུག་གི་སྨན་བསྟེན་ཚད་ཀྱིས་དོན་རྐྱེན་ལ་ཐེབས་པའི་ཤུགས་རྐྱེན།	ཐུན་ཚད་མི་འགྱུར་བ། □ ཐུན་ཚད་ཇེ་མང་དུ་གཏོང་བ། □ ཐུན་ཚད་ཉུང་དུ་གཏོང་བ། □ གནས་སྐབས་སུ་སྨན་གཏོང་མཚམས་འཇོག་པ། □ དུས་གཏན་དུ་སྨན་གཏོང་མཚམས་འཇོག་པ། □ གསོ་བཅོས་མཇུག་སྒྲིལ་བ། □	ཐུན་ཚད་མི་འགྱུར་བ། □ ཐུན་ཚད་ཇེ་མང་དུ་གཏོང་བ། □ ཐུན་ཚད་ཉུང་དུ་གཏོང་བ། □ གནས་སྐབས་སུ་སྨན་གཏོང་མཚམས་འཇོག་པ། □ དུས་གཏན་དུ་སྨན་གཏོང་མཚམས་འཇོག་པ། □ གསོ་བཅོས་མཇུག་སྒྲིལ་བ། □	ཐུན་ཚད་མི་འགྱུར་བ། □ ཐུན་ཚད་ཇེ་མང་དུ་གཏོང་བ། □ ཐུན་ཚད་ཉུང་དུ་གཏོང་བ། □ གནས་སྐབས་སུ་སྨན་གཏོང་མཚམས་འཇོག་པ། □ དུས་གཏན་དུ་སྨན་གཏོང་མཚམས་འཇོག་པ། □ གསོ་བཅོས་མཇུག་སྒྲིལ་བ། □
ཞིབ་འཇུག་དང་དོན་རྐྱེན་བར་གྱི་འབྲེལ་བ།	འབྲེལ་བ་ཡོད། □ ཕལ་ཆེར་འབྲེལ་བ་ཡོད། □ ཕལ་ཆེར་འབྲེལ་བ་མེད། □ འབྲེལ་བ་མེད། □ ཐག་གཅོད་བྱེད་མི་ཐུབ། □	འབྲེལ་བ་ཡོད། □ ཕལ་ཆེར་འབྲེལ་བ་ཡོད། □ ཕལ་ཆེར་འབྲེལ་བ་མེད། □ འབྲེལ་བ་མེད། □ ཐག་གཅོད་བྱེད་མི་ཐུབ། □	འབྲེལ་བ་ཡོད། □ ཕལ་ཆེར་འབྲེལ་བ་ཡོད། □ ཕལ་ཆེར་འབྲེལ་བ་མེད། □ འབྲེལ་བ་མེད། □ ཐག་གཅོད་བྱེད་མི་ཐུབ། □
སྨན་བཅོས་དོན་རྐྱེན་མཚམས་འཇོག་པའམ་ཞིབ་འཇུག་མཇུག་སྒྲིལ་རྗེས་གཤམ་གྱི་རེའུ་མིག་འགོད་རོགས།			
སྨན་བཅོས་དོན་རྐྱེན་ལས་ཐར་ཡོད་མེད།	མེད། □ མུ་མཐུད་དུ། □ ཤི། □	མེད། □ མུ་མཐུད་དུ། □ ཤི། □	མེད། □ མུ་མཐུད་དུ། □ ཤི། □
དོན་རྐྱེན་བྱུང་བས་ཞིབ་འཇུག་ལས་ཕུད་པ།	ཡིན། □ མིན། □	ཡིན། □ མིན། □	ཡིན། □ མིན། □

ནད་རྟགས་གཙོ་ཕལ་གྱི་གསོ་བཅོས་ཕན་སྐྱེད་ཚད་གཞི།

སངས་དྭག་བྱུང་བ།	□	གྲང་དཀར་འབྱམས་ཞིང་དྲི་མནམ་པའམ་རྣག་མདོན་པ། མངལ་སྒོའི་མདོག་རྒྱུན་ལྡན་མིན་ལ་ཁྲག་ཛོལ་བ། མཁལ་རྐེད་དང་ཚང་ར་གཟེར་བ། རྒྱུ་ཞབས་ཚ་འབྲབ་བྱེད་པ། བསམ་སེའུའི་གཡས་གཡོན་དང་བུ་སྣོད་གནས་སུ་གནོན་གཟེར་མངོན་པ་བཅས་ཀྱི་ནད་རྟགས་ཞི་བའི་ཚད་≥95%ཡིན།
ཕན་སྐྱེད་ཆེ་བ།	□	གྲང་དཀར་འབྱམས་ཞིང་དྲི་མནམ་པའམ་རྣག་མདོན་པ། མངལ་སྒོའི་མདོག་རྒྱུན་ལྡན་མིན་ལ་ཁྲག་ཛོལ་བ། མཁལ་རྐེད་དང་ཚང་ར་གཟེར་བ། རྒྱུ་ཞབས་ཚ་འབྲབ་བྱེད་པ། བསམ་སེའུའི་གཡས་གཡོན་དང་བུ་སྣོད་གནས་སུ་གནོན་གཟེར་མངོན་པ་བཅས་ནད་རྟགས་ཀྱི་སྐར་གྲངས་70%–90%ཇེ་ཉུང་དུ་སོང་བ།
ཕན་སྐྱེད་ཆུང་བ།	□	གྲང་དཀར་འབྱམས་ཞིང་དྲི་མནམ་པའམ་རྣག་མདོན་པ། མངལ་སྒོའི་མདོག་རྒྱུན་ལྡན་མིན་ལ་ཁྲག་ཛོལ་བ། མཁལ་རྐེད་དང་ཚང་ར་གཟེར་བ། རྒྱུ་ཞབས་ཚ་འབྲབ་བྱེད་པ། བསམ་སེའུའི་གཡས་གཡོན་དང་བུ་སྣོད་གནས་སུ་གནོན་གཟེར་མངོན་པ་བཅས་ནད་རྟགས་ཀྱི་སྐར་གྲངས་30%–69%ཇེ་ཉུང་དུ་སོང་བ།
ཕན་སྐྱེད་མེད་པ།	□	གྲང་དཀར་འབྱམས་ཞིང་དྲི་མནམ་པའམ་རྣག་མདོན་པ། མངལ་སྒོའི་མདོག་རྒྱུན་ལྡན་མིན་ལ་ཁྲག་ཛོལ་བ། མཁལ་རྐེད་དང་ཚང་ར་གཟེར་བ། རྒྱུ་ཞབས་ཚ་འབྲབ་བྱེད་པ། བསམ་སེའུའི་གཡས་གཡོན་དང་བུ་སྣོད་གནས་སུ་གནོན་གཟེར་མངོན་པ་བཅས་གསོ་བཅོས་ཀྱི་གཞུག་ཏུ་ཕན་སྐྱེད་མངོན་གསལ་མེད་པར་ནད་རྟགས་ཀྱི་སྐར་གྲངས་30%ལས་ཇེ་ཉུང་དུ་མ་སོང་བ།

རྩིས་གཞི་སྤྱི་འགྲོས། (གསོ་བཅོས་སྔོན་གྱི་སྐར་གྲངས་ – གསོ་བཅོས་རྗེས་ཀྱི་སྐར་གྲངས་)/གསོ་བཅོས་སྔོན་གྱི་སྐར་གྲངས་×100%

མངལ་སྒོའི་མཁྲིས་སྒྱུར་ནད་ཀྱི་གསོ་བཅོས་ཕན་སྐྱེད།

སངས་དྭག་བྱུང་བ།	□	ནད་རྟགས་དང་ལུས་རྟགས་སྐར་གྲངས་≥95%
ཕན་སྐྱེད་ཆེ་བ།	□	ནད་རྟགས་དང་ལུས་རྟགས་མངོན་གསལ་གྱིས་བདེ་རུ་སོང་བ། སྐར་གྲངས་70%–94%ཇེ་ཉུང་དུ་སོང་བ།
ཕན་སྐྱེད་ཆུང་བ།	□	ནད་རྟགས་དང་ལུས་རྟགས་ཇེ་བདེར་སོང་བ། སྐར་གྲངས་30%–79%ཇེ་ཉུང་དུ་སོང་བ།
ཕན་སྐྱེད་མེད་པ།	□	ནད་རྟགས་དང་ལུས་རྟགས་ལ་ཕན་སྐྱེད་མེད་པ་མ་ཟད་ཇེ་སྡུག་ཏུ་སོང་བ། སྐར་གྲངས་30%ལས་ཇེ་ཉུང་དུ་མ་སོང་བ།

གསོ་བཅོས་ཀྱི་ཕྱོགས་བསྡོམས་རེའུ་མིག

ཐོག་མའི་གསོ་བཅོས་དུས། ___ལོའི་ཟླ་__ཚེས་__ཉིན། མཐའ་མཇུག་གི་གསོ་བཅོས་དུས། ___ལོའི་ཟླ་__ཚེས་__ཉིན།

གསོ་བཅོས་ཀྱི་གནས་ཚུལ།

ཡོངས་སུ་བསྟེན་ཚར། □ བསྟེན་ཚར་མེད། □

གསོ་བཅོས་ཁྲོད་དུ་དོན་རྐྱེན་བྱུང་ཡོད་མེད། ཡོད། □ མེད། □

དོན་རྐྱེན་བྱུང་ཟིན་ལ་ཐག་གཅོད་བྱས་ཚར། □

དོན་རྐྱེན་བྱུང་ཟིན་ལ་ཐག་གཅོད་བྱས་མེད། □

ནད་པར་གསོ་བཅོས་ཚར་ཡོད་མེད། ཡོད། □ མེད། □ གལ་ཏེ་མེད་ན། གཤམ་གྱི་རྣམ་གྲངས་ཁ་སྐོང་རོགས།

ནད་པའི་གསོ་བཅོས་མཚམས་བཞག་པའི་དུས། ___ལོའི་ཟླ་__ཚེས་__ཉིན།

ཞིབ་འཇུག་མཚམས་བཞག་པའི་རྒྱུ་རྐྱེན། གཤམ་གྱི་དོན་ཚན་ལས་གཅིག་འདེམས་ཏེ་སྐོང་རོགས།

དོན་རྐྱེན་བྱུང་བ། ________________________________

ཕན་སྐྱིད་ཆུང་བ། ________________________________

ཞིབ་འཇུག་གི་རྩིས་འགོད་དང་འགལ་བ། ________________________________

སྨན་པའི་བསྒྲུབ་བར་མི་ཉན་པ། ________________________________

གཞན། ________________________________

ནད་ཐོག་བརྟག་བཅོས་ཀྱི་ཞིབ་འཇུག་གི་གོ་རིམ།

བལྟ་ཞིབ།		རིམ་པ་1	རིམ་པ་2
		ཉིན་-1 ~ 0	གསོ་བཅོས་རྗེས།
ཞིབ་འཇུག་གི་སྔོན།	ནད་པའི་གནས་ཚུལ་རྒྱུས་ལོན་བྱེད་པ།	×	
	ནད་པ་ཉིད་ཞིབ་འཇུག་ལ་ཞུགས་པའི་མོས་པ།	×	
	བལྟ་རིག་དྲི་གསུམ་གྱི་སྒོ་ནས་བརྟག་པ།	×	
	ནད་གཞི་ངོས་འཛིན་དང་འབྲུལ་སོ་བསལ་བ།	×	
	ཞིབ་འཇུག་གྲས་སུ་ཚུད་པ།	×	
	ཆོར་ཐབ་ཡོད་མེད།	×	
	ན་གཞན་ནད་བསྡོངས་མིན།	×	
	འབྲེལ་ཡོད་བརྟག་དཔྱད།	×	×
ཞིབ་འཇུག་གི་ཁྲོད།	གསོ་བཅོས་བསྟེན་པ།	×	
	ན་གཞན་ནད་ཀྱི་སྨན་བསྟེན་བཞིན་ཡོད་མེད།	×	
	བལྟ་རིག་དྲི་གསུམ་གྱི་སྒོ་ནས་བརྟག་པ།	×	
	འབྲེལ་ཡོད་བརྟག་དཔྱད།	×	×
ཞིབ་འཇུག་གི་རྗེས།	གནས་གཞི་གྲངས་བསྡུ་ལེན་བྱེད་པ།		×
	གནས་གཞི་གྲངས་ལ་དབྱེ་ཞིབ་བྱེད་པ།		×
	གསོ་བཅོས་སྔ་ཕྱུག་གི་བལྟ་རིག་དྲི་གསུམ་གྱི་འགྱུར་ལྡོག		×
	སྤྱི་བསྡོམས་དང་མཐའ་དཔྱོད།		×

དཔྱད་གཞིའི་ཡིག་ཆ།

དང་པོ། བོད་ཡིག་གི་སྐོར།

1. བྱང་བ་རྣམ་རྒྱལ་གྲགས་བཟང་། བདུད་རྩིའི་ཆུ་རྒྱུན། མི་རིགས་དཔེ་སྐྲུན་ཁང་གི་2004ལོའི་པར་གཞི།

2. བྱང་བ་རྣམ་རྒྱལ་གྲགས་བཟང་། ཡན་ལག་བརྒྱད་པའི་བཏུས་པ་ཡིད་བཞིན་ནོར་བུ། མི་རིགས་དཔེ་སྐྲུན་ཁང་གི་2004ལོའི་པར་གཞི།

3. ཀརྨ་ངེས་ལེགས་བསྟན་འཛིན། ཕན་བདེ་ནོར་བུའི་བང་མཛོད། མི་རིགས་དཔེ་སྐྲུན་ཁང་གི་2004ལོའི་པར་གཞི།

4. སྡེ་སྲིད་སངས་རྒྱས་རྒྱ་མཚོ། སྡེ་སྲིད་སྨན་གྱི་ཁོག་འབུབས། མི་རིགས་དཔེ་སྐྲུན་ཁང་གི་2004ལོའི་པར་གཞི།

5. གོང་སྨན་དཀོན་མཆོག་བདེ་ལེགས། གསོ་རིག་དགོས་པ་ཀུན་འབྱུང་།(སྟོད་སྨད།) མི་རིགས་དཔེ་སྐྲུན་ཁང་གི་2005ལོའི་པར་གཞི།

6. སོག་པོ་ལུང་རིགས་བསྟན་དར། ཨ་རུའི་ཕྲེང་མཛེས། མི་རིགས་དཔེ་སྐྲུན་ཁང་གི་2005ལོའི་པར་གཞི།

7. ཀོང་སྤྲུལ་ཡོན་ཏན་རྒྱ་མཚོ། གསོ་རིག་ཟིན་ཏིག་ཡང་ཏིག མི་རིགས་དཔེ་སྐྲུན་ཁང་གི་2005ལོའི་པར་གཞི།

8. ཟུར་མཁར་མཉམ་ཉིད་རྡོ་རྗེ། མན་ངག་བྱེ་བ་རིང་བསྲེལ། མི་རིགས་དཔེ་སྐྲུན་ཁང་གི་2005ལོའི་པར་གཞི།

9. སྡེ་སྲིད་སངས་རྒྱས་རྒྱ་མཚོ་སོགས། མན་ངག་ལྷན་ཐབས་དང་ལྡེ་མིག མི་རིགས་དཔེ་སྐྲུན་ཁང་གི་2005ལོའི་པར་གཞི།

10. དེའུ་དམར་དགེ་བཤེས་བསྟན་འཛིན་ཕུན་ཚོགས། ཤེལ་གོང་ཤེལ་ཕྲེང་། མི་རིགས་དཔེ་སྐྲུན་ཁང་གི་2005ལོའི་པར་གཞི།

11. སེ་སྲིད་སངས་རྒྱས་རྒྱ་མཚོ། རྒྱུད་བཞིའི་གསལ་བྱེད་བཻཌཱུཪྻ་སྔོན་པོ།(སྟོད་སྨད།) མི་རིགས་དཔེ་སྐྲུན་ཁང་གི་2005ལོའི་པར་གཞི།

12. ཟུར་མཁར་བློ་གྲོས་རྒྱལ་པོ། རྒྱུད་བཞིའི་འགྲེལ་པ་མེས་པོའི་ཞལ་ལུང་།(སྟོད་སྨད།) མི་རིགས་དཔེ་སྐྲུན་ཁང་གི་2005ལོའི་པར་གཞི།

13. གཡུ་ཐོག་རྙིང་མ་ཡོན་ཏན་མགོན་པོ། གྲྭ་ཐང་རྒྱུད་བཞི། མི་རིགས་དཔེ་སྐྲུན་ཁང་གི་2005ལོའི་པར་གཞི།

14. ཀརྨ་ངེས་ལེགས་བསྟན་འཛིན། ཕན་བདེའི་བསིལ་ཟེར་སྤྲོ་བའི་ཟླ་གསར། མི་རིགས་དཔེ་སྐྲུན་ཁང་གི་2005ལོའི་པར་གཞི།

15. འཚོ་བྱེད་འཇིགས་མེད་ནམ་མཁའ་རྡོ་རྗེ། ཞང་བོད་གསོ་རིག་དཀའ་སྟོན་རོལ་བའི་རྒྱན། མི་རིགས་དཔེ་སྐྲུན་ཁང་གི་2006ལོའི་པར་གཞི།

16ཁའཇུ་མི་ཕམ་རྣམ་རྒྱལ་རྒྱ་མཚོ། འཇུ་མི་ཕམ་གྱི་སྨན་ཡིག་གཅེས་བསྡུས། མི་རིགས་དཔེ་སྐྲུན་ཁང་གི་2006ལོའི་པར་གཞི།

17. སློབ་དཔོན་པདྨ་འབྱུང་གནས། སློབ་དཔོན་པད་འབྱུང་གི་སྨན་ཡིག་གཅེས་བཏུས། མི་རིགས་དཔེ་སྐྲུན་ཁང་གི་2006ལོའི་པར་གཞི།

18. གཡུ་ཐོག་གསར་མ་ཡོན་ཏན་མགོན་པོ། ཆ་ལག་བཅོ་བརྒྱད། མི་རིགས་དཔེ་སྐྲུན་ཁང་གི་2005ལོའི་པར་གཞི།

19. ཁ་ཆེ་ཟླ་བ་མངོན་དགའ། ཡན་ལག་བརྒྱད་པའི་སྙིང་པོའི་རྣམ་འགྲེལ་ཚིག་དོན་ཟླ་ཟེར།(སྟོད་སྨད།) མི་རིགས་དཔེ་སྐྲུན་ཁང་གི་2006ལོའི་པར་གཞི།

20. དཔལ་ལྡན་ཕ་ཁོལ། ཡན་ལག་བརྒྱད་པའི་སྙིང་བསྡུས་ཀྱི་རང་འགྲེལ། མི་རིགས་དཔེ་སྐྲུན་ཁང་གི་2006ལོའི་པར་གཞི།

21. འཕགས་པ་ཀླུ་སྒྲུབ་དང་ཕ་ཁོལ་སོགས། སྦྱོར་བ་བརྒྱ་པ་དང་ཡན་ལག་བརྒྱད་པའི་སྙིང་པོ་བསྡུས་པ་སོགས། མི་རིགས་དཔེ་སྐྲུན་ཁང་གི་2006ལོའི་པར་གཞི།

22. དར་མོ་སྨན་རམས་པ་བློ་བཟང་ཆོས་གྲགས། མན་ངག་བཀའ་བརྒྱ་མ། མི་རིགས་དཔེ་སྐྲུན་ཁང་གི་2005ལོའི་པར་གཞི།

23. ཧྭ་ཤང་མ་ཧཱ་ཡ་ན་དང་བེ་རོ་ཙ་ན་གཉིས་ཀྱིས་བསྒྱུར། སྨན་དཔྱད་ཟླ་བའི་རྒྱལ་པོ། བི་ཛི་པོ་ཏི་

ཁ་སེར། མི་རིགས་དཔེ་སྐྲུན་ཁང་གི་2006ལོའི་པར་གཞི།

24. ཟླ་རོ་ཕྲུག་རྟུལ་སོགས། འབུམ་ཁུ་ཚུར། ཁུ་ཚུར་འབུམ། བཞུ་བུམ་ནག་པོ། མི་རིགས་དཔེ་སྐྲུན་ཁང་གི་2006ལོའི་པར་གཞི།

25. དར་མོ་སྨན་རམས་པ་བློ་བཟང་ཆོས་གྲགས། གསེར་མཚན་རྣམ་བཀྲ་གན་མཛོད། མི་རིགས་དཔེ་སྐྲུན་ཁང་གི་2006ལོའི་པར་གཞི།

26. དཔྱད་བུ་ཁྲི་ཤེས། གསོ་རིག་འབུམ་བཞི། མི་རིགས་དཔེ་སྐྲུན་ཁང་གི་2006ལོའི་པར་གཞི།

27. སྐྱེམ་པ་ཚེ་དབང་། སྐྱེམ་པའི་རྒྱུད་བཞིའི་འབྲུ་འགྲེལ།(སྟོད་སྨད།) མི་རིགས་དཔེ་སྐྲུན་ཁང་གི་2006ལོའི་པར་གཞི།

28. གཙང་སྟོད་དར་མ་མགོན་པོ། གཙང་སྟོད་ཟིན་ཐིག་དང་ཡང་ཐིག མི་རིགས་དཔེ་སྐྲུན་ཁང་གི་2006ལོའི་པར་གཞི།

29. དེའུ་དམར་བསྟན་འཛིན་ཕུན་ཚོགས། དེའུ་དམར་གསོ་རིག་གཅེས་བཏུས།(སྟོད་སྨད།) མི་རིགས་དཔེ་སྐྲུན་ཁང་གི་2007ལོའི་པར་གཞི།

30. གཙང་སྨན་ཡེ་ཤེས་བཟང་པོ། གཙང་སྨན་པའི་སྨན་ཡིག་ཕྱོགས་བསྒྲིགས། མི་རིགས་དཔེ་སྐྲུན་ཁང་གི་2007ལོའི་པར་གཞི།

31. སྐྱེམ་པ་ཚེ་དབང་སོགས། ཚེ་དབང་བརྒྱ་རྩ། མན་ངག་ཀུན་གྱི་སྙིང་བསྡུས། རྗེ་རིང་མཛོས་བྱེད། མི་རིགས་དཔེ་སྐྲུན་ཁང་གི་2007ལོའི་པར་གཞི།

32. ཀརྨ་རབ་འབྱོར་སོགས། སྨན་སྦྱོར་གཅེས་བསྡུས་སྙིང་ནོར། མི་རིགས་དཔེ་སྐྲུན་ཁང་གི་2007ལོའི་པར་གཞི།

33. གླིང་སྨན་བཀྲ་ཤིས་འབུམ། གླིང་སྨན་པའི་རྒྱུད་བཞི་དཀའ་འགྲེལ། མི་རིགས་དཔེ་སྐྲུན་ཁང་གི་2007ལོའི་པར་གཞི།

34. དར་མོ་སྨན་རམས་པ་བློ་བཟང་ཆོས་གྲགས། མེས་པོའི་དགོངས་རྒྱན། རྒྱུད་བཞིའི་འགྲེལ་བ་གཞན་ལ་ཕན་པའི་གཏེར། མི་རིགས་དཔེ་སྐྲུན་ཁང་གི་2007ལོའི་པར་གཞི།

35. འཇམ་དཔལ་ཆོས་ཀྱི་བསྟན་འཛིན་འཕྲིན་ལས། མན་ངག་རིན་ཆེན་འབྱུང་གནས། མི་རིགས་དཔེ་སྐྲུན་ཁང་གི་2007ལོའི་པར་གཞི།

36. སུམ་པ་ཡེ་ཤེས་དཔལ་འབྱོར། སུམ་པའི་སྨན་ཡིག་ཕྱོགས་བསྒྲིགས། མི་རིགས་དཔེ་སྐྲུན་

ཁང་གི་2007ལོའི་པར་གཞི།

37. བློ་བཟང་ཚུལ་ཁྲིམས། ཆ་དར་དགེ་བཤེས་ཀྱི་སྐད་ཡིག བྱ་ཏུ་དོ་ཤལ་དང་རིན་ཆེན་དོ་ཤལ། མི་རིགས་དཔེ་སྐྲུན་ཁང་གི་2007ལོའི་པར་གཞི།

38. གཡུ་ཐོག་ཡོན་ཏན་མགོན་པོ། སྔེ་དགེ་རྒྱུད་བཞི། མི་རིགས་དཔེ་སྐྲུན་ཁང་གི་2007ལོའི་པར་གཞི།

39. འབྲི་གུང་ཆོས་གྲགས་སོགས། འབྲི་གུང་སྨན་རྩིས་ཕྱོགས་བསྒྲིགས། མི་རིགས་དཔེ་སྐྲུན་ཁང་གི་2008ལོའི་པར་གཞི།

40. གོང་སྨན་དཀོན་མཆོག་བདེ་ལེགས། མན་ངག་པོ་ཏི་དམར་པོ།(སྟོད་སྨད།) མི་རིགས་དཔེ་སྐྲུན་ཁང་གི་2010ལོའི་པར་གཞི།

41. རྗེ་བཙུན་གྲགས་པ་རྒྱལ་མཚན། གསོ་དཔྱད་རྒྱལ་བའི་དགོར་མཛོད། མི་རིགས་དཔེ་སྐྲུན་ཁང་གི་2007ལོའི་པར་གཞི།

42. མཁྱེན་རབ་ནོར་བུ་སོགས། མཁྱེན་རབ་ནོར་བུའི་སྨན་ཡིག་གཅེས་བཏུས། ལྷ་ཡང་སྨན་ཡིག་གཅེས་བཏུས། མི་རིགས་དཔེ་སྐྲུན་ཁང་གི་2007ལོའི་པར་གཞི།

43. སྟོན་པ་ཤཱཀྱ་ཐུབ་པ། བཀའ་འགྱུར་གསོ་རིག་གཅེས་བཏུས། མི་རིགས་དཔེ་སྐྲུན་ཁང་གི་2008ལོའི་པར་གཞི།

44. ཤ་ལི་ཧོ་ཏྲ་སོགས། བསྟན་འགྱུར་གསོ་རིག་གཅེས་བཏུས། མི་རིགས་དཔེ་སྐྲུན་ཁང་གི་2008ལོའི་པར་གཞི།

45. རིན་ཆེན་འོད་ཟེར། སྔེ་དགེ་བླ་སྨན་གྱི་སྨན་ཡིག་གཅེས་བཏུས། མི་རིགས་དཔེ་སྐྲུན་ཁང་གི་2008ལོའི་པར་གཞི།

46. འཇམ་དབྱངས་མཁྱེན་བརྩེ་དབང་པོ། མཁྱེན་བརྩེ་དབང་པོའི་སྨན་ཡིག སྟག་བླ་ནོར་བུའི་སྨན་ཡིག མི་རིགས་དཔེ་སྐྲུན་ཁང་གི་2008ལོའི་པར་གཞི།

47. རིན་ཆེན་དབང་རྒྱལ། དཀོན་མཆོག་བདེ་ལེགས། འཁྲོང་སྨན་སྙིང་ཐིག དགོས་འདོད་ཀུན་འབྱུང་། མི་རིགས་དཔེ་སྐྲུན་ཁང་གི་2008ལོའི་པར་གཞི།

48. ཆོས་རྗེ་བློ་བཟང་དབང་རྒྱལ། མཆན་བརྒྱབ་ལྷན་ཐབས། མི་རིགས་དཔེ་སྐྲུན་ཁང་གི་2008ལོའི་པར་གཞི།

49. གཡུ་ཐོག་གསར་མ་ཡོན་ཏན་མགོན་པོ། སོག་པོ་ལུང་རིགས་བསྟན་དར། གཡུ་ཐོག་པའི་ཤོག་དྲིལ། རྒྱུད་བཞིའི་མཐའ་དཔྱོད། མི་རིགས་དཔེ་སྐྲུན་ཁང་གི་2008ལོའི་པར་གཞི།

50. བློ་བཟང་ཆོས་འཕེལ། གཅེས་བསྡུས་སྙིང་ནོར། མི་རིགས་དཔེ་སྐྲུན་ཁང་གི་2008ལོའི་པར་གཞི།

51. ཙན་དྲ་ཀོ་མི་སོགས། སྨན་དཔྱད་གཅེས་པ་གྲུབ་པ། མི་རིགས་དཔེ་སྐྲུན་ཁང་གི་2008ལོའི་པར་གཞི།

52. འཇིགས་མེད་བསྟན་འཛིན་རྒྱ་མཚོ། ངག་དབང་ལུང་རིགས་ཐུབ་བསྟན་ཉི་མ། མཐོང་བ་དགའ་བྱེད། ཐུ་ཏུའི་འཕྲེང་བ། མི་རིགས་དཔེ་སྐྲུན་ཁང་གི་2008ལོའི་པར་གཞི།

53. ཁམས་གཙང་འབྲུག་རྒྱལ། ཁམས་གཙང་འབྲུག་རྒྱལ་གྱི་སྨན་ཡིག མི་རིགས་དཔེ་སྐྲུན་ཁང་གི་2012ལོའི་པར་གཞི།

54. ཞིང་བཟའ་སྐལ་བཟང་ཆོས་ཀྱི་རྒྱལ་མཚན། ཞིང་བཟའ་སྐལ་བཟང་ཆོས་རྒྱན་གྱི་སྨན་ཡིག མི་རིགས་དཔེ་སྐྲུན་ཁང་གི་2012ལོའི་པར་གཞི།

55. སྐྱེས་བུ་མེ་ལྷ། ནད་ཐོག་ཉམས་ཡིག་ཕྱོགས་བསྒྲིགས། མི་རིགས་དཔེ་སྐྲུན་ཁང་གི་2014ལོའི་པར་གཞི།

56. བདེ་ཆེན་རྡོ་རྗེ་གླིང་པ་སོགས། ནད་ཐོག་ཉམས་ཡིག་ཕྱོགས་བསྒྲིགས། མི་རིགས་དཔེ་སྐྲུན་ཁང་གི་2014ལོའི་པར་གཞི།

57. ཀརྨ་ངེས་དོན་བསྟན་འཛིན་འཕྲིན་ལས་རབ་རྒྱས། སྨན་སྦྱོར་ལག་ལེན་ཕྱོགས་བསྒྲིགས། མི་རིགས་དཔེ་སྐྲུན་ཁང་གི་2014ལོའི་པར་གཞི།

58. འབྲི་གུང་ཆོས་གྲགས། འབྲི་གུང་རྒྱུད་བཞིའི་དཀའ་མཆན། མི་རིགས་དཔེ་སྐྲུན་ཁང་གི་2014ལོའི་པར་གཞི།

59. གཙང་སྟོད་དར་མ་མགོན་པོ། ཟིན་ཏིག་བསམ་འཕེལ་ནོར་བུ་དང་ཡང་ཏིག་རྡོ་རྗེ་ཕ་ལམ། མི་རིགས་དཔེ་སྐྲུན་ཁང་གི་2013ལོའི་པར་གཞི།

60. འབྲི་གུང་ཆོས་གྲགས་སོགས། འབྲི་གུང་སྨན་ཡིག་ཕྱོགས་བསྒྲིགས། མི་རིགས་དཔེ་སྐྲུན་ཁང་གི་2014ལོའི་པར་གཞི།

གཉིས་པ། རྒྱ་ཡིག་གི་སྐོར།

1. 国家中医药管理局.中医病症诊断疗效标准.南京：南京大学出版社，1994.

2. 郑筱萸.中药新药临床研究指导原则.北京：中国医药科技出版社，2002.

3. 邓铁涛.中医诊断学.上海：上海科技出版社，1985.

4. 国家药品监督管理局.药品临床试验质量管理规范培训教材.中国医药科技出版社，2000.

5. 刘川主编，药物临床试验方法学.北京化学工业出版社，2011.

6. 孙桂霞、李艳云、杨少琴.化湿解毒汤对高级别高危型HPV感染者LEEP术后湿热下注证患者转归的影响.中国实验方剂学杂志，2017(23).

7. 张培影、王旭波、徐侠、杨静、杨海燕、中药清热扶正法干预宫颈癌前病变高危型HPV感染的临床研究.辽宁中医杂志.第37卷，2010(7).

8. 马秀丽、薛晓鸥、徐垲、等.宫颈高危型HPV感染的症状体征特点.中国中医基础医学杂志，2012(18).

9. 谢棒、孔北华、段涛等，妇产科学（第7版）.北京：人民卫生出版社，2018.

10. 曹泽毅.妇产科学（中册）.北京：人民卫生出版社，2014.

11. 谢幸、孔北华、段涛，妇产科学（第9版）.北京：人民卫生出版社，2018.

གསུམ་པ། དཔྱད་རྩོམ་གྱི་སྐོར།

1. ལྷ་མོ་སྐྱིད། ཟླ་མཚན་གྱི་ནམ་པར་དཔྱད་པ་ནློ་ཚུང་བྱིས་པའི་འགྲུལ་རྒྱུན། ཀྲུང་གོ་བོད་ཀྱི་གསོ་རིག 2007.1

2. དཔལ་བཟང་རྒྱ་མཚོ། བསམ་སེའུ་སྐོར་གྱི་ནམ་བཞག་ཉི་ཟླའི་འོད་ཟེར། ཀྲུང་གོ་བོད་ཀྱི་གསོ་རིག 2007.2

3. སྨན་སྐྱིད་མཚོ་མོ། བོད་སྨན་ཐོག་ནས་བཙས་རྗེས་ཁྲག་ཤོར་ནད་གཞི་སྔོན་འགོག་བྱ་ཚུལ་དང་གཉེན་པོ་ཞི་བྱེད་བཅུ་གཅིག་ལ་དཔྱད་པ། ཀྲུང་གོ་བོད་ཀྱི་གསོ་རིག 2007.3

4. ཨ་སྒྲོན་མཚོ། མོ་ནད་ཤ་སྐྲན་བེམ་པོའི་ངོ་བོ་ངོས་འཛིན་དང་གསོ་བཅོས་སྐོར་རོབ་ཙམ་

སྒྲིང་བ། ཀྲུང་གོ་བོད་ཀྱི་གསོ་རིག 2007.3

5. འཕགས་མོ་འཚོ། མངལ་ནད་ཕལ་ཆེར་ཐུང་ཡིན་ཞེས་པའི་རྒྱུ་མཚན་ལ་དཔྱད་པ། ཀྲུང་གོ་བོད་ཀྱི་གསོ་རིག 2008.4

6. ཤ་བོ་འབྲུག་མོ། ཚབས་སྨན་དགུ་དང་འབྲེལ་བའི་བུད་མེད་ལུས་ཁམས་ཀྱི་གནས་ལུགས་སྐོར་ལ་ཅུང་ཙམ་དཔྱད་པ། ཀྲུང་གོ་བོད་ཀྱི་གསོ་རིག 2011.1

7. ཤ་བོ་སྒྲོལ་མ། ཟླ་མཚན་འབབ་པའི་དུས་ལ་ཅུང་ཙམ་དཔྱད་པ། ཀྲུང་གོ་བོད་ཀྱི་གསོ་རིག 2011.1

8. ཤ་བོ་འབྲུག་མོ། མོ་ནད་ཚབས་སྨན་གྱི་རྒྱུ་རྐྱེན་སྐོར་ལ་དཔྱད་པ། ཀྲུང་གོ་བོད་ཀྱི་གསོ་རིག 2011.2

9. འཚོ་སྐྱིད། རྒྱུན་མཐོང་མོ་ནད་འགའི་གསོ་བཅོས། ཀྲུང་གོ་བོད་ཀྱི་གསོ་རིག 2011.3

10. ཤ་བོ་འབྲུག་མོ། མོ་ནད་ཚབས་སྨན་དགུའི་རྒྱུ་རྐྱེན་སྐོར་ལ་ཅུང་ཟད་དཔྱད་པ། ཀྲུང་གོ་བོད་ཀྱི་གསོ་རིག 2011.4

11. སྒྲུ་མོ་འཚོ། མངལ་ནད་ཀུན་གྱི་རྒྱུ་ཐུང་ཡིན་པའི་ཐད་ཀྱི་བསམ་གཞིགས་ཟུར་བྲུ། ཀྲུང་གོ་བོད་ཀྱི་གསོ་རིག 2012.1

12. སྒྲུ་མོ་ཚེ་རིང་། བོད་ཀྱི་གསོ་བ་རིག་པ་དང་འབྲེལ་ཏེ་བུད་མེད་ཀྱི་བདེ་ཐང་གི་གནས་ཚུལ་མཐོར་འདེགས་གཏོང་ཚུལ་སྐོར་གྱི་དཔྱད་སྒྲིང་། ཀྲུང་གོ་བོད་ཀྱི་གསོ་རིག 2012.4

13. ཤ་བོ་འབྲུག་མོ། ཚབས་སྨན་དང་འབྲེལ་བའི་ནད་རིགས་ཁག་གི་འབྲེལ་བ་ལ་ཅུང་ཟད་དཔྱད་པ། ཀྲུང་གོ་བོད་ཀྱི་གསོ་རིག 2013.1

14. འོད་གཞུག་སྐྱིད། སྐྱེས་མ་ཉིས་བརྒྱ་སོ་དགུ་ཡི་སྦྲུམ་འགོག་གནས་བབ་རྟོག་ཞིབ་དང་སྦྲུམ་འགོག་ཐབས་ལམ། ཀྲུང་གོ་བོད་ཀྱི་གསོ་རིག 2013.2

15. ཤ་བོ་འབྲུག་མོ། མོ་ནད་ཚབས་སྨན་འབྱུང་སྣ་བའི་གནས་དང་དབྱེ་བ་ལ་ཅུང་ཟད་དཔྱད་པ། ཀྲུང་གོ་བོད་ཀྱི་གསོ་རིག 2013.3

16. བསོད་ཚེ། བོད་ཕྱི་གསོ་རིག་གི་མི་ལུས་ཆགས་ཚུལ་རིགས་པ་ལས་མངལ་གནས་འཕེལ་འགྱུར་སྐོར་གྱི་བསྡུར་དཔྱོད། ཀྲུང་གོ་བོད་ཀྱི་གསོ་རིག 2013.3

17. རིན་ཆེན་སྐྱིད། སྦྲུམ་མའི་རྒྱུན་གཏན་བདེ་སྲུང་སྐོར་རགས་ཙམ་སྒྲིང་བ། ཀྲུང་གོ་བོད་ཀྱི་

གསོ་རིག 2013.3

18. བློ་མོ་སྐྱིད། གསང་བདག་སྐྱིད། བོད་རིགས་བུད་མེད་ལ་འབྱུང་མང་བའི་རྒྱུན་མཐོང་མོ་ནད་འགའི་སྔོན་རྐྱེན་ལ་དཔྱད་པ། ཀྲུང་གོ་བོད་ཀྱི་གསོ་རིག 2013.4

19. འཚོ་སྐྱིད། དམངས་སློལ་ཡིས་པ་བཙའ་ཐབས་ལས་བོད་དབུས་ཁུལ་གྱི་ཕྱུ་གུ་སྐྱེ་བསུ་བྱེད་སྲོལ། ཀྲུང་གོ་བོད་ཀྱི་གསོ་རིག 2014.1

20. སྒྲོལ་མ། དཔལ་བཟང་རྒྱ་མཚོ། སྨྲམ་མའི་རྩ་དང་ཁྲག་གི་རྩའི་འཕར་ཚུལ་ལ་ཞུང་ཟད་དཔྱད་པ། ཀྲུང་གོ་བོད་ཀྱི་གསོ་རིག 2014.3

21. འཇིགས་བྱེད་འཚོ། བུ་མི་ཆགས་པའི་རྒྱུ་རྐྱེན་སྐོར་ལ་དཔྱད་པ། ཀྲུང་གོ་བོད་ཀྱི་གསོ་རིག 2014.3

22. བློ་མོ་ཚེ་རིང་། མོ་ནད་གསོ་བའི་ཞིབ་འཇུག་གི་གནས་བབ་ལ་དཔྱད་པ། ཀྲུང་གོ་བོད་ཀྱི་གསོ་རིག 2014.4

23. རིན་ཆེན་སྐྱིད། མངལ་སྲིན་ནད་ཀྱི་བརྟག་བཅོས། ཀྲུང་གོ་བོད་ཀྱི་གསོ་རིག 2015.1

24. བཀྲ་ཤིས་མཚོ། མོ་ནད་གསོ་བཅོས་ཀྱི་གནའ་དེང་གནས་བབ་བསྡུར་དཔྱད། ཀྲུང་གོ་བོད་ཀྱི་གསོ་རིག 2015.1

25. ཕག་མོ་འཚོ། མོ་ནད་ཕལ་བ་བརྒྱད་ལས་མཚན་མའི་ནད་ཀྱི་རྣམ་བཞག་ལ་དཔྱད་པ། ཀྲུང་གོ་བོད་ཀྱི་གསོ་རིག 2017.1

26. ཤ་བོ་ཐོན་ཐར། ཟླ་མཚན་དང་ས་བོན་དམར་པོ་གཉིས་ཀྱི་འབྲེལ་བར་ཞུང་ཟད་དཔྱད་པ། ཀྲུང་གོ་བོད་ཀྱི་གསོ་རིག 2017.2

27. རིན་ཆེན་སྒྲོལ་མ། བསོད་ནམས་ཕུན་ཚོགས། རྣམ་པར་མ་གྱུར་བའི་ཟླ་མཚན་དཀར་པོའི་གནས་ལུགས་ལ་དཔྱད་པ། ཀྲུང་གོ་བོད་ཀྱི་གསོ་རིག 2017.2

28. རྟ་མགྲིན་མཚོ། སྐལ་བཟང་རྡོ་རྗེ། མོ་ནད་ལ་རླུང་རྟགས་ཤས་ཆེ་བར་འབྱུང་བའི་རྒྱུ་མཚན་རོབ་བསྡུས། ཀྲུང་གོའི་བོད་ཀྱི་གསོ་རིག 2019.1

29. བསོད་ནམས་སྒྲོལ་མ། བསོད་ནམས་ཚེ་བརྟན། ཟླ་མཚན་དང་འབྲེལ་ཏེ་ན་ཚབས་ནད་ཀྱི་འགྱུར་ཚུལ་ལ་དཔྱད་པ། ཀྲུང་གོའི་བོད་ཀྱི་གསོ་རིག 2019.4

30. ཤ་བོ་འབྲུག་མོ། དཀོན་མཆོག་རྒྱལ་མཚན། ཚ་སྲིག་སྦྱོར་བའི་ལག་ལེན་དང་དེའི་ཕན་ནུས་གླེང་བ། ཀྲུང་གོའི་བོད་ཀྱི་གསོ་རིག 2019.2

མཇུག་གི་གཏམ།

སོ་ནད་ཞིབ་འཇུག་ལས་ཚབས་ནད་གཉིས་ཕལ་བ་བརྒྱད་རྩ་ནད་བཅུ་དྲུག་གི་རིགས་དབྱེ་དཀར་ཚུལ་ལ་དཔྱད་པ་ཞེས་པ་འདི་ནི་སྨན་གྱི་འབུམ་རམས་པའི་བསླབ་གནས་དཔྱད་རྩོམ་སྙིང་སྟོན་འཕྲི་བྱས་པ་ལས་གྲུབ་པ་ཞིག་ཡིན། སྤྱིར་སྨན་ཉིད་གཞུང་ལུགས་དང་ལག་ལེན་ལ་ཐོས་བསམ་གཏིང་ཕྱིན་པ་མ་སོང་བའི་དབང་གིས་འདི་ལྟར་རྩོམ་པ་ལ་འཇུག་པ་ནི་སྤྱི་བརྗོད་ཆེ་བ་ཙམ་དུ་སྣང་ཞིང་དེབ་ཆུང་འདི་དཔེ་སྐྲུན་བྱེད་པའི་སྤོབས་པ་ཞིག་ཡེ་ནས་མ་མཆིས་ལ། འཚོ་བྱེད་སྨན་པ་དག་ལ་བསྒོ་ཐོགས་པའི་རྒྱུ་རུ་དེ་བས་ཀྱང་འགྱུར་ཨེ་ཡོང་སྙམ་སྐྱེ་རེ་ཞིག་ལུས། འོན་ཀྱང་ཉེ་མ་མེ་གྲོགས་དང་ཆར་བ་ཆུ་གྲོགས་ཀྱི་དཔེ་བཞིན། རང་གི་བཟའ་ཟླས་སེམས་ཤུགས་བསྐུལ་ལ་མཐུན་རྐྱེན་སྦྱར་བ་དང་། རང་སློབ་ཁང་གི་སེམས་མཐུན་ལས་གྲོགས་མང་པོས་དགེ་ལས་དོན་ལྡན་ལ་ཡར་སྐུལ་གྱི་གསོས་བཏབ་པ། རང་ཉིད་རིག་པའི་གནས་ལ་དགའ་ཞེན་ཆེ་ཞིང་བགྲང་བྱ་ཉེར་ལྔའི་རིང་དུ་གསོ་རིག་ལ་རྩེ་གཅིག་ཏུ་གཞོལ་བ་བར་སྐབས་ནས་བསྐྱུར་མི་ཏུང་བར་བསམ་པ། ཁྱད་པར་དུ་མདོ་དབུས་མཐོ་སྒང་གི་ཁྱིམ་གཞིའི་སྲོག་ཤིང་ལྷ་བུའི་ཨ་མ་ཡོངས་མི་ན་གནས་ཞིང་ན་བ་གསོ་བར་ཞབས་འདེགས་ཙམ་བསམ་སྐྱེ་དམ་པ་དག་གི་སྐུལ་སློང་དང་དགེ་བའི་གྲོགས་པོའི་རམ་འདེགས་ལས་སྨན་ལའང་སེམས་ཤུགས་བསྐུལ་ཏེ་དེབ་ཆུང་འདི་དཔེ་སྐྲུན་བྱེད་པའི་བློ་ཐག་བཅད་པ་ཡིན།

དེ་ཡང་ཁུ་ཚུར་འབུམ་གྱི་ཐལ་འགྱུར་འཕང་ལུགས་ལས། ཁ་ཅིག་རྒྱུད་གཞུང་བསྟན་བཅོས་དགོས་མེད་དང་། །ཟབ་མོའི་གདམས་པ་གཅིག་པུ་གཙོ་ཞེས་སྨྲ། །དེ་ལྟར་གྱུར་ན་མདོ་ལ་མ་བརྟེན་པར། །སྒྲོན་མེས་མུན་པའི་ཚོགས་རྣམས་འཇོམས་པར་ཐལ། །ཁ་ཅིག་གཞུང་གདམས་གང་ཡོད་མི་ཤེས་པར། །ལག་ལེན་ཉམས་སུ་སྤྱོང་བ་གཙོ་ཞེས་སྨྲ། །དེ་ལྟར་གྱུར་ན་ཤེས་བྱའི་རྣམ་གྲངས་རྣམས། །བློ་ལ་སྟོན་པའི་བླ་ལ་རྟོགས་པར་ཐལ། །ཞེས་གསུངས་པ་ལྟར། གསོ་རིག་གི་རྒྱུད་འཛིན་པ་ཞིག་ལ་མཚོན་ན་ཕྱི་ཤེས་བྱ་གཞུང་གི་གྲུབ་ལུགས། ནང་གདམས་པ་ལག་ལེན་གྱི་འཆར་ཚུལ། གསང་བ་ལག་ལེན་དམར་ཁྲིད་ཀྱི་མན་ངག་བཅས་ལ་རྩེ་གཅིག་ཏུ་གཞོལ་ཏེ་སྨན་དཔྱད་གང་ལའང་ཐོགས་རྡུགས་ཉམ་ང་མེད་ན་སྨན་པའི་མཚན་ཉིད་འཛིན་པ་ཞིག་ཏུ་འགྱུར་སྲིད་སོད། རང་ཉིད་ལ་ཡོན་ཏན་དེ་དག་གི་ཆ་ཤས་ཙམ་ཡང་མི་ལྡན་པས་བོད་ལུགས་གསོ་རིག་གི་གཞུང་དང་ཉམས་

ཡིག་ཁག་དང་། ཕྱི་ལུགས་གསོ་རིག་གི་མོ་ནད་རིག་པར་ཅི་ནུས་ཀྱིས་སློབ་སྦྱོང་བྱེད་པའི་གོ་རིམ་ཁྲོད་བསམ་གཞིགས་འཕྲོས་རྩོམ་རིགས་ལམ་ཙམ་བཀོད་པ་ལ་གཞུང་གི་བཤད་སྲོལ་དང་འགལ་བའམ། རང་བཟོས་བསླད་པ། མ་རྟོགས་ལོག་རྟོག་གི་སྐྱོན་སོགས་མཆིས་པ་གདོན་མི་ཟ་བས་གཟུར་གནས་མཁས་པ་དག་གིས་མཁྱེན་རྒྱ་ཡངས་པོས་མཚུབ་སྟོན་གནང་སྟེ་ཡར་སྐྱེལ་གྱི་གསོས་དང་མཐུན་རྐྱེན་དུ་འགྱུར་བའི་རེ་བ་དང་། དེ་བཞིན་ས་སྐྱ་ལེགས་བཤད་ལས། རིག་པ་ནངས་པར་འཆི་ཡང་བསླབ། །ཚེ་འདིར་མཁས་པར་མ་གྱུར་ཀྱང་། །སྐྱེ་བ་ཕྱི་མར་བཅོལ་བ་ཡིས། །ནོར་ལ་རང་ཉིད་ལེན་པ་འདྲ། །ཞེས་པ་ལྟར་ཚེ་འདིའི་རྒྱུ་འབྱོར་དང་། མཁས་གྲགས་དང་གོ་ཐོབ་ཁོ་ན་མི་བསམ་པར་ངོམས་པ་མེད་པའི་ཐོས་པ་དོན་གྱི་རྒྱ་ཚུང་ཟད་སྐྱེད་རྒྱུ་དང་། དོན་དེ་གཡེལ་བ་མེད་པར་ལག་ལེན་ལ་འགེལ་བ། རྒྱུན་དེ་ལས་བྱུང་བའི་གསང་ཏིག་ལ་འཁྲུལ་མེད་ཀྱི་མན་ངག་གང་རིགས་བློ་ངོར་བསྐྱིལ་ཏེ་བསྒྲིང་ན་རེ་ཞིག་རང་དང་གཞན་ལ་ཕན་ཐོགས་པའི་རྒྱུ་རྟ་འགྱུར་སྙམ་མོ། །

སྐབས་འདིར་རང་གི་མི་ཚེའི་ལམ་སྟོན་མཛད་མཁན་ཕ་ཤ་བོ་བན་དེ་དང་མ་རིན་ཆེན་མཚོ་མོ་གཉིས་གཙོ་བྱས་མཚོ་སྔོན་ཞིང་ཆེན་བོད་སྨན་ཁང་གི་འགོ་ཁྲིད་དབང་ཆེན་ཚེ་བརྟན། སྐུ་བྱམས་རྒྱལ། འཛོམས་སྐྱིད། པདྨ་རབ་བརྟན་དང་ལས་གྲོགས་དམ་པ་ཡོངས། མཚོ་སྔོན་བོད་ལུགས་གསོ་རིག་སློབ་གླིང་གི་དགེ་བའི་བཤེས་གཉེན་དང་སློབ་གྲོགས། སྨོས་སུ་འབུམ་རམས་པའི་སློབ་གཉེར་ཁྲོད་རང་ཉིད་ཀྱི་མཚུབ་སྟོན་སློབ་དཔོན་བྱ་མདོ་སྐུ་བྱམས་རྒྱལ་ལགས་ཀྱིས་རྩོམ་བྱང་གཏན་འཁེལ་ནས་མཐར་ཕྱིན་དམ་བཅའ་བར་གྱི་བྱ་བ་ཆེ་འབྲིང་ཆུང་གསུམ་ལ་ཐུགས་ཁུར་རྒྱབ་སྐྱོར་གང་མང་གནང་བ་དང་། དེ་མིན་མཚོ་སྔོན་ཞིང་ཆེན་བོད་སྨན་ཁང་གི་སྨན་པ་གནུབས་དོན་འགྲུབ་ཚེ་རིང་ལགས་ཀྱིས་དཔེ་ཆུང་འདི་བསྒྲིགས་པའི་འགོ་མཇུག་བར་གསུམ་དུ་རོགས་རམ་ཚད་མེད་གནང་བ་བཅས་མདོར་ན་དྲིན་ཆེན་ཕ་མ་དང་སྒྲུབ་མཆེད། དགེ་ཁྲིད་སློབ་དཔོན། གྲོགས་པོ་གྲོགས་མོ་ཀུན་གྱིས་རོགས་རམ་གང་མང་གནང་བར་དགྱེས་གཅིག་ཏུ་བཀའ་དྲིན་ཆེ་ཞུ་བ་ཡིན་ལ། ཁྱད་པར་དུ་བོད་ཀྱི་གསོ་བ་རིག་པའི་བསྟན་པ་རིན་པོ་ཆེ་འདི་ཡུལ་དུས་ལ་ཁྱད་པར་མེད་པར་དར་ཞིང་རྒྱས་ཏེ་མིའི་རིགས་ཀྱི་ལུས་ཁམས་བདེ་སྲུང་ལ་ཞབས་འདེགས་བླ་མེད་སྒྲུབ་ཐུབ་པའི་མཐུན་རྐྱེན་བཟང་པོ་ཞིག་ཏུ་འགྱུར་ཐུབ་པར་སྨོན་ལམ་སྙིང་ནས་བཏབ་པ་ཡིན། ཞེས་མཚོ་སྔོན་ཞིང་ཆེན་བོད་སྨན་ཁང་གི་སྨན་པའི་གྲལ་མཐའ་འཛིན་པ་སྙིང་མོ་ཚེ་ཡིས་སྤྱི་ལོ་2022ལོའི་ཟླ་12པའི་ཚེས་12ཉིན་གྲོང་ཁྱེར་ཟི་ལིང་དུ་མཇུག་རྫོགས་པར་སྦྱར་བའོ། །བཀྲ་ཤིས་ཞལ་དྲོ།

图书在版编目（C I P）数据

藏医妇科学的证型分类思路研究：藏文 / 娘毛才著 . —北京：民族出版社，2023. 12

ISBN 978-7-105-17211-5

Ⅰ . ①藏… Ⅱ . ①娘… Ⅲ . ①藏医－妇科病－诊疗－藏语 Ⅳ . ① R291. 4

中国国家版本馆 CIP 数据核字 (2024) 第 010211 号

༄༅། །མོ་ནད་ཞིབ་འཇུག
ཚབས་ནད་གཉིས་ཕལ་བ་བརྒྱད་རྩ་ནད་བཅུ་དྲུག་གི་རིགས་དབྱེ་དགར་ཚུལ་ལ་དཔྱད་པ།

རྩོམ་སྒྲིག་འགན་འཁུར་བ། བསོད་ནམས་མཚོ།
དེབ་གཞིའི་མཛེས་འཚོས། ཏུང་ཧྥང་ཆན་ཁོན།

责任编辑：索南草
书籍设计：东方乾坤

མི་རིགས་དཔེ་སྐྲུན་ཁང་གིས་དཔེ་སྐྲུན་འགྲེམས་སྤེལ་བྱས།
པེ་ཅིན་གྲོང་ཁྱེར་ཧོ་ཕིང་ལི་བྱང་ལམ་ཨང་14པ། (100013)
http://www.mzpub.com
(010) 64227665 (010) 58130508

民族出版社 出版发行
北京市和平里北街 14 号 (100013)
http://www.mzpub.com
(010) 64227665 (010) 58130508

སན་ཧོ་གྲོང་ཁྱེར་ཧྭ་ཏུང་པར་འདེབས་ཚད་ཡོད་ཀུང་སིས་པར་བཏབ།
ཞིན་ཧྭ་དཔེ་ཚོང་ཁང་གིས་བརྒྱུད་འཚོང་བྱས།

三河市华东印刷有限公司印刷
新华书店经销

དེབ་ཚད། 787mm × 1092mm 1/16
དཔར་ཤོག 17.25
དཔར་གྲངས། 0001–1500
2023ལོའི་ཟླ་12པར་པར་གཞི་དང་པོ་བསྒྲིགས།
2023ལོའི་ཟླ་12པར་པེ་ཅིན་དུ་དཔར་ཐེངས་དང་པོ་བཏབ།

开本：787mm × 1092mm 1/16
印张：17.25
印数：0001–1500
2023 年 12 月第 1 版
2023 年 12 月北京第 1 次印刷

ISBN 978–7–105–17211–5/ R · 648 (བོད། 347)
རིན་གོང་། སྒོར་42.00

ISBN 978–7–105–17211–5/ R · 648（藏 347）
定价：42.00 元